rororo

Jonathan Haidt ist Psychologe und Professor an der New York University. Seine Forschungsschwerpunkte sind die psychischen Grundlagen von Moral, moralische Emotionen und Moralvorstellungen in verschiedenen Kulturen. Er ist Autor mehrerer Bücher, darunter der US-Bestseller *The Righteous Mind*. Haidt erhielt zahlreiche Auszeichnungen für seine Lehrtätigkeit, er ist ein herausragender Vermittler wissenschaftlicher Erkenntnisse und eine wichtige Stimme in den gesellschaftlichen Debatten der USA und darüber hinaus. *Generation Angst* stand direkt nach Erscheinen auf Platz 1 der *New York Times*-Bestsellerliste, das Presseecho war enorm.

Jonathan Haidt

Generation Angst

Wie wir unsere Kinder an die virtuelle Welt verlieren und ihre psychische Gesundheit aufs Spiel setzen

Aus dem Englischen von
Monika Niehaus und Jorunn Wissmann

Rowohlt
Taschenbuch Verlag

Die englische Originalausgabe erschien 2024 unter dem Titel
«The Anxious Generation» bei Penguin Press, New York.

1. Auflage

Veröffentlicht im Rowohlt Taschenbuch Verlag,
Kirchenallee 19, 20099 Hamburg, November 2025

Covergestaltung zero-media.net, München, nach einer Vorlage
von Anzinger und Rasp, München
(nach dem Original von Penguin Random House LLC, US)
Coverabbildung David Cicirelli
Satz aus der Kepler bei Pinkuin Satz und Datentechnik, Berlin
Druck und Bindung CPI books GmbH, Leck
ISBN 978-3-499-62941-9

Kontaktadresse nach EU-Produktsicherheitsverordnung:
produktsicherheit@rowohlt.de

FSC
www.fsc.org
MIX
Papier | Fördert
gute Waldnutzung
FSC® C083411

Für die Lehrkräfte und Schulleitungen der P. S. 3,
der LAB Middle School, der Baruch Middle School
und der Brooklyn Technical High School,
die ihr Leben der Erziehung von Kindern widmen,
einschließlich der meinen.

Inhalt

TEIL IV:
Gemeinsam für eine gesündere Kindheit

Generation Angst

EINLEITUNG

Aufwachsen auf dem Mars

Stellen Sie sich folgendes Szenario vor: Als Ihr erstes Kind, sagen wir ein Mädchen, zehn Jahre alt wird, wählt ein visionärer Milliardär, dem Sie niemals begegnet sind, es aus, sich den ersten Menschen anzuschließen, die dauerhaft auf dem Mars siedeln werden. Die schulischen Leistungen Ihrer Tochter – und eine Genomanalyse, zu der Sie Ihrer Erinnerung nach keine Einwilligung gegeben haben – sichern ihr einen Platz. Ohne Ihr Wissen hat sie sich selbst für die Mission angemeldet, weil sie das Weltall liebt und sich überdies all ihre Freunde angemeldet haben. Ihre Tochter bittet Sie, sie gehen zu lassen.

Bevor Sie Nein sagen, willigen Sie ein, mehr über das Projekt zu erfahren. Der Grund dafür, dass die Planer Kinder rekrutieren, ist, so erfahren Sie, dass Kinder sich an die ungewöhnlichen Bedingungen auf dem Mars, vor allem an die geringe Schwerkraft, besser anpassen werden als Erwachsene. Wenn Kinder auf dem Mars in die Pubertät kommen und den damit einhergehenden Wachstumsschub durchmachen, wird ihr Körper – anders als derjenige von Siedlern, die erst im Erwachsenenalter dorthin gehen – dauerhaft auf diesen neuen Lebensraum zugeschnitten sein. Zumindest ist das die Theorie.

Ob die an den Mars angepassten Kinder wieder auf die Erde zurückkehren können, ist ungewiss. Aber das ist nicht das Einzige, was Ihnen Angst macht. Zunächst ist da die Strahlung. Die irdische Fauna und Flora hat sich unter dem Schutzschirm der Magnetosphäre entwickelt, die einen Großteil der Solarwinde, der kosmischen Strahlung und anderer schädlicher Teilchenströme, die unseren Planeten unablässig bombardieren, blockiert oder ablenkt. Der Mars besitzt keinen solchen Schutzschirm, daher wird ein weitaus größerer Teil an Ionen durch die DNA in jeder Zelle Ihrer Tochter schießen. Zwar haben die Planer des Projekts auf der Basis von Studien an erwachsenen Astronauten, die nach einem Jahr Aufenthalt im Weltraum ein leicht erhöhtes Krebsrisiko haben, für die Marssiedlung Schutzschirme gebaut.[1] Das Risiko für Kinder ist jedoch höher, denn ihre Zellen entwickeln und diversifizieren sich rascher; daher sind Zellschäden häufiger. Haben die Planer das berücksichtigt? Haben sie überhaupt wissenschaftliche Studien zur Sicherheit der Kinder durchgeführt? Soweit Sie wissen, ist das nicht der Fall.

Und dann ist da die Schwerkraft. Die Evolution hat den Aufbau eines jeden Geschöpfs über Jahrmillionen optimal an die Schwerkraft auf unserem Planeten angepasst. Von Geburt an entwickeln sich Knochen, Gelenke, Muskeln und Kreislaufsystem eines jeden Lebewesens in Reaktion auf den unveränderlichen, in eine Richtung wirkenden Zug der Gravitation. Ohne diese ständige Zugwirkung verändert sich unser Körper grundlegend. Die Muskulatur von erwachsenen Astronauten, die Monate in der Schwerelosigkeit des Weltalls verbringen, verliert an Kraft, und die Knochendichte nimmt ab. Ihre Körperflüssigkeiten sammeln sich an Stellen, wo sie es nicht sollten, beispielsweise im Hirnschädel, was zu Druck auf den Augäpfeln führt und deren Form verändert.[2] Auch auf dem Mars gibt es eine Schwerkraft, doch sie beträgt nur rund 38 Prozent der Anziehungskraft, der ein Kind auf der Erde ausgesetzt ist. Kinder, die unter Einfluss der geringen Marsgravitation aufwachsen würden, hätten ein hohes Risiko, Fehlbildungen an Skelett, Herz, Augen und Gehirn zu entwickeln. Haben die Planer mitbedacht, dass Kinder hier besonders verletzlich sind? Soweit Sie wissen, nicht.

Würden Sie Ihre Tochter also gehen lassen?

Natürlich nicht. Kinder zum Mars zu schicken, die vielleicht niemals zur Erde zurückkehren können – rasch begreifen Sie, dass dies ein völlig verrückter Plan ist. Warum sollten Eltern so etwas erlauben? Das Unternehmen, das hinter dem Projekt steht, unternimmt alle Anstrengungen, seine Besitzansprüche auf dem Mars durchzusetzen, bevor ihm die Konkurrenz zuvorkommt. Die Führungskräfte wissen offenbar nichts über die Entwicklung von Kindern und kümmern sich keinen Deut um ihre Sicherheit. Schlimmer noch: *Das Unternehmen hat keinen Beleg für die Einwilligung der Eltern verlangt.* Die Kinder müssen nur ein Häkchen in der Checkbox machen, wo von der Erlaubnis der Eltern die Rede ist, schon können sie zum Mars abzischen.

Kein Unternehmen könnte uns jemals unsere Kinder wegnehmen und sie ohne unsere Erlaubnis in Gefahr bringen, ohne massive rechtliche Konsequenzen befürchten zu müssen. Das ist doch so, oder?

Um die Jahrtausendwende schufen Technologie-Unternehmen, die ihren Sitz an der Westküste der Vereinigten Staaten hatten, eine Reihe weltverändernder Produkte, die sich das rasch wachsende Internet zunutze machten. Damals herrschte ein weitverbreiteter Technikoptimismus; diese Produkte machten das Leben leichter, brachten Spaß und höhere Rentabilität. Einige von ihnen halfen Leuten, sich zu vernetzen und miteinander zu kommunizieren; daher nahm man an, sie würden ein Segen für die wachsende Zahl im Entstehen begriffener Demokratien sein. Diese Entwicklung, die kurz nach dem Fall des Eisernen Vorhangs einsetzte, erschien wie der Anbruch eines neuen Zeitalters. Die Gründer dieser Unternehmen wurden als Helden, Genies und Wohltäter der Menschheit gepriesen, die uns wie weiland Prometheus Gaben der Götter brachten.

Aber die Tech-Unternehmen verwandelten nicht nur die Welt der Erwachsenen, sondern bald auch das Leben der Kinder. Seit den 1950er-Jahren hatten Kinder und Jugendliche viel ferngesehen, doch die neuen Technologien ließen sich viel besser transportieren, waren viel personalisierter und viel fesselnder als alles, was es zuvor gegeben hatte. Eltern wurde das schnell bewusst, und so auch mir, als 2008 mein damals zweijähriger Sohn den Touchscreen meines ersten iPhones meisterte. Viele waren erleichtert, als sie herausfanden, dass ein Smartphone oder ein Tablet ein Kind stundenlang beschäftigen und ruhig halten konnte. Aber war das sicher? Niemand wusste es, doch da es alle machten, nahm man an, es sei in Ordnung.

Die Unternehmen hatten jedoch kaum oder keine Forschung dazu betrieben, wie sich ihre Produkte auf die psychische Gesundheit von Kindern auswirkten. Ebenso wenig hatten sie Daten mit Forschern ausgetauscht, die diese gesundheitlichen Auswirkungen untersuchten. Angesichts zunehmender Belege dafür, dass ihre Produkte jungen Menschen schadeten, flüchteten sie sich in Leugnung, Verschleierung und Pressekampagnen.[3] Unternehmen, denen es darum ging, das «Engagement», die Interaktion mit dem Produkt, mithilfe psychologischer Tricks zu maximieren, gingen am skrupellosesten vor. Sie angelten sich Kinder in vulnerablen Entwicklungsstadien, in denen sich ihr Gehirn in Reaktion auf einlaufende Reize rasch neu verdrahtet. Dazu zählten Social-Media-Unternehmen, die besonders Mädchen großen Schaden zufügten, wie auch Videospielfirmen und pornografische Seiten, die ihre Krallen am tiefsten in die Jungen schlugen.[4] Indem diese Unternehmen ein Feuerwerk suchterzeugender Inhalte zündeten, die in Augen und Ohren der Kids eindrangen, und indem sie körperliches Spielen und eine Sozialisierung durch persönlichen Kontakt in den Hintergrund drängten, haben sie die Kindheit neu verdrahtet und die menschliche Entwicklung in einem fast unvorstellbaren Ausmaß verändert. Die intensivste Phase dieser Neuverdrahtung waren die Jahre zwischen 2010 und 2015, auch wenn die Geschichte, die ich Ihnen erzählen will, mit dem Aufstieg der ängstlichen und überbehütenden Erziehung bereits in den 1980er-Jahren begann und bis heute anhält.

Welche rechtlichen Grenzen haben wir diesen Tech-Unternehmen bisher gesetzt? In den Vereinigten Staaten, die letztlich die Normen für die meisten anderen Staaten setzen, ist die wichtigste Beschränkung der 1998 in Kraft getretene Children's Online Privacy Protection Act (COPPA, «Gesetz zum Schutz der Privatsphäre von Kindern im Internet»). Dieses Gesetz legt fest, dass Kinder unter dreizehn Jahren die Einwilligung der Eltern benötigen, bevor sie einen Nutzungsvertrag mit einem Unternehmen abschließen und diesem beim Erstellen ihres Accounts Daten übermitteln und bestimmte Rechte einräumen können. Die effektive «Internet-Volljährigkeit» liegt damit bei dreizehn Jahren, und das aus Gründen, die wenig mit der Sicherheit von Kindern oder ihrer psychischen Gesundheit zu tun haben.[5] Das Gesetz verlangt von den Unternehmen jedoch nicht, dass sie das Alter ihrer Nutzer überprüfen; solange ein Kind eine Checkbox anklickt und versichert, es sei alt genug (oder das passende falsche Geburtsdatum einträgt), kann es fast überall ins Internet gelangen, ohne dass die Eltern es wissen oder einverstanden sind. Tatsächlich haben 40 Prozent der amerikanischen Kinder unter dreizehn Jahren Instagram-Accounts erstellt,[6] doch seit 1998 sind die Bundesgesetze nicht angepasst worden. (In Großbritannien sind hingegen einige erste Schritte unternommen worden, ebenso in einigen US-Bundesstaaten.)[7]

Einige dieser Unternehmen verhalten sich wie die Tabak- und die E-Zigaretten-Industrie, die ihre Produkte so entworfen haben, dass sie höchst suchterzeugend sind, und dann Gesetze verhinderten, die den Verkauf an Minderjährige begrenzten. Wir können sie auch mit den Ölfirmen vergleichen, die gegen das Verbot von verbleitem Benzin kämpften. Mitte des 20. Jahrhunderts begannen sich Beweise dafür zu häufen, dass die vielen Hunderttausend Tonnen Blei, die allein von amerikanischen Autofahrern *jedes Jahr* in die Atmosphäre geblasen wurden, die Gehirnentwicklung von zig Millionen Kindern störten, ihre kognitive Entwicklung beeinträchtigten und vermehrt zu antisozialem Verhalten führten. Dennoch fuhren die Ölfirmen fort, verbleites Benzin zu produzieren, auf den Markt zu bringen und zu verkaufen.[8]

Natürlich gibt es einen Riesenunterschied zwischen den großen Social-Media-Unternehmen von heute und beispielsweise den großen Tabakfirmen Mitte des 20. Jahrhunderts: Social-Media-Unternehmen stellen Produkte her, die nützlich für Erwachsene sind und ihnen helfen, Informationen, Jobs, Freunde, Liebe und Sex zu finden, die Einkaufen und politisches Organisieren erleichtern und das Leben auf tausenderlei Weise einfacher machen. Die meisten von uns würden gern in einer Welt ohne Tabak leben, aber soziale Medien sind weitaus wichtiger und hilfreicher, und viele Erwachsene möchten sicherlich nicht mehr auf sie verzichten. Zwar haben manche Erwachsene Suchtprobleme, was den Umgang mit sozialen Medien und andere Online-Aktivitäten angeht, aber wie bei Tabak, Alkohol oder Spielsucht überlassen wir es im Allgemeinen ihnen, in dieser Hinsicht ihre eigenen Entscheidungen zu treffen.

Das gilt jedoch nicht für Minderjährige. Während die Belohnung suchenden Teile des Gehirns früher heranreifen, erreicht der frontale Cortex (Stirnlappen) – der wesentlich ist für Selbstkontrolle, Belohnungsaufschub und den Widerstand gegen Versuchungen – erst Mitte zwanzig seine volle Kapazität, und Kinder unter dreizehn Jahren befinden sich in einer besonders vulnerablen Phase ihrer Entwicklung. Wenn sie in die Pubertät kommen, fühlen sie sich oft sozial unsicher, lassen sich leicht vom Druck Gleichaltriger beeinflussen und zu Handlungen verleiten, die soziale Wertschätzung versprechen. Wir lassen Kinder unter dreizehn nicht rauchen, keinen Alkohol trinken und auch nicht ins Spielcasino gehen. Die gesundheitlichen Kosten, die bei der Nutzung sozialer Medien entstehen, sind für Heranwachsende im Vergleich zu Erwachsenen besonders hoch, der Nutzen ist hingegen minimal. Lassen wir unsere Kinder doch erst einmal auf der Erde aufwachsen, bevor wir sie zum Mars schicken.

Dieses Buch erzählt die Geschichte der Generation, die nach 1995 geboren wurde, allgemein als Generation Z (oder auch kurz Gen Z) bezeichnet, jener Generation, die auf die sogenannten Millennials (geboren 1981 bis 1995) folgte.[9] Einige Marketingfachleute behaupten, die Generation Z würde um das Geburtsjahr 2010 enden, und bieten uns die Bezeichnung «Generation Alpha» für die danach geborenen Kinder an, doch ich glaube nicht, dass die Generation Z – die ängstliche Generation – ein Enddatum hat, bis wir die Bedingungen für eine Kindheit verändern, die junge Menschen so ängstlich macht.[10]

Wie wir dank der bahnbrechenden Arbeiten der Sozialpsychologin Jean Twenge wissen, geht das, was die Generationen voneinander unterscheidet, über die im Kindesalter erlebten *Ereignisse* (wie Kriege und wirtschaftliche Krisen) hinaus und schließt *Veränderungen in der Technologie* ein, die in dieser Lebensphase benutzt wird (Radio, Fernsehen, PC, Internet, Smartphone).[11] Die ältesten Vertreter der Generation Z kamen um 2009 in die Pubertät, als mehrere Tech-Trends zusammenliefen: die rasche Verbreitung von schnellem Breitbandnetz in den 2000er-Jahren, die Einführung des iPhone 2007 und das neue Zeitalter hyperviralisierter sozialer Medien. Die letzte dieser Neuerungen war die Einführung der Like- oder Share-Buttons, die die soziale Dynamik der Online-Welt verwandelten. Vor 2009 bestand der Nutzen sozialer Medien vor allem darin, einfach Kontakt mit Freunden halten zu können, und mit weniger unmittelbaren und nachhallenden Feedback-Funktionen erzeugten sie viel weniger Toxizität als heute.[12]

Ein vierter Trend setzte nur ein paar Jahre später ein, und er traf Mädchen viel stärker als Jungen: die wachsende Bedeutung, die das Posten von Selfies bekam, nachdem Smartphones 2010 mit Frontkameras ausgerüstet wurden und Facebook 2012 Instagram erwarb, was dessen Popularität noch steigerte. Die Zahl der Jugendlichen, die sorgfältig bearbeitete Fotos und Videos über ihr Leben für Gleichaltrige und Fremde posteten, stieg rasant an, aber es ging nicht nur um das Betrachten, sondern – oder vor allem – um das Beurteilen.

Generation Z wurde die erste Generation in der Geschichte, die ihre Pubertät mit einem Portal in der Tasche durchlebte, das sie fort von den Menschen um sie herum in ein alternatives Universum rief, das aufregend, suchterzeugend, instabil und – wie ich zeigen werde – für Kinder und Heranwachsende ungeeignet war. Um in diesem Universum sozial erfolgreich zu sein, mussten die Jugendlichen einen Großteil ihrer bewussten Aufmerksamkeit – rund um die Uhr – dem widmen, was zu ihrer Online-Marke wurde. Es ging fortan darum, die Akzeptanz Gleichaltriger zu gewinnen, was der Sauerstoff der Adoleszenz ist, und Online-Shaming zu vermeiden, was der Albtraum der Adoleszenz ist. Teenager der Generation Z wurden dazu verführt, jeden Tag viele Stunden damit zu verbringen, durch die glücklich strahlenden Posts von Freunden, Bekannten und fernen Influencern zu scrollen. Sie schauten sich eine ständig wachsende Zahl von hochgeladenen Videos an und streamten Unterhaltung, die ihnen von Autoplay und Algorithmen angeboten wurde, gezielt so konstruiert, dass sie so lange wie möglich online blieben. Sie verwendeten weitaus weniger Zeit darauf, mit Freunden und Familienmitgliedern zu spielen, sich mit anderen zu unterhalten, sie zu berühren oder auch nur Augenkontakt mit ihnen aufzunehmen. Dadurch reduzierte sich ihr Anteil an körperlichen sozialen Verhaltensweisen, die für eine erfolgreiche menschliche Entwicklung unbedingt nötig sind.

Die Vertreter der Generation Z sind Versuchskaninchen für eine radikal neue Form des Heranwachsens, die weit entfernt ist von den Interaktionen kleiner Gruppen in der wirklichen Welt, in der sich Menschen im Lauf ihrer Evolution entwickelten. Man kann dies als die Große Neuverdrahtung der Kindheit bezeichnen. Es ist, als ob diese Kinder die erste Generation wären, die auf dem Mars aufwächst.

Bei der Großen Neuverdrahtung geht es nicht nur um Veränderungen in den Technologien, die den Tagesablauf und die Psyche von Kindern formen. Es gibt einen zweiten Handlungsstrang: das wohlmeinende, aber katastrophale Überbehüten von Kindern, durch das ihre Autonomie in der «wirklichen Welt» massiv eingeschränkt wird. Um zu gedeihen, brauchen Kinder viel freies Spiel. Das ist ein Imperativ, der sich quer über alle Säugerarten belegen lässt. Die kleinen Herausforderungen und Rückschläge, die während des Spiels auftreten, sind wie eine Impfung, die Kinder darauf vorbereitet, sich später viel größeren Herausforderungen zu stellen. Aus verschiedenen historischen und soziologischen Gründen begann das freie Spiel jedoch in den 1980er-Jahren zurückzugehen, ein Trend, der sich in den 1990er-Jahren noch beschleunigte. Erwachsene in den USA, Großbritannien und Kanada kamen zunehmend zu der Überzeugung, das Kind könne Kidnappern und Sexualstraftätern zum Opfer fallen, wenn sie es unbeaufsichtigt draußen herumlaufen ließen. Während unbeaufsichtigtes Spielen draußen immer stärker eingeschränkt wurde, wurden PCs immer häufiger und boten Kindern eine einladende Möglichkeit, ihre Freizeit zu Hause zu verbringen.*

Ich schlage vor, die späten 1980er-Jahre als Beginn des Übergangs von einer «spielbasierten Kindheit» zu einer «smartphonebasierten Kindheit» anzusehen, ein Übergang, der erst Mitte der 2010er-Jahre, als die meisten Jugendlichen ihr eigenes Smartphone besaßen, vollständig abgeschlossen war. Ich verwende «smartphonebasiert» im weitesten Sinne und meine damit alle mit dem Internet verbundenen persönlichen elektronischen Geräte, mit denen junge Leute ihre Zeit füllen, wie Laptops, Tablets, Videospielkonsolen und, am wichtigsten, Smartphones mit Millionen von Apps.

Wenn ich von einer spielbasierten oder smartphonebasierten «Kindheit» spreche, dann benutze ich auch diesen Begriff im weitesten Sinne. Er umfasst für mich Kinder ebenso wie Heranwachsende, also auch die Jugend. Für Entwicklungspsychologen kennzeichnet das Einsetzen der Pubertät den Übergang zwischen Kindheit und Adoleszenz, doch da die Pubertät bei Kindern zu unterschiedlichen Zeiten einsetzt und sich in den letzten Jahrzehnten allgemein nach vorn verschoben hat, ist es nicht mehr korrekt, die Adoleszenz mit den Teenagerjahren gleichzusetzen.[13] In diesem Buch definiere ich die Altersgruppen so:

- **Kinder:** 0 bis 12 Jahre
- **Jugendliche:** 10 bis 20 Jahre
- **Teenager:** 13 bis 19 Jahre
- **Minderjährige:** unter 18 Jahren. Ich verwende gelegentlich auch den Begriff «Kids», weil er weniger formell klingt als «Minderjährige».

* Es ist gut belegt, dass sich die Trends bei Überbehütung, Technologienutzung und psychischer Gesundheit, die ich beschreibe, in weitgehend derselben Weise und zur selben Zeit in allen englischsprachigen Ländern abzeichneten: den Vereinigten Staaten, Großbritannien, Kanada, Australien und Neuseeland (siehe Rausch und Haidt, 2023, März). Meiner Meinung nach verhält es sich in den meisten oder allen westlichen Industrienationen so, allerdings je nach Ausprägung von Individualismus, sozialer Integration und anderen kulturellen Variablen in unterschiedlichem Maße. Ich sammele Studien aus anderen Teilen der Welt und werde über Trends in diesen Ländern auf https://www.afterbabel.com/ schreiben.

Die Überlappung zwischen Kindern und Jugendlichen ist beabsichtigt: zehn- bis zwölfjährige Kinder stehen zwischen (englisch *between*) Kindheit und Adoleszenz und werden daher oft als Tweens bezeichnet. (Dieser Zeitraum wird häufig auch als frühe Adoleszenz bezeichnet.) Sie sind noch so verspielt wie jüngere Kinder, beginnen aber, die komplexe soziale und psychologische Struktur von Jugendlichen zu entwickeln.

Als der Übergang von der spielbasierten zur smartphonebasierten Kindheit weiter voranschritt, waren viele Kinder und Jugendliche rundum glücklich damit, drinnen zu bleiben und online zu spielen, doch dabei verloren sie den Zugang zu all den herausfordernden physischen und sozialen Erfahrungen, die alle jungen Säuger brauchen, um grundlegende Kompetenzen zu erwerben, angeborene Kindheitsängste zu überwinden und sich auf eine geringere Abhängigkeit von den Eltern einzustellen. Virtuelle Interaktionen mit Gleichaltrigen können diesen Erfahrungsverlust nicht völlig ausgleichen. Diejenigen, deren Freizeit und Sozialleben online ging, fanden sich überdies zunehmend in eigentlich Erwachsenen vorbehaltenen Räumen wieder, konsumierten Inhalte für Erwachsene und tauschten sich mit Erwachsenen in einer Weise aus, die für Minderjährige oft schädlich ist. Während Eltern also darauf bedacht waren, Risiko und Freiheit in der wirklichen Welt zu eliminieren, ließen sie ihren Kindern generell und oft, ohne sich dessen bewusst zu sein, volle Unabhängigkeit in der virtuellen Welt – zum Teil deshalb, weil die meisten Schwierigkeiten hatten zu verstehen, was da vor sich ging, womöglich gar nicht wussten, was sie einschränken und wie sie das anstellen sollten.

Meine zentrale These ist, dass diese beiden Trends – Überbehütung in der wirklichen Welt und *Unterbehütung in der virtuellen Welt* – die Hauptursachen dafür sind, dass nach 1995 geborene Kinder zur «ängstlichen Generation» wurden.

Ein paar Worte zur Terminologie. Wenn ich von der «wirklichen Welt» spreche, meine ich damit Beziehungen und soziale Interaktionen, die sich durch vier Eigenschaften kennzeichnen lassen, die seit Hunderttausenden von Jahren typisch sind:

1. Sie sind **körperlich** (*embodied*), das heißt, wir setzen unseren Körper zur Kommunikation ein, wir sind uns des Körpers anderer bewusst, und wir reagieren bewusst und unbewusst auf die Körper anderer.
2. Sie sind **synchron**, das heißt, sie geschehen gleichzeitig und enthalten subtile Hinweise für das richtige Timing und die Wechselseitigkeit.
3. Es geht dabei primär um eine **Eins-zu-eins**- oder eine **Eins-zu-mehreren-Kommunikation**, wobei zu einem bestimmten Zeitpunkt jeweils nur eine einzige Interaktion erfolgt.
4. Sie finden innerhalb von Gemeinschaften statt, deren Mitglieder ihre **Zugehörigkeit nicht ohne Weiteres erwerben oder auch beenden** können; daher sind die Betroffenen hochmotiviert, in Beziehungen zu investieren und Risse zu kitten, wenn solche auftreten.

Wenn ich hingegen von der «virtuellen Welt» spreche, meine ich damit Beziehungen und Interaktionen, die sich durch vier Eigenschaften kennzeichnen lassen, die erst seit ein paar Jahrzehnten typisch sind:

1. Sie sind **entkörperlicht** (*disembodied*), das heißt, dass kein Körper nötig ist, nur Sprache. Partner können Künstliche Intelligenzen (KIs) sein (und sind das häufig schon).
2. Sie sind höchst **asynchron** und erfolgen im Rahmen von textbasierten Posts und Kommentaren. (Ein Videoanruf ist etwas anderes, er ist synchron.)
3. Sie umfassen eine beträchtliche Anzahl von **Eins-zu-mehreren-Kommunikationen** und wenden sich potenziell an eine breite Öffentlichkeit. Zahlreiche Interaktionen können parallel ablaufen.
4. Sie finden in Gemeinschaften statt, deren Mitglieder ihre Zugehö-

rigkeit ohne Schwierigkeiten erwerben oder beenden können, daher können Beteiligte andere blockieren oder die Gruppe einfach verlassen, wenn sie keine Lust mehr haben. Solche Gruppen sind meist kurzlebig und die entsprechenden Beziehungen oft austauschbar.

In der Praxis verschwimmen die Grenzen. Meine Familie ist sehr stark in der wirklichen Welt verwurzelt, auch wenn wir Facetime, SMS und E-Mails nutzen, um in Kontakt zu bleiben. Umgekehrt ähnelte der Austausch zwischen zwei Wissenschaftlern im 18. Jahrhundert, die einander nur aus ihrem Briefwechsel kannten, eher einer virtuellen Beziehung. Der entscheidende Faktor ist das persönliche Engagement, das nötig ist, damit die Beziehung funktioniert. Wenn Menschen in einer Gemeinschaft aufwachsen, der sie sich nicht so leicht entziehen können, tun sie, was unsere Vorfahren seit Hunderttausenden von Jahren getan haben: Sie lernen, wie man Beziehungen handhabt und wie man sich selbst und seine Gefühle kontrolliert, damit diese so kostbaren Beziehungen möglichst reibungslos weiterlaufen. Sicherlich gibt es viele Online-Communitys, die Wege gefunden haben, starke persönliche Bindungen und ein Zugehörigkeitsgefühl zu schaffen, doch im Allgemeinen gilt: Wenn Kinder in multiplen, sich ständig wandelnden Netzwerken aufwachsen, in denen sie nicht ihren wirklichen Namen verwenden müssen und die sie jederzeit mit einem einfachen Tastendruck verlassen können, sinkt die Wahrscheinlichkeit, dass sie diese Fertigkeiten erlernen.

Dieses Buch umfasst vier Teile: Teil I erläutert die Trends, die wir bei der psychischen Verfassung von Jugendlichen seit 2010 beobachten; in Teil II geht es um das Wesen der Kindheit und darum, wie wir sie verunstaltet haben; Teil III schildert die negativen Folgen, die aus der neuen, smartphonebasierten Kindheit resultieren; Teil IV zeigt auf, was wir nun tun müssen, um die angerichteten Schäden in Familie,

Schule und Gesellschaft zu reparieren. Eine Veränderung ist möglich, wenn es uns gelingt zusammenzuarbeiten.

Teil I besteht aus einem einzigen Kapitel. Darin lege ich dar, wie sehr sich die psychische Gesundheit und das Wohlergehen von Teenagern im 21. Jahrhundert verschlechtert haben, und zeige, wie verheerend sich das rasche Umschalten auf eine smartphonebasierte Kindheit ausgewirkt hat. Diese Verschlechterung der psychischen Verfassung lässt sich an einer rapiden Zunahme von Angststörungen, Depressionen und Selbstverletzungen erkennen, die Anfang der 2010er-Jahre einsetzte und Mädchen besonders stark betraf. Bei Jungen ist die Geschichte komplizierter. Die Zunahme fällt oft geringer aus (mit Ausnahme von Selbstmord), und sie beginnt manchmal etwas früher.

In Teil II geht es um die Hintergrundgeschichte. Die Krise der psychischen Gesundheit in den 2010er-Jahren wurzelt in der wachsenden elterlichen Ängstlichkeit und Überbehütung der 1990er-Jahre. Ich zeige, dass der Umgang mit Smartphones in Verbindung mit dieser Überbehütung wie eine «Erfahrungsblockade» wirkte, die es Kindern und Jugendlichen erschwerte, die sozialen Erfahrungen zu machen, die sie am nötigsten brauchten, von risikoreichen Spielen und kulturellem Lernen bis zu Übergangsriten und romantischen Beziehungen.

In Teil III stelle ich Forschungsergebnisse vor, die zeigen, dass eine smartphonebasierte Kindheit die kindliche Entwicklung in mehrfacher Hinsicht stört. Ich beschreibe vier grundlegende Übel: Schlafmangel, soziale Deprivation, Fragmentierung der Aufmerksamkeit und Suchtverhalten. Dann betrachte ich gesondert Mädchen.* Ich

* Ein Wort zum sozialen Geschlecht (Gender): Mädchen und Jungen benutzen (in der Regel) unterschiedliche Plattformen in unterschiedlicher Weise, und sie unterscheiden sich, was ihre Muster im Hinblick auf psychische Gesundheit und psychische Krankheit angeht; daher betrachtet ein wesentlicher Teil dieses Buches (vor allem Kapitel 5 und 6) Trends und Prozesse für Mädchen und Jungen getrennt. Es ist bemerkenswert, dass sich eine wachsende Zahl von Jugendlichen der Generation Z als nichtbinär bezeichnet. Mehrere Studien sprechen dafür, dass es um die psychische Gesundheit von nichtbinären Jugendlichen noch schlechter steht als um die ihrer weiblichen und männlichen Altersgenossen (siehe Price-Feeney et al., 2020). Studien über diese Gruppe sind weiterhin rar; das gilt für die Vergangenheit wie

zeige, dass die Nutzung sozialer Medien nicht nur mit psychischen Erkrankungen *korreliert* ist, sondern sie *verursacht*, und lege empirische Befunde vor, die dies in vielfacher Hinsicht belegen. Ich zeige, wie die Große Neuverdrahtung zu der steigenden Rate von Jugendlichen beigetragen hat, die nicht «flügge» werden – die also den Übergang von der Adoleszenz zum Erwachsensein und der damit einhergehenden Verantwortung nicht schaffen. Ich schließe Teil III mit Überlegungen, wie ein smartphonebasiertes Leben uns alle, Kinder, Jugendliche und Erwachsene, verändert, indem es uns – anders kann ich es nicht ausdrücken – in spiritueller Hinsicht nach unten zieht. Und ich beschreibe sechs alte spirituelle Praktiken, die uns allen helfen können, heute besser zu leben.

In Teil IV lege ich dar, was wir heute tun können und tun müssen. Ich biete wissenschaftlich fundierten Rat an, der Tech-Unternehmen, Regierungen, Schulen und Eltern helfen soll, um aus einer Vielzahl von Problemen des kollektiven Handelns auszubrechen. Das sind Fallgruben, mit denen sich Sozialwissenschaftler schon lange beschäftigen und die dadurch gekennzeichnet sind, dass für ein Individuum, das allein handelt, hohe Kosten entstehen; wenn die Betroffenen sich jedoch absprechen und gemeinsam handeln, ist es einfacher, Maßnahmen zu ergreifen, die auf lange Sicht für alle von Vorteil sind.

Als Professor an der New York University, der Anfänger und fortgeschrittene Studierende unterrichtet und an vielen Highschools und Colleges spricht, habe ich festgestellt, dass die Generation Z große Stärken hat, die ihr helfen werden, positive Veränderungen herbeizuführen. Die erste Stärke besteht darin, dass die jungen Leute das Problem nicht leugnen. Sie wollen stärker und gesünder werden, und die meisten sind offen für neue Wege des Miteinanders. Ihre zweite Stärke ist, dass sie systemische Veränderungen bewirken wollen, um eine gerechtere und empathischere Welt zu schaffen, und sie sind geschickt

für die Gegenwart. Ich hoffe, dass zukünftige Studien zeigen werden, wie sich diese Technologien speziell auf nichtbinäre Jugendliche auswirken. Der größte Teil der Forschungen, die ich in diesem Buch präsentiere, und ebenso die vier grundlegenden Übel betreffen alle Jugendlichen, ganz unabhängig von ihrer Gender-Identität.

darin, sich zu organisieren, um genau das zu tun (in der Tat auch mithilfe sozialer Medien). Seit etwa einem Jahr höre ich von immer mehr jungen Leuten, die sich intensiv mit der eigenen Ausbeutung durch die Tech-Industrie beschäftigen. Wenn sie sich organisieren, werden sie neue Lösungen jenseits derjenigen finden, die ich in diesem Buch vorschlage, und sie werden diese Lösungen auch durchsetzen.

Ich bin Sozialpsychologe, kein Klinischer Psychologe oder Experte für Medienwissenschaften. Der Kollaps der psychischen Gesundheit von Jugendlichen ist ein dringendes und komplexes Problem, das wir nicht aus einer einzigen wissenschaftlichen Perspektive allein verstehen können. Ich beschäftige mich mit Moral, Emotion und Kultur. Dabei habe ich einige Instrumente und Blickwinkel kennengelernt, die ich bei der Untersuchung der Kindesentwicklung und der psychischen Gesundheit von Heranwachsenden einbringen werde.

Ich bin auf dem Gebiet der Positiven Psychologie seit ihren Anfängen in den späten 1990er-Jahren aktiv und beschäftige mich mit den Ursachen von Glück. Mein erstes Buch, *The Happiness Hypothesis* (*Die Glückshypothese*), untersucht zehn «große Wahrheiten», die antike Kulturen in Ost und West im Hinblick auf ein gelingendes Leben entdeckten.

Auf der Grundlage dieses Buches hielt ich als Psychologieprofessor an der University of Virginia (bis 2011) eine Lehrveranstaltung mit dem Titel *Flourishing* (englisch für «blühen», «gedeihen»); heute unterrichte ich Varianten davon an der Stern School of Business der New York University. Ich habe erlebt, wie Angstprobleme und Smartphonesucht zunahmen, als die Studenten von den Millennials mit ihren Klapphandys zur Generation Z mit ihren Smartphones wechselten. In offenen Diskussionen habe ich viel über ihre psychischen Probleme und ihr kompliziertes Verhältnis zur Technik erfahren.

Mein zweites Buch, *The Righteous Mind*, beschäftigte sich mit meiner eigenen Forschung über die psychologischen Grundlagen der Moral, die wir im Lauf unserer Evolution entwickelt haben. Mir ging es um die Frage, warum gute Menschen durch Politik und Religion entzweit werden, wobei meine besondere Aufmerksamkeit dem menschlichen Bedürfnis galt, in eine moralische Gemeinschaft eingebunden zu sein, die ihnen ein Gefühl von gemeinsamem Sinn und Zweck gibt. Soziale Netzwerke im Internet können Erwachsenen helfen, bestimmte Ziele zu erreichen, sie sind jedoch, wie ich erkannt habe, kein effizienter Ersatz für stabile Gemeinschaften in der wirklichen Welt, in denen Kinder seit Hunderttausenden von Jahren verwurzelt waren, geformt wurden und aufgewachsen sind.

Aber es war mein drittes Buch, das mich direkt zum Thema der psychischen Gesundheit von Heranwachsenden führte. Mein Freund Greg Lukianoff war einer der Ersten, denen auffiel, dass sich in den Hochschulen etwas sehr plötzlich verändert hatte: Studentinnen und Studenten fingen an, in genau dieselben verzerrten Denkmuster zu verfallen, die Greg nach einer schweren Depression 2007 im Rahmen einer Kognitiven Verhaltenstherapie zu erkennen und von sich zu weisen gelernt hatte. Greg ist Rechtsanwalt und Präsident der Foundation for Individual Rights and Expression, die seit Langem Studierenden hilft, ihre Rechte gegenüber einer zensorischen Universitätsverwaltung zu verteidigen. Im Jahr 2014 beobachtete er etwas Seltsames: Die Studierenden selbst begannen von den Universitäten zu verlangen, sie vor Büchern und Rednern zu schützen, die sie «verunsicherten». Greg war der Meinung, die Universitäten würden den Studierenden irgendwie *beibringen*, in kognitive Verzerrungen wie Schwarzmalerei, Schwarz-Weiß-Denken und emotionale Argumentation zu verfallen, und dies könne tatsächlich *ursächlich* dafür sein, dass sie depressiv und ängstlich reagierten. Im August 2015 stellten wir diese Idee in einem Aufsatz im *Atlantic* vor: «The Coddling of the American Mind» (etwa: «Das Verhätscheln des amerikanischen Geistes»).

Damit lagen wir nur teilweise richtig: Einige Universitätsveranstaltungen und neue akademische Trends[14] führten tatsächlich unbeabsichtigt zu kognitiven Verzerrungen. Bis 2017 war jedoch klar geworden, dass es in vielen Ländern zu einem Anstieg von Depressionen und

Angststörungen kam, der Jugendliche aller Bildungsniveaus, sozialer Klassen und Ethnien betraf. Statistisch gesehen, unterschieden sich Menschen, die im Jahr 1996 oder später geboren waren, psychologisch von denjenigen, die nur ein paar Jahre früher zur Welt gekommen waren.

Wir entschlossen uns, unseren *Atlantic*-Artikel zu einem Buch mit demselben Titel auszubauen. Darin analysierten wir die Gründe für diese Krise der psychischen Gesundheit, wobei wir uns auf Jean Twenges Buch *iGen* (2017) stützten. Damals basierten allerdings fast alle Befunde auf Korrelationen. Bald nachdem Teenager Smartphones bekommen hatten, begannen sie vermehrt unter Depressionen zu leiden. Die intensivsten User litten am stärksten, während diejenigen, die mehr Zeit in realer Gemeinschaft verbrachten, beispielsweise beim Sport oder in religiösen Gemeinschaften, die gesündesten waren.[15] Da Korrelationen aber noch kein Beleg für Kausalität sind, rieten wir Eltern, auf der Basis der vorliegenden wissenschaftlichen Befunde keine drastischen Maßnahmen zu ergreifen.

Mittlerweile aber hat sich die Datenlage – was experimentelle Befunde wie auch Korrelationen angeht – deutlich verbessert. Sie zeigt, dass soziale Medien Heranwachsenden Schäden zufügen, vor allem Mädchen in der Pubertät.[16] Bei der Recherche für dieses Buch habe ich auch festgestellt, dass die Ursachen für das Problem vielschichtiger sind, als ich zunächst angenommen hatte. Es geht nicht nur um Smartphones und soziale Medien, sondern um eine historische und beispiellose Transformation der menschlichen Kindheit.

Wir haben mehr als ein Jahrhundert Erfahrung darin, die wirkliche Welt für Kinder sicher zu machen. Anfang des 20. Jahrhunderts wurden Autos populär, und Zehntausende Kinder starben in ihnen, bis wir (in den 1960ern) Sicherheitsgurte und später (in den 1980ern) Kindersitze einführten.[17] Als ich Ende der 1970er-Jahre auf der Highschool war, rauchten viele meiner Mitschüler Zigaretten, die sie problemlos aus

Automaten ziehen konnten. Schließlich verbannte Amerika diese Automaten, was für erwachsene Raucher lästig war, denn nun mussten sie ihre Zigaretten im Geschäft kaufen, wo ein Angestellter ihr Alter überprüfen konnte.[18]

Im Lauf vieler Jahrzehnte fanden wir Wege, Kinder zu schützen, während wir Erwachsenen weitgehend erlaubten zu tun, was sie wollten. Dann erschufen wir recht plötzlich eine virtuelle Welt, in der sich Erwachsene jedes spontane Bedürfnis erfüllen konnten, Kinder aber praktisch schutzlos blieben. Ist das ein guter Tausch, wenn sich doch die Hinweise häufen, dass eine smartphonebasierte Kindheit unseren Kindern psychisch schadet, sie sozial isoliert und höchst unglücklich macht? Oder werden wir irgendwann wie im 20. Jahrhundert erkennen, dass wir unsere Kinder manchmal vor Schäden schützen müssen, auch wenn das mit Unbequemlichkeiten für Erwachsene verbunden ist?

In Teil IV mache ich Vorschläge für eine Reform, die allesamt darauf abzielen, unsere beiden großen Fehler zu korrigieren: Kinder in der wirklichen Welt zu sehr zu behüten (wo sie aus direkter Erfahrung lernen müssen) und sie online zu wenig zu behüten (wo sie in der Pubertät besonders verletzlich sind). Sie basieren auf wissenschaftlichen Befunden, die ich in den Teilen I bis III vorstellen werde. Da die Befunde komplex und teilweise auch unter Forschenden umstritten sind, werde ich mich an manchen Stellen sicher irren, und ich werde mein Bestes tun, jedweden Irrtum durch Aktualisierung der Online-Ergänzung für dieses Buch[19] richtigzustellen. Dabei gibt es vier Reformen, die so wichtig sind und bei denen ich mir so sicher bin, dass ich sie fundamental nenne. Sie können eine Grundlage für eine gesündere Kindheit im digitalen Zeitalter liefern. Diese sind:

1. **Kein Smartphone vor einem Alter von ca. vierzehn Jahren.** Eltern sollten den Eintritt ihrer Kinder ins Rund-um-die-Uhr-Internet verzögern, indem sie ihnen nur einfache Geräte (Handys mit einer begrenzten Zahl von Apps und ohne Internetbrowser) in die Hand geben.
2. **Keine sozialen Medien vor dem sechzehnten Lebensjahr.** Lassen

Sie Ihre Kinder durch die empfindlichste Phase ihrer Hirnentwicklung gehen, bevor sie Zugang zu einem Hexenkessel aus sozialem Wettbewerb und algorithmisch vorausgewählten Influencer-Inhalten bekommen.

3. **Schulen ohne Smartphones.** In allen Schulen, von der Grundschule bis zum Ende der weiterführenden Schule, sollten Schüler ihre Smartphones, Smartwatches und andere persönliche elektronische Geräte, die Texte senden oder empfangen können, während des Schultags in Schließfächern oder Ähnlichem verstauen. Nur so wird es ihnen möglich, sich auf ihre Mitschüler und Lehrer zu konzentrieren.
4. **Weit mehr unüberwachtes Spiel und Unabhängigkeit in der Kindheit.** So entwickeln Kinder auf natürliche Weise soziale Fähigkeiten, überwinden ihre Ängste und wachsen zu selbstbewussten jungen Erwachsenen heran.

Diese vier Reformen umzusetzen, ist nicht schwer – wenn viele von uns gleichzeitig am selben Strang ziehen. Sie kosten fast nichts. Sie funktionieren auch dann, wenn wir keine Hilfe vom Gesetzgeber erhalten. Wenn die meisten Eltern und Schulen in einer Gemeinde alle vier in Kraft setzten, dann würden sie meiner festen Überzeugung nach innerhalb von zwei Jahren erleben, wie sich die psychische Verfassung der Jugendlichen wesentlich verbessert. Angesichts der Tatsache, dass KI und räumliches Computing (wie Apples neue Vision-Pro-Brille) dabei sind, die virtuelle Welt noch weitaus immersiver und suchterzeugender zu gestalten, sollten wir lieber heute als morgen mit den Reformen beginnen.

Beim Schreiben der *Glückshypothese* habe ich großen Respekt vor antiker Weisheit und den Erkenntnissen früherer Generationen entwickelt. Was würden die Weisen raten, um uns dabei zu unterstützen, unser smartphonebasiertes Leben zu meistern? Sie würden raten, die elektronischen Geräte beiseitezulegen, um wieder Kontrolle über unseren Geist zu gewinnen. So beklagte Epiktet im 1. Jahrhundert n. Chr. die menschliche Neigung, anderen die Kontrolle über unsere Gefühle zu überlassen:

> Wenn jemand deinen Körper dem ersten Besten, der dir begegnet, ausliefern würde, dann wärest du entrüstet. Dass du aber dein Denken jedem Beliebigen auslieferst, sodass es beunruhigt und verstört wird, wenn er dich beleidigt – dessen schämst du dich nicht?[20]

Jeder, der seine «Erwähnungen» in den sozialen Medien checkt oder schon einmal von dem, was jemand über ihn gepostet hat, völlig umgehauen wurde, wird Epiktets Anliegen verstehen. Selbst diejenigen, die selten erwähnt oder kritisiert werden und einfach nur durch einen endlosen Feed scrollen, in dem es um das Treiben und die Bewertungen anderer Leute geht, werden Marc Aurels Rat (2. Jahrhundert n. Chr.) für sich selbst zu schätzen wissen:

> Verschwende deine Zeit nicht mit Gedanken über das, was andere angeht, es sei denn, dass du jemand damit ersprießlich sein kannst.
> Du versäumst offenbar notwendigere Dinge, wenn dich nichts weiter beschäftigt, als was der und jener macht und aus welchem Grunde er so handelt, was er sagt oder will oder anstellt.[21]

Bei Erwachsenen der Generation X und früherer Generationen hat es seit 2010 keinen bedeutenden Anstieg von klinischen Depressionen oder Angststörungen gegeben,[22] doch viele von uns verspüren aufgrund der neuen Technologien und ihrer ständigen Unterbrechungen und Ablenkungen ein immer stärkeres Gefühl der Erschöpfung. Da generative KI die Produktion von superrealistischen Fake-Fotos, -Videos und -Nachrichtenstorys erlaubt, könnte das Online-Leben noch viel verwirrender werden, als es jetzt schon ist.[23] Doch dazu muss es nicht kommen, denn wir können die Kontrolle über unseren Geist wiedergewinnen.

Dieses Buch ist nicht nur für Eltern, Lehrer und andere gedacht, die sich um Kinder kümmern und denen Kinder wichtig sind. Es richtet sich an alle, die verstehen wollen, wie diese schnellste Neuverdrahtung von Beziehungen und Bewusstsein in der menschlichen Geschichte es uns allen erschwert hat zu denken, uns zu konzentrieren, uns selbst so weit zu vergessen, dass wir uns um andere kümmern, und enge Bindungen aufzubauen.

Generation Angst ist ein Buch, in dem es darum geht, wie wir das menschliche Leben für menschliche Wesen aller Generationen zurückerobern können.

TEIL I

Eine Flutwelle

KAPITEL 1

Anstieg des Leidens

Wenn ich mit den Eltern von Jugendlichen rede, kommt das Gespräch oft auf Smartphones, soziale Medien und Videospiele. Die Geschichten, die Eltern mir erzählen, weisen in der Regel einige Muster auf. Eines davon ist die Geschichte vom «ständigen Konflikt». Eltern versuchen, Regeln festzulegen und Grenzen zu ziehen und durchzusetzen, doch es gibt so viele elektronische Geräte, so viele Argumente dafür, dass die Regeln gelockert werden müssen, und so viele Möglichkeiten, die Regeln zu umgehen, dass das Familienleben mehr und mehr vom Streit um Technologien beherrscht wird. Familienrituale und grundlegende menschliche Beziehungen aufrechtzuerhalten, kann sich anfühlen, als müsse man einer ständig steigenden Flut widerstehen, einer Flut, die Eltern wie auch Kinder verschlingt.

Bei den meisten Eltern, mit denen ich spreche, dreht sich die Geschichte nicht um eine diagnostizierte psychische Erkrankung. Vielmehr ist es die grundlegende Sorge, dass hier etwas Unnatürliches vor sich geht und ihre Kinder etwas – tatsächlich fast alles – verpassen, während sich ihre Online-Stunden häufen.

Doch manchmal haben die Geschichten eine noch düsterere Note. Die Eltern haben das Gefühl, dass sie ihr Kind verloren haben. Eine Mutter, mit der ich in Boston sprach, erzählte mir, wie sehr sie und ihr Mann sich bemüht hatten, ihre vierzehnjährige Tochter Emily[1] von Instagram fernzuhalten. Sie konnten klar erkennen, wie schädlich die Plattform für ihre Tochter war. Um Emilys Zugang einzuschränken, versuchten die Eltern mit verschiedenen Programmen, die Apps auf

Emilys Smartphone zu kontrollieren und ihre Nutzung zu begrenzen. Das Familienleben artete daraufhin jedoch zu einem ständigen Kampf aus, und es gelang Emily immer wieder, die Restriktionen zu umgehen. Bei einem sehr verstörenden Vorfall verschaffte sich Emily Zugang zum Smartphone ihrer Mutter, setzte die Kontrollsoftware außer Betrieb und drohte sich umzubringen, sollten ihre Eltern sie wieder installieren. Ihre Mutter erzählte mir:

> Es fühlt sich so an, als sei der einzige Weg, soziale Medien und Smartphones aus ihrem Leben zu verbannen, auf eine verlassene Insel zu ziehen. Sie verbrachte jeden Sommer sechs Wochen in einem Sommerlager, wo keine Smartphones erlaubt waren – überhaupt keine elektronischen Geräte. Jedes Mal, wenn wir sie vom Camp abholten, war sie ihr normales Selbst. Doch sobald sie wieder ihr Smartphone benutzte, verfiel sie in dieselbe Unruhe und gedrückte Stimmung. Letztes Jahr nahm ich ihr das Smartphone für zwei Monate weg und gab ihr ein Klapphandy, und sie war wieder ihr normales Selbst.

Wenn ich solche Geschichten über Jungen höre, geht es gewöhnlich weniger um soziale Medien als um Videospiele (manchmal auch um Pornografie), vor allem dann, wenn die betreffenden Jungen sich von Gelegenheitsspielern zu obsessiven Gamern entwickeln. Ein Zimmermann berichtete mir von seinem vierzehnjährigen Sohn James, der leicht autistisch war. Vor der COVID-19-Pandemie hatte James in der Schule und auch beim Judo gute Fortschritte gemacht. Aber als die Schulen geschlossen wurden – James war damals elf –, kauften ihm seine Eltern eine Playstation, um ihn zu Hause zu beschäftigen.

Zunächst verbesserte dies James' Lebensqualität – er hatte viel Spaß an den Spielen und an den sozialen Kontakten, die sie ermöglichten. Als er jedoch anfing, immer längere Zeit *Fortnite* zu spielen, begann sich sein Verhalten zu verändern. «Da kamen all die Depressionen, die Wut und die Trägheit zutage. Da begann er, uns anzuschnauzen», erzählte mir der Vater. Um die plötzliche Verhaltensänderung zu korrigieren, nahmen er und seine Frau ihrem Sohn alle elektronischen Geräte weg. Daraufhin zeigte James Entzugserscheinungen, wie Reizbarkeit und Aggressivität, und weigerte sich, sein Zimmer zu verlassen. Zwar nahm die Intensität der Symptome nach ein paar Tagen ab, dennoch fühlten sich seine Eltern wie in der Falle. «Wir haben versucht, seine Konsolennutzung einzuschränken, aber er hat keine Freunde außer denjenigen, mit denen er online kommuniziert – wie stark können wir ihn davon abschneiden?»

Ganz egal, welchem Muster die Geschichte folgt, die sie erzählen, oder wie ernst sie ist – immer gleich ist die Ohnmacht der Eltern, die sich gefangen und machtlos fühlen. Die meisten Eltern wünschen ihren Kindern keine smartphonebasierte Kindheit, doch irgendwie hat sich die Welt auf eine solche Weise neu konfiguriert, dass jeder Vater, jede Mutter, die sich widersetzt, ihr Kind zu sozialer Isolation verdammt.

In diesem Kapitel werde ich Befunde vorlegen, die zeigen, dass sich im Leben junger Leute Anfang der 2010er-Jahre etwas Wichtiges ereignet hat, das ihre psychische Gesundheit äußerst negativ beeinflusste.

Die Welle rollt an

In den 2000er-Jahren gab es kaum Anzeichen dafür, dass die psychische Gesundheit von Jugendlichen bedroht war.[2] Dann, Anfang der 2010er-Jahre, änderte sich die Situation ganz plötzlich. Was psychische Erkrankungen angeht, so hat jeder Einzelfall mehr als eine Ursache; es gibt stets eine komplexe Hintergrundstory, bei der Gene, Kindheitserfahrungen und soziologische Faktoren eine Rolle spielen. Ich konzentriere mich auf die Frage, warum die Raten für psychische Erkrankungen zwischen 2010 und 2015 bei der Generation Z (und einigen späten Millennials) in so vielen Ländern anstiegen, während ältere Generationen viel weniger stark betroffen waren. Warum kam es international zu einem synchronen Anstieg von Angststörungen und Depressionen bei Jugendlichen?

Greg und ich beendeten unser Buch *The Coddling of the American Mind* Anfang 2018. Abbildung 1.1 basiert auf einer grafischen Darstellung in unserem Buch, die damals Daten bis 2016 berücksichtigte. Ich habe sie aktualisiert, um zu zeigen, was seitdem geschehen ist. In einer Erhebung, die alljährlich von der US-Regierung durchgeführt wird, stellt man Teenagern eine Reihe von Fragen, bei denen es hauptsächlich um ihren Drogenkonsum geht, aber am Rande auch um ihre psychische Gesundheit. So wird zum Beispiel gefragt, ob die Teens sich über längere Zeit «traurig, leer oder depressiv» gefühlt oder «das Interesse an den meisten Dingen verloren haben, die gewöhnlich Spaß machen». Diejenigen, die mehr als fünf der neun Fragen über Symptome einer schweren Depression mit Ja beantworteten, litten höchstwahrscheinlich im vorangegangenen Jahr unter einer «schweren depressiven Episode».

Man erkennt einen deutlichen Anstieg bei schweren depressiven Episoden, der um 2010 einsetzt. (In Abbildung 1.1 und in den meisten Diagrammen, die folgen, habe ich einen Bereich schattiert, um besser

Schwere Depression bei Teenagern

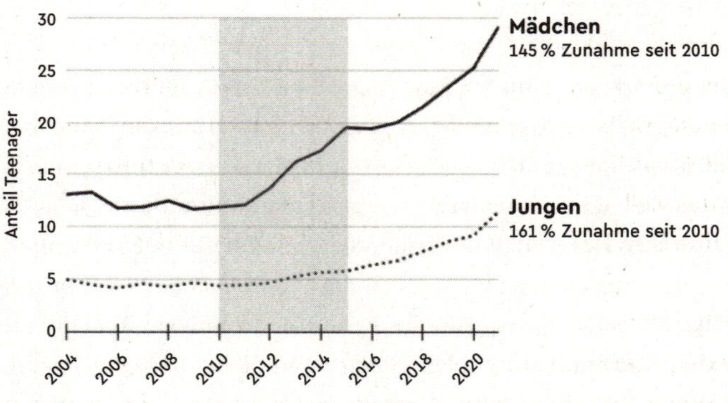

Abbildung 1.1: Prozentualer Anteil von US-Teenagern (12 bis 17 Jahre), die mindestens eine depressive Episode im vorangegangenen Jahr hatten (Selbsteinschätzung, basierend auf einer Checkliste von Symptomen). (Quelle: U. S. National Survey on Drug Use and Health.)[3]

erkennbar zu machen, ob sich zwischen 2010 und 2015 etwas verändert hat oder nicht, also in der Periode, die ich als die Große Neuverdrahtung bezeichne.) Die Zunahme bei Mädchen war in *absoluten Zahlen* (Zahl der zusätzlichen Fälle seit 2010) viel größer als diejenige bei Jungen und zeigt in der Grafik viel deutlicher die Form eines Hockeyschlägers. Die Jungen starteten jedoch von einem niedrigeren Niveau als die Mädchen, daher war die Zunahme *relativ* gesehen (prozentuale Veränderung seit 2010, dem Jahr, das ich stets als Grundlinie nehme) bei beiden Geschlechtern gleich – rund 150 Prozent. Anders gesagt: Depressionen nahmen um rund das *Zweieinhalbfache* zu. Diese Zunahme betraf sämtliche Bevölkerungsgruppen und soziale Klassen.[4] Die Daten für 2020 wurden teils vor, teils nach den COVID-19-Lockdowns gesammelt, und zu diesem Zeitpunkt hatte jedes vierte amerikanische Teenager-Mädchen im vorangegangenen Jahr eine depressive Episode erlitten. Man erkennt auch, dass die Situation 2021 noch schlimmer wird; die Kurve steigt nach 2020 steiler an. Der größte Teil der Zunahme erfolgte jedoch vor der COVID-19-Pandemie.

Das Wesen der Welle

Was geschah mit den Teens Anfang der 2010er-Jahre? Wir müssen herausfinden, *wer* seit *wann* unter *was* litt. Es ist außerordentlich wichtig, diese Fragen präzise zu beantworten. Nur so können wir die Ursachen der Welle identifizieren und Möglichkeiten finden, sie umzukehren. Das war das Ziel, das mein Team sich gesetzt hat, und dieses Kapitel wird ausführlich darlegen, wie wir zu unseren Schlussfolgerungen kamen.

Wichtige Hinweise zur Lösung des Rätsels fanden wir, als wir uns eingehender mit Daten zur psychischen Gesundheit von Jugendlichen beschäftigten.[5] Der erste dieser Hinweise ist, dass sich die Zunahme auf Störungen im Zusammenhang mit Angst und Depressionen konzentriert, die in der Fachsprache der Psychiatrie als «internalisierende Störungen» zusammengefasst werden. Betroffene verspüren starken negativen Stress (Disstress), und zwar *innerlich*; sie empfinden Emotionen wie Angst, Furcht, Trauer und Hoffnungslosigkeit. Sie grübeln. Oft scheuen sie Sozialkontakte und ziehen sich zurück.

Im Gegensatz dazu versteht man unter «externalisierenden Störungen» solche, bei denen eine Person Disstress verspürt und die Symptome und Reaktionen *nach außen* trägt und sich gegen andere Menschen wendet. Diese Störungen umfassen Verhaltensstörungen, Schwierigkeiten bei der Kontrolle von Wut, Tendenzen in Richtung Gewalt und extremes Risikoverhalten. Über alle Altersgruppen, Kulturen und Länder hinweg leiden Mädchen und Frauen häufiger an internalisierenden Störungen, Jungen und Männer hingegen öfter an externalisierenden Störungen.[6] Davon abgesehen, leiden beide Geschlechter an beidem, und beide Geschlechter erleben seit Anfang der 2010er-Jahre mehr internalisierende und weniger externalisierende Störungen.[7]

Man kann die steigenden Raten an internalisierenden Störungen

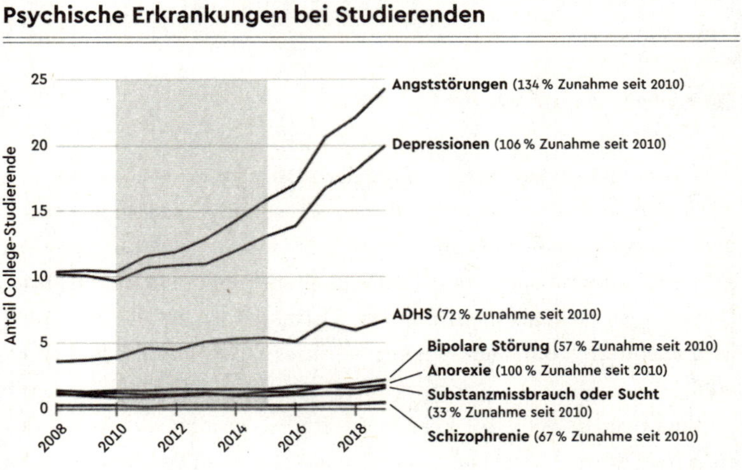

Abbildung 1.2: Prozentualer Anteil von US-Studierenden im Grundstudium mit einer von mehreren psychischen Erkrankungen. Die Anzahl der Diagnosen verschiedener psychischer Erkrankungen nahm in den 2010er-Jahren unter Studierenden zu, vor allem im Hinblick auf Angststörungen und Depressionen. (Quelle: American College Health Association.)[10]

in Abbildung 1.2 erkennen; sie zeigt den Prozentsatz von Studierenden, die angaben, verschiedene Diagnosen von Experten erhalten zu haben. Die Daten stammen aus standardisierten Erhebungen, die von Universitäten durchgeführt und von der American College Health Association[8] gesammelt werden. Die Kurven für Depressionen und Angststörungen starten mit viel höheren Werten als alle anderen Diagnosen und verlaufen anschließend steiler als sämtliche andere, relativ wie auch absolut. Fast alle neuen Fälle an psychischen Erkrankungen an Universitäten in den 2010er-Jahren waren neu gestellte Diagnosen, bei denen Angst und / oder Depressionen eine Rolle spielten.[9]

Ein zweiter Hinweis ist, dass die Welle sich auf die Generation Z konzentriert, wobei ein kleiner Teil zu den Millennials überschwappt. Das kann man in Abbildung 1.3 erkennen: Sie zeigt den Prozentsatz von Befragten in vier Altersgruppen, die berichteten, sich in den vergangenen Monaten «die meiste Zeit» oder «die ganze Zeit» ängstlich gefühlt zu haben. In keiner der vier Altersgruppen lässt sich vor 2012

Prävalenz von Angst nach Altersgruppen

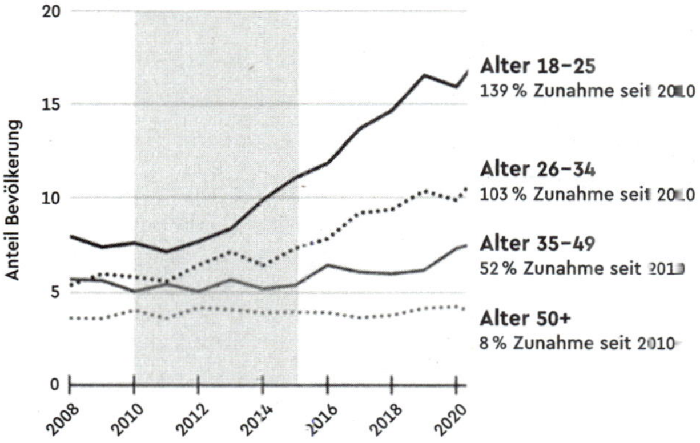

Abbildung 1.3: Prozentualer Anteil von erwachsenen US-Amerikanern, die von starken Angstgefühlen berichten, nach Altersgruppen. (Quelle: U. S. National Survey on Drug Use and Health.)[11]

ein klarer Trend erkennen, doch dann steigt die Kurve der jüngsten Generation (in die die Generation Z ab 2014 hineinzuwachsen beginnt) steil an. Die Kurve der nächstälteren Gruppe (überwiegend Millennials) steigt ebenfalls, wenn auch nicht so steil, während die Kurven der beiden ältesten Gruppen relativ flach verlaufen: ein leichter Anstieg bei Generation X (Jahrgänge 1965 bis 1980) und eine leichte Abnahme bei den Babyboomern (Jahrgänge 1946 bis 1964).

Was ist Angst?

Angst ist mit Furcht verwandt, aber nicht dasselbe. Die englische Version des DSM-5-TR (deutsch: *Diagnostisches und statistisches Manual psychischer Störungen*) definiert Furcht als «emotionale Reaktion auf eine reale oder vermeintliche Gefahr, während Angst die Erwartung zukünftiger Gefahr ist».[12] Beides können gesunde Reaktionen auf die Wirklichkeit sein, doch im Übermaß können sie zu Störungen werden.

Angst und die mit ihr verbundenen Störungen sind offenbar die typischen psychischen Erkrankungen junger Leute von heute. Beim Blick auf die Vielzahl von Diagnosen psychischer Erkrankungen lässt sich in Abbildung 1.2 erkennen, dass Angststörungen am stärksten zunahmen, unmittelbar gefolgt von Depressionen. Eine 2022 durchgeführte Studie mit mehr als 37 000 Studierenden in Wisconsin fand eine Zunahme in der Prävalenz (also dem Anteil der Erkrankten an der Gesamtbevölkerung) von Angststörungen von 34 Prozent 2012 auf 44 Prozent 2018, mit stärkeren Zunahmen bei Mädchen und LGBTQ-Teenagern.[13] In einer ähnlichen Studie 2023 berichteten 37 Prozent der befragten amerikanischen Studierenden, «immer» oder «die meiste Zeit» Angst zu haben, während zusätzliche 31 Prozent angaben, «etwa die Hälfte der Zeit» Angst zu verspüren. Das heißt, dass nur ein Drittel der Studenten und Studentinnen sagten, dass sie seltener als 50 Prozent ihrer Zeit oder nie Angst verspürten.[14]

Furcht ist im ganzen Tierreich zweifellos die wichtigste Emotion fürs Überleben. In einer Welt voller Prädatoren konnten die Individuen mit blitzschnellen Reaktionen am ehesten ihre Gene weitergeben. Tatsächlich sind schnelle Reaktionen auf Gefahren so wichtig, dass das Gehirn von Säugern eine Furchtreaktion auslösen kann, noch bevor eine Information von den Augen bis in die Sehrinde am hinteren Hirnpol gelangt ist, um dort vollständig verarbeitet zu werden.[15] Daher können wir eine Welle der Furcht verspüren oder vor einem sich nähernden Auto wegspringen, bevor uns richtig bewusst wird, was wir da sehen. Furcht ist eine Alarmglocke, die mit einem Rapid-Response-System (Schnellreaktionssystem) verbunden ist. Sobald die Gefahr vorüber ist, hört die Alarmglocke auf zu läuten, es werden keine Stresshormone mehr ausgeschüttet, und das Furchtgefühl schwindet.

Während Furcht das komplette Reaktionssystem im Moment der Gefahr aktiviert, triggert Angst Teile desselben Systems, wenn eine Gefahr lediglich möglich erscheint. Es ist gesund, Angst zu haben und wachsam zu sein, wenn man sich in einer Situation befindet, wo tatsächlich Gefahren lauern könnten. Wenn unsere Alarmglocke jedoch überempfindlich reagiert und immer wieder bei ganz gewöhnlichen Ereignissen anschlägt – auch solchen, die keine Gefahr darstellen –, hält sie uns in einem dauerhaften Zustand von Disstress. Dann wird aus einer gewöhnlichen, gesunden, temporären Angst eine Angststörung.

Wichtig ist auch zu wissen, dass sich unsere Alarmglocke nicht allein als Reaktion auf körperliche Bedrohung entwickelt hat. Unseren evolutionären Vorteil verdanken wir unserem großen Gehirn und unserer Fähigkeit, starke soziale Gruppen zu bilden; daher reagieren wir besonders empfindlich auf *soziale* Gefahren wie diejenige, ausgestoßen oder beschämt zu werden. Menschen – und vor allem Jugendliche – fürchten einen drohenden «sozialen Tod» häufig mehr als den physischen Tod.

Angst beeinflusst Psyche und Physis in vielfältiger Weise. Viele spüren Angst als Spannung oder Engegefühl und als Unbehagen in Bauch und Brusthöhle.[16] Emotional wird Angst als Schrecken, Sorge und nach einer Weile als Erschöpfung wahrgenommen. Was kognitive Prozesse angeht, so erschwert Angst oft das klare Denken und führt zu unproduktivem Grübeln; dies verursacht dann die kognitiven Verzerrungen, auf die sich die Kognitive Verhaltenstheorie (CBT) konzentriert, beispielsweise Schwarzmalerei, zu starke Verallgemeinerung und Schwarz-Weiß-Denken. Bei Menschen mit Angststörungen lösen diese verzerrten Denkmuster oft unangenehme körperliche Symptome aus, die dann wiederum Gefühle von Furcht und Sorge induzieren, und diese lösen weitere ängstliche Gedanken aus – ein Teufelskreis.

Die zweithäufigste psychische Erkrankung bei jungen Leuten unserer Tage ist Depression (siehe Abbildung 1.2). Die wichtigste psychiatrische Kategorie hier ist die schwere depressive Störung (Major Depressive Disorder, MDD) oder kurz schwere Depression. Die beiden Schlüsselsymptome sind eine depressive Verstimmung (ein Gefühl von Traurigkeit, Leere, Hoffnungslosigkeit) und ein Verlust an Interesse beziehungsweise Freude an fast allen Tätigkeiten.[17] «Wie ekel, schal und flach und unersprießlich scheint mir das ganze Treiben dieser Welt!», meint Hamlet, nachdem er kurz zuvor Gottes Verbot des «Selbstmords» beklagt hat. Damit eine MDD diagnostiziert wird, müssen diese Symptome mindestens zwei Wochen lang durchgängig anhalten. Sie gehen oft mit körperlichen Symptomen einher, darunter signifikanter Gewichtsverlust oder Gewichtszunahme, deutlich mehr oder weniger Schlaf als normal sowie Erschöpfung. Zudem werden sie oft von kognitiven Problemen begleitet, wie der Unfähigkeit, sich zu konzentrieren, einer ständigen Beschäftigung mit eigenen Verstößen oder Verfehlungen (was zu Schuldgefühlen führt) und den vielen anderen kognitiven Störungen, denen die CBT entgegenzuwirken sucht. Menschen, die unter einer depressiven Störung leiden, denken oft an Suizid, weil sie das Gefühl haben, ihr gegenwärtiges Leiden werde nie enden, und der Tod *ist* ein Ende.

Ein wichtiges Merkmal der Depression ist ihre Verbindung zu sozialen Beziehungen. Das Risiko für Depressionen steigt, wenn jemand sozial isoliert ist (oder das Gefühl hat, es zu sein) und aufgrund seiner psychischen Verfassung weniger interessiert oder in der Lage ist, soziale Beziehungen einzugehen. Wie bei der Angst ist dies ein Teufelskreis. Daher schenke ich Freundschaft und sozialen Beziehungen in diesem Buch große Aufmerksamkeit. Wir werden sehen, dass eine spielbasierte Kindheit solche positiven Beziehungen stärkt, während eine smartphonebasierte Kindheit sie schwächt.

Ich neige im Allgemeinen nicht zu Angst oder Depressionen, doch ich habe in drei Phasen meines Lebens unter anhaltenden Angstgefühlen gelitten, die eine Medikation erforderten. In einem dieser Fälle lautete die Diagnose «schwere Depression». Daher kann ich bis zu einem gewissen Maße nachempfinden, was viele junge Leute durchmachen. Ich weiß, dass junge Menschen mit Angststörungen oder Depressionen sich nicht einfach «zusammenreißen» können. Diese Störungen werden durch eine Kombination von Genen (manche Menschen sind anfälliger als andere), Denkmustern (die erlernt und wieder verlernt werden können) sowie sozialen und umweltbedingten Faktoren ausgelöst. Aber da sich unsere Gene zwischen 2010 und 2015 nicht verändert haben, müssen wir herausfinden, welche Denkmuster und sozialen/umweltbedingten Faktoren sich verändert haben, um diese Flutwelle von Angst und Depression auszulösen.

Stimmt das alles wirklich?

Viele Experten für psychische Gesundheit bezweifelten anfangs, dass die starke Zunahme an Angst und Depression eine echte Zunahme an psychischen Erkrankungen widerspiegelte. Am Tag nach der Veröffentlichung unseres Buches *The Coddling of the American Mind* erschien in der *New York Times* ein Artikel mit der Überschrift «Teenager-Angst – der große Mythos».[18] Darin erhob ein Psychiater mehrere Einwände gegen das, was er als wachsende moralische Panik rund um Teenager und Smartphones ansah. Er wies darauf hin, dass die meisten der Studien, die eine Zunahme psychischer Erkrankungen zeigten, auf «Selbsteinschätzungen» beruhten, wie die Daten in Abbildung 1.2. Eine Veränderung bei Selbsteinschätzungen hieß seines Erachtens nicht unbedingt, dass sich die zugrundeliegenden Raten von psychischen Erkrankungen tatsächlich verändert hatten. Vielleicht waren junge Leute eher zu einer Selbstdiagnose bereit oder eher gewillt, ehrlich über ihre Symptome zu sprechen? Oder vielleicht verwechselten sie auch leichte Angstsymptome mit einer psychischen Erkrankung?

Richtig ist, dass man sich zahlreiche Indikatoren ansehen muss, um herauszufinden, ob die Zahl psychischer Erkrankungen tatsächlich zunimmt. Eine gute Möglichkeit dazu besteht darin, sich Veränderungen bei Daten anzusehen, die *nicht* auf Aussagen von den Teens selbst beruhen. So fanden viele Studien beispielsweise Veränderungen bei der Zahl von Jugendlichen, die jedes Jahr in die psychiatrische Notaufnahme oder ins Krankenhaus eingeliefert wurden, weil sie sich absichtlich selbst verletzt hatten. Das kann bei einem Suizidversuch geschehen, oft durch eine Überdosis an Medikamenten, oder durch eine sogenannte nichtsuizidale Selbstverletzung, oft Schnittverletzungen, die eine Person sich zufügt, ohne sich dadurch umbringen zu wollen. Abbildung 1.4 visualisiert die Daten für das Aufsuchen von Notfallambulanzen in den Vereinigten Staaten, und sie zeigen ein ähnliches Muster wie die steigenden Raten von Depressionen, die wir in Abbildung 1.1 gesehen haben, vor allem bei Mädchen.

Notaufnahmen wegen Selbstverletzung

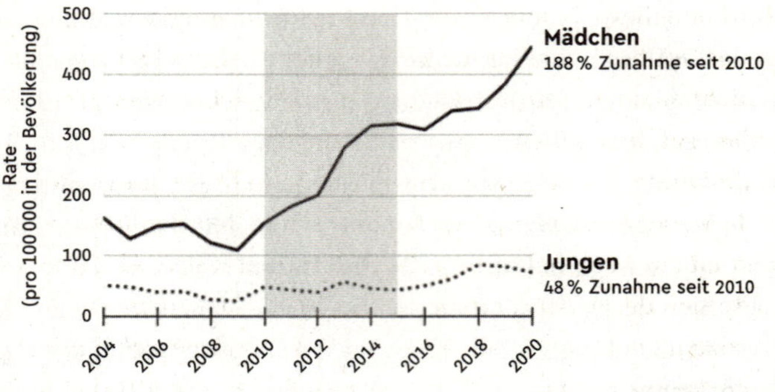

Abbildung 1.4: Rate pro 100 000 Personen in der amerikanischen Bevölkerung, mit der Jugendliche (10 bis 14 Jahre) in der Notfallaufnahme von Krankenhäusern wegen nichttödlicher Selbstverletzungen behandelt wurden. (Quelle: U. S. Centers for Disease Control, National Center for Injury Prevention and Control.)[19]

Die Rate der Selbstverletzungen bei heranwachsenden Mädchen hat sich also zwischen 2010 und 2020 annähernd *verdreifacht.* Die Rate bei älteren Mädchen (Alter 15 bis 19) verdoppelte sich, während die Rate bei Frauen über 24 im selben Zeitraum sank.[20] Was also auch immer Anfang der 2010er-Jahre geschah, es traf *Mädchen unter 13 und junge weibliche Teenager härter als jede andere Gruppe.* Das ist ein entscheidender Hinweis.

Die absichtlichen Selbstverletzungen in Abbildung 1.4 umfassen nichttödliche Suizidversuche, die ein sehr hohes Niveau an Disstress und Hoffnungslosigkeit anzeigen, und nichtsuizidale Selbstverletzungen (NSSI) wie selbst zugefügte Schnittwunden. Letztere lassen sich besser als Bewältigungs- oder Coping-Verhalten verstehen, das manche Personen (vor allem Mädchen und junge Frauen) einsetzen, um besser mit lähmenden Angstzuständen und Depressionen fertigzuwerden.

Die Suizidraten bei Jugendlichen in den Vereinigten Staaten zeigen einen zeitlichen Trend, der dem von Depressionen, Angststörungen und Selbstverletzungen generell ähnlich ist, auch wenn der rasche Anstieg ein paar Jahre früher einsetzt. Abbildung 1.5 zeigt die Suizidrate, ausgedrückt als Zahl der Kinder im Alter von 10 bis 14 pro 100 000 solcher Kinder in der amerikanischen Bevölkerung, die jedes Jahr durch Suizid starben.[21] Beim Suizid sind die Raten für Jungen in westlichen Nationen fast immer höher als die für Mädchen, während Suizidversuche und nichtsuizidale Selbstverletzungen bei Mädchen häufiger sind, wie wir oben gesehen haben.[22]

Wie Abbildung 1.5 zeigt, begann die Suizidrate für junge heranwachsende Mädchen 2008 zu steigen, nachdem sie seit den 1980er-Jahren nur in einem begrenzten Bereich geschwankt hatte. Ab 2012 beschleunigte sich der Anstieg rapide. Von 2010 bis 2021 nahm die Rate um 167 Prozent zu. Das wirft die Frage auf: *Was änderte sich für unter dreizehnjährige und jüngere weibliche Teenager Anfang der 2010er-Jahre?*

Zusammen mit den Selbsteinschätzungserhebungen, die eine Zunahme von Angststörungen und Depressionen zeigen, gibt die rapide Zunahme von Selbstverletzungs- und Suizidraten allen Anlass, Skepti-

Suizidraten bei jungen Heranwachsenden

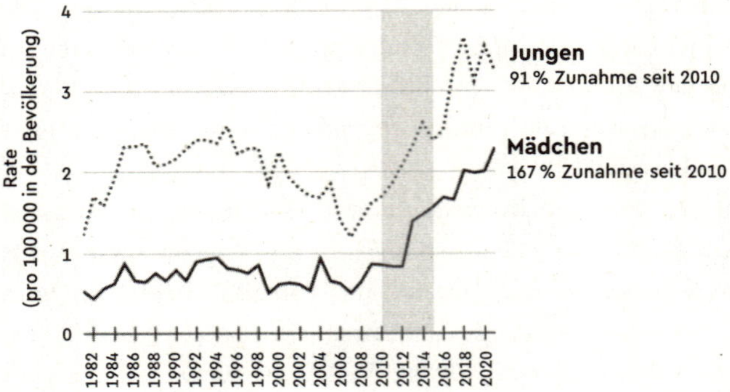

Abbildung 1.5: Suizidraten bei US-amerikanischen Jugendlichen im Alter von 10 bis 14 Jahren. (Quelle: U. S. Centers for Disease Control, National Center for Injury Prevention and Control.)[23]

kern, die an der Existenz einer Krise der psychischen Gesundheit von Jugendlichen zweifeln, energisch zu widersprechen. Ich behaupte nicht, dass die größere Bereitschaft, über psychische Probleme zu reden (was eine gute Sache ist), oder die Tatsache, dass einige Jugendliche begannen, normale Angstgefühle und Unbehagen zu pathologisieren (was keine gute Sache ist), *keinen* Anteil an der Zunahme von Angst und Depressionen habe. Das Zusammentreffen von selbsteingeschätztem Leiden und Verhaltensveränderungen sagt uns jedoch, dass sich Anfang der 2010er-Jahre etwas Wichtiges im Leben dieser Heranwachsenden verändert hat – angefangen vielleicht ab Ende der 2000er-Jahre.

Smartphones und die Schöpfung der Generation Z

Das Smartphone, das 2007 auf den Markt kam, veränderte unser aller Leben. Wie zuvor Radio und Fernsehen eroberte es die Nation und die Welt im Sturm. Abbildung 1.6 zeigt den Prozentsatz amerikanischer Haushalte, die im Lauf des letzten Jahrhunderts verschiedene Kommu-

Einführung von Kommunikationstechnologie

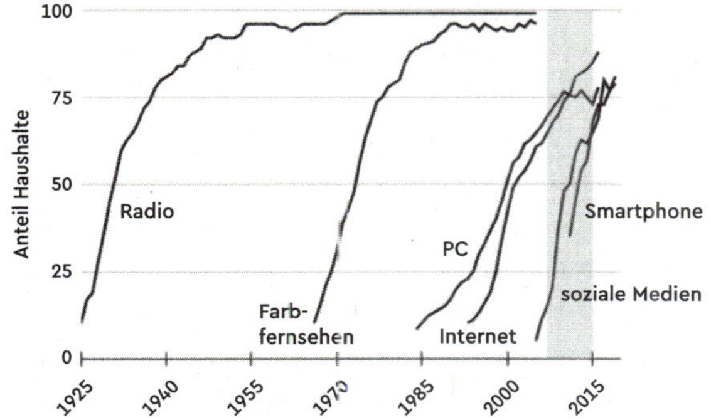

Abbildung 1.6: Anteil von US-Haushalten mit bestimmten Technologien. Das Smartphone wurde rascher eingeführt als irgendeine andere Kommunikationstechnologie in der Geschichte. (Quelle: Our World in Data.)[24]

nikationsgeräte erworben haben. Wie man sieht, breiteten sich diese neuen Technologien rasch aus – stets mit einer Frühphase, bei der der Anstieg fast senkrecht verläuft. Das ist das Jahrzehnt, in dem offenbar «jeder» ein solches Gerät kauft.

Abbildung 1.6 macht deutlich: Die Internet-Ära kam in zwei Wellen. In den 1990er-Jahren stieg sowohl die Zahl der PCs als auch die Zahl der Internetanschlüsse (damals noch mit Modem) stark an; ab 2001 waren die meisten Haushalte damit ausgestattet. Im Lauf des folgenden Jahrzehnts verschlechterte sich die psychische Gesundheit von Teenagern nicht.[25] Teenager der Millennium-Generation, die in dieser ersten Welle spielend aufwuchsen, waren im Schnitt etwas glücklicher, als es Teenager der Generation X gewesen waren. Die zweite Welle war die parallel verlaufende rasche Zunahme der Social-Media- und der Smartphone-Technologie, die die Mehrheit der Haushalte 2012 oder 2013 erreichte. Zu diesem Zeitpunkt begann die psychische Gesundheit von Mädchen zu kollabieren, während sich die psychische Gesundheit von Jungen in schwerer fassbarer Weise veränderte.

Natürlich haben Teenager seit Ende der 1990er-Jahre Mobiltelefone benutzt, aber dabei handelte es sich um «einfache» Geräte ohne Internetzugang, damals oft als «Klapphandys» bezeichnet, weil sich das beliebteste Modell mit einem schnellen Schlenkern des Handgelenks öffnen ließ. Diese einfachen Handys dienten vor allem dazu, direkt eins zu eins mit Freunden und Familie zu kommunizieren. Man konnte Leute anrufen und ihnen etwas schreiben, indem man mühsam per Daumendruck ein numerisches Keypad betätigte. Smartphones sind ganz anders. Sie verbinden uns vierundzwanzig Stunden am Tag und sieben Tage die Woche mit dem Internet. Man kann darauf Millionen von Apps laufen lassen, und sie wurden rasch die Heimat von Social-Media-Plattformen, deren ständiges «Ping» uns durch den ganzen Tag begleitet und uns drängt nachzuschauen, was andere gerade sagen und tun. Diese Art der Konnektivität bietet wenige der Vorteile, die ein direktes Gespräch mit Freunden mit sich bringt. Tatsächlich ist sie für viele junge Leute geradezu toxisch.[26]

Es gibt mehrere Quellen für Daten aus der frühen Smartphone-Ära. Ein 2012 von Pew Research veröffentlichter Bericht über den Besitz von Mobiltelefonen befand, dass 2011 zwar 77 Prozent der amerikanischen Teenager ein Handy besaßen, aber nur 23 Prozent ein Smartphone.[27] Das heißt, dass die meisten Teens nur über einen Computer Zugang zu sozialen Medien hatten. Oft war das der Computer ihrer Eltern oder der Familiencomputer; daher war der private Zugang erschwert, und außer Haus war es nicht einfach, online zu gehen. In den Vereinigten Staaten wurden in dieser Zeit Laptops immer beliebter, ebenso verbreitete sich schnelles Internet; auf diese Weise erhielten einige Teens, schon bevor sie ihr eigenes Smartphone besaßen, zunehmend Zugang zum Internet.

Aber erst als Teens Smartphones erhielten, konnten sie *die ganze Zeit* online sein, selbst außer Haus. Einer Erhebung unter US-Eltern zufolge, die von der gemeinnützigen Organisation Common Sense Media durchgeführt wurde, besaßen 2016 ganze 79 Prozent der Teens ein Smartphone, ebenso 28 Prozent der Kinder zwischen 8 und 12.[28]

Als die Heranwachsenden Smartphones erhielten, begannen sie, mehr Zeit in der virtuellen Welt zu verbringen. Ein Common-Sense-Bericht 2015 ergab, dass Teens mit einem Social-Media-Account nach eigenen Angaben rund zwei Stunden pro Tag auf sozialen Medien verbrachten, und Teens insgesamt berichteten, täglich im Durchschnitt fast 7 Stunden ihrer Freizeit (ohne Schule und Hausaufgaben) mit Bildschirmmedien zu verbringen: mit Videospielen, Netflix- und YouTube-Videos oder auch Pornoseiten.[29] Ein Bericht von Pew Research[30] 2015 bestätigt diese hohen Zahlen: Ein Viertel der befragten Teenager gab an, «fast ständig» online zu sein. Bis 2022 hatte sich diese Zahl fast verdoppelt, auf 46 Prozent.[31]

Diese «Fast ständig»-Zahlen sind überraschend und könnten der Schlüssel dafür sein, den plötzlichen Kollaps der psychischen Gesundheit von Minderjährigen zu erklären. Die außerordentlich hohen Raten sprechen dafür, dass Vertreter der Generation Z selbst dann, wenn sie nicht mit ihren Smartphones beschäftigt sind und *scheinbar* in der wirklichen Welt leben – in der Klasse sitzen, essen oder sich mit Ihnen unterhalten –, einen wesentlichen Teil ihrer Aufmerksamkeit auf andere Dinge richten, nämlich auf Ereignisse im sozialen Metaversum, die sie im Blick behalten wollen oder wegen derer sie sich sorgen beziehungsweise vor denen sie sich ängstigen. Wie die MIT-Professorin Sherry Turkle 2015 über das Leben mit Smartphones schrieb: «Wir sind für immer woanders.»[32] Das ist eine tiefgreifende Transformation des menschlichen Bewusstseins und der menschlichen Beziehungen, und sie vollzog sich bei amerikanischen Teenagern zwischen 2010 und 2015. Das ist die Geburtsstunde der smartphonebasierten Kindheit. Sie markiert das definitive Ende der spielbasierten Kindheit.

Ein wichtiges Detail in dieser Geschichte ist, dass das iPhone 4 im Juni 2010 eingeführt wurde.[33] Es war das erste Smartphone mit einer Frontkamera, was es viel einfacher machte, Selfies, also Fotos und Videos von sich selbst, aufzunehmen. Samsung zog im selben Monat nach, auch das neue Galaxy S verfügte über eine Frontkamera.[34] In diesem Jahr wurde zudem mit Instagram eine App geschaffen, die nur auf Smartphones lief. In den ersten Jahren gab es keine Möglichkeit, sie auf einem PC oder einem Laptop zu nutzen. Bis 2012, als Instagram von Facebook gekauft wurde, hatte es nur eine kleine Nutzerbasis; danach wuchs sie rasch an (von 10 Millionen Ende 2011 auf 90 Millionen Anfang 2013).[35] Wir können daher sagen, dass das smartphone- und selfiebasierte Social-Media-Ökosystem, das wir heute kennen, 2012 aus der Taufe gehoben wurde. Ab 2012 hatten vor allem weibliche Teenager wohl das Gefühl, jede habe ein Smartphone und einen Instagram-Account, und jede vergleiche sich mit jeder.

Im Lauf der nächsten Jahre wurde das Social-Media-Ökosystem mit der Einführung noch leistungsfähigerer «Filter» und Bearbeitungssoftware auf Instagram und externer Apps wie Facetune noch verlockender. Ob ein Mädchen Filter benutzte oder nicht, das Bild, das es im Spiegel sah, wurde im Vergleich zu dem Mädchen, das es auf dem Bildschirm seines Smartphones sah, immer weniger attraktiv.

Während sich das soziale Leben von Mädchen in die sozialen Medien verlagerte, vergruben sich Jungen immer tiefer in die virtuelle Welt und ergingen sich in den verschiedensten digitalen Aktivitäten, vor allem immersiven Online-Multiplayer-Videogames, YouTube, Reddit und harter Pornografie – all das war nun unbeschränkt und kostenlos verfügbar, direkt auf ihren Smartphones.

Bei so vielen neuen und aufregenden virtuellen Aktivitäten verloren viele Heranwachsende (und Erwachsene) die Fähigkeit, gegenüber den Menschen um sie herum volle Präsenz zu zeigen, was das soziale Leben für uns alle veränderte, selbst für die kleine Minderheit, die diese Plattformen nicht benutzte. Darum bezeichne ich diesen Zeitabschnitt von 2010 bis 2015 als die Große Neuverdrahtung der Kindheit. Soziale Muster, Rollenvorbilder, Emotionen, körperliche Aktivitäten und selbst die Schlafmuster von Heranwachsenden wurden innerhalb von nur fünf Jahren grundlegend umgestaltet. Alltag, Bewusstsein und soziale Beziehungen von Dreizehnjährigen mit Smartphones im Jahr 2013 (also mit dem Geburtsjahr 2000) unterschieden sich deutlich von denjenigen von Dreizehnjährigen mit Klapphandys im Jahr 2007 (mit dem Geburtsjahr 1994).

Sind sie nicht zu Recht ängstlich und depressiv?

Wenn ich diese Befunde öffentlich vortrage, kommen oft Einwände wie: «Natürlich ist die Generation Z ängstlich und deprimiert; schauen Sie sich doch nur den Zustand der Welt im 21. Jahrhundert an! Es beginnt mit den Angriffen von 9/11, den Kriegen im Irak und in Afghanistan und der globalen Finanzkrise. Die jungen Leute wachsen mit der globalen Klimaerwärmung auf, mit Schulmassakern, politischer Polarisierung, Ungleichheit und ständig steigenden Darlehensschulden fürs Studium. 2012 soll das entscheidende Wendejahr sein? Das war das Jahr des Massakers in der Sandy-Hook-Grundschule!»[36]

Das 2021 erschienene Buch *Generation Disaster* der Psychologin Karla Vermeulen führt genau dieses Argument für die psychischen Probleme der Generation Z an.[37] Aber auch wenn ich ebenfalls der Meinung bin, dass das 21. Jahrhundert einen schlechten Start hatte, wird die These, dass objektive Fakten über wachsende nationale oder globale Bedrohungen die *Ursache* für die Ängste und Depressionen der Generation Z seien, schon von den gegebenen Zeitverhältnissen nicht gestützt.

Selbst *wenn* wir die Prämisse akzeptieren, dass die Ereignisse vom 11. September bis zur Weltwirtschaftskrise einen wesentlichen Einfluss auf die psychische Gesundheit von Heranwachsenden hatten, sollte all dies die Millennials (geboren zwischen 1981 und 1995), die erleben mussten, wie ihre glückliche Kindheitswelt zerbrach und ihre Chancen auf sozialen Aufstieg sanken, am stärksten getroffen haben. Aber das war *nicht* der Fall; in ihren Teenagerjahren war kein Anstieg psychischer Erkrankungen zu verzeichnen. Hätten die Finanzkrise und andere wirtschaftliche Probleme eine wichtige Rolle gespielt, hätte die psychische Gesundheit von Heranwachsenden in den Vereinigten Staaten 2009 kollabieren müssen, im dunkelsten Jahr der Finanzkrise, und sie hätte sich die 2010er-Jahre hindurch wieder verbessern müssen, als die Arbeitslosenrate sank, die Aktienkurse wieder stiegen und die Wirtschaft wieder in Schwung kam. Keiner dieser Trends lässt sich aus den Daten in Abbildung 1.7 ablesen; dort habe ich Abbildung 1.1 über Teenager-Depressionen mit einer Grafik der Arbeitslosenrate in den Vereinigten Staaten kombiniert, die 2008 und 2009 einen Höchststand erreichte (damals, zu Beginn der Krise, entließen Unternehmen viele Mitarbeiter). Zwischen 2010 und 2019 begann die Zahl der Arbeitslosen langsam und stetig wieder zu sinken, und sie erreichte schließlich 2019 mit 3,6 Prozent einen historischen Tiefstand.

Der Anstieg von Angst und Depressionen bei Heranwachsenden lässt sich auf kein wirtschaftliches Ereignis und keinen politischen Trend zurückführen, das oder der mir bekannt wäre. Zudem ist kaum einzusehen, warum eine Wirtschaftskrise Mädchen stärker treffen sollte als Jungen und Mädchen unter dreizehn stärker als irgendjemanden sonst.

Die andere oft gehörte Erklärung ist, die Generation Z sei deshalb so ängstlich und depressiv, weil sie sich wegen des Klimawandels sorge, der ihr Leben stärker beeinflussen wird als das der älteren Gene-

Depressionen bei Teenagern und Arbeitslosigkeit bei Erwachsenen

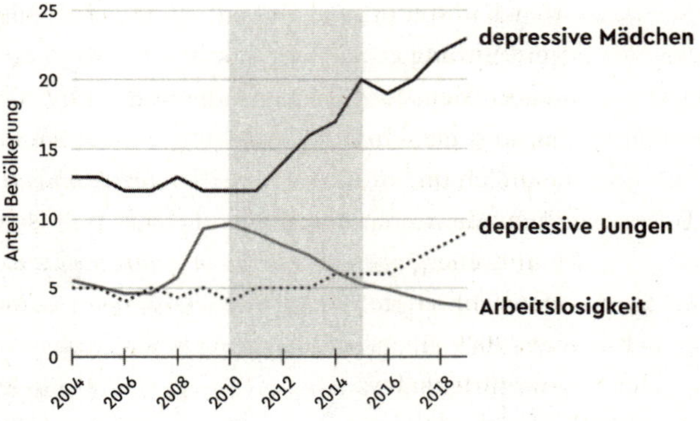

Abbildung 1.7: Die US-amerikanische Arbeitslosenquote (Prozentsatz der Erwachsenen auf dem Arbeitsmarkt ohne Arbeit) sank kontinuierlich, während sich die psychische Gesundheitskrise bei Heranwachsenden verschlimmerte. (Quellen: U.S. Bureau of Labor Statistics und U.S. National Survey Drug Use and Health.)[38]

rationen. Ich bestreite nicht, dass sie sich zu Recht sorgen, doch ich möchte darauf hinweisen, dass die einer Nation oder einer Generation (im Gegensatz zu einem Individuum) drohenden Gefahren historisch gesehen nicht zu einer Zunahme psychischer Erkrankungen führen. Wenn Länder angegriffen werden, sei es militärisch oder von Terroristen, sammeln sich die Menschen in der Regel um die Flagge und um ihre Mitbürger. Sie verspüren eine starke Entschlossenheit, die Suizidrate sinkt,[39] und Forscher haben herausgefunden, dass Menschen, die zu Kriegsbeginn Teenager waren, in Laborexperimenten ein höheres Maß an Vertrauen und Kooperation zeigen.[40] Wenn sich junge Menschen um ein politisches Ziel scharen, von Protesten gegen den Vietnamkrieg in den 1960ern bis zu den großen Momenten der frühen Umweltbewegung in den 1970er- und 1990er-Jahren, dann fühlen sie sich *energiegeladen*, nicht entmutigt und deprimiert. Jede Generation wächst während einer Katastrophe oder einer drohenden Katastrophe auf, von der Weltwirtschaftskrise und dem Zweiten Weltkrieg bis hin zur Bedrohung durch atomare Vernichtung, Umweltverschmutzung, Überbevölkerung und ruinöse Staatsverschuldung. Menschen werden nicht depressiv, wenn sie Gefahren gemeinsam begegnen, sie entwickeln Depressionen, wenn sie sich isoliert fühlen, abgeschnitten, einsam oder nutzlos. Und wie ich in späteren Kapiteln noch zeigen werde, bewirkte die Große Neuverdrahtung genau das bei der Generation Z.

Gemeinsame Angst kann Menschen zusammenbringen und sie zum Handeln motivieren, und gemeinsames Handeln ist aufregend, vor allem, wenn man persönlich und direkt handelt. In früheren Generationen, so Forschungsbefunde, waren diejenigen, die sich politisch engagierten, glücklicher und energiegeladener als der Durchschnitt. «Aktivismus selbst ist offensichtlich gut fürs Wohlbefinden», meinte Tim Kasser, Co-Autor einer 2009 erschienenen Studie über Studierende, Aktivismus und Lebenszufriedenheit.[41] Neuere Studien über junge Aktivisten, einschließlich Klimaaktivisten, belegen jedoch das Gegenteil: Um die psychische Gesundheit derjenigen, die heutzutage politisch aktiv sind, ist es *schlechter* bestellt.[42] Gefahren und Risiken haben die Zukunft schon immer bedroht, doch der Aktivismus dieser jungen

Menschen, der vorwiegend in der virtuellen Welt stattfindet, hat offenbar ganz andere Auswirkungen als der Aktivismus früherer Generationen, der vorwiegend in der wirklichen Welt stattfand.

Die Klimawandel-Hypothese kann überdies einige der demografischen Besonderheiten nicht erklären. Warum finden wir die größten relativen Zunahmen von Angst und Depressionen in der Regel bei Mädchen unter dreizehn Jahren? Sollte sich ein zunehmendes Bewusstsein für Klimathemen nicht stärker auf ältere Teenager und Studenten auswirken, die besser über globale und politische Ereignisse informiert sind? Sie erklärt auch den zeitlichen Ablauf der Entwicklung nicht: Warum tritt die Spitze psychischer Erkrankungen in so vielen Ländern Anfang der 2010er-Jahre auf? Die schwedische Klimaaktivistin Greta Thunberg (geboren 2003) begeisterte junge Menschen rund um die Welt, aber erst nachdem sie 2018 auf einer UN-Konferenz zum Klimawandel sprach.

Vielleicht stehen aktuell alle Zeichen auf Krise, aber das galt auch für die 1970er-Jahre, in denen ich aufwuchs, und für die 1930er-Jahre, als meine Eltern aufwuchsen. So ist die Geschichte der Menschheit. Wenn Weltereignisse für die gegenwärtige psychische Gesundheitskrise tatsächlich eine größere Rolle spielen, dann nicht deshalb, weil sich die Weltlage um 2012 plötzlich verschlimmert hätte, sondern weil Weltereignisse plötzlich via Smartphone in die Gehirne der Heranwachsenden förmlich hineingepumpt wurden – und zwar nicht als Nachrichten, sondern als Social-Media-Posts, in denen andere junge Menschen ihre Emotionen über eine zusammenbrechende Welt ausdrückten. Emotionen sind in sozialen Medien höchst ansteckend.

Die englischsprachige Welt

Eine Möglichkeit, um herauszufinden, ob amerikanische Heranwachsende tatsächlich aufgrund aktueller Ereignisse ängstlich und depressiv wurden, besteht darin, ihre psychische Gesundheit mit derjenigen von Heranwachsenden in anderen Ländern mit anderen aktuellen Ereignissen und jeweils anderer kultureller Distanz zu den Vereinigten Staaten zu vergleichen. Im Folgenden tue ich dies mit Blick auf Länder, die den USA kulturell ähnlich sind, aber andere wichtige Nachrichtenereignisse hatten, wie Kanada und Großbritannien, auf solche mit anderen Sprachen und Kulturen, wie die nordischen Länder, und schließlich auf siebenunddreißig Staaten rund um den Globus, die alle drei Jahre eine Erhebung über ihre Fünfzehnjährigen durchführen. Wie ich demonstrieren werde, zeigen sich überall ein ähnliches Muster und ein ähnlicher zeitlicher Ablauf – irgendetwas hat sich Anfang der 2010er-Jahre verändert.

Lassen Sie uns mit Kanada beginnen, das einen großen Teil seiner Kultur mit den Vereinigten Staaten teilt, dem aber viele potenziell negative soziologische und ökonomische Merkmale der USA fehlen, beispielsweise ein hohes Maß an wirtschaftlicher Unsicherheit. Anders als die Vereinigten Staaten führt Kanada nicht ständig Krieg, und Gewaltverbrechen sind deutlich seltener. Zudem litt das Land kaum unter den Auswirkungen der globalen Finanzkrise.[43] Aber trotz all dieser Vorteile verschlechterte sich die psychische Gesundheit von kanadischen Heranwachsenden zur gleichen Zeit und in der gleichen Weise wie diejenige ihrer Altersgenossen in den Vereinigten Staaten.[44]

Abbildung 1.8 zeigt den Prozentsatz an kanadischen Mädchen und Frauen, die berichteten, ihre psychische Gesundheit sei entweder «ausgezeichnet» oder «sehr gut». Hätte man 2009 mit dem Datensammeln aufgehört, wäre man zu dem Schluss gelangt, die jüngste Gruppe (im Alter von 15 bis 30) sei die glücklichste und es gebe keinen Grund zur Sorge. Aber 2011 begann die Kurve für die jüngsten Frauen zu sinken, um dann stark abzufallen, während die Kurve für die ältesten Frauen (Alter 47 und mehr) konstant blieb. Die Kurven für Jungen und Männer zeigen die gleiche Tendenz, wenn auch mit einem geringeren Abfall.

Wie in den Vereinigten Staaten korrespondieren Veränderungen des Verhaltens mit Veränderungen in der Selbsteinschätzung der psychischen Gesundheit. Wenn wir die Rate der Aufenthalte in psychiatrischen Notaufnahmen wegen Selbstverletzungen bei kanadischen Teenagern auf eine Achse mit Jahrenzahlen legen, ergibt sich fast ge-

Ausgezeichnete oder sehr gute psychische Gesundheit bei kanadischen Frauen

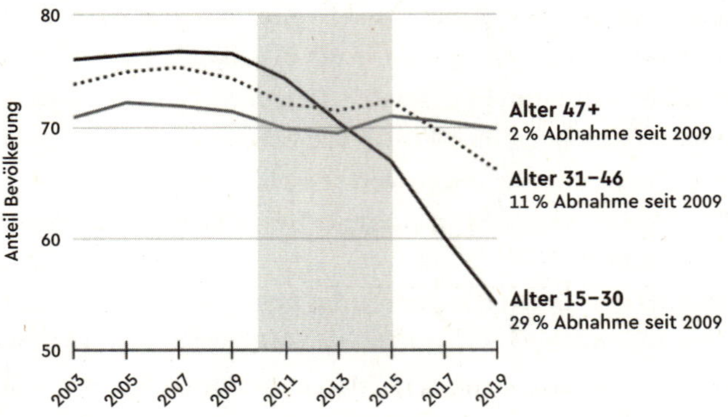

Abbildung 1.8: Prozentualer Anteil von Mädchen und Frauen in Ontario, Kanada, die berichteten, ihre psychische Gesundheit sei «ausgezeichnet» oder «sehr gut». (Quelle: D. Garriguet, 2021. Portrait of youth in Canada: Data report.)[45]

nau das gleiche Muster wie bei amerikanischen Teenagern in Abbildung 1.4.[46]

In Großbritannien, dessen kultureller Abstand von den Vereinigten Staaten etwas größer ist als der von Kanada, zeigt sich dasselbe Bild: Die britischen Teenager litten in der gleichen Weise und zur gleichen Zeit wie die in den Vereinigten Staaten. Die Rate von Angststörungen und Depressionen begann Anfang der 2010er-Jahre zu steigen, vor allem bei den Mädchen.[47] Und wieder sehen wir dieselbe plötzliche Zunahme, wenn wir uns die Verhaltensdaten anschauen. Abbildung 1.9 zeigt die Rate, mit der sich britische Teenager absichtlich selbst verletzten. Wie in den Vereinigten Staaten und Kanada ist Anfang der 2010er-Jahre offenbar etwas geschehen, das bei Teenagern zu einer plötzlichen und starken Zunahme von Selbstverletzungen führte.[48]

Ähnliche Trends finden sich in den anderen großen englischsprachigen Ländern, darunter Irland, Neuseeland und Australien.[50] Beispielsweise zeigt Abbildung 1.10 die Häufigkeit, mit der australische

Selbstverletzungen bei britischen Teenagern

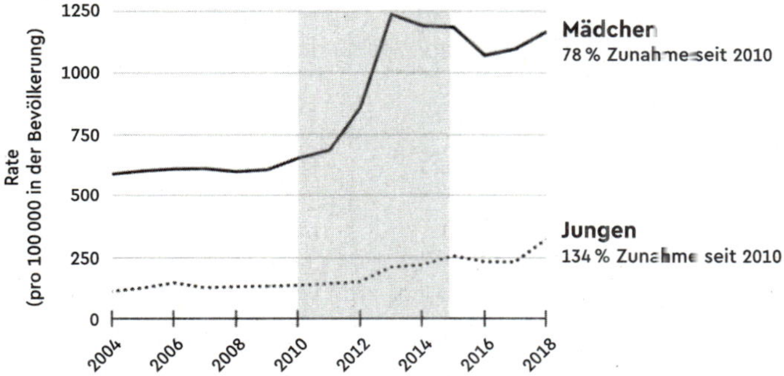

Abbildung 1.9: Selbstverletzungen bei britischen Teenagern (13 bis 16 Jahre). (Quelle: Cybulski et al., 2021, basierend auf zwei Datenbasen anonymisierter britischer medizinischer Aufzeichnungen.)[49]

Hospitalisierung wegen psychischer Probleme, Australien

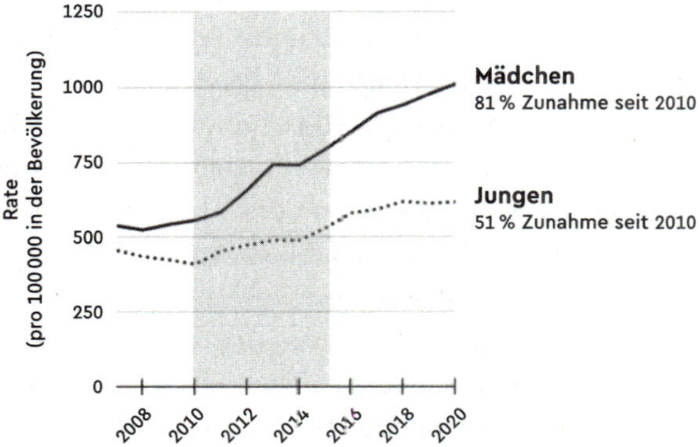

Abbildung 1.10: Rate, mit der australische Teenager (Alter 12 bis 24) wegen psychischer Probleme über Nacht im Krankenhaus blieben. (Quelle: Australia's Health 2022 Data Insights.)[51]

Teens und junge Erwachsene wegen psychischer Notfallsituationen ins Krankenhaus kamen. Auch hier gilt: Würde man das Sammeln der Daten zu Beginn der Großen Neuverdrahtung im Jahr 2010 stoppen, wäre nichts Auffälliges zu sehen, doch 2015 befanden sich die Teens in ernsten Schwierigkeiten.

Die übrige Welt

Im Jahr 2020 stellte ich Zach Rausch, einen späten Millennial (geboren 1994), der gerade seinen Master in Psychologie machte, als Teilzeit-Forschungsassistenten ein. Rasch entwickelte er sich zu meinem Vollzeit-Forschungspartner für dieses Buch. Zach hat Daten über psychische Gesundheit aus der ganzen Welt gesammelt und hat auf unserer *After-Babel*-Website (die wir eingerichtet haben, um Ideen für dieses und mein nächstes Buch zu testen) einige ausführliche Artikel veröffentlicht. Für einen davon untersuchte Zach die fünf nordischen Länder, und er fand dasselbe Muster wie in den fünf englischsprachigen Ländern. Abbildung 1.11 zeigt den Prozentsatz von Teens in Finnland, Schweden, Dänemark, Norwegen und Island, die zwischen 2002 und 2018 über ein hohes Maß an psychischem Disstress klagten.[52] Das Muster deckt sich mit denjenigen, auf die man immer wieder in englischsprachigen Ländern stößt. Wenn man das Diagramm 2010, zu Beginn der Großen Neuverdrahtung, enden lässt, gibt es noch keinen Hinweis auf ein Problem. Wenn man sich die Daten bis 2015 anschaut, sieht es sofort ganz anders aus.

Wie sieht es jenseits der reichen englischsprachigen und nordischen Länder in der Welt aus? Es gibt mehrere globale Untersuchungen über die psychische Gesundheit von Erwachsenen, dagegen nur wenige über die von Heranwachsenden.[54] Es gibt jedoch eine globale Erhebung, das Program for International Student Assessment, im Deutschen kurz PISA-Studie genannt. Seit 2000 befragt PISA alle drei Jahre Tausende von Fünfzehnjährigen und ihre Eltern in siebenunddreißig teilnehmenden Ländern. Neben Hunderten von Fragen über

Hoher psychologischer Disstress, nordische Länder

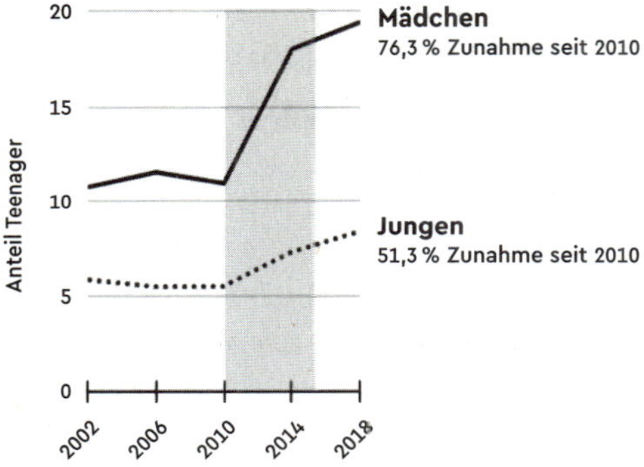

Abbildung 1.11: Prozentualer Anteil von Teenagern in nordischen Ländern mit starkem psychologischem Disstress (11 bis 15 Jahre). (Quelle: Daten aus Health Behaviour in School-Aged Children Survey.)[53]

ihren akademischen Fortschritt und ihr Leben galten sechs Fragen ihren Gefühlen gegenüber der Schule. Die Schüler wurden gefragt, wie sehr sie Aussagen zustimmten wie «Ich fühle mich in der Schule allein», «Ich fühle mich in der Schule wie ein Außenseiter (oder ausgeschlossen)» und «Mir fällt es leicht, in der Schule Freundschaften zu schließen» (was umgekehrt bewertet wurde[55]).

Jean Twenge und ich haben die Antworten auf diese sechs Fragen analysiert und das Gesamtergebnis seit 2000 für alle siebenundreißig Länder auf die Zeitachse verteilt.[56] Während die Kurven von 2000 bis 2012 relativ flach blieben, nahmen danach Berichte über Gefühle wie Einsamkeit und das Fehlen von Schulfreunden in allen Weltregionen außer Asien zu. In der westlichen Welt fiel es den Teenagern offenbar zunehmend schwer, eine Verbindung zu ihren Mitschülern und Mitschülerinnen aufzubauen. Und das zu einem Zeitpunkt, als sie begannen, Smartphones mit zur Schule zu nehmen und regelmäßig soziale Medien zu benutzen, selbst in den Pausen. Sie waren «für immer anderswo».

Schulentfremdung weltweit

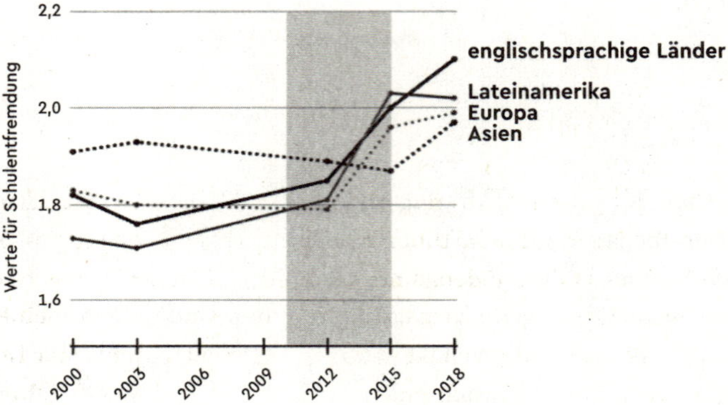

Abbildung 1.12: Weltweite Werte für Schulentfremdung im Zeitverlauf (Alter 15). Man beachte, dass diese Zunahme von gefühlter Einsamkeit an der Schule in allen Weltregionen mit Ausnahme von Asien auftritt, und zwar vermehrt zwischen 2012 und 2015. (In den Erhebungen 2006 und 2009 wurden die entsprechenden Fragen nicht gestellt.) Die Werte reichen von 1 (geringe Entfremdung) bis 4 (starke Entfremdung). (Quelle: Twenge, Haidt et al., 2021. Daten aus PISA.)[57]

Die Weltwirtschaftskrise von 2008 war nicht die Ursache für die multinationale Zunahme in den 2010er-Jahren, auch nicht die Schulmassaker in den Vereinigten Staaten oder die amerikanische Politik. Das Einzige, was meiner Auffassung nach die internationale Verschlechterung des psychischen Gesundheitszustands von Teenagern erklären kann, ist die plötzliche und massive Veränderung in der Technologie, die Teens zur Kommunikation untereinander verwendeten.[58]

In den späten 1990er-Jahren geborene Kinder waren die erste Generation in der Geschichte, die ihre Pubertät in der virtuellen Welt durchlebten. Um es noch einmal zu sagen: Es ist, als hätten wir die Generation Z zum Aufwachsen auf den Mars geschickt, als wir ihnen Anfang der 2010er-Jahre in dem größten unkontrollierten Experiment, das die Menschheit jemals mit ihren Kindern durchgeführt hat, Smartphones in die Hand drückten.

Zusammenfassung

- Zwischen 2010 und 2015 verlagerte sich das Sozialleben amerikanischer Teenager auf Smartphones, mit ständigem Zugang zu sozialen Medien, Online-Videogames und anderen internetbasierten Aktivitäten. Diese Große Neuverdrahtung der Kindheit, so meine These, ist der größte Einzelfaktor für die Flutwelle psychischer Erkrankungen bei Heranwachsenden, die Anfang der 2010er-Jahre einsetzte.
- Die erste Generation der US-Amerikaner, die mit Smartphones (und dem gesamten Internet) in der Hand durch die Pubertät ging, wurde ängstlicher, depressiver, selbstverletzender und suizidaler. Wir sprechen heute von der Generation Z, um sie von der Millennium-Generation zu unterscheiden, die die Pubertät weitgehend hinter sich hatte, als die Große Neuverdrahtung in den 2010ern begann.
- Die Flutwelle von Angststörungen, Depressionen und Selbstverletzungen traf Mädchen schlimmer als Jungen, und am schlimmsten traf sie Mädchen unter dreizehn Jahren.
- Die psychische Gesundheitskrise traf aber ebenso Jungen. Auch bei ihnen nahmen Angststörungen und Depressionen stark zu. Die Art und Weise, wie Jungen Technologie nutzen, und ihre psychischen Probleme unterscheiden sich von der Situation bei Mädchen, wie ich in Kapitel 7 darlegen werde.
- Die Suizidraten bei heranwachsenden Jungen und Mädchen in den Vereinigten Staaten begannen um 2008 zu steigen; in den 2010er-Jahren stiegen sie weiter steil an.
- Dieses zunehmende Leiden beschränkte sich nicht auf die Vereinigten Staaten. Das gleiche Muster zeigt sich etwa um die gleiche

Zeit bei Teens in Großbritannien, Kanada und anderen großen englischsprachigen Ländern, ebenso in den fünf nordischen Staaten. In der ganzen westlichen Welt wuchs nach 2012 das Gefühl einer Schulentfremdung. Aus nichtwestlichen Ländern gibt es weniger Daten, und die Muster sind weniger klar erkennbar.[59]

- Keine andere Theorie ist bislang in der Lage zu erklären, warum die Raten für Angststörungen und Depressionen unter Heranwachsenden in so vielen Ländern zur gleichen Zeit und in der gleichen Weise anstiegen. Natürlich tragen auch andere Faktoren zu einer schlechten psychischen Gesundheit bei, doch die beispiellose Zunahme zwischen 2010 und 2015 lässt sich weder durch die globale Finanzkrise noch durch irgendeine andere Reihe von Ereignissen in den Vereinigten Staaten oder in irgendeinem anderen bestimmten Land erklären.

In welcher Weise stört eine smartphonebasierte Kindheit die kindliche Entwicklung und führt zu psychischen Erkrankungen oder verschlimmert sie? Um diese Frage zu beantworten, müssen wir zunächst analysieren, was Kindheit bedeutet und was Kinder tun müssen, um zu gesunden Erwachsenen heranzuwachsen. Das ist mein Ziel in Teil II. Ich werde Ihnen die Geschichte hinter der Großen Neuverdrahtung erzählen – es ist die Geschichte des allmählichen Verlusts der spielbasierten Kindheit, die in den 1980er-Jahren begann.

TEIL II

Die Hintergründe: Der Niedergang der spielbasierten Kindheit

KAPITEL 2

Was Kinder in der Kindheit brauchen

Stellen Sie sich vor, Sie wären am 28. Juni 2008 in einen tiefen Schlaf gefallen – einen Tag bevor das Smartphone auf den Markt kam. Wie Rip van Winkle, der Protagonist einer 1819 erschienenen Geschichte von Washington Irving, wachen Sie zehn Jahre später wieder auf und schauen sich um. Die physische Welt erscheint Ihnen weitgehend unverändert, doch die Leute verhalten sich äußerst seltsam. Fast alle halten beim Gehen ein kleines Rechteck aus Glas und Metall in der Hand, und jedes Mal, wenn sie in der Bewegung innehalten, beugen sie sich vor und starren darauf. Das tun sie auch, sobald sie sich im Zug hinsetzen, einen Aufzug betreten oder in der Kassenschlange stehen. Auf öffentlichen Plätzen herrscht eine eigenartige Stille – selbst Babys sind ruhig, verzaubert von diesen kleinen Rechtecken. Wenn Sie tatsächlich jemanden sprechen hören, dann hat diese Person meist weiße Stöpsel im Ohr, und es wirkt, als würde sie Selbstgespräche führen.

Ich habe mir dieses Gedankenexperiment von meinem Kollegen Tobias Rose-Stockwell und seinem wunderbaren Buch *Outrage Machine* (Wutmaschine) ausgeborgt. Tobias nutzt dieses Szenario, um uns die Verwandlung der Welt der *Erwachsenen* zu vermitteln. Das Gedankenexperiment passt aber noch besser auf die Welt der späten Kindheit und Adoleszenz. Im Jahr 2007 waren Teenager und viele Kinder unter dreizehn Jahren eifrig damit beschäftigt, kurze Texte in ihre Handys zu tippen, doch das Verfassen von Textnachrichten war damals noch eine mühselige Angelegenheit (drücke viermal Taste 7, um ein *s* zu schreiben). Die Nachrichten richteten sich größtenteils nur an eine Person, und die meisten benutzten ihre primitiven Handys, um sich mit jemandem zu verabreden, den sie persönlich treffen wollten. Niemand hatte Lust, drei Stunden hintereinander mit dem Texten von Nachrichten zu verbringen. Nach der Großen Neuverdrahtung jedoch wurde es für Heranwachsende zur Regel, einen Großteil ihrer Wachstunden mit einem Smartphone zu interagieren, Inhalte von Fremden wie von Freunden zu konsumieren, Handyspiele zu spielen, Videos anzuschauen und auf sozialen Medien zu posten. Ab 2015 hatten Heranwachsende deutlich weniger Zeit und Lust, einander persönlich zu treffen.[1]

Was passiert mit der Entwicklung von Kindern und Jugendlichen, wenn der Alltag – vor allem das Sozialleben – in dieser Weise radikal neu strukturiert wird? Kann die neue, smartphonebasierte Kindheit das komplexe Wechselspiel von biologischer, psychologischer und kultureller Entwicklung verändern? Kann sie Kinder davon abhalten, einige der Dinge zu tun, die sie tun müssen, um zu gesunden, glücklichen, kompetenten und erfolgreichen Erwachsenen heranzuwachsen? Um diese Fragen zu beantworten, müssen wir einen Schritt zurücktreten und uns mit fünf wichtigen Merkmalen der Kindheit beschäftigen.

Langsames Heranwachsen

Hier eine seltsame Tatsache über menschliche Wesen: Unsere Kids wachsen zunächst schnell, dann langsam und dann wieder schnell. Betrachtet man Wachstumskurven von Schimpansen, so erkennt man, dass diese Primaten mit konstanter Geschwindigkeit wachsen, bis sie die Geschlechtsreife erlangen und sich fortpflanzen.[2] Und warum auch nicht? Wenn es bei der Evolution vor allem darum geht, die Anzahl der überlebenden Nachkommen zu maximieren, wäre es dann nicht besonders adaptiv, so schnell wie möglich geschlechtsreif zu werden und zur Fortpflanzung zu schreiten?

Menschenkinder lassen sich jedoch Zeit damit. In den ersten beiden Lebensjahren wachsen sie rasch, in den darauffolgenden sieben bis zehn Jahren langsamer, um dann in der Pubertät einen Wachstumsspurt einzulegen, bevor sie einige Jahre später ausgewachsen sind. Interessanterweise hat das Gehirn eines Kindes mit etwa fünf Jahren bereits 90 Prozent seiner endgültigen Größe erreicht.[3] Als *Homo sapiens* seinen ersten Auftritt hatte, waren seine Kinder Schwächlinge mit kleinem Körper und großem Gehirn, die in der Savanne herumliefen und Prädatoren praktisch darum baten, sie aufzufressen. Warum hat die Evolution uns eine so lange und riskante Kindheit beschert?

Der Hauptgrund ist, dass wir uns vor rund ein bis drei Millionen Jahren, etwa zu dem Zeitpunkt, als sich unsere Gattung – *Homo* – von früheren Hominidenarten abspaltete, zu kulturellen Wesen entwickelten. Kultur, zu der auch Werkzeugherstellung gehört, gestaltete unseren evolutionären Entwicklungsweg tiefgreifend um. Um nur *ein* Beispiel zu nennen: Als wir begannen, unsere Nahrung zu garen, verkleinerte sich unser Kiefer und unser Darmtrakt verkürzte sich, denn gegarte Nahrung lässt sich viel leichter kauen und verdauen als rohe. Unser Gehirn vergrößerte sich, weil das Rennen ums Überleben nicht mehr vom Schnellsten oder Stärksten gewonnen wurde, sondern von denjenigen, die besonders lernfähig waren. Unser Merkmal, das den ganzen Planeten verändern sollte, war unsere Fähigkeit, *voneinander zu lernen* und den Wissensschatz zu nutzen, den unsere Vorfahren und die Gemeinschaft zusammengetragen hatten. Schimpansen tun das in nur sehr geringem Maße.[4]

Der evolutionäre Wettstreit darum, *so viel wie möglich zu lernen*, machte es maladaptiv, so schnell wie möglich in die Pubertät zu kommen. Vielmehr war es von Vorteil, die Dinge zu verlangsamen. In der späten Kindheit nimmt das Gehirn nicht viel an Volumen zu, doch es ist intensiv damit beschäftigt, neue Verbindungen zu knüpfen und alte zu kappen. Wenn Kinder neue Erfahrungen suchen und sich eine Reihe von Fertigkeiten aneignen, werden nur selten genutzte Neurone und Synapsen abgebaut, während häufig genutzte Verbindungen gestärkt («gebahnt») werden und besser funktionieren. Mit anderen Worten: Die Evolution hat Menschen mit einer ausgedehnten Kindheit ausgestattet, damit sie Zeit genug haben, um das angesammelte Wissen ihrer Gemeinschaft zu erlernen – die Adoleszenz als eine Art kultureller Lehrzeit, bevor man als Erwachsener angesehen und behandelt wird.

Aber die Evolution hat nicht nur die Kindheit verlängert, um Lernen *möglich zu machen*. Sie hat auch drei starke Beweggründe installiert, Dinge zu tun, die Lernen *leicht und angenehm* machen: Motivationen für freies Spiel, Aufeinander-Eingehen (*attunement*, fachsprachlich «Affektabstimmung») und soziales Lernen. In den Tagen der spielbasierten Kindheit war es üblich, dass die Kinder nach Schulschluss unbeaufsichtigt miteinander spielten, und zwar so, dass sie diese Motivationen befriedigen konnten. Beim Übergang zur smartphonebasierten Kindheit lockten die Designer von Smartphones, Videospielsystemen, sozialen Medien und anderen suchterzeugenden Technologien Kinder jedoch in die virtuelle Welt, wo sie diese Motivationen nicht länger ausleben und davon profitieren können.

Freies Spiel

Freies Spiel ist die Arbeit der Kindheit,[5] und alle jungen Säugetiere haben dieselbe Aufgabe: ihr Gehirn zu verdrahten, indem sie wild und möglichst oft spielen. Hunderte von Studien mit jungen Ratten, Tieraffen und Menschen zeigen, dass junge Säuger spielen *wollen*, spielen *müssen* und sozial, kognitiv und emotional *Schaden nehmen*, wenn sie nicht spielen können.[6]

Im Spiel erwerben junge Säuger die Fertigkeiten, die sie brauchen, um erfolgreiche Erwachsene zu werden, und sie tun dies so, wie es ihren Neuronen am liebsten ist: über wiederholte Aktivitäten mit einem Feedback durch Erfolg und Misserfolg und in einer Umgebung, in der nicht viel auf dem Spiel steht. Junge Katzen schlagen ungeschickt nach einem Stück Schnur, das spezielle Schaltkreise in ihrer Sehrinde aktiviert, die sehr interessiert an allem sind, was wie ein Mäuseschwanz aussieht. Nach häufigem spielerischem Zuschlagen werden sie nach und nach zu geschickten Mäusefängern. Kleinkinder torkeln unbeholfen herum und stoßen mit allem zusammen, was ihnen im Weg steht, bis sie schließlich lernen, sich wendig in einer komplexen natürlichen Umgebung zu bewegen. Haben sie diese grundlegenden Fertigkeiten erworben, gehen sie zu anspruchsvolleren Räuber-Beute-Spielen wie Fangen oder Verstecken über. Wenn sie noch älter werden, erhalten sie durch das Spiel mit Worten – Tratschen, Neckereien und Scherzen – einen Fortgeschrittenenkurs in sprachlichen Nuancen, nonverbalen Hinweisen und sofortiger Beziehungsreparatur, wenn etwas, das sie sagen, nicht die erwünschte Reaktion erzielt. Mit der Zeit entwickeln sie die sozialen Fertigkeiten, die für das Leben in einer demokratischen Gesellschaft nötig sind, darunter Selbstkontrolle, gemeinsame Entscheidungsfindung und Akzeptanz des Ergebnisses, wenn man einen Wettstreit verloren hat. Peter Gray, Entwicklungspsychologe am Boston College und führend in der Spielforschung, meint dazu: «Spiel verlangt das Unterdrücken des Triebs zu dominieren und ermöglicht die Ausbildung lang anhaltender, kooperativer Bindungen.»[7]

Gray definiert «freies Spiel» als eine «Aktivität, die frei gewählt, von den Teilnehmern gesteuert, um ihrer selbst willen unternommen und nicht bewusst verfolgt wird, um Ziele zu erreichen, die von der Aktivität selbst verschieden sind».[8] Körperliches Spiel, draußen und zusammen mit anderen Kindern unterschiedlichen Alters, ist die gesündeste, natürlichste und positivste Art des Spielens. Spielen mit einem gewissen Maß an körperlichem Risiko ist entscheidend wichtig, denn dabei lernen Kinder, auf sich selbst und aufeinander zu achten.[9] Kinder können nur in Situationen lernen, sich nicht zu verletzen, in denen es *möglich* ist, sich zu verletzen, beispielsweise beim Rangeln mit einer Freundin, durch einen gespielten Schwertkampf oder durch Verhandlungen mit einem anderen Kind um die Benutzung einer Wippe, wobei Fehlschläge zu einem harten Aufprall und Beschämung führen können. Wenn sich Eltern, Lehrerinnen oder Trainer einmischen, wird die ganze Sache weniger frei, weniger spielerisch und weniger positiv. Erwachsene können meist nicht anders, als zu dirigieren und zu beschützen.

Ein Schlüsselfaktor beim freien Spiel ist, dass Fehler *in der Regel nicht sehr kostspielig sind*. Grundschüler bereiten sich nach dem Prinzip von Versuch und Irrtum und mit direktem Feedback von Spielkameraden allmählich darauf vor, die größere soziale Komplexität der nächsten Schulstufe zu meistern. Nicht die Hausaufgaben bereiten sie darauf vor und auch nicht Kurse darüber, wie man seine Emotionen handhaben sollte. Solche von Erwachsenen geleiteten Stunden liefern vielleicht nützliche Informationen, doch reine Informationen tragen kaum zur Formung eines sich entwickelnden Gehirns bei. Spielen jedoch schon. Das steht mit einer entscheidenden Erkenntnis der kognitiven Verhaltenstherapie in Zusammenhang: Erfahrungen, und nicht Informationen, sind der Schlüssel zur emotionalen Entwicklung. Bei unüberwachtem, von den Kindern selbst gelenktem Spiel lernen sie am besten, blaue Flecke zu akzeptieren, ihre Gefühle in den Griff zu kriegen, die Gefühle anderer Kinder zu lesen, sich abzuwechseln, Konflikte zu lösen und fair zu spielen. Kinder sind von sich aus motiviert, diese Fertigkeiten zu erwerben, denn sie wollen mitspielen und weiter Spaß mit den anderen haben.

Ich habe darum «spielbasierte Kindheit» als zentralen Begriff in diesem Buch gewählt, im Gegensatz zu einer «smartphonebasierten Kindheit». Eine spielbasierte Kindheit ist eine Kindheit, in der Kids den größten Teil ihrer Freizeit damit verbringen, mit Freundinnen und Freunden in der wirklichen Welt so zu spielen, wie ich es in der Einleitung definiert habe: körperlich (*embodied*), synchron, eins-zueins oder eins-zu-mehreren sowie in Gruppen oder Gemeinschaften, bei denen es gewisse Kosten mit sich bringt, dazuzugehören oder sie zu verlassen, sodass die Beteiligten in Beziehungen investieren. So verlief die Kindheit nach anthropologischen Studien, die von Gray zusammengetragen wurden, in Jäger-und-Sammler-Gesellschaften.[10] Während einer langen Phase «erwartete» die Gehirnentwicklung des Kindes enorm viel freies Spiel. Natürlich hatten viele Kinder (und für manche gilt das bis heute) eine arbeitsbasierte Kindheit. Während der industriellen Revolution war eine solche Kindheit weit verbreitet, und aus diesem Grund bezeichnete die 1959 verabschiedete United Nations Declaration of the Rights of the Child (UN-Kinderrechtskonvention) das Spiel schließlich als ein menschliches Grundrecht: «Das Kind hat volle Gelegenheit zu Spiel und Erholung, die den gleichen Zielen wie die Erziehung dienen sollen.»[11]

Wenn Heranwachsende anfangen, einen Großteil ihrer Wachstunden mit ihren Smartphones (und anderen Bildschirmen) zu verbringen, allein dazusitzen und sich YouTube-Videos via Autoplay anzuschauen oder durch endlose Feeds auf Instagram, TikTok und anderen Plattformen zu scrollen, ergibt sich also offensichtlich ein Problem. Diese Interaktionen weisen in der Regel genau entgegengesetzte, für die virtuelle Welt typische Merkmale auf: Sie sind nicht körperlich, asynchron, eins-zu-mehreren, und sie erfolgen entweder allein oder in virtuellen Gruppen, denen man sich leicht anschließen und die man auch leicht wieder verlassen kann.

Selbst wenn sich der Inhalt dieser Seiten und Apps irgendwie effektiv filtern ließe, um offensichtlich schädliche Inhalte zu entfernen, verringert das suchterzeugende Design dieser Plattformen die Zeit, die für Spiel von Angesicht zu Angesicht in der wirklichen Welt bleibt. Dieser Zeitverlust ist so schwerwiegend, das man Smartphones und Tablets in den Händen von Kindern mit Fug und Recht als *Erfahrungsblocker* bezeichnen kann. Natürlich eröffnen Smartphones eine Welt *neuer* möglicher Erfahrungen, etwa in Videospielen (auch eine Form von Spiel) und virtuellen Fernfreundschaften. Doch das geht auf Kosten der Art von Erfahrungen, auf die Menschen im Lauf ihrer Evolution vorbereitet wurden und die sie in reichem Maße machen müssen, um als Erwachsene sozial angemessen zu funktionieren. Es ist, als gäben wir unseren Kleinkindern Tablets mit Filmen übers Laufen, doch diese Filme sind so fesselnd, dass sich die Kids nie die Zeit nehmen oder die Mühe machen, tatsächlich Laufen zu lernen.

Die Art und Weise, wie junge Menschen soziale Medien nutzen, ähnelt dem freien Spiel in der Regel kaum. Tatsächlich ist das Posten und Kommentieren in sozialen Medien das *Gegenteil* von Spiel nach Peter Grays Definition. Das Leben auf den Plattformen zwingt junge Menschen, ihre eigenen Produktmanager zu werden und stets im Voraus an die sozialen Konsequenzen eines jeden Fotos, Videos, Kommentars und Emojis zu denken, das sie wählen. Eine Handlung wird nicht notwendigerweise «um ihrer selbst willen» durchgeführt. Vielmehr ist praktisch jede öffentliche Aktivität zu einem gewissen Grad strategisch. Sie wird, um es mit Peter Gray zu sagen, «bewusst verfolgt, um Ziele zu erreichen, die von der Aktivität selbst verschieden sind». Selbst für Kids, die nichts posten, kann die Zeit, die sie mit sozialen Medien verbringen, wegen des ständigen sozialen Vergleichs, der unerreichbaren Schönheitsstandards und des enormen Aufwands an Zeit, die für alles andere im Leben fehlt, schädlich sein.

Wie Erhebungen zeigen, ging die unstrukturierte, mit Freunden verbrachte Zeit in genau den Jahren stark zurück, in denen Heranwachsende von Klapphandys zu Smartphones übergingen – also Anfang der 2010er-Jahre. Abbildung 2.1 zeigt den Prozentsatz an US-Schülern und -Schülerinnen (Acht-, Zehnt- und Zwölftklässler), die erklärten, sie träfen sich «fast jeden Tag» mit ihren Freunden.

In den 1990er- und in den frühen 2000er-Jahren zeigte sich bei Jungen und Mädchen ein leichter Rückgang, den ich im nächsten Kapi-

Tägliches Treffen mit Freundinnen und Freunden

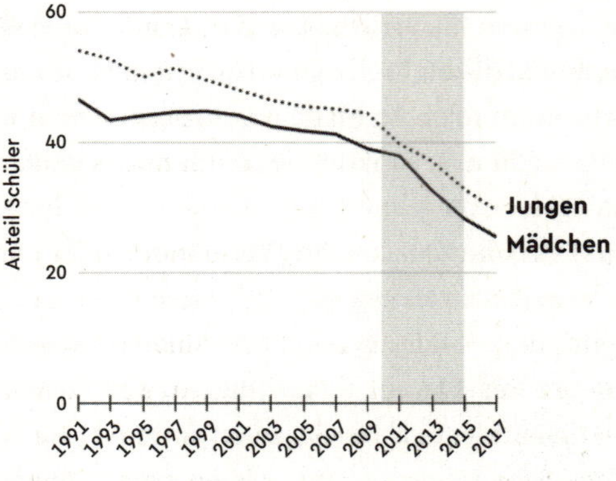

Abbildung 2.1: Prozentualer Anteil von US-Schülerinnen und -Schülern (8., 10. und 12. Klasse), die erklärten, sie träfen sich «fast jeden Tag» außerhalb der Schule mit ihren Freunden.[12] (Quelle: Monitoring the Future. Ich erkläre in den Anmerkungen, wie ich diesen wichtigen Datensatz benutze.)[13]

tel diskutieren werde, gefolgt von einem stärkeren Rückgang in den 2010er-Jahren. Diese sich beschleunigende Abnahme ist nicht nur ein *Beleg* für die Große Neuverdrahtung der Kindheit, er *ist* die Große Neuverdrahtung. Abbildung 2.1 zeigt uns eine Generation, die sich dank einer Kombination von Smartphones, sozialen Medien, Multiplayer-Videogames und drahtlosem schnellem Internet aus der wirklichen in die virtuelle Welt verlagert.

Aufeinander eingehen

Menschliche Kinder sind so verdrahtet, dass sie sich mit anderen verbinden können, teilweise indem sie sich abstimmen und ihre Bewegungen und Emotionen synchronisieren. Noch bevor sie lernen, ihre Arme und Beine zu kontrollieren, verleiten sie Erwachsene zu Spielen mit wechselseitigen Rollen und geteilten Emotionen. Babys reagieren mit herzerwärmend glucksendem Lachen, wenn Erwachsene – die selbst darauf programmiert sind, bei der Säuglingspflege auf Niedlichkeit zu reagieren[14] – alles Mögliche tun, um das Baby zum Lachen zu bringen. Das erzeugt eine sich gegenseitig verstärkende (positive) Rückkopplungsschleife. Säuglinge haben schon in den ersten Lebenswochen genügend muskuläre Kontrolle, um einige Gesichtsausdrücke nachzuahmen, und die vielen Runden gegenseitigen Anschauens und Grimassenschneidens sind wichtig, um zwischen Eltern und Kindern eine enge Bindung zu schaffen.[15]

Smartphones können diese essenzielle Interaktion von Angesicht zu Angesicht zerstören. Pew Research zufolge berichten 17 Prozent der amerikanischen Eltern, dass sie häufig durch ihr Smartphone abgelenkt werden, wenn sie Zeit mit ihrem Kind verbringen, während 52 weitere Prozent erklären, *manchmal* abgelenkt zu sein.[16] Auch wenn neue Technologien Eltern schon lange von ihren Kindern abgelenkt haben, sind Smartphones doch besonders effektiv darin, die Bindung zwischen Eltern und Kind zu stören. Ständig «pingende» Benachrichtigungen führen dazu, dass manche Eltern ihrem Smartphone selbst beim gemeinsamen Spielen mehr Aufmerksamkeit widmen als ihren Kindern.

Wenn Kleinkinder anfangen zu sprechen, öffnen sich weitere enorme Möglichkeiten für ein Aufeinander-Eingehen. Die sozialen Bindungen zu Eltern und anderen Betreuern vertiefen sich. Sich-Abwechseln und gutes Timing sind wesentliche soziale Fähigkeiten, und sie entwickeln sich durch diese einfachen Interaktionen. Wie lange sollte ich warten, bis ich die nächste lustige Grimasse schneide oder den nächsten Reim in dem Reimspiel mache, das wir gerade spielen? Jeder Partner lernt, Gesichtsausdruck und Gefühle seines Gegenübers zu lesen, damit das Timing stimmt. Entwicklungspsychologen nennen diese Art von Interaktionen *serve and return*; dahinter steckt die Idee, dass soziale Interaktionen oft einem Tennis- oder einem Pingpongspiel ähneln: Man wechselt sich ab, es macht Spaß, es gibt eine gewisse Unvorhersehbarkeit, und der richtige Zeitpunkt ist entscheidend.

Aufeinander-Eingehen ist für die soziale Entwicklung ebenso wichtig wie körperliche Bewegung für die physische Entwicklung. Dem National Institute for Play zufolge bildet eine solche Affektabstimmung (*attunement*) die Grundlage für eine spätere emotionale Selbstkontrolle. Kinder, denen diese fröhliche, auf gegenseitigem Vertrauen beruhende soziale Erfahrung fehlt, haben oft emotionale Probleme und zeigen in späteren Jahren erratische Verhaltensweisen. Manchen dieser Kinder fällt es schwer, als Jugendliche gesunde Bindungen einzugehen, und als Erwachsene sind sie vielleicht schlechter in der Lage, mit unerwarteten Herausforderungen umzugehen, ihre Emotionen zu kontrollieren, angesichts von Risiken kluge Entscheidungen zu treffen oder zu lernen, mit immer komplexeren sozialen Zusammenhängen zurechtzukommen.[17]

Wenn Kinder älter werden, gehen sie über das Sich-Abwechseln hinaus und haben viel Spaß an perfekter Synchronizität, wenn sie also zur gleichen Zeit dasselbe tun wie ihr Gegenüber. In der Regel lieben es besonders Mädchen, gemeinsam zu singen, Seilchen zu springen oder Reim- und Klatsch-Spiele (wie «Backe, backe Kuchen») miteinander zu spielen, wobei schnelle Handbewegungen zwischen den Partnerinnen perfekt abgestimmt sind, während sie gleichzeitig schnelle Nonsens-Lieder singen. Solche Spiele haben kein explizites Ziel oder eine Gewinnerin. Sie machen einfach Spaß, weil dabei die alte Macht der Synchronizität genutzt wird, um eine Gemeinsamkeit zwischen nicht verwandten Personen zu schaffen.

Schon seit Langem wissen Anthropologen, dass gemeinsame Rituale etwas universell Menschliches sind. Die europäischen Entdecker des 16. und 17. Jahrhunderts stellten fest, dass Gemeinschaften auf sämtlichen Kontinenten Rituale kannten, bei denen sie zu Trommelklängen, Gesang oder rhythmusbetonter Musik zusammenkamen.[18] Solche Rituale dienten vermutlich dazu, das gegenseitige Vertrauen zu festigen und angespannte soziale Beziehungen zu kitten. Émile Durkheim schrieb über die «soziale Elektrizität», die von solchen Ritualen ausgeht;[19] ihm zufolge waren Rituale wesentlich dafür, ein Gefühl von Gemeinsamkeit und Zusammengehörigkeit zu pflegen.

Inzwischen haben viele Experimente gezeigt, dass synchrone Bewegungen genau denselben Effekt haben. In einer Studie erhielten kleine Gruppen von Studenten Kopfhörer und wurden aufgefordert, einen Bierkrug hochzuhalten und sich im Takt der eingespielten Musik zu bewegen. Die Hälfte der Gruppen schunkelte in perfekter Harmonie (weil alle gleichzeitig dieselbe Musik hörten). Die andere Hälfte bewegte sich nicht im Takt (weil ihnen die Musik entsprechend vorgespielt wurde). Anschließend spielten alle Gruppen ein Vertrauensspiel. Dabei gewann eine Gruppe dann das meiste Geld, wenn alle über viele Runden kooperierten, während jeder Einzelne mehr Geld für sich herausschlagen konnte, wenn er in einer beliebigen Runde eine selbstsüchtige Entscheidung traf. Das Ergebnis: Gruppen, die sich synchron miteinander bewegt hatten, trauten einander mehr, kooperierten mehr und gewannen mehr Geld als diejenigen, die sich nicht synchron bewegt hatten.[20]

Synchrone physische Interaktionen von Angesicht zu Angesicht und Rituale sind ein tief verwurzelter, alter und unterschätzter Teil der menschlichen Evolution. Erwachsene haben Freude daran, und Kinder brauchen sie für eine gesunde Entwicklung. Die wichtigsten

Social-Media-Plattformen locken Kinder jedoch in stundenlange *asynchrone* Interaktionen, die ausarten und dann mehr Arbeit als Spiel sein können. Die meisten Teens haben Accounts auf mehreren Plattformen, und diejenigen, die regelmäßig soziale Medien nutzen, verbringen täglich zwei Stunden oder mehr auf nur einer einzigen dieser Plattformen.[21] Ab 2014 verbrachte fast ein Drittel aller weiblichen Teens mehr als 20 Stunden pro Woche auf Social-Media-Seiten. Das entspricht einem Halbtagsjob – bei dem Content für die Plattform geschaffen und Content von anderen konsumiert wird. Diese Zeit steht für das physische Zusammensein mit Freunden nicht mehr zur Verfügung. Die Arbeit macht oft keinen Spaß, doch viele fühlen sich dazu gezwungen, aus Angst, etwas zu verpassen oder ausgeschlossen zu werden.[22] Schließlich wird es für viele zu einer gedankenlosen Gewohnheit, der sie Dutzende Male pro Tag nachkommen. Solche soziale Arbeit schafft leere Verbindungen, denn sie ist im Gegensatz zu einer Unterhaltung von Angesicht zu Angesicht, einem privaten Telefon- oder Videoanruf asynchron und öffentlich. Und die Interaktionen sind entkörperlicht; bis auf das Wischen und Tippen sind keine Muskeln im Spiel. Wir sind Wesen, die sich körperlich (*embodied*) ausdrücken; wir haben im Lauf unserer Evolution gelernt, Hände, Mimik und Kopfbewegungen als Kommunikationskanäle zu nutzen, und reagieren in Echtzeit auf ähnliche Bewegungen unserer Partner. Generation Z lernt stattdessen, Emojis auszuwählen.

Der Verlust der affektiven Abstimmung ist die zweite Weise, in der soziale Medien den Lauf der Kindheit verändern (während sie gleichzeitig das soziale Gefüge zerfransen). Kann es angesichts der enormen Menge an Zeit, die inzwischen in asynchrone Interaktionen statt in Treffen mit Freunden fließt, wirklich verwundern, dass sich so viele Teenager Anfang der 2010er-Jahre einsam fühlten und nach engeren Bindungen sehnten?

Soziales Lernen

Als unsere Vorfahren kulturelle Wesen wurden, erwuchs daraus ein neuer evolutionärer Druck, der die am besten Lernenden belohnte. Damit sind nicht diejenigen gemeint, die am besten in der Schule, aus Büchern oder Vorlesungen lernten. Gemeint sind diejenigen Kinder, die ihren angeborenen Wunsch zu lernen am besten aktivierten, indem sie *nachahmten* und *die richtigen Leute auswählten*, um sie nachzuahmen.

Vielleicht meinen Sie, es sei einfach, ein Rollenmodell zu wählen. Kinder sollten einfach ihre Eltern kopieren, nicht wahr? Aber das stellt sich als Loser-Strategie heraus. Es gibt keinen Grund für ein Kind anzunehmen, dass seine *eigenen* Eltern zufällig die geschicktesten Erwachsenen in der Gemeinschaft sind. Warum die Suche also nicht ausdehnen? Überdies müssen Kinder lernen, wie man in ihrer speziellen Gemeinschaft ein erfolgreiches älteres Kind wird, daher achten Kinder besonders auf solche Vorbilder.

Nach Ansicht von Rob Boyd und Pete Richerson, zwei führenden Experten auf dem Gebiet der Koevolution von Genen und Kultur,[23] gibt es mehrere «Strategien», die sich über viele Tausend Generationen bewährt haben und zu einem Teil unserer evoluierten Neigung zur Kultur geworden sind. Die beiden, die für unsere Diskussion über soziale Medien am wichtigsten sind, sind der *Konformitäts-Bias* und der *Prestige-Bias*.

Der Wert von Konformität ist offensichtlich. Das zu tun, was die meisten Leute tun, ganz gleich, was es ist, ist in sehr vielen Umgebungen die sicherste Strategie. Es ist besonders dann wertvoll, wenn man als Neuankömmling in eine bereits bestehende Gesellschaft kommt: *When in Rome, do as the Romans do* – was nichts anderes bedeutet, als dass man sich den jeweiligen Sitten und Gebräuchen anpassen sollte. Wenn ein Kind also auf eine neue Schule kommt, wird es höchstwahrscheinlich das tun, was die meisten anderen Kinder tun. Wir nennen so etwas manchmal «Gruppenzwang», doch die Tendenz kann auch dann ziemlich stark sein, wenn niemand Druck ausübt. Präziser wäre es vielleicht, von «Konformitätsverlockung» zu sprechen. Wenn amerikanische Kinder von der Grundschule zur Mittelschule überwechseln (mit etwa elf Jahren), stellen sie oft fest, wie es auch meine Kinder taten, dass die meisten ihrer Klassenkameraden einen Instagram-Account haben, sodass auch sie einen solchen Account haben wollen. Und sobald sie auf Instagram sind, lernen sie rasch, wie die meisten Leute, denen sie folgen, die Plattform nutzen, und machen es ihnen nach.

In realen sozialen Szenarien dauert es eine ganze Weile – oft Wochen –, um ein gutes Gefühl dafür zu bekommen, was die häufigsten Verhaltensweisen sind, denn man muss zahlreiche Gruppen in zahlreichen Situationen beobachten. Auf einer Social-Media-Plattform jedoch kann ein Kind in einer Stunde (mit drei Sekunden pro Post) durch tausend Datenpunkte scrollen, jeder davon begleitet von einer numerischen Beurteilung (Likes) und Kommentaren, die zeigen, ob der Post ein Erfolg war oder nicht.

Social-Media-Plattformen sind daher *die effizientesten Konformitätsmaschinen, die jemals erfunden wurden.* Es ist für sie eine Sache von Stunden, die mentalen Modelle eines Heranwachsenden für akzeptables Verhalten zu formen, während Eltern unter Umständen jahrelang erfolglos dafür kämpfen, dass ihre Kinder gerade sitzen oder zu quengeln aufhören. Eltern können die Macht des Konformitäts-Bias nicht nutzen, daher haben sie oft keine Chance gegen die sozialisierende Kraft sozialer Medien.[24]

Es gibt jedoch eine wichtige Lernstrategie, die über das Kopieren der Mehrheit hinausgeht: Prestige entdecken und Prestigeträger kopieren. Die wichtigsten Erkenntnisse über den Prestige-Bias gehen auf den Evolutionsanthropologen Joe Henrich[25] zurück, einen ehemaligen Studenten von Rob Boyd. Henrich stellte fest, dass die sozialen Hierarchien nichtmenschlicher Primaten auf Dominanz basieren – letztlich der Fähigkeit, anderen Gewalt anzutun. Menschen haben jedoch ein alternatives Rangordnungssystem entwickelt, das auf *Prestige* (Ansehen) basiert: Sie gewähren dieses Prestige freiwillig denjenigen, die ihrer Meinung nach auf einem höchst angesehenen Gebiet, wie es in alten Zeiten Jagen oder Geschichtenerzählen war, Herausragendes geleistet haben.

Menschen können exzellente Leistungen durchaus selbst wahrnehmen, aber es ist effizienter, sich auf das Urteil anderer zu verlassen. Wenn die meisten Leute sagen, dass Frank der beste Bogenschütze in Ihrer Gemeinschaft ist, und Sie die Kunst des Bogenschießens wertschätzen, werden Sie zu Frank «aufsehen», selbst wenn Sie ihn nie einen Pfeil haben abschießen sehen. Dass sich Leute so ehrerbietig und «von der Welt der Stars fasziniert» zeigen, argumentiert Henrich, liegt daran, dass sie den Stars gern nahekommen möchten, um möglichst viel von ihnen zu lernen und ihr eigenes Ansehen durch diese Nähe zu steigern. Angesehene Leute wiederum erlauben einigen Bittstellern, ihnen nahe zu sein, denn ein Gefolge (eine Gruppe ergebener Anhänger) zu haben, ist für die Gemeinschaft ein zuverlässiges Zeichen ihres hohen Status im Prestige-Ranking.

Plattform-Designer in Silicon Valley hatten es direkt auf dieses psychologische System abgesehen, als sie den Erfolg eines jeden Posts (Likes, Shares, Retweets und Kommentare) und jeden Users, dessen Follower ja tatsächlich eine Art Gefolge darstellen, quantifizierten und öffentlich machten. Sean Parker, einer der ersten Leiter von Facebook, gab in einem Interview 2017 zu, dass es Ziel der Gründer von Facebook und Instagram war, «eine Rückkopplungsschleife zur sozialen Bewertung» zu schaffen, «genau das Ding, das einem Hacker wie mir einfallen würde, denn man nutzt eine verwundbare Stelle in der menschlichen Psyche».[26] Als die Programmierer Prestige auf der Basis von Klicks anderer quantifizierten, hackten sie unsere Psyche jedoch in einer Weise, die für die soziale Entwicklung junger Menschen katastrophal war. Auf Social-Media-Plattformen lässt sich die alte Verknüpfung zwischen Exzellenz und Prestige leichter außer Kraft setzen als je zuvor; wenn junge Menschen Influencern folgen, die für das berühmt wurden, was diese Vorbilder in der virtuellen Welt tun, lernen sie oft, in einer Weise zu sprechen, sich zu benehmen oder sich in Szene zu setzen, die im Büro, in der Familie oder anderswo in der wirklichen Welt leicht ins Auge gehen kann.

Bereits der Aufstieg der Massenmedien im 20. Jahrhundert leitete diese Entkopplung von Exzellenz und Prestige ein. Die Redewendung «berühmt dafür, berühmt zu sein» wurde in den 1960er-Jahren populär; damals wurde es möglich, dass eine Durchschnittsperson nicht deshalb in der breiteren Öffentlichkeit bekannt wurde, weil sie etwas Wichtiges getan hatte, sondern einfach deshalb, weil Millionen Menschen sie im Fernsehen gesehen hatten und einige Nachrichtenzyklen lang über sie gesprochen wurde.[27] Die Formulierung wurde Anfang der 2000er-Jahre auf das Model Paris Hilton angewandt, auch wenn ihr Ruhm noch immer auf der ständigen Berichterstattung in der Mainstream- und der Boulevardpresse beruhte. Eine von Paris Hiltons cleversten Organisatorinnen, Kim Kardashian, definierte die Redewendung für das Social-Media-Zeitalter neu. Kardashian war die Vorreiterin eines neuen Wegs zu hohem Prestige, der mit einem Sex-Tape im Internet begann und zu einer TV-Reality-Show führte (*Keeping Up with the Kardashians*), die der Öffentlichkeit ihre ganze Familie vorstellte. Im Jahr 2023 hatte Kim 364 Millionen Follower, ihre Schwester Kylie 400 Millionen.

Social-Media-Plattformen, die auf Prestige basieren, haben einen der wichtigsten Lernmechanismen von Heranwachsenden gehackt: Sie haben deren Zeit, Aufmerksamkeit und Nachahmungsverhalten von Rollenvorbildern abgezogen, zu denen die Jugendlichen eine Mentorbeziehung hätten aufbauen können, die ihnen dabei geholfen hätte, in Gemeinschaften der wirklichen Welt Erfolg zu haben. Stattdessen fokussierten Millionen von Mädchen der Generation Z seit Beginn der 2010er-Jahre ihr mächtigstes Lernsystem kollektiv auf eine kleine Zahl junger Frauen, deren wichtigste Leistung darin zu bestehen scheint, dass sie Scharen von Followern sammeln, die sie beeinflussen. Gleichzeitig richteten viele Jungen der Generation Z ihr soziales Lernsystem auf populäre männliche Influencer, die ihnen Visionen von Männlichkeit boten, die ebenfalls ziemlich extrem und für den Alltag kaum brauchbar waren.

Erfahrungssuchende Gehirne und sensible Phasen

Kinder bringen ihren Wunsch, zu spielen, sich mit anderen abzustimmen und auf verschiedene Weisen sozial zu lernen, in der langen kulturellen Lehrzeit ihrer sich langsam entfaltenden Kindheit und ihrer rasch fortschreitenden Pubertät zum Ausdruck. Die gesunde Gehirnentwicklung hängt davon ab, dass sie die richtigen Erfahrungen im richtigen Alter und in der richtigen Reihenfolge machen.

Tatsächlich wird die Gehirnentwicklung bei Säugern manchmal als «erfahrungssuchende Entwicklung» (experience-expectant development)[28] bezeichnet, weil bestimmte Teile des Gehirns in bestimmten Lebensphasen, in denen das Tier wahrscheinlich eine bestimmte Art von Erfahrung macht, eine erhöhte Formbarkeit zeigen. Das beste Beispiel dafür ist die Existenz «kritischer sensibler Phasen», also von Zeitfenstern, in denen ein junges Tier etwas lernen *muss*; tut es dies nicht, wird es schwierig, wenn nicht gar unmöglich, diese Erfahrung nachzuholen. Enten, Gänse und viele andere wasserlebende oder bodenbewohnende Vögel haben einen evoluierten Lernmechanismus, den man als «Prägung» bezeichnet und der Küken sagt, welchem erwachsenen Tier sie folgen sollen. Die Küken folgen für eine bestimmte Anzahl an Stunden nach dem Schlüpfen jedem muttergroßen Objekt, das in ihr Blickfeld gerät. Viele Psychologielehrbücher zeigen dazu Abbildung 2.2, ein Foto des Verhaltensforschers Konrad Lorenz, dem eine ganze Schar Gänseküken folgt, die auf seine Stiefel geprägt waren, weil er sie in der kritischen Prägeperiode in Gegenwart der Küken trug. Wie spätere Studien ergaben, können junge Gänse auch nach Schließen des Zeitfensters eine neue «Bindung» erlernen, aber selbst dann übt das erste Objekt, auf das sie geprägt wurden, noch immer eine starke Anziehung aus.[29] Es ist für immer in ihr Gehirn eingebrannt.

Menschen haben nur wenige echte «kritische Phasen» mit strikten Zeitfenstern, doch wir haben offenbar mehrere «sensible Phasen»; diese sind als Phasen definiert, in denen es einfach ist, etwas zu lernen oder eine Fertigkeit zu erwerben, während es außerhalb dieser

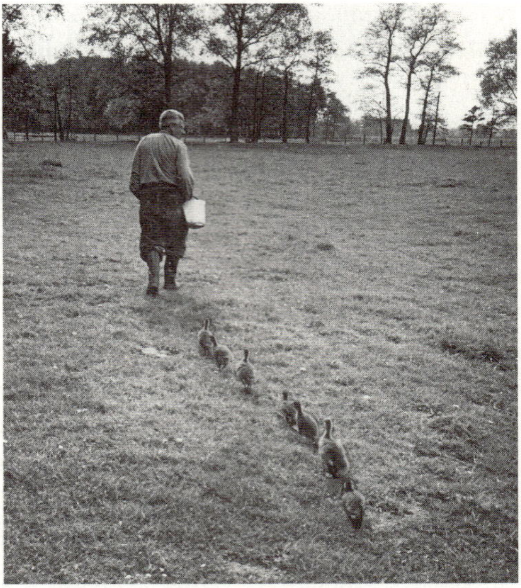

Abbildung 2.2: Gänseküken, die auf Konrad Lorenz' Stiefel geprägt waren.[30]

Phasen deutlich schwieriger ist.[31] Das Erlernen von Sprachen ist das beste Beispiel. Kinder lernen problemlos mehrere Sprachen, doch mit Beginn der Pubertät nimmt dieses Vermögen rapide ab.[32] Wenn eine Familie in ein anderes Land zieht, werden die Kids, die zwölf Jahre oder jünger sind, rasch zu Native Speakers, die die neue Sprache ohne Akzent sprechen, während diejenigen, die vierzehn Jahre oder älter sind, wahrscheinlich den Rest ihres Lebens gefragt werden: «Wo kommst du her?»

Offenbar gibt es eine ähnlich sensible Phase für kulturelles Lernen, deren Zeitfenster sich wenige Jahre später schließt – noch während der Pubertät. Die japanische Anthropologin Yasuko Minoura untersuchte die Kinder japanischer Geschäftsleute, die in den 1970er-Jahren von ihrem Unternehmen für ein paar Jahre nach Kalifornien geschickt worden waren.[33] Sie wollte wissen, in welchem Alter das neue Land das Selbstempfinden der Kinder formte, ihre Gefühle und die Art und

Weise, mit Freunden zu interagieren, selbst nach ihrer Rückkehr nach Japan. Das Ergebnis: vor allem zwischen neun und vierzehn, fünfzehn Jahren. Diejenigen Kinder, die in dieser sensiblen Phase einige Jahre in Kalifornien verbrachten, begannen sich «amerikanisch zu fühlen». Wenn sie mit fünfzehn Jahren oder später nach Japan zurückkehrten, fiel es ihnen schwerer, sich wieder einzugewöhnen oder sich «japanisch zu fühlen». Diejenigen, die erst mit fünfzehn Jahren nach Amerika kamen, hatten diese Probleme nicht, denn sie fühlten sich nie als Amerikaner, und diejenigen, die deutlich vor ihrem vierzehnten Lebensjahr nach Japan zurückkehrten, konnten sich leicht wieder anpassen, denn sie befanden sich noch immer in ihrer sensiblen Phase und konnten die japanische Lebensweise neu erlernen. «Während der sensiblen Periode», schrieb Minoura, «wird ein kulturelles Bedeutungssystem für zwischenmenschliche Beziehungen offenbar zu einem salienten Teil der Eigenidentität, an dem die Kinder emotional hängen.»[34]

Was passiert also mit amerikanischen Kindern, die ihr erstes Smartphone in der Regel mit elf Jahren erhalten und dann für den Rest ihrer Teenagerjahre in der Kultur von Instagram, TikTok, Videospielen und Online-Leben sozialisiert werden? In der spielbasierten Kindheit waren sukzessive altersgemäße Erfahrungen, die auf sensible Phasen abgestimmt waren und mit Gleichaltrigen geteilt wurden, die Regel. In einer smartphonebasierten Kindheit werden Kinder jedoch in einen tosenden Whirlpool voller für Erwachsene bestimmte Inhalte und Erfahrungen geworfen, die zeitlich ungeordnet auf sie einwirken. Identität, Selbstempfinden, Gefühle und Beziehungen – all das wird anders aussehen, wenn sie ihre Entwicklung eher in der virtuellen Welt als im wirklichen Leben durchlaufen. Was belohnt oder bestraft wird, wie eng Freundschaften sind und vor allem was *wünschenswert* ist – all dies wird online von unzähligen Posts, Kommentaren und Bewertungen bestimmt, die das Kind jede Woche sieht. Jedes Kind, das in seiner sensiblen Phase soziale Medien intensiv nutzt, wird in seiner sozialen Entwicklung durch die Kultur solcher Seiten geformt. Das könnte erklären, warum die Generation Z, was ihre psychische Gesundheit betrifft, so viel schlechter dasteht als die Millennials: Generation Z war die erste

Generation, die ihre Pubertät und die sensible Periode des kulturellen Lernens mit dem Smartphone in der Tasche durchlief.

Ich bin nicht der Einzige, der diese Hypothese über die Pubertät aufstellt; eine aktuelle britische Studie fand direkte Belege dafür, dass die Pubertät tatsächlich eine sensible Phase für den schädigenden Einfluss durch soziale Medien ist. Ein Team unter Leitung der Psychologin Amy Orben analysierte zwei große britische Datensätze und kam zu dem Ergebnis, dass die negative Korrelation zwischen der Nutzung sozialer Medien und der Lebenszufriedenheit in der Altersgruppe der Zehn- bis Fünfzehnjährigen ausgeprägter war als in der Altersgruppe der Sechzehn- bis Einundzwanzigjährigen oder irgendeiner anderen Altersgruppe.[35] Das Team führte überdies eine große Längsschnittstudie durch, um herauszufinden, ob britische Teenager, die ihren Social-Media-Konsum in einem Jahr steigerten, im darauffolgenden Jahr von einer Verschlechterung ihrer psychischen Gesundheit berichteten. Bei den Befragten, die sich auf dem Höhepunkt der Pubertät befanden, der bei Mädchen etwas früher eintritt als bei Jungen, lautete die Antwort Ja. Bei Mädchen wirkte sich die Nutzung sozialer Medien am negativsten zwischen elf und dreizehn Jahren aus, bei Jungen zwischen vierzehn und fünfzehn.[36]

Diese Ergebnisse liefern klare Hinweise darauf, dass dreizehn Jahre, also das gegenwärtige Mindestalter für das (nicht überwachte) Eröffnen eines Social-Media-Accounts, zu niedrig ist. Dreizehnjährige sollten nicht durch endlose Posts von Influencern und anderen Fremden scrollen, wenn ihr Gehirn derart formbar ist, während sie nach Vorbildern suchen, zu denen sie aufblicken können. Sie sollten spielen, sich synchronisieren und vis-à-vis mit Freunden abhängen – und bei dem Input, der in ihre Augen und Ohren strömt, auch etwas Raum für soziales Lernen mithilfe von Eltern, Lehrern und anderen Rollenmodellen in ihrer Gemeinschaft lassen.

All das zusammengenommen, können wir nun die spitzen «Ellbogen» in vielen Grafiken des vorangegangenen Kapitels verstehen. Generation Z ist die erste Generation, die über Smartphones und Tablets gebeugt durch die Pubertät gegangen ist und weniger Austausch von Angesicht zu Angesicht wie auch weniger Abenteuer Seite an Seite mit Freunden erlebt hat. Als die Kindheit neu verdrahtet wurde – vor allem zwischen 2010 und 2015 –, wurden die Heranwachsenden ängstlicher, depressiver und fragiler. In dieser neuen, smartphonebasierten Kindheit werden freies Spiel, Affektabstimmung (Aufeinander-Eingehen) und lokale Vorbilder für soziales Lernen durch stundenlange Bildschirmzeit, asynchrone Interaktionen und Influencer ersetzt, die von Algorithmen ausgewählt werden. In gewissem Sinne wird den Kindern ihre Kindheit geraubt.

Zusammenfassung

- Die menschliche Kindheit unterscheidet sich deutlich von der aller anderen Tiere. Das kindliche Gehirn hat im Alter von fünf Jahren 90 Prozent seines endgültigen Volumens erreicht, braucht dann aber lange Zeit, um sich zu konfigurieren. Diese langsam voranschreitende Kindheit ist eine Anpassung an kulturelles Lernen. Sie stellt eine Lehrzeit dar zum Erlernen von Fähigkeiten, die für den Erfolg in der jeweiligen Kultur notwendig sind.
- Freies Spiel ist von entscheidender Bedeutung für die Entwicklung sozialer ebenso wie körperlicher Fertigkeiten. Doch an die Stelle der spielbasierten ist eine smartphonebasierte Kindheit getreten, Kinder und Heranwachsende verlegen ihr Sozialleben und ihre Freizeit auf Geräte mit Internetverbindung.
- Kinder lernen im freien Spiel, Bindungen aufzubauen, sich zu synchronisieren und sich abzuwechseln. Sie genießen es, sich emotional miteinander abzustimmen, und benötigen enorm viel von alldem. Affektabstimmung und Synchronizität binden Paare, Gruppen und ganze Gemeinschaften. Der Austausch auf sozialen Medien erfolgt hingegen meist asynchron und rein sprachlich-performativ. Das hemmt die Affektabstimmung, und intensiven Nutzern mangelt es oft an sozialen Beziehungen.

- Kinder kommen mit zwei angeborenen Lernprogrammen auf die Welt, die ihnen helfen, sich die lokale Kultur anzueignen. Der Konformitäts-Bias motiviert sie, das Verhalten nachzuahmen, das am häufigsten auftritt. Der Prestige-Bias drängt sie dazu, eine Person nachzuahmen, die perfekt und am prestigeträchtigsten erscheint. Social-Media-Plattformen, die auf ein besonders hohes «Engagement» ausgelegt sind, kapern das soziale Lernen und übertönen die Kultur von Familie und lokaler Gemeinschaft, indem sie die Aufmerksamkeit der Kinder auf fragwürdige Influencer lenken und dort fixieren.
- Soziales Lernen findet die ganze Kindheit hindurch statt, doch offenbar gibt es eine «sensible Phase» für kulturelles Lernen, die etwa zwischen dem neunten und fünfzehnten Lebensjahr liegt. Die in diesen Jahren erlernten Verhaltensweisen und Identitäten prägen einen Menschen, sie bleiben stärker haften als solche aus anderen Altersstufen. Dies sind die entscheidenden sensiblen Jahre der Pubertät. Leider sind es auch die Jahre, in denen die meisten Heranwachsenden in Industrieländern ihr eigenes Smartphone bekommen und ihr Sozialleben ins Internet verlagern.

KAPITEL 3

Entdeckungsmodus und die Notwendigkeit riskanter Spiele

In den letzten Jahrzehnten haben die Vereinigten Staaten und andere westliche Länder zwei widersprüchliche Entscheidungen über die Sicherheit von Kindern getroffen, und beide waren falsch. Wir entschieden, dass die wirkliche Welt voller Gefahren stecke und Kindern nicht erlaubt werden sollte, sie ohne die Überwachung durch Erwachsene zu erforschen, obwohl die Gefahren für Kinder durch Verbrechen, Gewalt, betrunkene Autofahrer und die meisten anderen Gefahrenquellen seit den 1990er-Jahren rapide abgenommen haben.[1] Gleichzeitig schien es sich nicht zu lohnen, altersgerechte Schutzvorkehrungen für das Internet zu schaffen und einzufordern, also ließen wir Kinder unbeaufsichtigt durch den Wilden Westen der virtuellen Welt streifen, wo eine Fülle von Gefahren auf sie lauerten.

Um ein Beispiel für unsere Kurzsichtigkeit zu geben: Viele Eltern haben große Furcht davor, dass ihr Kind einem Sexualstraftäter in die Hände fällt. Doch Sexualverbrecher verbringen heutzutage den größten Teil ihrer Zeit in der virtuellen Welt, denn das Internet erleichtert die Kommunikation mit Kindern sehr und macht es zudem viel einfacher, Sex- und Gewaltvideos zu finden und weiterzugeben, in denen es um Kinder geht. So hieß es in einem Artikel der *New York Times* 2019: «Tech-Konzerne berichten von einem Boom von Online-Fotos und -Videos, die den sexuellen Missbrauch von Kindern zeigen – eine Rekordzahl von 45 Millionen illegaler Bilder wurde allein letztes Jahr registriert. Das zeigt ein System am Limit, das den Tätern nicht hinterherkommt.»[2] 2023 veröffentlichte das *Wall Street Journal* ein Exposé, das zeigte, wie

«Instagram Pädophile zusammenbringt und sie durch Empfehlungssysteme, die darauf spezialisiert sind, Nutzer mit Nischeninteressen miteinander zu verbinden, zu Content-Verkäufern leitet».[3]

Ein weiteres Beispiel: Isabel Hogben, ein vierzehnjähriges Mädchen in Rhode Island, veröffentlichte in *The Free Press* einen Aufsatz, der zeigte, dass sich amerikanische Eltern auf die falschen Gefahren konzentrieren: «Ich war zehn Jahre alt, als ich zum ersten Mal Pornografie anschaute. Ich war versehentlich auf Pornhub gestoßen und besuchte die Seite dann aus Neugier wieder. Die Website erfordert keinen Altersnachweis und keine ID, nicht einmal eine Eingabeaufforderung fragte mich, ob ich über achtzehn sei. Die Seite ist leicht zu finden, unmöglich zu vermeiden und ist zu einem gängigen Übergangsritus für Kids meines Alters geworden. Wo war meine Mutter? Im Zimmer nebenan, und sie sorgte dafür, dass ich täglich neun Früchte und Gemüse unterschiedlicher Farbe aß. Sie kümmerte sich um mich, war fast eine Helikopter-Mutter, aber dennoch stieß ich auf Online-Pornos. Und meine Freundinnen ebenso.»

Hogbens Aufsatz ist ein eindringlicher Beleg dafür, dass *wir unsere Kinder in der wirklichen Welt zu sehr, online aber zu wenig beschützen.* Wenn wir unsere Kinder wirklich beschützen wollen, sollten wir ihren Eintritt in die virtuelle Welt hinauszögern und sie stattdessen zum Spielen nach draußen schicken, in die wirkliche Welt.

Durch unbeaufsichtigtes Spielen im Freien lernen Kinder, wie man mit Risiken und Herausforderungen aller Art zurechtkommt. Indem Kinder physische, psychologische und soziale Kompetenz aufbauen, erwerben sie das nötige Selbstvertrauen, um neue Situationen zu bewältigen, was wie eine Impfung gegen Angst wirkt. In diesem Kapitel möchte ich zeigen, dass eine gesunde, humane Kindheit mit viel Autonomie und unbeaufsichtigtem Spiel in der wirklichen Welt das kindliche Gehirn dazu bringt, vorwiegend im «Entdeckungsmodus» zu arbeiten und ein wohlentwickeltes Bindungssystem aufzubauen wie auch die Fähigkeit, mit den Risiken des täglichen Lebens umzugehen. Wenn umgekehrt aber ein starker gesellschaftlicher Druck auf den Eltern lastet, ihren Kindern, wie es heute üblich ist, eine überfürsorgliche

Erziehung angedeihen zu lassen, so wird das kindliche Gehirn dazu gebracht, vorwiegend im «Verteidigungsmodus» zu arbeiten: Kennzeichnend für diesen Modus ist eine weniger sichere Bindung und eine geringere Fähigkeit, Risiken einzuschätzen und damit umzugehen. Lassen Sie mich erklären, was diese Begriffe bedeuten und warum der Entdeckungsmodus einer der Schlüssel dafür ist, der ängstlichen Generation zu helfen.

Entdeckungsmodus versus Verteidigungsmodus

Die Umgebung, die die Evolution der Hominiden in den letzten Jahrmillionen geschaffen hat, war außerordentlich variabel: Perioden von Sicherheit und Fülle wechselten sich ab mit Perioden von Mangel, Gefahr, Dürren und Hunger.[4] Unsere Vorfahren mussten sich psychologisch anpassen, um mit beiden Szenarien zurechtzukommen. Die Variabilität unserer Umwelt formte und verfeinerte ältere zerebrale Netzwerke, sodass sich daraus zwei Systeme entwickelten, die auf diese beiden Situationstypen zugeschnitten sind. Das Verhaltens*aktivierungs*system (behavioral activation system, BAS) springt an, wenn Sie eine günstige Gelegenheit erkennen, zum Beispiel, wenn alle hungrig sind und Sie mit Ihrer Gruppe auf einen Baum voller reifer Kirschen stoßen.[5] Sie werden von positiven Gefühlen und geteilter Aufregung gepackt, Ihr Speichelfluss setzt ein, und alle sind bereit, aktiv zu werden! Ich gebe BAS einen stärker intuitiven Namen: *Entdeckungsmodus*.[6]

Das Verhaltenshemmsystem (behavioral inhibition system, BIS) springt hingegen an, wenn Gefahren entdeckt werden, zum Beispiel, wenn Sie beim Kirschenpflücken einen Leoparden in der Nähe brüllen hören. Alle hören mit dem auf, was sie gerade tun. Der Appetit wird unterdrückt, während Ihr Körper von Stresshormonen überflutet wird und Ihre Gedanken nur noch darum kreisen, die Gefahr zu identifizieren und Fluchtwege zu suchen. Ich bezeichne BIS als Verteidigungsmodus. Bei Menschen mit chronischer Angst ist der Verteidigungsmodus ständig aktiviert.

Gemeinsam bilden die beiden Systeme einen Mechanismus, der es erlaubt, sich rasch an verschiedene Situationen anzupassen, wie ein Thermostat, der bei schwankenden Temperaturen entweder ein Heizsystem oder ein Kühlsystem anschalten kann. Bei praktisch allen Tierarten hängt die Standardeinstellung des Gesamtsystems von der evolutionären Geschichte der jeweiligen Art und der erwarteten Umgebung ab. Tiere, die sich mit einem geringen täglichen Sterberisiko entwickelten (wie Spitzenprädatoren in einer Nahrungskette oder Pflanzenfresser auf einer Insel ohne Fressfeinde), wirken oft ruhig und voller Selbstvertrauen. Sie lassen Menschen nahe an sich herankommen. Ihre Standardeinstellung ist der Entdeckungsmodus, auch wenn sie bei Angriffen in den Verteidigungsmodus wechseln. Im Gegensatz dazu sind Tiere wie Kaninchen und Rehe, die im Lauf ihrer Evolution ständig von Fressfeinden bedroht waren, scheu; sie sind auf der Hut und geben schnell Fersengeld. Ihre Standardeinstellung ist der Verteidigungsmodus, und nur, wenn sie die Umgebung für ungewöhnlich sicher halten, wechseln sie langsam und vorsichtig in den Entdeckungsmodus.

Beim Menschen (und anderen sehr sozialen Tieren wie Hunden) liefert die Standardeinstellung einen wichtigen Beitrag zur individuellen Persönlichkeit. Menschen (und Hunde), die im Entdeckungsmodus durchs Leben gehen (solange sie nicht direkt bedroht werden), sind glücklicher, kontaktfreudiger und neugieriger auf neue Erfahrungen. Umgekehrt sind Menschen (und Hunde), die sich ständig im Verteidigungsmodus befinden, defensiver und ängstlicher, und sie fühlen sich nur selten wirklich sicher. Sie neigen dazu, neue Situationen, Menschen und Ideen potenziell als Bedrohung anzusehen, nicht als Gelegenheit. Solch chronische Vorsicht war in einigen früheren Umgebungen durchaus adaptiv und ist es für Kinder, die in einer instabilen und gewalttätigen Umgebung aufwachsen, unter Umständen noch immer. Im Verteidigungsmodus festzustecken, ist jedoch in einer physisch sicheren Umgebung, in der die meisten Kinder in Industrienationen heute leben, ein Hindernis für Lernen und Wachstum.

Studierende in der Defensive

Der Entdeckungsmodus fördert Lernen und Wachstum. Wenn wir jungen Leuten helfen möchten zu gedeihen – zu Hause, in der Schule, am Arbeitsplatz –, ist es das Beste, dafür zu sorgen, dass sie in den Entdeckungsmodus umschalten. Lassen Sie mich die Unterschiede zwischen den beiden Modi an einem Beispiel genauer erklären. Abbildung 3.1 zeigt, was eine Studentin, die neu an die Universität kommt, empfinden mag, wenn ihre Kindheit (und ihre Gene) ihr ein Gehirn gegeben haben, dessen Standardeinstellung der Entdeckungsmodus beziehungsweise der Verteidigungsmodus ist. Es liegt auf der Hand, dass Studierende im Entdeckungsmodus von der Fülle an intellektuellen und sozialen Gelegenheiten an der Universität profitieren und sich rasch weiterentwickeln werden. Studierende, die den größten Teil ihrer Zeit im Verteidigungsmodus verbringen, werden weniger lernen und sich weniger stark weiterentwickeln.

Dieser Gegensatz erklärt die plötzliche Veränderung, zu der es an vielen Universitäten um 2014 kam. Abbildung 3.2 zeigt, wie sich die Verteilung von mentalen und körperlichen Einschränkungen verän-

Die beiden grundlegenden mentalen Einstellungen

Entdeckungsmodus (BAS)	Verteidigungsmodus (BIS)
• Nach Gelegenheiten Ausschau halten	• Nach Gefahren Ausschau halten
• Ein Gefühl wie ein Kind in einem Spielzeugladen	• Mental auf Mangel eingestellt
• Sich auf den eigenen Verstand verlassen	• Sich an seine Gruppe klammern
• *Ich will mich entwickeln!*	• *Sorge dafür, dass ich sicher bin!*

Abbildung 3.1: Entdeckungsmodus versus Verteidigungsmodus bei einer Studentin, die neu an die Universität kommt.

derte, als die ersten Studierenden der Generation Z an die Hochschulen kamen und die letzten Studierenden der Millennials ihre Abschlüsse machten. Diejenigen Störungen, die rapide zunahmen, waren allesamt psychologischer Natur, zum allergrößten Teil Angststörungen und Depressionen.

Kaum war die Generation Z an die Universitäten gekommen, wurden die universitären Beratungszentren überrannt.[8] Die eher ausgelassene Kultur der Millennial-Studenten im Entdeckungsmodus wich einer ängstlicheren Kultur der Generation-Z-Studenten im Verteidigungsmodus. Bücher, Worte, Sprecher und Ideen, die 2010 keine oder kaum eine Kontroverse ausgelöst hatten, galten um 2015 als schädlich, gefährlich oder traumatisierend. Amerikas Universitäten mit ihren Wohnheimen sind nicht perfekt, doch sie gehören zu den sichersten, einladendsten und inklusivsten Umgebungen, die jemals für junge Erwachsene geschaffen wurden. Um 2015 veränderte sich die Campuskultur jedoch, und das nicht nur in den Vereinigten Staaten, sondern auch an britischen und kanadischen Universitäten.[9] Wie konnte es so

Selbst berichtete Einschränkungen, Erstsemester

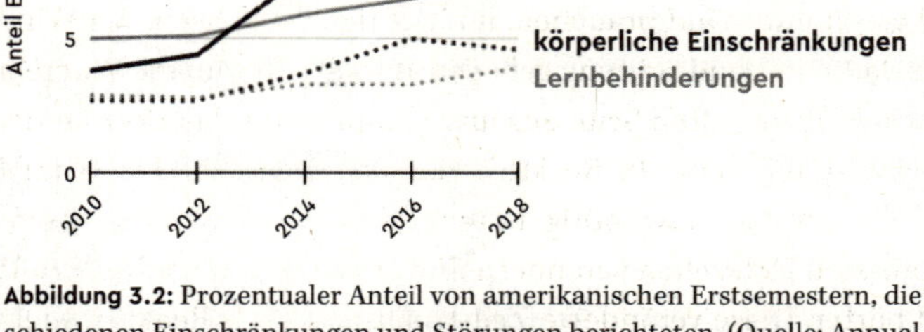

Abbildung 3.2: Prozentualer Anteil von amerikanischen Erstsemestern, die von verschiedenen Einschränkungen und Störungen berichteten. (Quelle: Annual Freshman Survey, durchgeführt vom Higher Education Research Institute der UCLA.)[7]

rasch und gleich in mehreren Ländern zu einer so starken Veränderung kommen?

In diesem Kapitel werde ich zeigen, dass eine spielbasierte Kindheit der natürliche Weg ist, Gehirne so zu verdrahten, dass sie dem Entdeckungsmodus zuneigen, und wie die smartphonebasierte Kindheit eine ganze Generation von Kindern in Richtung Verteidigungsmodus verschob.

Kinder sind antifragil

Gegen Ende der 1980er-Jahre wurde in der Wüste von Arizona ein großes Experiment gestartet. Biosphäre 2 war (und ist bislang) der umfangreichste Versuch, ein geschlossenes künstliches Ökosystem zu schaffen, als Vorspiel für den Bau von (irgendwann später geplanten) autarken Ökosystemen im All. In Biosphäre 2 sollten acht Menschen mehrere Jahre lang leben können. Aller Sauerstoff, den sie atmeten, alles Wasser, das sie tranken, und alle Nahrung, die sie aßen, sollten innerhalb der Anlage erzeugt werden.

Dieses Ziel wurde nie erreicht, die Komplexität der biologischen Interaktionen zwischen verschiedenen Spezies und der sozialen Interaktionen zwischen Menschen erwies sich als zu hoch. Aus den zahlreichen Fehlern ließ sich jedoch eine Menge lernen. So wuchsen zum Beispiel viele der Bäume, die gepflanzt wurden, um ein Regenwald-Ökosystem zu schaffen, sehr rasch, stürzten aber um, bevor sie ausgewachsen waren. Die Designer des Projekts hatten nicht bedacht, dass junge Bäume Wind brauchen, um richtig zu wachsen. Bei Wind wird der Baum in Windrichtung gebogen; das übt Zug auf die Wurzeln an der windzugewandten Seite aus und komprimiert das Holz an der windabgewandten Seite. In Reaktion darauf expandiert das Wurzelsystem, um den Baum, wo nötig, fester zu verankern, und die zusammengepressten Holzzellen verändern ihre Struktur und werden kräftiger und härter. Diese veränderte Zellstruktur wird als Reaktionsholz oder auch Druckholz bezeichnet. Bäume, die früh im Leben starken

Winden ausgesetzt sind, wachsen zu Bäumen heran, die in voll ausgewachsenem Zustand noch stärkeren Winden widerstehen können. Umgekehrt stürzen Bäume, die in einem geschützten Treibhaus heranwachsen, manchmal aufgrund ihres eigenen Gewichts um, noch bevor sie ausgewachsen sind.

Druckholz ist eine perfekte Metapher für Kinder, die ebenfalls mit verschiedenen Stressoren Bekanntschaft machen müssen, um zu starken Erwachsenen heranzuwachsen. Die Biosphären-Bäume illustrieren das Konzept der «Antifragilität», einen Begriff, der von meinem NYU-Kollegen Nassim Nicholas Taleb in seinem 2012 erschienenen Buch *Antifragile: Things That Gain from Disorder* (*Antifragilität: Anleitungen für eine Welt, die wir nicht verstehen*) geprägt wurde. Manche Dinge, wie Weingläser, so Taleb, sind fragil. Wir schützen solche zerbrechlichen Dinge vor Erschütterungen und Gefahren, weil wir wissen, dass sie nicht einmal einer geringfügigen Belastung, etwa auf dem Tisch umgestoßen zu werden, standhalten können. Andere Dinge sind resilient, wie eine Plastiktasse, die selbst dann nicht kaputtgeht, wenn sie vom Tisch fällt. Aber resiliente Objekte werden nicht besser davon, dass man sie fallen lässt. Sie werden nur nicht schlechter.

Taleb prägte den Begriff «antifragil», um Objekte zu beschreiben, die tatsächlich ab und zu umgestoßen werden *müssen*, um stark zu werden. Ich spreche von Objekten, dabei gibt es nur sehr wenige unbelebte Dinge, die antifragil sind. Vielmehr ist Antifragilität eine häufige Eigenschaft von komplexen Systemen, die (von der Evolution oder auch von Menschen) dafür geschaffen wurden, in einer Welt zu funktionieren, die unvorhersehbar ist.[10] Das ultimative antifragile System ist das Immunsystem, das eine frühe Exposition gegenüber Schmutz, Parasiten und Bakterien in der Kindheit *braucht*, um sich zu entwickeln. Eltern, die versuchen, ihre Kinder in einer keimfreien Blase aufzuziehen, schaden ihren Kindern, weil sie die Entwicklung ihres antifragilen Immunsystems blockieren.

Dieselbe Dynamik gilt für das sogenannte psychische Immunsystem[11] – die Fähigkeit eines Kindes, mit Frustration, kleineren Unfällen, Hänseleien, Ausschluss, empfundenen Ungerechtigkeiten und normalen Konflikten umzugehen, sie zu verarbeiten und über sie hinwegzukommen, ohne stunden- oder tagelang in einem Gefühlschaos zu versinken. Es gibt keine Möglichkeit, mit anderen Menschen zusammenzuleben, ohne dass es zu Konflikten und Enttäuschungen kommt. Wie die Stoiker und Buddhisten schon vor langer Zeit lehrten, lässt sich Glück nicht erreichen, indem man alle negativen «Trigger» aus dem Leben eliminiert; vielmehr erwächst Glück daraus, dass man lernt, äußeren Ereignissen die Macht zu nehmen, negative Emotionen bei sich auszulösen. Das beste Buch über Erziehung[12], das meine Frau und ich lasen, als unsere Kinder noch klein waren, empfahl uns, sie jeden Tag zu frustrieren, indem wir ihnen die Bedingtheit des Lebens zeigten und durchsetzten: *Wenn du die* Teletubbies *sehen willst, musst du zuerst dein Spielzeug wegräumen. Wenn du das weiterhin tust, musst du auf dein Zimmer gehen. Ja, deine Schwester hat etwas bekommen und du nicht, so was geschieht manchmal im Leben.*

Eltern, die mit guten Absichten versuchen, ihre Kinder in einer Blase der Zufriedenheit zu erziehen, geschützt vor Frustration, Konsequenzen und negativen Gefühlen, schaden ihnen damit möglicherweise eher. Unter Umständen blockieren sie die Entwicklung von Kompetenz, Selbstkontrolle, Frustrationstoleranz und emotionalem Selbstmanagement. Mehrere Studien haben ergeben, dass solches «Verhätscheln» oder eine «Helikopter-Erziehung» korreliert ist mit späteren Angststörungen, einer geringen Selbstwirksamkeitserwartung (das innere Vertrauen, dass man tun kann, was nötig ist, um seine Ziele zu erreichen) und Schwierigkeiten, an der Universität zurechtzukommen.[13]

Kinder sind ihrem Wesen nach antifragil, und deshalb ist bei zu stark beschützten Kindern die Gefahr größer, dass sie als Heranwachsende im Verteidigungsmodus feststecken. Im Verteidigungsmodus lernen sie wahrscheinlich weniger, haben weniger enge Freunde, sind ängstlicher und leiden stärker unter ganz gewöhnlichen Unterhaltungen und Konflikten.

Antifragile Kinder brauchen riskante Spiele, um im Entdeckungsmodus zu bleiben

Antifragilität ist der Schlüssel zur Lösung vieler Rätsel der menschlichen Entwicklung. Sie erklärt zum Beispiel, warum Kinder ihre Spiele immer riskanter gestalten. Warum sucht sich ein Kind, das gerade die Fertigkeit erworben hat, mit dem Skateboard einen sanften Hügel herunterzufahren, erst einen steileren Hang, dann eine Treppe und schließlich vielleicht sogar ein Treppengeländer? Warum suchen sich Kinder Aktivitäten, die so gut wie sicher dazu führen, dass sie sich öfter verletzen? Spielforscher kennen die Antwort schon lange. Wie das norwegische Forscherteam Ellen Sandseter und Leif Kennair 2010 schrieb, haben aufregende Erfahrungen eine antiphobische Wirkung.[14]

Sandseter und Kennair beginnen mit einer verblüffenden Tatsache, die in der Klinischen Psychologie seit Langem bekannt ist: Phobien konzentrieren sich auf einige wenige Tiere und Situationen, die fast niemanden töten, wie Schlangen (selbst kleine), enge Räume, Dunkelheit, öffentliches Reden und Höhe. Umgekehrt entwickeln nur sehr wenige Menschen Phobien gegenüber Dingen, die viele moderne Menschen töten, darunter Autos, Opioide, Messer, Schusswaffen und Junkfood. Zudem lassen sich Phobien bei Erwachsenen nur selten auf schlechte Erfahrungen in der Kindheit zurückführen.[15] Tatsächlich wachsen Kinder, die in ihrer Kindheit von Bäumen fielen, oft zu Erwachsenen heran, die sich besonders wenig vor dem Erklettern von Bäumen fürchten.

Wir können das Rätsel lösen, indem wir eine evolutionäre Perspektive einnehmen. Heute verbreitete Phobien entwickelten sich über Millionen von Jahren vor dem Hintergrund eines Jäger-und-Sammler-Lebens, wobei einige Phobien (wie die Schlangenphobie) auch bei anderen Primaten vorkommen. Wir sind per Evolution darauf vorbereitet, auf einige Dinge, wie eben Schlangen, besonders zu achten; eine einzige schlechte Erfahrung kann dann schon zum Erwerb einer Furchtreaktion führen – manchmal reicht dafür schon allein die Beobachtung, dass andere aus der Gruppe Furcht vor Schlangen zeigen.

Umgekehrt gilt: Wenn ein Kind das Objekt seiner Furcht besser kennenlernt, Erfahrungen sammelt und die Situation meistert, verschwindet die Furcht gewöhnlich.

Wenn Kinder kompetenter werden, wächst häufig ihre *Faszination* für einige der Dinge, die sie zuvor gefürchtet haben. Sie nähern sich ihnen, suchen bei Erwachsenen und älteren Kindern Orientierung, lernen, die gefährlichen von den weniger gefährlichen Situationen zu unterscheiden, und meistern ihre Furcht schließlich. Dabei verwandelt sich die Furcht in Aufregung und Triumph. Man kann diese Wandlung im Gesicht eines Kleinkindes sehen, wenn es die Hand ausstreckt, um einen Wurm unter einem Stein zu berühren, den Sie auf einem Waldspaziergang gerade aufgehoben haben. Man sieht die Mischung aus Furcht und Faszination und hört den Schrei zwischen Begeisterung und Ekel, wenn der Kleine den Finger wieder zurückzieht. Er hat's getan! Das nächste Mal, wenn er auf einen Wurm trifft, wird er weniger Furcht empfinden.

Während ich dieses Kapitel schreibe (im Herbst 2022), hat meine Familie einen Welpen bekommen. Wilma ist eine kleine Hündin und wog nur wenig mehr als drei Kilogramm, als wir sie zum ersten Mal auf Spaziergänge auf den dicht bevölkerten Bürgersteigen von New York City mitnahmen. Zunächst war deutlich erkennbar, dass sie sich vor allem fürchtete, einschließlich der Parade größerer Hunde, und es fiel ihr schwer, sich so weit zu entspannen, dass sie «ihr Geschäft» erledigen konnte.

Im Lauf der Zeit gewöhnte sie sich ein wenig an die Spaziergänge, und ich ließ sie frühmorgens im Park mit anderen Hunden ohne Leine laufen. Auch da reagierte sie zunächst ängstlich, doch sie meisterte die Situation, als habe sie Sandseter und Kennair gelesen. Sie näherte sich viel größeren Hunden langsam und zog sich blitzschnell zurück, sobald diese einen Schritt auf sie zu machten. Manchmal rannte sie zu mir, um sich in Sicherheit zu bringen, doch dann setzte ihr Anti-Phobie-Programm ein. Ohne langsamer zu werden, umrundete sie meine Beine und sprintete zu dem größeren Hund zurück, um die Aufregung noch einmal zu genießen. Sie experimentierte und versuchte, ihr indi-

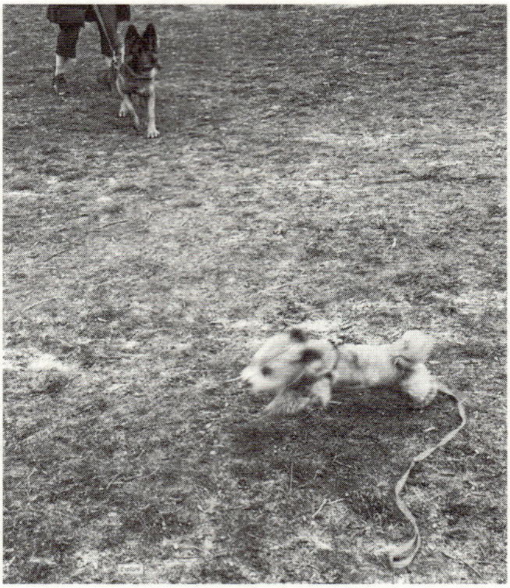

Abbildung 3.3: Die sieben Monate alte Wilma sprintet auf einen Deutschen Schäferhund zu und macht dann eine abrupte Kehrtwende; es folgen eine Aufforderung zum Spiel und weitere Sprints auf den größeren Hund zu. Das Video dieser Interaktion können Sie sich in der Online-Ergänzung ansehen.

viduelles Maß an Spaß und Furcht für diesen Moment zu finden. Indem sie wiederholt zwischen Entdeckungsmodus und Verteidigungsmodus wechselte, lernte sie, die Absichten anderer Hunde einzuschätzen, und entwickelte ihre eigene Fähigkeit für raues und vergnügliches Spiel, auch wenn sie dabei gelegentlich umgeworfen wurde und dann nur noch ein Knäuel aus Schwanz und Pfoten war.

Kinder und Welpen suchen nach Nervenkitzel, sie gieren geradezu danach. Und sie brauchen solche aufregenden Erlebnisse, wenn sie ihre Kindheitsängste überwinden und ihr Gehirn so verdrahten sollen, dass der Entdeckungsmodus zum Standard wird. Kinder müssen im Schwung von der Schaukel springen. Sie müssen Wälder und Schrottplätze erkunden, um nach Neuem und nach Abenteuer zu suchen. Sie müssen mit ihren Freunden laut aufschreien, wenn sie einen Horrorfilm sehen oder Achterbahn fahren. Dabei entwickeln sie eine breite Palette von Kompetenzen, einschließlich der Fähigkeit, Risiken einzuschätzen und angesichts von Gefahren angemessen zu handeln. Sie lernen, dass sie Situationen gewöhnlich selbst dann, wenn einmal etwas schiefgeht und es etwa zu Verletzungen kommt, handhaben können, ohne einen Erwachsenen zu rufen.

Sandseter und Kennair definieren riskante Spiele als «spannende und aufregende Formen des Spielens, die das Risiko einer körperlichen Verletzung bergen». (In einem Artikel von 2023, einer Erweiterung ihrer ursprünglichen Arbeiten, ergänzen sie, dass riskantes Spiel auch Elemente der Ungewissheit erfordert.[16]) Sie stellen fest, dass solche Spiele gewöhnlich draußen stattfinden, in freier Spielzeit und nicht im Rahmen von Aktivitäten, die von Erwachsenen organisiert werden. Kinder entscheiden sich für Aktivitäten, die oft zu relativ harmlosen Verletzungen wie blauen Flecken und Schrammen führen.

Sandseter und Kennair haben Risiken analysiert, die Kinder eingehen, wenn Erwachsene ihnen eine gewisse Freiheit lassen, und sie haben sechs solcher Risiken gefunden: Höhe (etwa beim Klettern auf Bäume oder Spielplatzgeräte), hohe Geschwindigkeit (wie beim Schaukeln oder auf steilen Rutschen), gefährliche Werkzeuge (wie Hammer und Bohrer), gefährliche Elemente (wie bei Experimenten mit Feuer), raue körperliche Spiele (wie Rangeln) und Verschwinden (sich verstecken, sich entfernen, potenziell verloren gehen oder sich absondern). Das sind die wichtigsten Nervenkitzel, die Kinder brauchen. Sie schaffen sich diese Nervenkitzel selbst, wenn Erwachsene sie nicht daran hindern – was wir schon in den 1990er-Jahren taten. Man beachte, dass Videospiele *keines* dieser Risiken bieten, auch wenn Spiele wie *Fortnite* Avatare zeigen, die *all das* tun.[17] Wir sind Wesen, die sich körperlich ausdrücken, und Kinder sollten lernen, wie sie ihren Körper in der physischen Welt einsetzen können, bevor sie viel Zeit in der virtuellen Welt verbringen.

Auf vielen Fotos von Spielplätzen, die vor den 1980er-Jahren aufgenommen wurden,[18] kann man sehen, wie Kinder gemeinsam Risiko und Abenteuer suchen. Einige von ihnen, wie das Bild in Abbildung 3.4, zeigen Spielplätze, die eindeutig zu gefährlich sind. Wenn Kinder

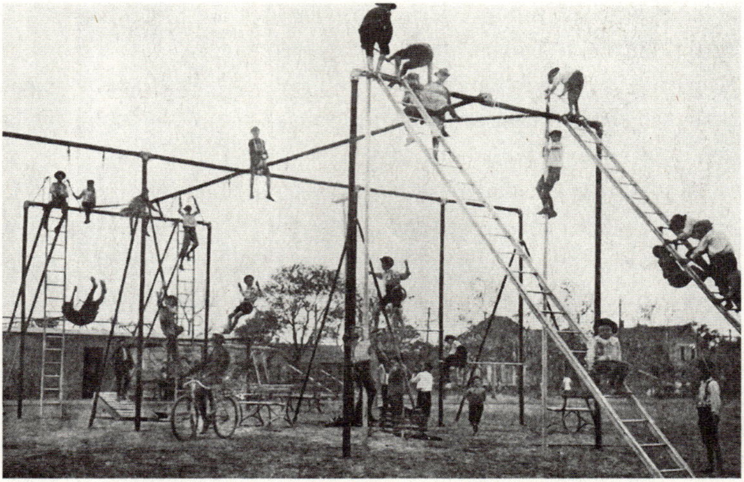

Abbildung 3.4: Ein eindeutig gefährlicher Spielplatz in Dallas, Texas, Datierung unbekannt.[19]

aus so großer Höhe abstürzen, können sie sich schwer verletzen, sich vielleicht sogar das Genick brechen.

Im Gegensatz dazu zeigt Abbildung 3.5 ein Karussell – meiner Ansicht nach das beste Spielplatzgerät, das jemals entwickelt wurde. Es erfordert Kooperation: Je mehr Kinder sich beteiligen, desto schneller dreht es sich und desto mehr Geschrei gibt es, was beides den Nervenkitzel steigert. Die Zentrifugalkraft löst körperliche Empfindungen aus, die man sonst nirgendwo erfährt, was dieses Karussell pädagogisch wie auch experimentell einzigartig macht. Wenn man in der Mitte liegt, erfährt man eine Bewusstseinsveränderung (Schwindel). Und das Beste ist, dass das Karussell endlos viele Möglichkeiten für zusätzliche Risiken bietet, wie Aufstehen, sich von den Seiten herabhängen lassen oder sich mit anderen Kindern einen Ball zuwerfen, während das Karussell sich dreht.

Auf dem Karussell kann man sich verletzen, wenn man nicht aufpasst, aber nicht wirklich schlimm, was bedeutet, dass man direktes

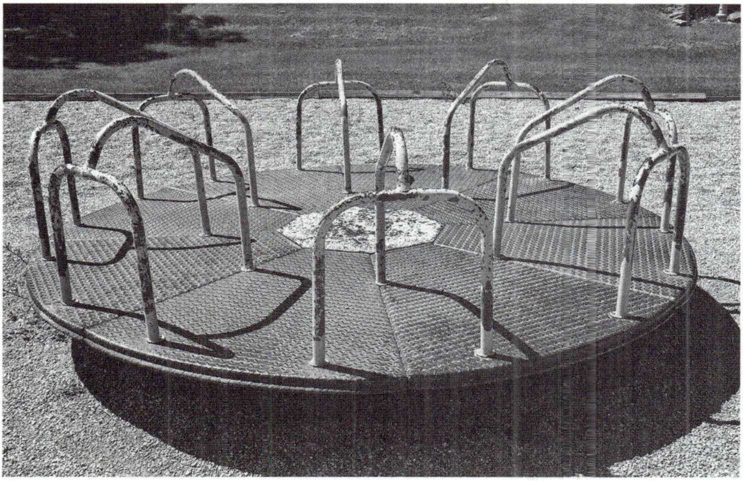

Abbildung 3.5: Ein Karussell, fester Bestandteil von Spielplätzen der 1970er-Jahre.[20]

Feedback für geschickte oder ungeschickte Bewegungen erhält. Man lernt, wie man seinen Körper einsetzen sollte und wie man sich und andere absichern kann. Forschende, die Kinder beim Spielen untersuchen, sind zu dem Schluss gekommen, dass das Risiko kleiner Verletzungen als Kennzeichen eines guten Spielplatzes gelten sollte, nicht als Mangel. In Großbritannien arbeitet man mit dieser Erkenntnis und stattet Spielplätze mit Baumaterial, Hämmern und anderen Werkzeugen aus (die unter Aufsicht von Erwachsenen benutzt werden).[21] Der kluge Leiter eines Sommerlagers drückte es mir gegenüber einmal so aus: «Wir wollen blaue Flecken sehen, keine Narben.»

Leider sind Karussells auf Spielplätzen heutzutage selten geworden, weil sie ein *gewisses* Risiko mit sich bringen; in einem klagefreudigen Land wie den Vereinigten Staaten bergen sie daher auch ein gewisses Risiko, dass es zu einem Prozess gegen Wen-auch-immer kommt, der für den Spielplatz verantwortlich ist. Auf den meisten amerikanischen Spielplätzen lässt sich seit den 1990er-Jahren ein Rückgang riskanter

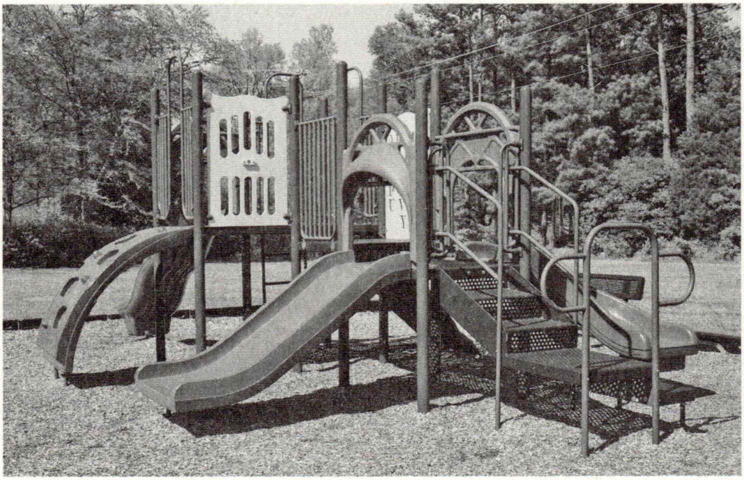

Abbildung 3.6: Ein eindeutig zu sicherer Spielplatz, der antifragilen Kids wenig Gelegenheit bietet zu lernen, wie man sich *nicht* verletzt.[22]

Spielgeräte beobachten. Abbildung 3.6 zeigt die häufigste Art von Strukturen auf Spielplätzen, die meine Kinder Anfang der 2010er-Jahre in New York City besuchten. Es ist schwierig, sich an diesen Dingern zu verletzen. Das heißt, Kinder lernen kaum etwas darüber, wie man sich *nicht* verletzt.

Diese ultrasicheren Strukturen waren unterhaltsam, als meine Kinder drei oder vier Jahre waren, doch mit sechs Jahren wollten sie mehr Nervenkitzel, den sie dann auf Coney Island fanden. Vergnügungsparks in aller Welt sind dazu entworfen, Kindern immerhin zwei von Sandseters und Kennairs sechs Arten von Nervenkitzel zu vermitteln: Höhe und hohe Geschwindigkeit. Die Fahrten bieten Furcht und Nervenkitzel in unterschiedlicher Dosierung (bei beinahe null Risiko), und wann immer ich meine Kinder und ihre Freunde nach Coney Island mitnahm, drehte sich die Unterhaltung im Auto darum, wer heute welche besonders furchterregende Fahrt wagen würde.

Vielleicht ist Ihre erste Reaktion auf solche Fotos alter Spielplätze

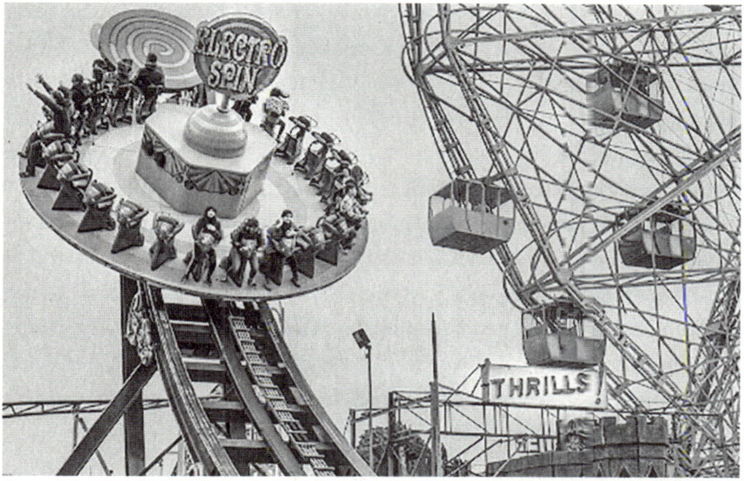

Abbildung 3.7: Coney Island, New York City, bietet eine breite Palette unterschiedlich dosierter Nervenkitzel.[23]

ein erleichtertes «Die wären wir los!». Welche Eltern möchten schon bei ihren Kindern *irgendwelche* Risiken eingehen? Der Schaden, der entsteht, wenn riskantes Spielen im Freien gänzlich eliminiert wird, ist jedoch beträchtlich. Während ich dieses Kapitel schrieb, traf ich mich mit Mariana Brussoni, einer Spielforscherin an der University of British Columbia. Brussoni wies mich auf Studien hin, die zeigen, dass das Verletzungsrisiko pro Stunde körperlichen Spiels *niedriger* ist als das Risiko pro Stunde bei erwachsenengeleiteten Sportarten, wobei freies Spielen gleichzeitig viel mehr Vorteile für die kindliche Entwicklung mit sich bringt (weil die Kinder alle Entscheidungen selbst treffen, Regeln aufstellen und durchsetzen sowie alle Streitereien schlichten müssen).[24] Bussoni plädiert vehement für riskantes Spielen draußen, denn auf lange Sicht erzeugt das die gesündesten Kinder.[25] Unser Ziel beim Entwurf von Spielstätten für Kinder sollte es ihr zufolge sein, Spielen für sie «so sicher wie nötig, aber nicht so sicher wie möglich» zu machen.[26]

Spielforscher wie Brussoni, Sandseter und Kennair sowie Peter Gray zeigen uns, dass antifragile Kinder Spiele, die ein gewisses Risiko beinhalten, spielen *müssen*, um Kompetenzen zu entwickeln und ihre Kindheitsängste zu überwinden. Wie meine Hündin Wilma können nur die Kinder selbst über das Maß an Risiko entscheiden, das sie in einem bestimmten Moment einzugehen bereit sind, während sie ihr erfahrungssuchendes Gehirn anpassen. Wie junge Bäume, die dem Wind ausgesetzt sind, wachsen Kinder, die routinemäßig kleinen Risiken ausgesetzt sind, zu Erwachsenen heran, die mit deutlich größeren Risiken fertigwerden können, ohne in Panik zu geraten. Umgekehrt werden Kinder, die quasi in einem geschützten Treibhaus heranwachsen, manchmal durch Ängste außer Gefecht gesetzt, noch bevor sie das Erwachsenenalter erreichen.

Ich werde oft gefragt, warum ich Eltern dränge, besser auf die Online-Aktivitäten ihrer Kinder zu achten und diese einzuschränken, obgleich ich doch seit Jahren darüber rede, dass Eltern mit ihrer Überfürsorglichkeit aufhören und ihren Kindern mehr Freiheiten geben sollten. Können Kinder nicht auch online antifragil werden? Erleben sie nicht auch dort Rückschläge, Stressoren und Herausforderungen?

Nun, ich sehe kaum Hinweise darauf, dass ein Kind in einer smartphonebasierten Kindheit Antifragilität entwickelt. Die menschliche Kindheit hat sich im Lauf unserer Evolution in der wirklichen Welt herausgebildet, und das kindliche Gehirn «erwartet» die Herausforderungen der wirklichen Welt, für die Körperlichkeit, Synchronizität und Eins-zu-eins- oder Eins-zu-mehreren-Beziehungen innerhalb von beständigen Gemeinschaften typisch sind. Um sich körperlich zu entwickeln, brauchen sie körperliches Spiel und körperliches Risiko. Virtuelle Schlachten in einem Videospiel haben kaum oder keinen physischen Nutzen. Für ihre soziale Entwicklung müssen Kinder die Kunst erlernen, Freundschaften zu schließen, was eine körperliche Komponente hat; Freunde unternehmen Dinge gemeinsam, und als Kinder berühren sie sich, umarmen sich und rangeln miteinander. Fehler verursachen nur geringe Kosten und können in Echtzeit korrigiert werden. Überdies gibt es klare körperliche Signale für diese Korrektur, wie eine

Entschuldigung mit einem passenden Gesichtsausdruck. Ein Lächeln, ein Handschlag oder ein Klopfen auf den Rücken zeigt allen, dass die Sache wieder in Ordnung ist; beide Seiten sind bereit weiterzuspielen, beide entwickeln die Fähigkeit, Beziehungen wieder zu reparieren. Wenn junge Leute dagegen ihre sozialen Beziehungen in die virtuelle Welt verlagern, werden diese Beziehungen entkörperlicht, asynchron und manchmal austauschbar. In der virtuellen Welt, wo Content ewig weiterlebt und für alle sichtbar ist, können selbst kleine Fehler große Kosten verursachen. Unter Umständen werden Fehler von zahlreichen Personen, zu denen man gar keine grundlegende Beziehung hat, scharf kritisiert. Auf Entschuldigungen wird oft mit Spott reagiert, und jedes Signal von Akzeptanz oder Versöhnung ist möglicherweise gemischt oder vage. Statt Erfahrung bei der Bewältigung sozialer Probleme zu sammeln, bleibt ein Kind oft mit dem Gefühl zurück, sozial inkompetent zu sein, an Status verloren zu haben und weitere soziale Kontakte fürchten zu müssen.

Daher ist es kein Widerspruch, wenn ich sage, Eltern sollten ihre Kinder in der realen Welt weniger überwachen, in der virtuellen Welt jedoch mehr – vor allen dadurch, dass sie das Eintauchen in diese verzögern. Die Kindheit entwickelte sich auf der Erde, und die kindliche Antifragilität ist abgestimmt auf irdische Verhältnisse. Kleine Fehler fördern Wachstum und Lernen. Wachsen Kinder jedoch auf dem Mars auf, kommt es zu einer Diskrepanz zwischen dem, was Kinder brauchen, und dem, was die Umgebung bietet. Wenn ein Kind auf dem Mars fällt und der Gesichtsschirm seines Raumanzugs einen Riss bekommt, bedeutet das den sofortigen Tod. Der Mars ist unbarmherzig, und das Leben dort würde ein Leben im Verteidigungsmodus erfordern. Natürlich ist die Online-Welt nicht annähernd so tödlich wie der Rote Planet, doch auch hier können sich kleine Fehler sehr stark auswirken. Kinder haben keine Evolution hinter sich, die ihnen dabei helfen würde, mit der Viralität, Anonymität, Instabilität und dem Risiko der öffentlichen Beschämung umzugehen. Selbst Erwachsene tun sich da häufig schwer.

Wir üben unsere Schutzbemühungen an der falschen Stelle aus. Wir sollten unseren Kindern mehr Praxis in der wirklichen Welt zugestehen, die sie so dringend brauchen, und ihren Eintritt in die Online-Welt verzögern, wo der Nutzen geringer ist und es so gut wie keine Schutzplanken gibt.

Der Anfang vom Ende der spielbasierten Kindheit

In welchem Alter haben Sie bestimmte Freiheiten erhalten? Wie alt waren Sie, als Ihre Eltern Sie allein zum Haus eines Freundes gehen ließen, das mindestens einen halben Kilometer entfernt war, oder Ihnen und Ihren Freunden erlaubten, allein und unbeaufsichtigt herumzustromern, in den Park oder in Geschäfte zu gehen? Ich habe diese Frage schon viele Dutzend Mal an mein Publikum gestellt, und ich stoße immer wieder auf dieselben Generationenunterschiede.

Erst bitte ich alle, die vor 1980 geboren sind, die Hand zu heben. Das sind die Vertreter der Generation X (geboren 1965 bis 1980), die Babyboomer (geboren 1946 bis 1964) und die letzten Vertreter der sogenannten Stillen Generation (geboren 1928 bis 1945). Ich bitte diese älteren Zuhörer und Zuhörerinnen, sich an das Alter zu erinnern, in dem ihnen mehr Freiheit zugestanden wurde, und es dann auszurufen, wenn ich auf ihren Abschnitt des Saals zeige. Fast alle rufen «sechs», «sieben» oder «acht», und es ist manchmal schwierig für mich fortzufahren, weil sie lachen und anfangen, einander die großen Abenteuer zu erzählen, die sie mit anderen Kindern aus der Nachbarschaft erlebt haben. Als Nächstes fordere ich alle diejenigen auf, die Hand zu heben, die 1996 oder später geboren wurden (Generation Z). Wenn ich sie dann bitte, ihr «Freiheitsdatum» in den Saal zu rufen, ist der Unterschied markant: Die Mehrheit nennt ein Alter zwischen zehn und zwölf Jahren, ein paar geben auch acht oder neun, dreizehn oder vierzehn Jahre an. (Die Vertreter der Millennium-Generation liegen dazwischen und zeigen ein breites Spektrum an Altersstufen, in denen ihnen mehr Freiheit zugestanden wurde.)

Diese Ergebnisse wurden von wissenschaftlichen Studien bestätigt. In den Vereinigten Staaten, Kanada und Großbritannien erhielten Kinder im Allgemeinen in der ersten oder zweiten Klasse eine Menge Freiheiten, wie allein zur Schule zu gehen, in der Nachbarschaft herumzustreunen, Konflikte auszutragen und sie zu lösen. In den 1990er-Jahren änderte sich die Erziehung jedoch in allen drei Ländern.[27] Sie wurde intensiver, beschützender und furchtsamer.

Auch Studien dazu, wie Amerikaner ihre Zeit verbringen, zeigen in den 1990er-Jahren eine plötzliche Veränderung. Seit den 1970er-Jahren hatten Frauen in großer Zahl auf den Arbeitsmarkt gedrängt, sodass sie viel weniger Zeit zu Hause verbrachten. Trotz wachsenden Zeitdrucks berichteten Mütter wie auch Väter jedoch, dass sie deutlich *mehr* Zeit mit ihren Kindern verbrächten, ein Trend, der Mitte der 1990er-Jahre recht plötzlich einsetzte. Abbildung 3.8 zeigt die Anzahl von Stunden pro Woche, die Mütter nach eigenen Angaben zwischen 1965 und 2008 mit ihren Kindern verbrachten. Die Zahl bleibt bei Müttern mit und ohne Collegeabschluss bis 1995 konstant oder sinkt leicht ab, um dann plötzlich stark anzusteigen, besonders bei Frauen mit einem Collegeabschluss. Die Grafik für Väter sieht recht ähnlich aus, nur mit nied-

Zeit, die Mütter mit ihren Kindern verbringen

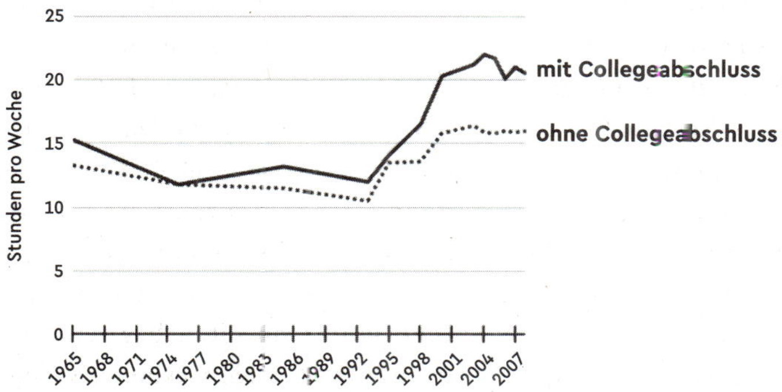

Abbildung 3.8: Zeit, die amerikanische Mütter mit ihren Kindern verbringen. Mitte der 1990er-Jahre, am Beginn der Generation Z, nahm die Erziehungszeit plötzlich zu. (Quelle: Ramey und Ramey, 2000.)[28]

rigeren Stundenzahlen (rund vier Stunden pro Woche bis 1995, dann steil auf etwa acht Stunden pro Woche ansteigend bis 2000).

Eine andere Studie, die sich damit befasste, wie Kinder (nach Aussagen ihrer Eltern) ihre Zeit verbringen, ergab, dass amerikanische Kinder ebenfalls eine Zeitverknappung erlebten, die zwischen 1981 und 1997 ihre Zeit für freies Spiel verringerte.[29] Die Kinder verbrachten mehr und mehr Zeit in der Schule und mit anderen (von Erwachsenen überwachten) Aktivitäten und weniger Zeit mit Spielen oder Fernsehen. (Dasselbe geschah in Großbritannien.[30]) Was war geschehen? Kinder hatten weniger Zeit zu spielen, doch sie verbrachten plötzlich *mehr* Zeit mit ihren unter Zeitdruck stehenden Eltern?

Die Autoren der Studie aus Abbildung 3.8 vermuten, dass einer der Faktoren, die zu dieser Entwicklung beitrugen, der zunehmende Fokus auf die Konkurrenz um den Zugang zu den Colleges in den 1990er-Jahren war. Es ist, als hätten amerikanische Eltern – vor allem jene im oberen Viertel der Einkommensskala – damals begonnen, ihre (weniger zahlreichen) Kinder als kostbare und empfindliche Rennwagen anzusehen und sich selbst als Boxenmannschaft, die verbissen daran arbeitet, ihrem Auto zum «Sieg», also zur Aufnahme an einer Top-Universität zu verhelfen.[31]

Diese Theorie wird durch qualitative Forschung der Soziologin Annette Lareau in den 1990er-Jahren gestützt, deren Buch *Unequal Childhoods*[32] die beiden grundlegenden Erziehungsphilosophien amerikanischer Eltern beschreibt. Die erste Philosophie, die Lareau als «konzertierte Kultivierung» bezeichnete, war das vorherrschende Modell bei Familien der Mittel- und Oberklasse. Sie basiert auf der Prämisse, dass Kinder ein außerordentlich hohes Maß an Fürsorge und Training durch Erwachsene brauchen. Eltern müssen *Baby-Einstein*-Videos kaufen, um den IQ ihrer Kinder zu heben (auch wenn spätere Untersuchungen ergaben, dass solche Videos nichts bringen[33]). Der Kalender der Kinder muss mit Aktivitäten gefüllt sein, die die *Eltern* für bereichernd halten, wie dem Erlernen von Mandarin oder zusätzlichem Mathe-Unterricht, selbst wenn dadurch die kindliche Autonomie verringert wird und weniger Raum für freies Spiel bleibt.

In der Arbeiterklasse und bei den Armen stieß Lareau auf einen ganz anderen Ansatz, den sie als «Erziehung zum natürlichen Wachstum» bezeichnete. Dieser Philosophie zufolge sind Kinder einfach Kinder, und wenn man sie einfach Kinder sein lässt, werden sie ohne viel Händchenhalten zu kompetenten und verantwortungsbewussten Erwachsenen heranwachsen. Überraschenderweise ergab eine aktuelle Studie über Erziehungshaltungen jedoch, dass sich viele Eltern aus der Arbeiterklasse ab den 2010er-Jahren in Richtung einer Erziehung im Sinne der «konzertierten Kultivierung» bewegten, einschließlich eines hohen Maßes an Schutz vor Risiken.[34]

In den 1990er-Jahren veränderte sich die amerikanische Erziehung, zunächst unter Eltern mit einem Collegeabschluss, dann auf breiterer Ebene. Seit den 1980er-Jahren war die Furcht vor Entführungen und Sexualstraftätern gewachsen, auch wenn Kinder in der Grund- und Mittelschule in den 1980er-Jahren im Allgemeinen noch immer nach der Schule und an Wochenenden in altersgemischten Gruppen unbeaufsichtigt in der Nachbarschaft spielen, Nervenkitzel suchen, Abenteuer erleben, Konflikte lösen, antiphobische Risiken eingehen, ihre intrinsische Antifragilität entwickeln und Spaß daran haben konnten, gemeinsam im Entdeckungsmodus zu sein – und nach Hause liefen, wenn die Straßenlaternen angingen. Diese Stunden nach der Schule waren wahrscheinlich wertvoller für die soziale Entwicklung und die psychische Gesundheit der Kinder als alles, was in der Schule stattfand (mit Ausnahme der Pause).

Furchtsame Erziehung im englischsprachigen Raum

Wie sich herausstellte, war der rapide Verlust der Autonomie in der Kindheit nicht primär eine Folge der elterlichen Befürchtungen, was den Zugang zum College anging. Diese Furcht hat vielleicht zur Verhaltensänderung bei Amerikanern mit mittleren und hohen Einkommen geführt, doch sie kann nicht erklären, warum sich das Verhalten von Eltern in Kanada und Großbritannien – in Ländern also, wo der Übergang zur Universität weitaus weniger nervenaufreibend ist – in gleicher Weise und zur gleichen Zeit veränderte. Psychologen und Soziologinnen haben mehrere Gründe gefunden, warum Eltern in den 1980er- und 1990er-Jahren begannen, ihren Kindern weniger Autonomie zu geben. Dazu gehören allmähliche Veränderungen in der Stadtgestaltung, Groß- und Kleinstädte wurden immer autozentrierter und «städtischer». Das Gefühl des sozialen Zusammenhalts schwand gegen Ende des 20. Jahrhunderts, was viele Ursachen hat. Wenn man seine Nachbarn nicht mehr kennt, gibt es «auf der Straße» keine Erwachsenen mehr, die ab und zu nach den Kindern schauen.[35] Die wohl wichtigste Veränderung in den 1980er-Jahren war jedoch die wachsende Furcht von Eltern, jeder und alles sei eine Gefahr für ihre Kinder.[36]

Im Jahr 2001 veröffentlichte der britische Soziologe Frank Furedi ein wichtiges Buch mit dem Titel *Paranoid Parenting: Why Ignoring the Experts May Be Best for Your Child*[37] (sinngemäß: Paranoide Erziehung: Warum es am besten für Ihr Kind sein kann, den Rat von Experten zu ignorieren). Im Buch finden sich Dutzende von Geschichten aus Großbritannien, die klingen, als ob sie heute in den Vereinigten Staaten spielen würden, zum Beispiel die einer Mutter, die stundenlang den Schulbus verfolgt, der den Sohn auf eine Klassenfahrt mitnimmt, nur um sicher zu sein, dass der Junge gut ankommt. Furedis Buch ist deshalb so wichtig, weil es von einem Sozialwissenschaftler stammt und nicht von einem Erziehungs-«Experten». Er analysiert sich wandelndes elterliches Verhalten in Reaktion auf soziale, ökonomische und technologische Veränderungen in den 1980er- und 1990er-Jahren. Zu diesen Veränderungen zählen der Aufstieg des Kabelfernsehens (mit 24/7-Nachrichtenzyklen und der Verbreitung von Geschichten, die Eltern Angst machen), die wachsende Zahl berufstätiger Frauen und der entsprechende Zuwachs an Tagesstätten und nachschulischen Programmen sowie der wachsende Einfluss von vermeintlichen Erziehungsexperten, in deren Rat sich oft eher ihre sozialen und politischen Ansichten spiegelten als wissenschaftlicher Konsens.

Nach Furedis Meinung gibt es vor allem einen Faktor, der die Bedingungen dafür schuf, dass die Erziehung in den 1990er-Jahren paranoid wurde: «der Zusammenbruch der Solidarität unter Erwachsenen». Furedi erklärt dazu:

> in allen Kulturen und durch die gesamte Geschichte hindurch sind Mütter und Väter von der Annahme ausgegangen, dass andere Erwachsene – oft Fremde – ihren Kindern zu Hilfe kommen würden, wenn sich diese in Schwierigkeiten befinden. In vielen Gesellschaften fühlen sich Erwachsene verpflichtet, die Kinder anderer Leute zu tadeln, wenn sie sich in der Öffentlichkeit danebenbenehmen.

In England und Amerika machten in den Nachrichten der 1980er- und 1990er-Jahre jedoch wiederholt Geschichten über Erwachsene die Runde, die Kinder missbrauchten; das reichte von Tagesstätten und Sportvereinen bis zu den Pfadfindern und der katholischen Kirche. Einige dieser Fälle waren echte Horrorstorys über Institutionen, die Kinderschänder jahrzehntelang gedeckt hatten, um eine Rufschädigung zu vermeiden. Andere waren reine Erfindungen und moralische Panikmache[38] – darunter ein Fall, bei dem Angestellte einer Kindertagesstätte beschuldigt wurden, bizarre sexuelle oder satanische Rituale durchzuführen. (Die Beschuldigungen stammten von sehr jungen Kindern, die, wie sich später herausstellte, als Reaktion auf Suggestivfragen übereifriger Erwachsener Phantasiegeschichten erfunden hatten.[39])

Diese Skandale – die echten und die falschen – führten fraglos zu besseren Strategien und Mitteln, solche Fälle zu entdecken und zu melden, Kinderschändern das Handwerk zu legen und Institutionen zur Rechenschaft zu ziehen, die ihnen Schutz gewähren. Die tragische Kehrseite war jedoch das allgemeine Gefühl, keinem Erwachsenen so weit trauen zu können, dass man ihn mit Kindern allein lassen durfte. Kinder wurden vor Fremden gewarnt, vor allem vor fremden Männern. Googles Ngram Viewer (eine Online-Suchmaschine, die die Häufigkeiten von Wörtern und Begriffen in allen jedes Jahr veröffentlichten

Büchern aufzeichnet) zufolge tauchte der Begriff «stranger danger» (Gefahr durch Fremde) in englischsprachigen Büchern erstmals Anfang der 1980er-Jahre auf; dann sank seine Häufigkeit bis Mitte der 1990er-Jahre, um anschließend rasch wieder anzusteigen. Gleichzeitig verinnerlichten Erwachsene die umgekehrte Botschaft: Halt dich von anderer Leute Kinder fern. Sprich nicht mit ihnen, rüffele sie nicht, wenn sie sich schlecht benehmen, halt dich raus.

Wenn aber Erwachsene sich heraushalten und einander nicht mehr bei der Kindererziehung unterstützen, sind alle Eltern auf sich allein gestellt. Erziehung wird schwieriger, stärker von Furcht bestimmt und zeitaufwändiger, besonders für Frauen, wie wir in Abbildung 3.8 gesehen haben. Was die Verbreitung des Problems angeht, hat Furedi eine wichtige Beobachtung gemacht: «Die Vorstellung, verantwortungsvolle Erziehung bedeute eine ständige Überwachung der Kinder, ist eine seltsame angloamerikanische Eigenart.»[40] Er wies darauf hin, dass Kinder in Kontinentaleuropa, von Italien bis Skandinavien, und in vielen anderen Regionen der Welt viel mehr Freiheiten genossen, um zu spielen und die Welt da draußen zu erforschen, als Kinder in Großbritannien und den Vereinigten Staaten. Furedi zitierte eine Studie, die zeigte, dass weitaus mehr Eltern in Deutschland und in Skandinavien ihre jungen Kinder allein zur Schule gehen ließen als Eltern in Großbritannien, die sich genötigt sahen, ihre Kinder auch kurze Strecken zu fahren.[41]

Diese zunehmend furchtbetonte Erziehung in den 1990er-Jahren führte dazu, dass nicht überwachte Kinder in englischsprachigen Ländern bis zum Jahr 2000 von öffentlichen Plätzen so gut wie verschwanden. Was die Risiken betraf, einem Verbrechen, sexualisierter Gewalt oder einem betrunkenen Autofahrer zum Opfer zu fallen, waren Kinder nach fast allen Maßstäben in der Öffentlichkeit so sicher wie seit Langem nicht mehr; all diese Risiken waren in den vorangegangenen Jahrzehnten viel größer gewesen.[42] Und nachdem unbeaufsichtigte Kinder eine Seltenheit geworden waren, brachten einzelne Sichtungen manche Nachbarn dazu, den Notruf zu wählen und die Polizei oder das Jugendamt auf den Plan zu rufen; manchmal wurden Eltern sogar zu einer Haftstrafe verurteilt, weil sie gewagt hatten, ihrem Kind die Unabhängigkeit zu gewähren, die sie selbst als Kind dreißig Jahre zuvor genossen hatten.[43]

Das ist die Welt, in der die Generation Z großgezogen wurde. Es war eine Welt, in der Erwachsene, Schulen und andere Institutionen Hand in Hand arbeiteten, um Kinder zu lehren, dass die Welt ein gefährlicher Ort sei, und sie davon abzuhalten, die Risiken, Konflikte und Abenteuer zu erleben, die ihr erfahrungssuchendes Gehirn brauchte, um Ängste zu überwinden und ihren mentalen Standardmodus auf Entdeckung einzustellen.[44]

Der Kult um die Sicherheit

Der australische Psychologe Nick Haslam prägte den Begriff «concept creep», der sich auf die schleichende Ausweitung psychologischer Konzepte in den letzten Jahrzehnten bezieht.[45] Diese Ausweitung erfolgte in zwei Richtungen: nach unten (um auf kleinere oder trivialere Fälle angewandt zu werden) und nach außen (um neue und konzeptuell nicht verwandte Phänomene einzuschließen). Man kann diese schleichende Ausweitung von Konzepten mitverfolgen, wenn man sich den inflationären Gebrauch von Begriffen wie «Sucht», «Trauma», «Missbrauch» und «Sicherheit» anschaut. Den größten Teil des 20. Jahrhunderts hindurch bezog sich der Begriff «Sicherheit» fast ausschließlich auf körperliche Sicherheit. Erst gegen Ende der 1980er-Jahre begann der Begriff «emotionale Sicherheit» in Googles Ngram Viewer häufiger als nur auf Spurenniveau aufzutauchen. Von 1985 bis 2010, dem Start der Großen Neuverdrahtung, nahm die Häufigkeit des Begriffs rasch und stetig zu, und zwar um 600 Prozent.[46]

Körperliche Sicherheit ist natürlich eine gute Sache. Niemand, der gesunden Menschenverstand besitzt, hat etwas gegen Sicherheitsgurte und Rauchmelder. Es gibt auch ein wichtiges Konzept, das als psychologische Sicherheit bezeichnet wird und sich auf die geteilte Überzeugung einer Gruppe bezieht, dass Mitglieder nicht bestraft oder gede-

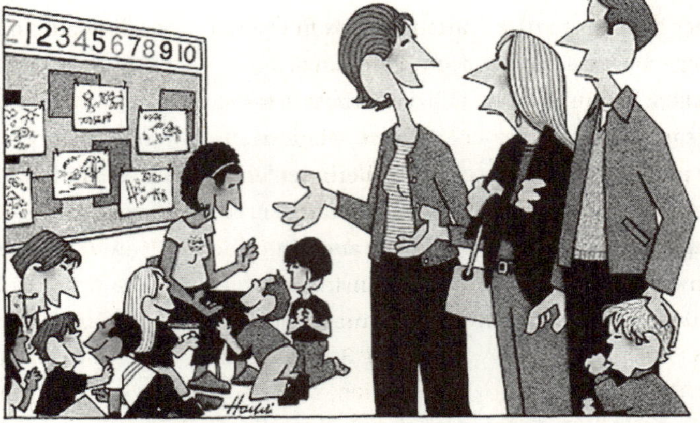

«Wir haben ein sicheres, nicht wertendes Umfeld geschaffen, das Ihr Kind schlecht auf das wirkliche Leben vorbereiten wird.»

Abbildung 3.9: Cartoon aus dem *New Yorker* von W. Haefeli.[47]

mütigt werden sollten, wenn sie ihre Meinung sagen. So sind alle bereit, das Risiko einzugehen, Ideen zu äußern und sie zu diskutieren.[48]

Psychologische Sicherheit gehört zu den besten Indikatoren für eine gesunde Arbeitsplatzkultur. In einer psychologisch sicheren Gruppe können die einzelnen Mitglieder verschiedener Meinung sein und ihre Ideen gegenseitig respektvoll kritisieren. Auf diese Weise werden Ideen überprüft. Was sich an Universitäten als emotionale Sicherheit herauskristallisierte, war jedoch ein viel breiteres Konzept, das sich etwa so umschreiben lässt: Ich sollte keine negativen Emotionen wegen etwas erdulden müssen, das jemand gesagt oder getan hat. Ich habe ein Recht darauf, nicht «getriggert» zu werden.

In *The Coddling of the American Mind* stellten Greg und ich fest, dass das Konzept der Sicherheit in der Generation Z und bei vielen der Pädagogen und Therapeuten rund um sie herum eine derartige Ausweitung erfahren hatte, dass es zu einem allgegenwärtigen und nicht hinterfragbaren Wert geworden war. Wir verwendeten den Begriff «safetyism» (Sicherheitskult), um damit «eine Kultur oder ein

Überzeugungssystem» zu bezeichnen, in der oder dem ‹Sicherheit zu einer heiligen Kuh geworden ist. Das führt dazu, dass die Leute nicht länger bereit sind, Kompromisse einzugehen, die aufgrund anderer praktischer und moralischer Belange erforderlich sind. ‹Sicherheit› schlägt alles andere, ganz gleich, wie unwahrscheinlich oder trivial die potenzielle Gefahr ist.»[49] Schülerinnen und Schüler, die mit diesem Sicherheitskult auf dem Spielplatz aufgewachsen waren, erwarteten manchmal, dass dieses Konzept auch ihre Klassenräume, Studierendenwohnheime und Campusveranstaltungen bestimmte.

Man kann die alles vereinnahmende, das Spiel zerstörende Macht des Sicherheitskults in Abbildung 3.10 erkennen, einem Foto, das mir ein Freund in Berkeley, Kalifornien, schickte. Die Verwaltung dieser Grundschule traut ihren Schülern nicht zu, ohne ein von Erwachsenen verfasstes Regelwerk Fangen zu spielen, weil ... Was könnte passieren, wenn es zu einem Disput kommt? Was, wenn jemand ausgeschlossen wird?

Die Schule wartet mit ähnlich unsinnigen Listen von Anweisungen und Verboten auf, um Kinder bei anderen Spielen zu bremsen. In den Regeln für Touch Football (eine sanftere Art des Football) heißt es: «FOOTBALL KANN NUR DANN GESPIELT WERDEN, WENN EIN ERWACHSENER DAS SPIEL ÜBERWACHT UND DIE AUFGABE DES SCHIEDSRICHTERS ÜBERNIMMT.» Die Schulverwaltung scheint es darauf anzulegen, jene Art von Konflikten zu vermeiden, die menschliche Interaktionen nun einmal mit sich bringen und bei denen Kinder lernen, ihre Angelegenheiten selbst zu regeln, Streitigkeiten zu schlichten und sich auf ein Leben in einer demokratischen Gesellschaft vorzubereiten.

Amerikanische Eltern haben so sehr das Vertrauen in ihre Mitbürger verloren, dass viele inzwischen beinahe die vollständige Eliminierung jedweder Freiheit aus der Kindheit befürworten. Einem Bericht des Pew Research Center aus dem Jahr 2015 zufolge sind Eltern der Meinung (gemittelte Werte), Kinder sollten mindestens zehn Jahre alt sein, um unbeaufsichtigt *in ihrem eigenen Vorgarten* zu spielen.[51] Sie meinen, Kinder sollten mindestens zwölf Jahre alt sein, bevor sie die

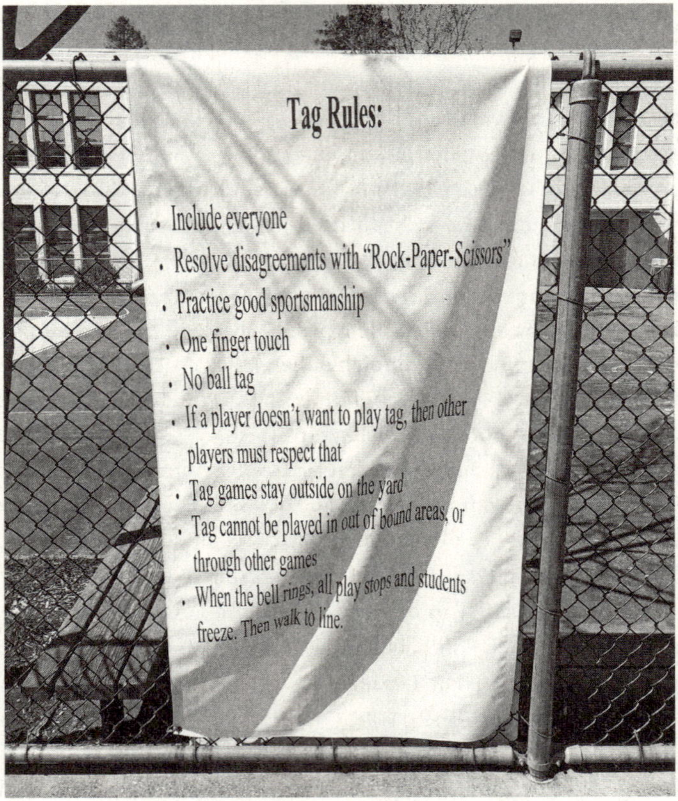

Abbildung 3.10: Einschränkungen des freien Spiels an einer Grundschule in Berkeley, Kalifornien.[50]

Erlaubnis erhalten, allein *unbeaufsichtigt eine Stunde* in ihrem eigenen Heim zu verbringen. Sie meinen, Kinder sollten vierzehn Jahre alt sein, bevor sie die Erlaubnis erhalten, unbeaufsichtigt in *einen öffentlichen Park* zu gehen. Und diese Befragten gehören zu denselben Generation-X- und Babyboomer-Eltern, die selbst fröhlich und dankbar angeben, dass sie in einer viel gefährlicheren Zeit im Alter von sechs, sieben oder acht Jahren allein nach draußen durften.

Antifragilität und das Bindungssystem

An früherer Stelle in diesem Kapitel habe ich Entdeckungsmodus und Verteidigungsmodus als Teile eines dynamischen Systems beschrieben, das erlaubt, sich wie ein Thermostat an veränderliche Situationen anzupassen. Dieses System ist in ein größeres dynamisches System eingebettet. Säuger sind durch die evolutionäre Neuerung gekennzeichnet, dass die Weibchen keine Eier legen, sondern lebende Junge zur Welt bringen und anschließend Milch produzieren, um sie zu ernähren. Neugeborene Säuger zeichnen sich daher durch eine lange Zeitspanne der Abhängigkeit und Vulnerabilität aus, während der sie zwei Ziele erreichen müssen: erstens Kompetenz in den Fähigkeiten zu entwickeln, die sie für das Erwachsenendasein brauchen, und zweitens dafür zu sorgen, nicht gefressen zu werden. Die beste Methode, nicht gefressen zu werden, besteht im Allgemeinen darin, eng an Mamas Seite zu bleiben. Aber wenn Säuger heranreifen, muss sich ihr erfahrungssuchendes Gehirn durch das Training von Fähigkeiten wie Rennen, Kämpfen und Eingehen von Freundschaften verdrahten. Darum sind junge Säuger derart motiviert, sich von der Mutter zu entfernen, um zu spielen, auch riskante Spiele.

Das psychologische System, das diese konkurrierenden Bedürfnisse handhabt, wird als Bindungssystem (*attachment system*) bezeichnet. Es wurde erstmals von dem britischen Psychoanalytiker John Bowlby beschrieben, der im Zweiten Weltkrieg untersucht hatte, wie sich die Trennung von den Eltern auf die betroffenen Kinder auswirkt. Abbildung 3.11 ist eine ausgezeichnete Illustration des Bindungssystems in Aktion, entwickelt von der Psychologin Deirdre Fay.

Jedes Kind braucht mindestens einen Erwachsenen, der ihm als «verlässliche Basis» dient. Gewöhnlich ist das die Mutter, aber es kann genauso gut der Vater sein, ein Großelternteil, eine Kinderfrau oder ein beliebiger Erwachsener, der zuverlässig und immer da ist, wenn das Kind Vergewisserung und Schutz braucht. Wäre Sicherheit das einzige Ziel des Kindes, würde es die ganze Kindheit auf der «verläss-

Das Bindungssystem

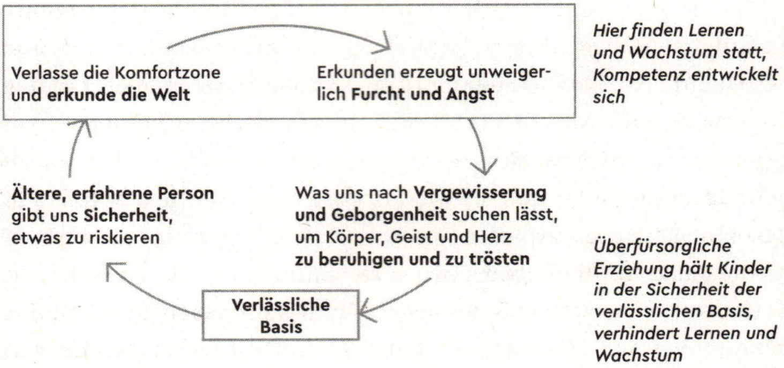

Abbildung 3.11: Das Bindungssystem bei Säugetieren.[52]

lichen Basis» verbringen. Es gäbe keine Notwendigkeit für ein kompliziertes Regelsystem. Doch sobald Kinder krabbeln können, zieht es sie zu Dingen hin, die sie berühren, an denen sie lutschen oder die sie auf andere Weise erforschen können. Sie müssen viel Zeit im Entdeckungsmodus verbringen, denn dort finden Lernen und das neuronale Feintuning statt. Unweigerlich läuft dabei manchmal etwas schief. Das Kind fällt hin, stößt sich den Kopf; eine Katze faucht es an, ein Fremder nähert sich. In diesem Moment wird der Verteidigungsmodus aktiviert, und das Kind krabbelt zurück zur Basis oder beginnt zu weinen, was die kindliche Methode ist, die Basis aufzufordern, zu ihm zu kommen.

Ein Kind mit einer sicheren Bindung beruhigt sich schnell, kommt wieder in den Entdeckungsmodus und macht sich erneut auf, um mehr zu lernen. Dieses Wechselspiel findet jeden Tag Dutzende Male, jeden Monat Hunderte Male statt. Innerhalb weniger Jahre werden Kinder weniger furchtsam, und bald erkunden sie die Welt, indem sie etwa ohne Erwachsene zur Schule gehen oder einen Freund besuchen.[53] Während sich das Kind entwickelt, verinnerlicht es mehr und mehr die verlässliche Basis. Es braucht die physische Präsenz eines Elternteils nicht mehr, um ein Gefühl der Unterstützung zu empfinden, und lernt, Widrigkeiten selbst entgegenzutreten.

In der Adoleszenz beginnen junge Leute, romantische Beziehungen zu knüpfen. Dabei werden die psychologische Architektur und die «internen Arbeitsmodelle» wiederverwendet, die beim Aufbau von Bindungen zu den Eltern geformt wurden. Jugendliche reaktivieren diese Modelle, um Bindungen zu Partnern oder Partnerinnen aufzubauen und später vielleicht zu Ehepartnern oder -partnerinnen. Kinder, die davon abgehalten werden, den sicheren Hafen zu verlassen und auf eigene Faust für die Entwicklung ihrer antifragilen Natur förderliche Erfahrungen zu machen, stecken möglicherweise einen größeren Teil ihres Lebens im Verteidigungsmodus fest und bleiben abhängiger von der physischen Präsenz eines Elternteils, was die elterliche Überfürsorge verstärkt und zu einem Teufelskreis führt.

Ich habe skizziert, wie sich die Situation in der Theorie darstellt. In der Praxis ist Kindererziehung chaotisch, das Ergebnis schwer zu kontrollieren und noch schwieriger vorherzusagen. Auch Kinder, die in einem liebevollen Elternhaus aufwachsen, das Autonomie, Spiel und Wachstum unterstützt, können Angststörungen entwickeln, und Kinder, die in einem überfürsorglichen Zuhause aufwachsen, sich gut entwickeln. Es gibt keinen Königsweg der Erziehung, keine Blaupause, um ein perfektes Kind heranzuziehen. Dennoch ist es hilfreich, einige allgemeine Merkmale der menschlichen Kindheit zu beachten: Kids sind antifragil und profitieren daher von riskanten Spielen, wenn sie eine verlässliche Basis haben, die ihnen hilft, in den Entdeckungsmodus zu wechseln. Diese Bedingungen sind in einer spielbasierten Kindheit eher gegeben als in einer smartphonebasierten.

Zusammenfassung

- Das menschliche Gehirn weist zwei Subsysteme auf, die es in zwei Modi versetzen: Entdeckungsmodus (um sich bietende Gelegenheiten zu nutzen) und Verteidigungsmodus (um sich gegen Gefahren zu verteidigen). All diejenigen, die nach 1995 geboren wurden, haben ein höheres Risiko, im Verteidigungsmodus festzustecken, als die früher Geborenen. Sie befinden sich in einem andauernden Alarmzustand und halten ständig nach Gefahren Ausschau, nicht nach neuen Erfahrungen. Sie sind ängstlich.

- Alle Kinder sind ihrer Natur nach antifragil. So wie das Immunsystem Keimen und ein Baum dem Wind ausgesetzt sein muss, brauchen Kinder Erfahrungen mit Rückschlägen, Fehlversuchen, Schocks und Fehlern, um Stärke und Eigenständigkeit zu entwickeln. Überfürsorglichkeit behindert diese Entwicklung und erhöht die Wahrscheinlichkeit, dass junge Leute als Erwachsene fragil und ängstlich sind.
- Kinder benötigen viel Zeit zum freien Spiel, um sich zu entwickeln, und sie profitieren von riskanten körperlichen Spielen, die einen antiphobischen Effekt haben. Kinder testen das Maß an Risiko und Nervenkitzel aus, das sie bereit sind einzugehen, um ihre Furcht zu meistern und Kompetenzen zu entwickeln. Risiken online einzugehen, hat sehr wahrscheinlich keine vergleichbaren antiphobischen Wirkungen.
- In den 1980er- und insbesondere den 1990er-Jahren wurden Eltern in englischsprachigen Ländern furchtsamer. Ein Grund von vielen sind Veränderungen im Medien-Ökosystem und die Verbreitung beängstigender Nachrichten. Sie verloren das Vertrauen zueinander und begannen, ihre eigenen Kinder immer intensiver zu überwachen. Bei der Erziehung setzten sie stärker auf den Verteidigungsmodus, weil sie überall Risiken und Gefahren witterten.
- Die Überhöhung der Sicherheit lässt sich als «Sicherheitskult» (*safetyism*) bezeichnen. Dieser Kult ist gefährlich, weil er Kindern erschwert zu lernen, sich um sich selbst zu kümmern und mit Risiken, Konflikten und Frustration zurechtzukommen.
- Das Bindungssystem hat sich im Lauf der Evolution entwickelt, um jungen Säugern zu helfen, die Fertigkeiten zu erlernen, die sie brauchen, um erwachsen zu werden. Dazu gehört, dass sie sich auf ihre «verlässliche Basis» zurückziehen, wenn sie sich bedroht fühlen.

Eine furchtsame Erziehung hält die Kinder zu sehr an dieser Basis fest und hindert sie daran, die nötigen Erfahrungen zu machen, um stark zu werden und verlässliche Bindungen zu entwickeln.

- Kinder gedeihen mit großer Wahrscheinlichkeit am besten, wenn sie eine spielbasierte Kindheit in der wirklichen Welt haben. Die Wahrscheinlichkeit, gut zu gedeihen, ist dagegen geringer, wenn eine furchtsame Erziehung und eine smartphonebasierte Kindheit ihnen Gelegenheiten zum Wachstum nehmen.

KAPITEL 4

Pubertät und der blockierte Übergang ins Erwachsensein

Von *Das hässliche Entlein* bis zu *Die kleine Raupe Nimmersatt* – wir greifen auf Geschichten über tierische Metamorphosen zurück, um die Emotionen einzufangen, die wir verspüren, wenn wir unsere Kinder heranwachsen und sich verändern sehen. Beim Menschen sind die körperlichen Veränderungen keineswegs so dramatisch wie bei Schmetterlingen, doch die mentalen Veränderungen sind in jeder Hinsicht außerordentlich. Aber während sich Raupen ohne viel Einfluss der Außenwelt in Schmetterlinge verwandeln, hängt der Übergang zum Erwachsensein beim Menschen zum Teil davon ab, zur rechten Zeit die richtigen Erfahrungen zu machen, um die rapide Neuverdrahtung des menschlichen Gehirns in der Pubertät in die richtige Richtung zu lenken.

Pubertät, Plastizität und Vulnerabilität

Wie schon in Kapitel 2 angemerkt, erreicht das menschliche Gehirn bereits im Alter von fünf Jahren 90 Prozent seiner späteren Größe und verfügt in diesem Moment über viel mehr Neurone und Synapsen als im Erwachsenenalter. Bei der sich anschließenden Gehirnentwicklung geht es daher nicht um einen allgemeinen Wachstumsprozess, sondern um ein «selektives Beschneiden» (Pruning) von Neuronen und Synapsen, sodass auf Dauer nur diejenigen übrig bleiben, die regelmäßig genutzt werden. Hirnforscher haben eine Redewendung: «Neurons that fire together, wire together» («Neurone, die gemeinsam feuern, sind auch miteinander verdrahtet»).[1] Das heißt, Tätigkeiten, die wiederholt eine Konstellation von Neuronen aktivieren, bewirken, dass diese Neurone enger zusammenarbeiten. Wenn ein Kind während der Pubertät also häufig Bogenschießen trainiert, Bilder malt, Videospiele spielt oder soziale Medien nutzt, führt das zu dauerhaften strukturellen Veränderungen im Gehirn, vor allem dann, wenn die Tätigkeiten als belohnend empfunden werden. So verändert kulturelles Erleben das Gehirn, formt einen jungen Erwachsenen, der sich amerikanisch oder japanisch fühlt oder der gewöhnlich im Entdeckungsmodus oder im Verteidigungsmodus ist.

Noch eine zweite Form von Hirnveränderungen tritt in der Kindheit auf, die Myelinisierung. Myelin ist eine fettreiche Substanz, die sich um die Axone von Neuronen wickelt und eine elektrisch isolierende Hülle bildet; sie beschleunigt die Weiterleitung von Signalen über weite Strecken in die neuronalen Konstellationen oder Netze erheblich. Diese langsamen Pruning- und Myelinisierungsprozesse stehen im Zusammenhang mit dem großen Tauschgeschäft der menschlichen Gehirnentwicklung: Das Gehirn des Kleinkindes hat ein enormes *Potenzial* (es kann sich in unterschiedlichste Richtungen entwickeln), aber geringere *Fähigkeiten* (es macht die meisten Dinge nicht so gut wie ein Erwachsenengehirn). Mit dem Fortschreiten von Pruning und Myelinisierung wird das kindliche Gehirn effizienter, während es langsam in seine adulte Konfiguration «einrastet». Dieser Prozess läuft in verschiedenen Teilen des Gehirns zu verschiedenen Zeiten ab, und jedes Einrasten kennzeichnet potenziell das Ende der jeweiligen sensiblen Phase. Es ist wie beim Aushärten von Zement. Wenn man versucht, seinen Namen in sehr feuchten Zement zu schreiben, verschwindet er rasch wieder. Wenn man wartet, bis der Zement trocken ist, hinterlässt man keine Spuren. Wenn man jedoch den Moment abpassen kann, in dem der Zement in der Übergangsphase zwischen feucht und trocken ist, kann man den eigenen Namen verewigen.[2]

Da sich Pruning und Myelinisierung zu Beginn der Pubertät beschleunigen, können Veränderungen in der Erfahrung des Kindes während dieser Jahre große und andauernde Auswirkungen haben.[3] In seinem Lehrbuch über Adoleszenz weist der Entwicklungspsychologe Laurence Steinberg darauf hin, dass die Adoleszenz nicht unbedingt eine besonders *stressbelastete* Zeit ist. Vielmehr ist es eine Zeit, in der das Gehirn *anfälliger* (vulnerabler) auf die Auswirkungen von dauerhaften Stressoren reagiert, was bei Heranwachsenden zu psychischen Störungen wie generalisierten Angststörungen, Depressionen, Essstörungen und Substanzmissbrauch führen kann. Steinberg fügt hinzu:

> Eine erhöhte Stressempfindlichkeit in der Adoleszenz ist ein spezifisches Beispiel für die Tatsache, dass die Pubertät das Gehirn formbarer oder «plastischer» macht. Das macht die Adoleszenz sowohl zu einer risikoreichen Zeit (weil die Plastizität des Gehirns das Risiko erhöht, dass eine stressige Erfahrung zu Schäden führt) als auch zu einem Zeitfenster, um Gesundheit und Wohlbefinden von Adoleszenten zu fördern (weil dieselbe Gehirnplastizität die Adoleszenz zu einer Zeit macht, in der Interventionen zur Verbesserung der psychischen Gesundheit unter Umständen besonders effektiv sind).[4]

Die Pubertät ist daher eine Phase, in der wir uns besonders darum kümmern sollten, was unsere Kinder gerade erleben. Körperliche Voraussetzungen wie Ernährung, Schlaf und Bewegung spielen in der ganzen Kindheit und Adoleszenz eine wichtige Rolle. Da es jedoch eine sensible Phase für kulturelles Lernen gibt und sie mit der beschleunigten Neuverdrahtung des Gehirns zusammenfällt, die zu Beginn der Pubertät einsetzt, verdienen diese ersten Jahre der Pubertät besondere Aufmerksamkeit.

Erfahrungsblocker: Sicherheitskult und Smartphones

Im Gegensatz zu Karnivoren (Raubtieren), die fast alle Nährstoffe, die sie benötigen, aus dem Verzehr des Fleischs anderer Tiere erhalten, sind Menschen Omnivoren (Allesfresser). Wir müssen eine breite Palette von Nahrungsmitteln zu uns nehmen, um alle nötigen Vitamine, Mineralstoffe und pflanzliche Substanzen zu erhalten. Ein Kind, das nur weiße Nahrung (Nudeln, Kartoffeln, Hühnchen) zu sich nimmt, leidet unter Nährstoffmangel und hat ein erhöhtes Risiko, an Skorbut zu erkranken (einer schweren Vitamin-C-Mangelkrankheit).

Ebenso gilt, dass Kinder sozial und kulturell anpassungsfähige Wesen sind, die eine breite Palette sozialer Erfahrungen brauchen, um sich zu flexiblen und im sozialen Umgang geschickten Erwachsenen zu entwickeln. Da Kinder antifragil sind, ist es wichtig, dass zu diesen Erfahrungen auch Furcht, Konflikte und Ausschlussverfahren gehören (wenn auch nicht zu viel). Überbehütung ist ein «Erfahrungsblocker». Sie verhindert, dass Kinder so viele und so abwechslungsreiche Erfahrungen in der wirklichen Welt machen und sich dort so vielen Herausforderungen stellen, wie es für ihre Entwicklung nötig ist.

Wie viel Stress und Herausforderung braucht ein Kind, um zu wachsen? Steinberg betonte, dass «stressige Erfahrungen zu Schäden führen» können. Daraufhin schrieb ich ihm und fragte ihn, ob er wie ich der Ansicht sei, dass Kinder antifragil sind und Erfahrung mit kurzfristigen Stressoren – wie an einem Tag aus einer Spielgruppe ausgeschlossen zu werden – sammeln müssen, um Resilienz und emotionale Stärke zu entwickeln. Er stimmte zu und ergänzte seine Aussage durch zwei Voraussetzungen.

Erstens, so Steinberg, ist «chronischer Stress», also Stress, der Tage, Wochen oder gar Jahre anhält, viel schlimmer als «akuter Stress», also Stress, der plötzlich einsetzt, aber nicht lange anhält, wie bei einem gewöhnlichen Konflikt auf dem Spielplatz. «Bei chronischem Stress ist es viel schwieriger, sich anzupassen, sich zu erholen und durch die Herausforderung stärker zu werden», schrieb er. Zweitens, so Steinberg, «weist die Beziehung zwischen Stress und Wohlbefinden eine umgekehrte U-Form auf. Ein wenig Stress ist positiv für die Entwicklung, aber viel Stress, ob akut oder chronisch, ist schädlich.»

Leider haben amerikanische, britische und kanadische Eltern ab Anfang der 1980er-Jahre versucht, ihren Kindern sämtliche Stressoren und andere Hindernisse aus dem Weg zu räumen. Viele Eltern und Schulen verbannten Aktivitäten, bei denen sie *irgendein* Risiko sahen, nicht nur, was körperliche Verletzungen, sondern auch, was emotionalen Schmerz anging. Dem Sicherheitskult entspricht es, die meisten unabhängigen Aktivitäten auszuschließen, vor allem solche, die draußen stattfinden (beispielsweise auf dem Bolzplatz ohne Aufsicht Fußball zu spielen), da solche Aktivitäten zu lädierten Körpern und Gefühlen führen können.

Dieser Sicherheitskult wurde den Millennials aufgedrängt – ab Beginn der 1980er-Jahre erst langsam, in den 1990er-Jahren dann immer schneller.[5] Der rasche Verfall der psychischen Gesundheit begann jedoch erst Anfang der 2010er-Jahre und konzentrierte sich auf die Generation Z, nicht auf die Millennials.[6] Erst als der zweite Erfahrungsblocker – das Smartphone – hinzukam, begannen auch bei diesen die Raten zu steigen.

Natürlich ist die Nutzung eines Smartphones ebenfalls eine Erfahrung. Das Smartphone ist ein Portal zum unendlichen Wissen von Wikipedia, zu YouTube und nun auch zu ChatGPT. Es verbindet junge Leute mit Interessensgemeinschaften für Themen aller Art, von Backen und Büchern bis hin zu politischem Extremismus und Anorexie (Magersucht). Ein Smartphone macht es jungen Menschen leicht, den ganzen Tag hindurch mit Dutzenden von Personen in Kontakt zu bleiben und zusammen mit Gleichgesinnten andere zu loben oder aber heftig zu kritisieren.

Tatsächlich ermöglichen Smartphones und andere digitale Angebote Kindern und Jugendlichen so viele interessante Erfahrungen, dass sich daraus ein ernsthaftes Problem ergibt: *Sie verringern das Interesse an allen nicht-bildschirmbasierten Formen der Erfahrung.* Smartphones sind wie der Kuckuck, der Eier in die Nester anderer Vögel legt. Das Kuckucksküken schlüpft früher als die Küken des Wirts und bugsiert die anderen Eier aus dem Nest, um das gesamte Futter, das die ahnungslosen Wirtseltern anschleppen, für sich allein zu haben. Ebenso gilt: Wenn ein Smartphone, ein Tablet oder eine Spielkonsole im Leben eines Kindes Eingang findet, wird dieses Gerät die meisten anderen Aktivitäten verdrängen, zumindest teilweise. Das Kind wird viele Stunden pro Tag begeistert, aber bewegungslos (abgesehen von den Fingerbewegungen) dasitzen und alles außerhalb des Bildschirms ignorieren. (Natürlich kann das auch für die Eltern gelten, wenn die Familie «allein zusammensitzt».)

Sind bildschirmbasierte Erfahrungen weniger wertvoll als Erfahrungen, die man physisch und in der wirklichen Welt macht? Wenn wir über Kinder reden, deren Gehirn sich im Lauf der Evolution dahin entwickelt hat, gewisse Erfahrungen in einem gewissen Alter zu erwarten, dann ist die Antwort Ja. Ein sehr deutliches Ja. Eine Kommunikation, die auf Texten, ergänzt durch Emojis, basiert, wird nicht helfen, jene Teile des Gehirns weiterzuentwickeln, die darauf ausgerichtet sind, während einer Unterhaltung, ergänzt durch Mimik, wechselnde Sprachmelodie, direkten Augenkontakt und Körpersprache, eingestellt zu werden. Wir können von Kindern und Jugendlichen nicht erwarten, in der wirklichen Welt soziale Fertigkeiten auf Erwachsenenniveau zu entwickeln, wenn ihre sozialen Interaktionen weitgehend in der virtuellen Welt stattfinden.[7] Synchrone Videounterhaltungen sind Interaktionen im wirklichen Leben schon ähnlicher, doch es mangelt ihnen noch immer an körperlicher Erfahrung.

Wenn wir wollen, dass unsere Kinder gesund durch die Pubertät kommen, müssen wir sie zunächst von den Erfahrungsblockern wegholen, sodass sie Erfahrungen in der erforderlichen Vielfalt machen können, auch mit jenen Stressoren der realen Welt, die ihr antifragiler Geist braucht, um sich angemessen zu verdrahten. Während dieser Entwicklung sollten wir unseren Kindern mit Herausforderungen, Meilensteinen und einer zunehmenden Zahl von Freiheiten und Verantwortlichkeiten einen klaren Pfad zum Erwachsenwerden aufzeigen.

Übergangsriten

Auf Listen menschlicher Allgemeinbegriffe[8] und auf Lehrplänen für anthropologische Einführungskurse findet man gewöhnlich den Begriff des Übergangsritus. Gemeinschaften brauchen Rituale, um Veränderungen im Status einer Person anzuzeigen. Solche gemeinschaftlich durchgeführten Riten kreisen in der Regel um Lebensereignisse wie Geburt (um ein neues Mitglied und eine frischgebackene Mutter willkommen zu heißen), Eheschließung (um öffentlich eine neue soziale Einheit zu verkünden) und Tod (um den Verlust eines Mitglieds und die Trauer der nächsten Angehörigen zu würdigen). Die meisten Gesellschaften kennen auch formelle Übergangsriten um die Zeit der Pubertät.

Trotz der enormen Vielfalt an menschlichen Kulturen und Genderrollen weisen Pubertätsriten eine gemeinsame Struktur auf, denn sie alle haben dasselbe Ziel: ein Mädchen in eine Frau oder einen Jungen in einen Mann zu verwandeln, die beziehungsweise der über das Wissen, die Fertigkeiten, die Tugenden und den sozialen Status verfügt, um ein wertvolles Mitglied der Gemeinschaft zu werden, und bald bereit für Ehe und Elternschaft ist. Im Jahr 1909 bemerkte der niederländisch-französische Ethnograf Arnold van Gennep, dass Übergangsriten rund um die Welt das Kind durch die gleichen drei Phasen führen. Am Anfang steht eine *Trennungsphase*, in der junge Heranwachsende von ihren Eltern und den Gewohnheiten ihrer Kindheit getrennt werden. Es folgt eine Übergangsphase, geleitet von Erwachsenen, die nicht die Eltern sind und die Jugendlichen durch Herausforderungen und manchmal auch schmerzhafte Prüfungen führen. Daran schließt sich eine *Angliederungsphase* an, gewöhnlich eine freudige Feier der ganzen Gemeinschaft (einschließlich der Eltern), auf der der oder die Jugendliche als neues Mitglied der Erwachsenengesellschaft willkommen geheißen wird, auch wenn er oder sie oft noch jahrelang weitere Unterweisungen und Unterstützung erhält.

Übergangsriten für Jugendliche spiegeln stets die Struktur und

Werte der Erwachsenengesellschaft wider. Da alle Gesellschaften bis vor Kurzem stark nach sozialem Geschlecht (Gender) geteilt waren, unterscheiden sich diese Riten bei Mädchen und Jungen gewöhnlich noch heute.

Die Riten für Mädchen begannen in der Regel bald nach ihrer ersten Periode und zielten oft darauf ab, sie auf Fruchtbarkeit und Mutterschaft vorzubereiten. Was etwa die Native Americans betrifft, praktizieren die Apachen in Arizona nach der ersten Menstruation eines Mädchens noch immer einen «Sonnenaufgangstanz». Die Initiierte wird von einer älteren Frau (einer protegierenden Großmutter, die von der Familie für diese Ehre ausgesucht wird) angeleitet, in einiger Entfernung vom Hauptlager eine zeitweilige Hütte zu bauen. Diese Vorbereitungen kennzeichnen die Trennungsphase und umfassen Baden, das Waschen des Haares und das Anlegen neuer Kleidung – all das unterstreicht Reinigung und Trennung von allen Spuren der Kindheit.[9]

In der Übergangsphase wird vier Tage lang nach überlieferten Regeln und unter rhythmischem Trommeln und Singen der älteren Frauen getanzt. Diese dramatischen rituellen Inszenierungen sind von einem Gefühl der Heiligkeit durchdrungen. Ist die Übergangsphase abgeschlossen, wird das Mädchen mit einem Fest und dem Austausch von Geschenken zwischen seiner Familie und anderen freudig in der Gemeinschaft der Frauen willkommen geheißen. Die junge Frau wird wieder in ihr Dorf und ihren Haushalt aufgenommen, doch nun mit neuen Rollen, Verantwortlichkeiten und neuem Wissen.

In traditionellen Gesellschaften unterscheiden sich die Riten, um einen Jungen in einen Mann zu verwandeln, von den Riten, ein Mädchen in eine Frau zu verwandeln. Da die sichtbaren Zeichen der Pubertät weniger offensichtlich sind, ist der Zeitpunkt flexibler. In vielen Gesellschaften werden Jungen als Gruppe initiiert – alle Jungen in einem gewissen Alter, die durch ihre gemeinsamen Prüfungen eine starke Bindung zueinander entwickeln. In Gesellschaften, in denen es häufig zu bewaffneten Konflikten mit benachbarten Gruppen kommt, hat sich unter Männern gewöhnlich ein Kriegerethos entwickelt, und die Übergangsphase enthält oft ein Ritual, das mit körperlichem Schmerz verbunden ist, wie Körperpiercings oder eine Beschneidung, um die Männlichkeit des Initiierten zu prüfen und öffentlich zu bestätigen. In vielen indigenen nordamerikanischen Gesellschaften, wie den Mitgliedern des Blackfoot-Stammes in den Great Plains, beinhaltet die Übergangsphase die Suche nach einer Vision: Der Junge muss allein einen heiligen, von den Ältesten bestimmten Ort aufsuchen, wo er vier Tage lang fastet, während er die Geister im Gebet um eine Vision oder Offenbarung bittet, die ihm seinen Zweck im Leben enthüllt und die Rolle zeigt, die er in seiner Gemeinschaft spielen soll.[10]

Gesellschaften, die ihre Jungen nicht auf Kriege vorbereiten, haben ganz andere Riten für Jungen. In allen jüdischen Gemeinden unterliegen Jungen, sobald sie dreizehn Jahre alt sind, den Gesetzen der Tora, und zu ihren Hauptpflichten als jüdische Männer gehört traditionellerweise das Studium der Tora. Der jüdische Übergangsritus – die Bar-Mizwa – erfordert daher eine lange Phase der Unterweisung durch einen Rabbiner oder Gelehrten (nicht den Vater), gefolgt von dem großen Tag, wenn der Junge im samstäglichen Sabbat-Gottesdienst den Platz des Rabbiners einnimmt und die wöchentlichen Tora- und Haftara-Stellen in Hebräisch liest.[11] In einigen jüdischen Gemeinden kommentiert der Junge anschließend das Gelesene. Das ist für einen Jungen, der gewöhnlich immer noch wie ein Kind aussieht, ein wirklich herausfordernder öffentlicher Auftritt.

Im Judentum fallen Mädchen ab ihrem zwölften Lebensjahr unter die Gebote, was vielleicht eine alte Erkenntnis widerspiegelt, dass Mädchen ein bis zwei Jahre früher in die Pubertät kommen als Jungen. Alle mit Ausnahme der besonders traditionell orientierten Kongregationen führen für Mädchen ebenfalls eine der Bar-Mizwa entsprechende Zeremonie durch, die als Bat-Mizwa (was so viel wie «Tochter der Gebote» bedeutet, «Bar» hingegen «Sohn») bezeichnet wird. Dass Übergangsriten stets gegendert waren, heißt nicht, dass sie heute noch gegendert werden müssen.

Die Tatsache, dass die meisten Gesellschaften solche Riten haben, spricht meines Erachtens dafür, dass unsere extrem neue säkulare Gesellschaft womöglich etwas Wichtiges verliert, wenn wir auf öffentliche und gemeinsam absolvierte Übergangsriten verzichten. Ein Kind verwandelt sich nicht allein durch biologische Reifung in einen kulturell vollwertigen Erwachsenen. Kinder profitieren von Rollenvorbildern (für kulturelles Lernen), Herausforderungen (um Antifragilität zu stimulieren), öffentlicher Anerkennung ihres neuen Status und Mentorinnen und Mentoren, die nicht ihre Eltern sind, um zu kompetenten, sich gut entwickelnden Erwachsenen heranzureifen. Für die Vorstellung, dass Kinder Übergangsriten *brauchen*, sprechen die vielen Fälle, in denen Heranwachsende spontan Initiationsriten entwickelten, die von Erwachsenen in der breiteren Kultur nicht mitgetragen werden. Tatsächlich sagen Anthropologen, dass solche Riten gerade deshalb aufkommen, weil die Gesellschaft versäumt, «sinnstiftende zeremonielle Übergangsriten für Heranwachsende abzuhalten».[12]

Solche Konstrukte sind vielleicht besonders unter Jungengruppen wichtig, vor allem dann, wenn diese Jungen eine Bindung entwickeln müssen, um effizienter mit anderen Jungengruppen zu konkurrieren. Denken Sie an die Initiationsriten, die junge Männer entwickeln, um in eine Bruderschaft, Geheimgesellschaft oder Straßengang einzutreten.[13] Wenn Jungen und junge Männer frei sind, ihre eigenen Rituale zu schaffen, sieht es oft so aus, als habe mindestens einer von ihnen in einer Anthropologievorlesung gesessen. Sie schaffen spontan Rituale von Trennung, Übergang und Aufnahme (in Gleichaltrigen-Gruppen), die wir Außenseiter als erniedrigende Einführungsrituale allesamt in einen Topf werfen. Weil Jungen und junge Männer diese Rituale ohne oder mit nur wenig Anleitung von Älteren entwickeln, sind sie unter Umständen grausam und gefährlich. Die daraus resultierende Kultur kann auch für Frauen gefährlich sein, wenn diese jungen Männer versuchen, ihre Männlichkeit gegenüber ihren Brüdern auf eine Weise zu zeigen, bei der Frauen ausgenutzt oder gedemütigt werden.

Mädchen entwickeln ebenfalls Übergangsriten, zum Beispiel, wenn eine Studentinnenverbindung ein neues Mitglied aufnimmt. Bei diesen Riten geht es in der Regel nicht so sehr um körperlichen Schmerz, wie bei den Jungen, doch oft finden sich Elemente von psychischem Schmerz im Zusammenhang mit Schönheit und Sexualität. Initiierte berichten, dass sie bewertet, verglichen und wegen körperlicher Merkmale bloßgestellt wurden.[14]

Trotz Schmerz und Demütigung sind viele junge Leute bereit, sich diesen Riten zu unterwerfen, weil sie Gelegenheit bieten, in eine enge soziale Gruppe aufgenommen zu werden und von der kindlichen Abhängigkeit von den Eltern zu einem an Gleichaltrigen orientierten Leben als junge Erwachsene überzuwechseln. Viele Heranwachsende haben ein starkes Bedürfnis nach Zugehörigkeit und daher auch nach Riten und Ritualen, die diese Zugehörigkeit schaffen und ausdrücken. Können wir diese Erkenntnis nutzen, um den Übergang von Heranwachsenden ins Erwachsensein zu verbessern?

Warum blockieren wir den Übergang zum Erwachsensein?

Ich habe die Pubertät metaphorisch mit dem Puppenstadium im Leben eines Schmetterlings verglichen. Doch während sich die Raupe verbirgt, um ein paar Wochen später als Schmetterling aus der Puppe zu schlüpfen, muss das menschliche Kind diesen Übergang, der sich über mehrere Jahre zieht, unter den Augen der Öffentlichkeit durchmachen. Historisch betrachtet gab es immer Erwachsene, Normen und Rituale, die dem Kind weiterhalfen. Seit Anfang des 20. Jahrhunderts haben Forscher jedoch das Verschwinden von adoleszenten Übergangsriten in allen Industrienationen festgestellt. Solche Riten beschränken sich heute weitgehend auf religiöse Traditionen, wie Bar- und Bat-Mizwa für Juden, die Quinceañera-Feier zum fünfzehnten Geburtstag eines Mädchens bei Katholiken in Lateinamerika und Konfirmationszeremonien für Teenager in vielen christlichen Konfessionen. Diese verbliebenen Riten sind heute wahrscheinlich weniger transformativ als früher, denn religiöse Gemeinschaften spielen seit einigen Jahrzehnten für das Leben von Kindern eine immer geringere Rolle.[15]

Auch wo es keine formellen Initiationsriten mehr gibt, haben moderne säkulare Gesellschaften bis vor Kurzem einige wenige entwicklungsbedingte Meilensteine beibehalten. Diejenigen von uns, die in der analogen Welt in den USA des 20. Jahrhunderts aufgewachsen sind, können sich an eine Zeit erinnern, als es drei national anerkannte Altersübergänge gab, die größere Freiheit garantierten und mehr Reife verlangten.

1. Mit dreizehn Jahren galt man als alt genug, um ohne elterliche Begleitung ins Kino zu gehen, denn die meisten Filme, die man sehen wollte, waren frei ab dreizehn.
2. Mit sechzehn Jahren durfte man sich (in den meisten Bundesstaaten) hinters Steuer setzen. Autos waren für amerikanische Teens beinahe sakrale Objekte, daher war das ein wichtiger Geburtstag, mit dem sich für Jugendliche eine Welt unabhängigen Erlebens öffnete. Man musste lernen, in den Augen des Staates und der Eltern verantwortungsvoll zu chauffieren, oder man verlor dieses Privileg.
3. Mit achtzehn Jahren galt man als erwachsen. Man durfte eine Bar betreten oder in einem Spirituosenladen Alkohol kaufen.[16] In den meisten Staaten konnte man Zigaretten kaufen (doch das variierte). Man konnte wählen, und wenn man männlich war, musste man sich für einen potenziellen Militärdienst registrieren lassen. Auch der Highschoolabschluss erfolgt meist mit rund achtzehn Jahren, und das war für viele Schulabgänger das Ende der formalen Erziehung. Nach der Highschool wurde erwartet, dass die jungen Menschen sich einen Job suchten oder an ein College gingen. So oder so war dies ein deutlicher Bruch mit der Kindheit und ein großer Schritt hin zum Leben als Erwachsener.

In der wirklichen Welt spielt es oft eine Rolle, wie alt man ist. Mit der Verlagerung des Lebens in den Online-Raum aber wurde dies immer weniger wichtig. Die Massenbewegung von der wirklichen Welt in die virtuelle Welt begann mit dem Aufkommen der furchtsamen Erziehung und dem allmählichen Verlust der spielbasierten Kindheit. Als sich Überfürsorglichkeit und Sicherheitskult in den 1990er-Jahren verstärkten, begannen junge Leute, weniger Energie in Aktivitäten zu investieren, die traditionell mit der Teenagerentwicklung assoziiert waren – Aktivitäten, die oft ein Auto und die Erlaubnis erforderten, Zeit unbeaufsichtigt außer Haus zu verbringen.

Abbildung 4.1 zeigt den Prozentsatz von älteren amerikanischen Highschoolschülerinnen und -schülern (etwa achtzehn Jahre), die einen Führerschein besaßen, schon einmal Alkohol getrunken, für Geld gearbeitet oder Geschlechtsverkehr gehabt hatten. Wie Sie sehen, begann der Abwärtstrend bei diesen Aktivitäten nicht etwa Anfang der 2010er-Jahre, sondern bereits in den 1990er- und frühen 2000er-Jahren.

Während Erwachsene den Zugang junger Menschen zur wirklichen Welt einschränkten, wurde die virtuelle Welt im Gegenzug leichter zugänglich und immer verlockender. In den 1990er-Jahren begannen die Heranwachsenden der Millennium-Generation, mehr Zeit an Heimcomputern mit Internetanschluss zu verbringen. Die Computer wurden transportabel (Laptops) und schneller (höhere Verbindungsgeschwindigkeiten). Und in der neuen virtuellen Welt spielte es fast keine

Teenager mit erwachsenentypischen Aktivitäten

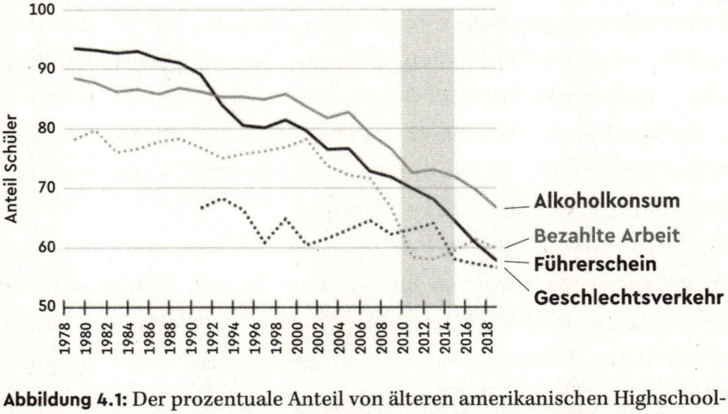

Abbildung 4.1: Der prozentuale Anteil von älteren amerikanischen Highschoolschülerinnen und -schülern, die mindestens eine der aufgeführten erwachsenentypischen Aktivitäten ausgeübt haben, nimmt seit den 1990er- und den frühen 2000er-Jahren (also noch vor der Großen Neuverdrahtung zwischen 2010 und 2015) ab. (Quelle: Monitoring the Future und CDC Youth Risk Behavior Survey.)[17]

Rolle, wie alt jemand war. Sobald Kinder einen Webbrowser benutzen konnten, hatten sie praktisch unbegrenzten Zugang zu allem, was es im Netz gab. Als Teens Anfang der 2010er-Jahre von einfachen Handys zu Smartphones übergingen, konnten sie den ganzen Tag lang alles erleben. In der Online-Welt gibt es kein Äquivalent zu Altersfreigaben bei Filmen wie PG-13 (frei ab 13) R (ab 17) und X (aufgrund intensiver sexueller oder gewalttätiger Inhalte nicht für Jugendliche geeignet). Social-Media-Plattformen wie Instagram, Snapchat und TikTok kontrollieren ihr Mindestalter von dreizehn Jahren nicht konsequent.[18] Kinder können tun, wozu sie Lust haben, können Videospiele spielen oder auch Texte und Fotos mit unbekannten Erwachsenen austauschen. Auch Pornografieseiten heißen Kinder willkommen, solange sie eine Box anklicken, um zu bestätigen, dass sie achtzehn Jahre oder älter sind. Auf diesen Seiten erfahren sie, wie man Analsex praktiziert, lange bevor sie den ersten Kuss bekommen haben.

Sobald ein Kind online ist, gibt es nirgendwo eine Altersschwelle, an der es mehr Autonomie oder mehr Rechte erhält. Im Internet hat jeder dasselbe Alter, was kein bestimmtes Alter ist. Das ist ein Hauptgrund dafür, dass eine smartphonebasierte Adoleszenz überhaupt nicht zu den Bedürfnissen von Heranwachsenden passt.

Kurz gesagt: Erwachsene tun Heranwachsenden oft in guter Absicht Dinge an, die sie daran hindern, ein breit geteiltes und sozial bestätigtes Fortschreiten von der Abhängigkeit der Kindheit zur Unabhängigkeit des Erwachsenseins zu erleben. Wir haben ihr Wachstum in den 1980er- und 1990er-Jahren behindert, als wir ihnen riskante Spiele untersagten und sie immer stärker überwachten. Stattdessen gaben wir ihnen uneingeschränkten Zugang zum Internet und entfernten alle Altersbeschränkungen, die früher den Weg zum Erwachsensein kennzeichneten. Ein paar Jahre später gaben wir ihren jüngeren Geschwistern in der Mittelschule Smartphones. Nachdem wir eine neue Generation bereits *vor* Beginn der Pubertät vom Smartphone (und anderen Geräten mit Bildschirmen) abhängig gemacht hatten, blieb *während* der Pubertät in dem unablässigen visuellen und akustischen Strom an Informationen wenig Raum für Anleitung durch Mentoren ihrer Gemeinschaften in der wirklichen Welt. Es gab einen auf jedes Kind zugeschnittenen, allein im eigenen Zimmer zu konsumierenden, unendlichen Fluss an digitalen Erlebnissen, um Klicks und Werbeeinnahmen zu maximieren. Während der COVID-19-Pandemie wurde die Lage durch das jahrelange «Social Distancing» und Online-Überall noch schlimmer.

Aber so muss es nicht sein.

Eine Leiter von der Kindheit bis zum Erwachsensein

Ein Land, das groß, säkular und divers ist, was Ethnie, Religion und Politik angeht, ist vielleicht nicht in der Lage, gemeinsame Übergangsriten voller moralischer Leitlinien wie den Sonnenaufgangstanz der Apachen zu entwickeln. Doch trotz unserer Unterschiede wollen wir alle, dass unsere Kinder sozial kompetente und psychisch gesunde Erwachsene werden, die ihre eigenen Angelegenheiten regeln, ihren Lebensunterhalt verdienen und stabile romantische Beziehungen eingehen können. Wenn wir uns darüber einig sind, könnten wir uns dann vielleicht über Normen verständigen, die einige Schritte auf diesem Weg skizzieren? Wichtig ist, dass es dabei überwiegend tatsächlich um Normen – und nicht um Gesetze – geht, die Eltern nach eigenem Ermessen befolgen oder ignorieren können. Sich auf gemeinsame normenbasierte Rituale und Meilensteine zu verständigen, ist vielleicht effektiver als Praktiken, die jede Familie für sich allein einführt.

Ich schlage zunächst einmal vor, dass wir uns auf *gerade Geburtstage* zwischen sechs und achtzehn Jahren konzentrieren. Wir könnten eine große Sache aus diesen Geburtstagen machen, indem wir sie mit neuen Freiheiten, neuen Verantwortlichkeiten und einer deutlichen Erhöhung des Taschengelds verknüpfen. Wir wollen Kindern das Gefühl geben, dass sie eine Leiter mit klar etikettierten Sprossen hochklettern, statt nur eine jährliche Party mit Spielen, Kuchen und Geschenken zu haben. Das könnte so aussehen:

Sechs Jahre: Alter der familiären Verantwortung. Kinder werden formell als wertvolle Beitragende zum Haushalt anerkannt, nicht nur als Abhängige. Beispielsweise können sie eine kurze Liste mit Haushaltsarbeiten und ein kleines wöchentliches Taschengeld erhalten, das mit ihrer Leistung beim Abarbeiten der Liste verknüpft ist.[19]

Acht Jahre: Das Alter der lokalen Freiheit. Kinder gewinnen die Freiheit, ohne Beaufsichtigung von Erwachsenen zu spielen und in Gruppen abzuhängen. Sie sollten zeigen, dass sie aufeinander aufpassen und kleine Besorgungen erledigen können, wenn es Geschäfte im näheren Umkreis gibt, die sich zu Fuß oder mit dem Rad in relativ kurzer Zeit erreichen lassen. Sie sollten keine Mobiltelefone für Erwachsene erhalten, doch man kann ihnen ein Handy oder eine Armbanduhr für Kinder geben, das beziehungsweise die ihnen erlaubt, einige Personen, wie ihre Eltern oder Geschwister, anzurufen oder ihnen eine Nachricht zu schicken.

Zehn Jahre: Das Alter des Umherstreifens. Kinder unter dreizehn Jahren erhalten die Freiheit, weiter umherzustreifen, vielleicht im selben Alter, wie es den Eltern erlaubt wurde, mit acht oder neun Jahren. Sie sollten ein gutes Urteilsvermögen zeigen und ihrer Familie mehr helfen. In Einklang mit ihrer wachsenden Mobilität und Verantwortung könnte ein Klapphandy oder ein anderes einfaches Handy mit ein paar Apps und ohne Internetzugang ein Geburtstagsgeschenk sein. Ihre Nachmittage sollten nicht mit von Erwachsenen geleiteten «pädagogisch wertvollen» Aktivitäten überfrachtet sein; sie brauchen Zeit, um gemeinsam mit Freunden abzuhängen.

Zwölf Jahre: Das Alter der Lehrzeit. Mit zwölf Jahren, also etwa in dem Alter, in dem viele Gesellschaften Initiationsriten durchführen, sollten Jugendliche beginnen, jenseits der Eltern mehr erwachsene Mentoren und Rollenvorbilder zu finden. Kinder können ermutigt werden anzufangen, eigenes Geld zu verdienen, indem sie kleine Arbeiten für Nachbarn oder Verwandte erledigen, wie Blätter harken oder Babysitten für Nachbarn mit einem Kleinkind. Sie könnten ermutigt werden, mehr Zeit mit einer vertrauenswürdigen Person aus der Verwandtschaft zu verbringen, ohne dass die Eltern dabei sind.

Vierzehn Jahre: Beginn der Highschool. Der vierzehnte Geburtstag fällt meist zeitlich in etwa mit dem Highschoolbeginn zusammen, und das ist ein wichtiger Übergang, in dessen Verlauf die Unabhängigkeit wächst, aber auch der schulische, der zeitliche und der soziale Druck zunehmen. Aktivitäten, wie für Geld zu arbeiten und sich einem Sportverein anzuschließen, sind gute Möglichkeiten, um zu entdecken, dass harte Arbeit zu konkreten und erfreulichen Belohnungen führt. Der Beginn der Highschool wäre ein vernünftiges Ziel für eine nationale Norm (kein Gesetz) für das Mindestalter, in dem Teenager ihr erstes Smartphone bekommen.[20]

Sechzehn Jahre: Beginn der Internet-Mündigkeit. Das sollte ein großes Jahr der Unabhängigkeit sein, unter der Bedingung, dass seit dem vorangegangenen Schritt Verantwortungsbewusstsein und Wachstum erkennbar zugenommen haben. Der US-Kongress sollte den Fehler korrigieren, den er 1998 machte, als er Dreizehnjährigen erlaubte, Verträge mit Unternehmen abzuschließen, um Accounts zu eröffnen und ihre Daten ohne Wissen oder Einwilligung ihrer Eltern weiterzugeben. Meiner Ansicht nach sollte dieses Alter auf sechzehn Jahre angehoben und seine Einhaltung kontrolliert werden. Der sechzehnte Geburtstag würde so zu einem wichtigen Meilenstein werden, an dem wir Teenagern sagen: «Du kannst nun einen Führerschein machen, und du kannst nun im größten Teil des Internets surfen, ohne dass gesetzlich eine Einwilligung der Eltern erforderlich wäre, und du kannst nun auch Social-Media-Accounts eröffnen.» (Es gibt gute Argumente, damit bis zum achtzehnten Lebensjahr zu warten, doch ich denke, sechzehn wäre das richtige gesetzlich festgelegte *Mindest*alter.)

Achtzehn Jahre: Der Beginn des gesetzlichen Erwachsenenalters. Dieser Geburtstag würde all seine gesetzliche Bedeutung behalten, wie Beginn des Wahlrechts, Berechtigung zum Militärdienst und die Fähigkeit, Verträge abzuschließen und Lebensentscheidungen zu treffen. Da dieser Geburtstag in den Vereinigten Staaten in die Nähe des Highschoolabschlusses fällt, sollte er nach van Genneps Terminologie als *Trennung* von der Kindheit und als Beginn einer Übergangsphase zum nächsten Lebensabschnitt angesehen werden.

Einundzwanzig Jahre: Komplette gesetzliche Volljährigkeit. Dieser Geburtstag ist in den Vereinigten Staaten und in vielen anderen Ländern der letzte mit einer gesetzlichen Bedeutung. In diesem Alter kann man Alkohol und Zigaretten kaufen. Man kann ins Spielcasino gehen und im Internet Sportwetten abschließen. In den Augen des Gesetzes ist die Person nun vollständig erwachsen.

Das sind meine Vorschläge für einen Weg zum Erwachsenwerden in einer modernen säkularen Gesellschaft. Vielleicht ist Ihre Umgebung anders, und Ihr Kind muss einen anderen Weg mit einer anderen Geschwindigkeit gehen. Doch wir sollten uns durch unsere Vielfalt nicht zwingen lassen, *alle* gemeinsamen Meilensteine zu entfernen und Kinder einfach ohne gemeinsame Standards oder einen altersgerechten Zuwachs an Freiheiten und Verantwortlichkeiten heranwachsen zu lassen. Kinder verwandeln sich nicht von allein in voll funktionsfähige Erwachsene. Geben wir ihnen doch einige Stufen vor, die sie erklimmen können und die ihnen helfen, dorthin zu gelangen.

Zusammenfassung

- Die Frühphase der Pubertät ist eine Periode rascher zerebraler Neuverdrahtung, die nur von der Verdrahtung in den ersten Lebensjahren übertroffen wird. Neuronales Pruning und Myelinisierung gehen Hand in Hand und laufen, geleitet von den Erfahrungen des Heranwachsenden, sehr rasch ab. Wir sollten uns über diese Erfahrungen Gedanken machen und sie nicht von Fremden und Algorithmen bestimmen lassen.
- Der Sicherheitskult ist ein Erfahrungsblocker. Wenn wir die Sicherheit von Kindern zu einem quasireligiösen Anliegen machen und ihnen nicht gestatten, Risiken einzugehen, halten wir sie davon ab, Ängste zu überwinden, Risiken handhaben zu lernen und auf eigenen Füßen zu stehen – all das ist nötig, um zu psychisch gesunden und kompetenten Erwachsenen heranzuwachsen.
- Smartphones sind ebenfalls Erfahrungsblocker. Sobald sie ins Leben eines Kindes treten, verdrängen oder reduzieren sie alle anderen Formen nicht-bildschirmbasierter Erfahrungen, die das erfahrungssuchende Gehirn der Kinder am nötigsten braucht.
- Übergangsriten sind kuratierte Erfahrungen, die menschliche Gesellschaften arrangieren, um Heranwachsenden zu helfen, den Übergang zum Erwachsenendasein zu schaffen. Van Gennep hat festgestellt, dass diese Riten im Allgemeinen eine Trennungsphase, eine Übergangsphase und eine Angliederungsphase umfassen.
- Westliche Gesellschaften haben viele Übergangsriten eliminiert, und die digitale Welt, die in den 1990er-Jahren aus der Taufe gehoben wurde, vergrub die meisten Meilensteine und erschwerte den Weg ins Erwachsenenalter. Als Kinder begannen, einen großen oder den größten Teil ihrer Zeit online zu verbringen, wurden die Inputs in ihr sich entwickelndes Gehirn zu undifferenzierten Sturzfluten von Reizen ohne Altersabstufung oder Altersbeschränkung. Eine Gesellschaft, die groß, vielfältig und säkular ist (wie die Vereinigten Staaten oder Großbritannien), könnte sich dennoch auf eine

Handvoll Meilensteine einigen, die einen schrittweisen Zuwachs an Freiheiten und Verantwortlichkeiten mit sich bringen.

Damit schließt Teil II, in dem es um die Hinführung zur Großen Neuverdrahtung der Kindheit zwischen 2010 und 2015 ging. Ich habe erklärt, warum die menschliche Kindheit die einzigartigen Merkmale hat, die sie hat, und warum eine spielbasierte Kindheit so gut zu diesen Merkmalen passt. Ich habe gezeigt, dass die spielbasierte Kindheit schon deutlich vor der Einführung des Smartphones auf dem Rückzug war. Nun sind wir bereit für Teil III, in dem ich schildere, was geschah, als Heranwachsende von einfachen Handys zu Smartphones wechselten; diese Phase begann gegen Ende der 2000er-Jahre und beschleunigte sich Anfang der 2010er-Jahre. Ich werde zeigen, dass die neue, smartphonebasierte Kindheit, die sich in diesen Jahren entwickelte, schlecht für Kinder und Heranwachsemde ist und dass der dadurch entstehende Schaden weit über eine Zunahme von psychischen Erkrankungen hinausgeht.

TEIL III

Die Große Neuverdrahtung: Der Aufstieg der smartphonebasierten Kindheit

KAPITEL 5

Die vier Grundübel: Soziale Deprivation, Schlafmangel, Fragmentierung der Aufmerksamkeit und Abhängigkeit

Eines Morgens auf einem Familienausflug nach Vermont 2016 spielte meine sechsjährige Tochter ein Videospiel auf meinem iPad. Plötzlich rief sie: «Daddy, kannst du mir das iPad wegnehmen? Ich versuche, nicht hinzugucken, aber ich schaffe es einfach nicht.» Meine Tochter war in einem sogenannten variablen Quotenplan gefangen, bei dem eine Verstärkung beziehungsweise Belohnung erst nach einer wechselnden Anzahl von Reaktionen erfolgt. Das ist die effektivste Weise, um das Verhalten eines Tieres zu kontrollieren – es sei denn, man pflanzt ihm Elektroden ins Gehirn.

Im Jahr 1911 setzte der amerikanische Psychologe Edward Thorndike in einem bahnbrechenden Experiment hungrige Katzen in «Problemkäfige». Das waren kleine Käfige, aus denen die Katzen entkommen konnten, um Futter zu erhalten, wenn sie ein bestimmtes Verhalten zeigten, etwa an einem Ring zogen, der mit einer Kette verbunden war, die den Türriegel öffnete. Die Katzen warfen sich im Käfig hilflos gegen die Wände, um hinauszugelangen, und fanden schließlich irgendwann zufällig die richtige Lösung. Aber was glauben Sie, was beim nächsten Mal geschah, als dieselbe Katze in denselben Käfig gesetzt wurde? Zog sie sofort an dem Ring? Nein. Wie Thorndike feststellte, warfen sich die Katzen wieder hin und her, auch wenn sie die Lösung beim zweiten Mal in der Regel etwas schneller fanden und anschließend jedes Mal noch ein wenig schneller, bis sie schließlich sofort den Riegel öffneten, um zu entkommen. Stets gab es eine Lernkurve, niemals einen Moment der Einsicht, in dem bei der Katze «der Groschen fiel» und die Zeit bis zum Entkommen plötzlich abrupt sank.

Thorndike beschrieb das Lernverhalten der Katze so: «Der besondere Impuls, der nach vielen erfolglosen Versuchen zu der erfolgreichen Ausführung führte, wird durch die erreichte Befriedigung verstärkt und eingeprägt.» Tierisches Lernen, so Thorndike, ist «das Einschleifen eines Pfades im Gehirn und basiert nicht auf Entscheidungen eines rationalen Bewusstseins».[1] Erinnern Sie sich bitte an diese Formulierung, wenn Sie jemanden dabei beobachten, der wie in Trance sich wiederholende Bewegungen auf einem Touchscreen macht: «das Einschleifen eines Pfades im Gehirn».

Mein Ziel in diesem Teil des Buches ist es, die Hinweise auf negative Auswirkungen der Großen Neuverdrahtung über ein breites Spektrum von Auswirkungen hinweg zu untersuchen. Der rasche Wechsel von Klapphandys (und anderen einfachen Geräten) zu Smartphones mit schnellem Internet und Social-Media-Apps schuf die Basis für die neue, smartphonebasierte Kindheit, in der viele neue Bahnen im Gehirn der Generation Z angelegt wurden. In diesem Kapitel beschreibe ich die vier grundlegenden Übel der neuen smartphonebasierten Kindheit, die Jungen und Mädchen jeden Alters Schaden zufügen: soziale Deprivation, Schlafmangel, Fragmentierung der Aufmerksamkeit und Abhängigkeit. In Kapitel 6 erläutere ich dann die wichtigsten Gründe dafür, dass die sozialen Medien sich besonders negativ auf Mädchen ausgewirkt haben, darunter ständiges soziales Vergleichen und Aggression innerhalb von Beziehungen. In Kapitel 7 untersuche ich, was bei Jungen schiefläuft, deren psychische Gesundheit zwar nicht ganz so plötzlich Schaden nahm wie bei den Mädchen, die sich jedoch seit mehreren Jahrzehnten zunehmend aus der wirklichen Welt zurückziehen und ihr Engagement immer mehr in die virtuelle Welt verlagert haben. In Kapitel 8 zeige ich, dass die Große Neuverdrahtung Gewohnheiten fördert, die der gesammelten Weisheit der religiösen und philosophischen Traditionen in aller Welt diametral widersprechen. Ich zeige, wie wir uns auf alte und bewährte spirituelle Praktiken stützen können, wenn es um Leitlinien für das Leben in unserer verwirrenden, überwältigenden Zeit geht. Zunächst muss ich jedoch erklären, was eine «smartphonebasierte Kindheit» eigentlich ist und woher sie kommt.

Der Aufstieg der smartphonebasierten Kindheit

Als Steve Jobs im Juni 2007 das erste iPhone ankündigte, beschrieb er es als «Breitbild-iPod mit Berührungssteuerung, ein revolutionäres Mobiltelefon und bahnbrechendes Internet-Kommunikationsgerät».[2] Die erste Version des iPhones war nach heutigen Standards recht simpel, und ich hatte keinen Grund anzunehmen, das Gerät werde sich negativ auf die psychische Gesundheit auswirken. Ich kaufte mir im Jahr darauf ein solches Mobiltelefon und stellte fest, dass es ein bemerkenswertes digitales Schweizer Offiziersmesser war, voller Werkzeuge, die ich jederzeit abrufen konnte, wenn ich sie brauchte. Es hatte sogar ein Blitzlicht! Und es war nicht darauf angelegt, süchtig zu machen oder meine Aufmerksamkeit zu monopolisieren.

Das änderte sich bald mit der Einführung von Softwareentwicklungen, die erlaubten, externe Apps auf Mobilgeräte herunterzuladen. Diese revolutionäre Veränderung gipfelte in Apples Markteinführung des App Store im Juli 2008, der mit 500 verfügbaren Apps startete. Google folgte im Oktober 2008 mit dem Android Market, der 2012 einen neuen Namen – Google Play Store – erhielt und weiter ausgebaut wurde. Im September 2008 war der Apple App Store bereits auf mehr als 3000 Apps angewachsen, und 2013 waren es schon mehr als eine Million.[3] Neben Apple wuchs auch der Google Play Store und erreichte 2013 ebenfalls eine Million Apps.[4]

Die Öffnung von Smartphones für externe Apps führte zu einem heftigen Wettbewerb zwischen großen und kleinen Unternehmen um die Entwicklung der fesselndsten Apps für Mobilgeräte. Gewinner dieses Wettrennens waren oft diejenigen, die auf kostenlose, werbebasierte Geschäftsmodelle setzten, denn nur wenige Konsumenten waren bereit, 2,99 Dollar für eine App zu zahlen, wenn sie bei einem Konkurrenten kostenlos zu haben war. Diese starke Zunahme auf Werbung basierender Apps veränderte die Art der Zeit, die man mit der Benutzung eines Smartphones verbrachte. Ab Anfang der 2010er-Jahre verwandelten sich unsere Smartphones von Schweizer Messern, die man aus der Tasche zog, wenn man ein Werkzeug brauchte, in Plattformen, auf denen Unternehmen darum konkurrieren, wer von ihnen die Augen der Konsumenten am längsten auf dem Bildschirm festhalten konnte.[5]

Die Nutzer mit der geringsten Willenskraft und der größten Anfälligkeit waren natürlich Kinder und Jugendliche, deren frontaler Cortex noch immer höchst unterentwickelt war. Kinder fühlen sich schon seit Einführung des Fernsehens stark zum Bildschirm hingezogen, doch sie konnten diesen Bildschirm nicht mit in die Schule oder beim Spielen mit nach draußen nehmen. Vor dem iPhone war die Bildschirmzeit eines Kindes zwangsläufig begrenzt, daher blieb noch Zeit zum Spielen und für Gespräche von Angesicht zu Angesicht. Die Explosion von smartphonebasierten Apps wie Instagram in genau den Jahren, als Teenager und unter Dreizehnjährige von einfachen Handys zu Smartphones wechselten, kennzeichnete dann eine qualitative Veränderung im Wesen der Kindheit. Um 2015 trugen mehr als 70 Prozent aller amerikanischen Teenager einen Touchscreen mit sich herum,[6] und diesen Screens gelang es immer besser, ihre Aufmerksamkeit zu fesseln, selbst während sie mit Freunden zusammen waren. Darum datiere ich den Beginn der smartphonebasierten Kindheit auf die frühen 2010er-Jahre.

Wie in der Einleitung erwähnt, verwende ich den Begriff «smartphonebasierte Kindheit» in einem weiten Sinne und schließe damit *alle mit dem Internet verbundenen Geräte* ein. Gegen Ende der 2000er- und Anfang der 2010er-Jahre erhielten viele dieser Geräte, vor allem Spielkonsolen wie PS3 und Xbox, Zugriff aufs Internet und führten Werbung wie auch neue kommerzielle Anreize auf Plattformen ein, die zuvor nicht zugänglich waren. In dem Maße, wie Laptops mit schnellem Internet Zugang zu Social-Media-Plattformen, Online-Computerspielen und freien Streaming-Plattformen mit usergenerierten Videos (einschließlich YouTube und vieler Pornoseiten) boten, sind auch sie ein Teil der smartphonebasierten Kindheit. Den Begriff «Kindheit» verwende ich hier ebenfalls im weiteren Sinne, nämlich für Kindheit und Jugend (Adoleszenz).

Soziale Medien und ihre Verwandlung

Die sozialen Medien haben sich im Lauf der Zeit weiterentwickelt,[7] doch diejenigen Plattformen, die für uns ganz allgemein klare Beispiele für soziale Medien sind, haben mindestens vier wichtige Merkmale gemeinsam: *User-Profile* (User erstellen individuelle Profile, über die sie persönliche Informationen und Interessen teilen können), *User-generierter Inhalt* (User erstellen eine Vielzahl von Inhalten und teilen sie mit einer breiteren Öffentlichkeit, darunter Textbeiträge, Fotos, Videos und Links), *Networking* (User können sich mit anderen Usern vernetzen, indem sie deren Profilen folgen, «Freunde» werden oder derselben Gruppe beitreten) und *Interaktivität* (User interagieren miteinander und über den Inhalt, den sie teilen; solche Interaktionen können Likes, Kommentare oder direktes Messaging umfassen). Die prototypischen Social-Media-Plattformen Facebook, Instagram, Twitter beziehungsweise X, TikTok, Reddit und LinkedIn teilen all diese vier Merkmale, ebenso YouTube (auch wenn es eher als Videothek der Welt genutzt wird als wegen der sozialen Features der Plattform) und auch Twitch, die inzwischen beliebte Streaming-Plattform für Videospiele. Selbst moderne Websites mit Inhalten für Erwachsene, wie OnlyFans, haben diese vier Merkmale übernommen. Auf der anderen Seite weisen Messenger-Apps wie WhatsApp und Facebook Messenger nicht alle vier Merkmale auf, und auch wenn sie zweifellos sozial sind, würde man sie nicht als soziale Medien bezeichnen.

Ein grundlegender Wandel in der Natur der sozialen Medien vollzog sich in den Jahren um 2010 und verstärkte die negativen Folgen für junge Menschen. In den frühen Jahren von Facebook, Myspace und Friendster (alle gegründet zwischen 2002 und 2004) wurden diese Dienste als *soziale Netzwerke* bezeichnet, denn es ging hier vor allem darum, Personen miteinander in Kontakt zu bringen, beispielsweise Schulfreunde, die sich aus den Augen verloren hatten, oder Fans eines bestimmten Musikers. In den Jahren um 2010 kam es zu einer Reihe von Neuerungen, die diese Dienste grundlegend veränderten.

Allen voran führte Facebook 2009 den Like-Button («Gefällt mir») ein und Twitter (heute X) den Retweet-Button («Weiterleiten»). Beide Neuerungen wurden anschließend auf breiter Front von anderen Plattformen übernommen, was die virale Ausbreitung von Inhalten möglich machte. Diese Neuerungen quantifizierten den Erfolg eines jeden Posts und gaben Nutzern einen Anreiz, jeden Post so zu gestalten, dass er maximale Verbreitung fand. Das konnte dazu verleiten, extreme Aussagen zu machen oder große Wut und Empörung zu äußern.[8] Gleichzeitig begann Facebook, algorithmisch kuratierte News-Feeds einzusetzen, woraufhin sich auch andere Plattformen am Wettrennen beteiligten und Inhalte kuratierten, die User besonders erfolgreich köderten. Im Jahr 2009 gab es die ersten «Push-Benachrichtigungen», die User den ganzen Tag hindurch mit Mitteilungen versorgten und dies akustisch mit einem «Ping» anzeigten; der App-Store brachte neue werbebasierte Plattformen für Smartphones auf den Markt; Frontkameras (2010) machten es leichter, Fotos und Videos von sich selbst aufzunehmen, und die rasche Ausbreitung von schnellem Internet (mit dem im Januar 2010 61 Prozent aller amerikanischen Haushalte ausgestattet waren[9]) erleichterte es für jedermann, alles rasch zu konsumieren.

Ab Anfang der 2010er-Jahre verwandelten sich soziale «Netzwerke», die (größtenteils) angelegt worden waren, um Menschen miteinander zu verbinden, in Social-Media-Plattformen, die (größtenteils) so restrukturiert worden waren, dass sie öffentliche Auftritte förderten, in denen sich eine Person auf der Suche nach Bestätigung an viele wandte, und zwar nicht nur an Freunde, sondern auch an völlig Fremde. Selbst Nutzer, die nicht aktiv posten, werden von den Anreizstrukturen beeinflusst, die diese Apps entwickelt haben.[10]

Diese Veränderungen erklären, warum die Große Neuverdrahtung um 2010 begann und bis 2015 weitgehend abgeschlossen war. Kindern und Jugendlichen, die aufgrund einer nationalen Manie der Überfürsorglichkeit zunehmend zu Hause gehalten und isoliert wurden, fiel es noch leichter, sich ihrer wachsenden Sammlung von internetbasierten Geräten zuzuwenden, und diese Geräte boten noch attraktivere und abwechslungsreichere Belohnungen. Die spielbasierte Kindheit war vorbei, die smartphonebasierte Kindheit war da.

Die Opportunitätskosten einer smartphonebasierten Kindheit

Angenommen, ein Verkäufer in einem Elektronikladen erklärte Ihnen, er habe ein neues Produkt für Ihre elfjährige Tochter, das noch unterhaltsamer sei als Fernsehen und keinerlei negative Nebenwirkungen habe, aber jenseits des Unterhaltungseffekts auch höchstens minimale Vorteile. Wie viel wäre Ihnen dieses Produkt wert?

Diese Frage lässt sich nicht beantworten, ohne die *Opportunitätskosten* zu kennen. Ökonomen definieren diese als entgangene potenzielle Gewinne bei der Wahl einer von mehreren Alternativen. Wenn Sie ein Unternehmen starten und in Erwägung ziehen, 2000 Dollar für einen Kurs in Grafikdesign an der örtlichen Universität zu bezahlen, um die Mitteilungen Ihres Unternehmens besser aussehen zu lassen, müssen Sie sich nicht nur fragen, ob attraktivere Flyer und Websites die 2000 Euro wieder einbringen werden. Sie müssen darüber hinaus überlegen, welche anderen Dinge Sie mit dem Geld anfangen könnten – und, vielleicht noch wichtiger, was Sie in all der *Zeit*, die Sie für den Kurs aufbringen müssen, für Ihr Unternehmen tun könnten.

Wenn der Verkäufer Ihnen also erzählt, das Produkt sei kostenlos, fragen Sie nach den Opportunitätskosten. Wie viel Zeit verbringt das durchschnittliche Kind mit der Nutzung des Produkts? Rund vierzig Stunden pro Woche bei unter Dreizehnjährigen wie Ihrer Tochter, antwortet er. Bei Teenagern zwischen dreizehn und achtzehn Jahren sind es eher fünfzig Stunden pro Woche. Würden Sie nicht an dieser Stelle den Laden kopfschüttelnd verlassen?

Zählt man alles zusammen, verbringen Teenager tatsächlich im Durchschnitt sechs bis acht Stunden pro Tag mit bildschirmbasierten Freizeitaktivitäten.[11] Natürlich haben Kinder schon vor dem Aufkommen von Internet und Smartphones Zeit mit Fernsehen und Videospielen verbracht. Wie Langzeitstudien mit amerikanischen Jugendlichen ergaben, schaute der durchschnittliche Teenager Anfang der 1990er-Jahre etwas weniger als drei Stunden pro Tag Fernsehen.[12] Da die meisten Familien in jenem Jahrzehnt über das Telefonnetz Zugang zum Internet erhielten, gefolgt von Highspeed-Internet in den 2000er-Jahren, stieg die mit internetbasierten Aktivitäten verbrachte Zeit, während die Fernsehzeit sank. Kinder verbrachten zudem mehr Zeit mit Videospielen und weniger Zeit mit Büchern und Zeitschriften. Alles in allem haben die Große Neuverdrahtung und das Aufkommen der smartphonebasierten Kindheit die Zeit, die ein Kind pro Tag vor dem Bildschirm verbringt, im Vergleich zum Leben vor dem Smartphone *zusätzlich* um zwei bis drei Stunden verlängert. Diese Zahlen variieren leicht, je nach sozialer Klasse (stärkere Nutzung in einkommensschwachen Familien als in solchen mit hohem Einkommen), ethnischer Zugehörigkeit (stärkere Nutzung in afroamerikanischen und Latino-Familien als in weißen und asiatischstämmigen Familien[13]) und Zugehörigkeit zu einer sexuellen Minderheit (stärkere Nutzung bei LGBTQ-Jugendlichen[14]).

Ich sollte anmerken, dass wissenschaftliche Bemühungen, die Bildschirmzeit zu quantifizieren, mit hoher Wahrscheinlichkeit zu Werten führen, die zu niedrig sind. Wird die Frage anders gestellt, gibt laut Pew Research ein Drittel der Teenager an, «fast ständig» auf einer der populären Social-Media-Seiten aktiv zu sein,[15] und 45 Prozent der Teenager berichten, sie benutzten das Internet «fast ständig». Selbst wenn der durchschnittliche Teenager angibt, pro Tag «nur» sieben Stunden seiner Freizeit vor dem Bildschirm zu verbringen – rechnet man all die Zeit dazu, in der Teenager an soziale Medien *denken*, während sie in der wirklichen Welt Multitasking betreiben, versteht man, warum fast die Hälfte aller Teenager sagen, sie seien fast die ganze Zeit online. Das heißt, rund sechzehn Stunden pro Tag – 112 Stunden pro Woche –, in denen sie nicht voll präsent sind bei dem, was um sie herum vorgeht. Diese Art kontinuierlicher Nutzung von oft zwei oder drei Bildschirmen gleichzeitig war ganz einfach nicht möglich, bevor die Jugendlichen Touchscreens in der Hosentasche hatten. All das hat enorme Konsequenzen für Kognition, Abhängigkeit und das Einschleifen von Bahnen im Gehirn, vor allem während der sensiblen Periode der Pubertät.

In seinem 1854 erschienenen Buch *Walden*, in dem Henry David Thoreau über das einfache Leben nachdenkt, heißt es: «Der *Preis* einer Sache ist die Menge an ... Leben, welches im Austausch dafür – früher oder später – hergegeben wird.»[16] Was waren daher die Opportunitätskosten für Kinder und Jugendliche, als sie begannen, sechs oder acht oder vielleicht auch sechzehn Stunden pro Tag vor dem Bildschirm zu verbringen? Haben sie dafür vielleicht Teile ihres Lebens eingetauscht, die für eine gesunde menschliche Entwicklung notwendig sind?

Übel Nr. 1: Soziale Deprivation

Kinder brauchen viel Zeit, um miteinander von Angesicht zu Angesicht zu spielen, da dies ihre soziale Entwicklung fördert.[17] In Kapitel 2 habe ich gezeigt, dass der Prozentsatz an Zwölftklässlern, die angaben, «fast täglich» mit ihren Freunden zusammenzukommen, nach 2009 steil abfiel.

Man kann diesen Verlust der «Zeit mit Freunden» in Abbildung 5.1 genauer aufschlüsseln; sie stammt aus einer Studie, die untersuchte, wie Amerikaner aller Altersstufen ihre Zeit verbringen.[18] Die Abbildung zeigt die durchschnittliche Anzahl an Minuten, die Menschen verschiedener Altersgruppen pro Tag mit ihren Freunden verbringen. Nicht überraschend, dass die jüngste Altersgruppe (15 bis 24 Jahre) mehr Zeit mit Freunden verbringt als ältere Gruppen, deren Vertreter mit größerer Wahrscheinlichkeit im Beruf stehen und verheiratet sind.

Tägliche Zeit mit Freunden, nach Altersgruppen

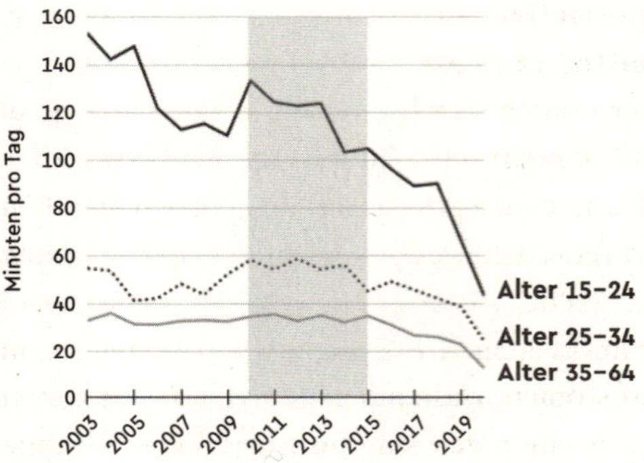

Abbildung 5.1: Täglich mit Freunden verbrachte Zeit in Minuten. Nur die jüngste Altersgruppe zeigte bereits vor der Datensammlung von 2020, die nach Beginn der COVID-19-Einschränkungen begonnen hatte, einen starken Abfall. (Quelle: American Time Use Study.)[19]

Anfang der 2000er-Jahre war der Unterschied sehr groß, doch er nahm ab, und diese Abnahme beschleunigte sich nach 2013. Die Daten für 2020 wurden nach Beginn der COVID-19-Pandemie gesammelt, was erklärt, warum die Kurven für die beiden älteren Gruppen in diesem letzten Jahr nach unten weisen. Die jüngste Altersgruppe zeigt diesen Trend 2019 jedoch nicht. Das Abfallen der Kurve im ersten Jahr der COVID-19-Restriktionen war nicht größer als der Abfall im Jahr vor Beginn der COVID-19-Epidemie. Im Jahr 2020 fingen wir an, jedermann zu raten, sich von allen Menschen außerhalb der eigenen «Blase» fernzuhalten, doch die Vertreter der Generation Z hatten mit diesem Abstandhalten bereits begonnen, als sie ihr erstes Smartphone erhielten.

Natürlich haben Teenager damals wohl nicht gedacht, dass sie ihre Freunde verlieren würden; sie dachten, sie würden die Freundschaft lediglich aus dem realen Leben auf Instagram, Snapchat und Online-Spiele verlagern. Ist das nicht ebenso gut? Nein, ist es nicht. Wie Jean Twenge gezeigt hat, leiden Teenager, die mehr Zeit mit sozialen Medien verbringen, mit höherer Wahrscheinlichkeit unter Depressionen, Angstgefühlen und anderen Störungen, während Teenager, die mehr Zeit mit ihresgleichen verbringen (beispielsweise Teamsportarten ausüben oder in religiösen Gemeinschaften aktiv sind), über eine bessere psychische Gesundheit verfügen.[20]

Das ergibt Sinn. Kinder brauchen, wie ich gezeigt habe, das Spiel von Angesicht zu Angesicht, synchrones, körperliches Spiel. Am förderlichsten ist das Spielen draußen, mit gelegentlichen körperlichen Risiken und aufregenden Abenteuern. Mit engen Freunden auf Face-Time zu sprechen, ist eine gute Sache, wie ein altmodischer Telefonanruf, aufgepeppt durch Sichtkontakt. Allein im Schlafzimmer zu sitzen und sich endlos mit dem vollzustopfen, was andere Leute gepostet haben, oder Stunde um Stunde mit einer sich ständig wandelnden Gruppe von Freunden und Fremden Videospiele zu spielen oder eigene Inhalte zu posten und darauf zu warten, dass andere Kids (oder Fremde) sie liken oder kommentieren, ist hingegen so weit von dem entfernt, was Kinder brauchen, dass man diese Aktivitäten nicht als gesunde neue Interaktionsformen von jungen Menschen betrachten sollte; es sind Alternativen, die so viel Zeit verschlingen, dass sie die Zeit verringern, die Teenager miteinander verbringen.

Tatsächlich stellt der gezeigte abrupte Rückgang der mit Freunden verbrachten Zeit die von der Großen Neuverdrahtung bewirkte soziale Deprivation noch gar nicht in ihrem vollen Ausmaß dar. Denn selbst wenn Teenager mit ihren Freunden zusammen sind, vermindert ihre Fixierung auf das Smartphone die Qualität der gemeinsam verbrachten Zeit. Die Geräte nehmen unsere Aufmerksamkeit so sehr in Anspruch, dass viele eine Unterhaltung von Angesicht zu Angesicht unterbrechen, sobald ihr Gerät auch nur eine Zehntelsekunde in der Tasche vibriert, aus Angst, etwas Wichtiges zu verpassen. Gewöhnlich bitten wir unseren Gesprächspartner nicht, kurz innezuhalten, sondern ziehen nur unser Gerät aus der Tasche und schauen darauf, sodass unser Gegenüber zu dem durchaus plausiblen Schluss kommen muss, er oder sie sei weniger wichtig als die neueste Benachrichtigung. Wenn ein Gesprächspartner ein Smartphone aus der Tasche zieht[21] oder wenn ein Smartphone auch nur sichtbar ist[22] (es muss nicht einmal das eigene sein), verringern sich Qualität und Intimität der sozialen Interaktion. Und wenn bildschirmbasierte Technologien aus unserer Tasche an unser Handgelenk, in unsere Kopfhörer und Brillen wandern, wird unsere Fähigkeit, sich voll auf andere zu konzentrieren, vermutlich noch weiter abnehmen.

Es tut weh, ignoriert zu werden, ganz gleich, wie alt man ist. Stellen Sie sich vor, Sie wären ein Teenager, der versucht, ein Gefühl dafür zu entwickeln, wer er ist und wo er hingehört, während ihm jeder, den er trifft, indirekt zu verstehen gibt, er sei weniger wichtig als die Leute am Smartphone. Und nun stellen Sie sich vor, ein jüngeres Kind zu sein. Laut einer Umfrage unter sechs- bis zwölfjährigen Kindern, die 2014 vom Magazin *Highlights* durchgeführt wurde, berichteten 62 Prozent der Kinder, ihre Eltern seien «oft abgelenkt», wenn sie mit ihnen zu sprechen versuchen.[23] Danach gefragt, warum ihre Eltern abgelenkt seien, waren Mobiltelefone die häufigste Antwort. Eltern wissen, dass sie ihre eigenen Kinder zu kurz kommen lassen. Wie eine Pew-Umfrage 2020 ergab, lassen sich 68 Prozent der Eltern nach eigenen Angaben manchmal oder oft von ihrem Mobiltelefon ablenken, während sie Zeit mit ihren Kindern verbringen. Diese Zahlen waren für jüngere Eltern und für solche mit einem Collegeabschluss höher als für andere.[24]

Die Große Neuverdrahtung hat das Sozialleben der Generation Z geschädigt, indem sie diese mit jedermann weltweit verband, aber gleichzeitig von den Menschen im direkten Umfeld isolierte. Ein kanadischer Collegestudent schrieb mir:

> Gen Z ist eine unglaublich isolierte Gruppe von Menschen. Wir haben oberflächliche Freundschaften und unnötige romantische Beziehungen, die in großem Maße von sozialen Medien vermittelt und bestimmt werden … Auf dem Campus gibt es kaum so etwas wie ein Gemeinschaftsgefühl; das ist nicht schwer zu sehen. Wenn ich früh zu einer Vorlesung komme, komme ich oft in einen Hörsaal mit dreißig und mehr Studierenden, die in völliger Stille nebeneinandersitzen, völlig absorbiert von ihren Smartphones, voller Angst, zu sprechen und von ihren Kommi-

litonen gehört zu werden. Das führt zu einer weiteren Isolation und einer Schwächung von Selbstidentität und Selbstvertrauen – das weiß ich genau, denn ich habe es selbst erlebt.[25]

Übel Nr. 2: Schlafmangel

Eltern mussten schon immer darum kämpfen, ihre Kinder in der Schulzeit abends früh genug ins Bett zu bekommen, und Smartphones haben diesen Kampf noch verschärft. Während der Pubertät verändert sich das natürliche Schlafmuster.[26] Teenager gehen später ins Bett, dennoch müssen sie an Wochentagen wegen des frühen Schulbeginns zeitig aufstehen. Daher bekommen die meisten Teenager weniger Schlaf, als Körper und Geist benötigen. Das ist eine üble Sache, denn ausreichend Schlaf ist entscheidend wichtig für gute Leistungen in und außerhalb der Schule, vor allem in der Pubertät, in der sich das Gehirn noch rascher neu verdrahtet als in den Jahren zuvor. Schlafdeprivierte Teenager können sich schlechter konzentrieren oder an Dinge erinnern als ihre Altersgenossen mit ausreichend Schlaf.[27] Ihre schulischen Leistungen und ihre Noten verschlechtern sich.[28] Gleiches gilt für ihre Reaktionszeiten, ihr Urteilsvermögen und ihre motorischen Fähigkeiten, was ihr Unfallrisiko erhöht.[29] Sie sind den ganzen Tag hindurch reizbarer und nervöser, und so leiden auch ihre Beziehungen. Hält der Schlafmangel länger an, werden weitere physiologische Systeme in Mitleidenschaft gezogen, was zu Gewichtszunahme, Immunsuppression und anderen Gesundheitsproblemen führt.[30]

Teenager brauchen mehr Schlaf als Erwachsene – mindestens neun Stunden nachts für unter Dreizehnjährige und acht Stunden für Teenager.[31] Ein führender Schlafforscher schrieb 2001: «Fast alle Teenager werden, wenn sie in die Pubertät kommen, zu wandelnden Zombies, weil sie viel zu wenig Schlaf bekommen.»[32] Als er das festhielt, war der Schlafmangel seit einem Jahrzehnt auf dem Vormarsch, wie man in Abbildung 5.2 sehen kann. Anfang der 2010er-Jahre blieb der Schlafmangel relativ konstant, um nach 2013 weiter zuzunehmen.

Teenager, die weniger als 7 Stunden Schlaf bekommen

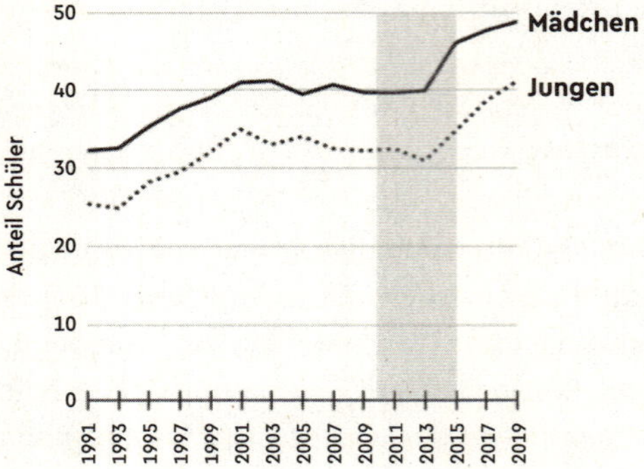

Abbildung 5.2: Prozentualer Anteil von amerikanischen Schülerinnen und Schülern (8., 10. und 11. Klasse), die in den meisten Nächten weniger als 7 Stunden Schlaf bekommen. (Quelle: Monitoring the Future.)[33]

Ist es nur Zufall, oder gibt es einen Zusammenhang zwischen der Zunahme von Schlafproblemen und dem Aufkommen der smartphonebasierten Kindheit? Tatsächlich gibt es dafür zahlreiche Belege. Eine Übersichtsarbeit, in die 36 Korrelationsstudien einflossen, ergab statistisch signifikante Zusammenhänge zwischen einer starken Nutzung von sozialen Medien und schlechtem Schlaf sowie auch zwischen einer starken Nutzung von sozialen Medien und psychischen Problemen.[34] Dabei wurde zudem festgestellt, dass eine starke Nutzung sozialer Medien zu *einem* Zeitpunkt Schlafprobleme und eine schlechtere psychische Gesundheit zu einem *späteren* Zeitpunkt wahrscheinlicher machte. Wie ein Experiment ergab, schliefen Jugendliche, die zwei Wochen lang ihre Nutzung von Bildschirmgeräten ab 21 Uhr einstellten, wenn sie am nächsten Tag Schule hatten, insgesamt mehr und früher und schnitten besser bei Aufgaben ab, die Konzentration und schnelle Reaktionen verlangten.[35] Andere Experimente, bei denen eine ganze Reihe verschiedener bildschirmbasierter Technologien (wie E-Reader, Videospiele und Computer) eingesetzt wurde, ergaben ebenfalls, dass eine spätabendliche Nutzung schlafstörend wirkt.[36] Jean Twenge und Kollegen werteten einen großen britischen Datensatz aus und stellten fest, dass «eine starke Nutzung von sozialen Medien mit weniger Schlaf, längerer Schlaflatenz und häufigerem Aufwachen einhergeht».[37] Die Schlafstörungen waren bei denjenigen, die im Bett in sozialen Medien aktiv waren oder im Internet surften, besonders stark ausgeprägt.[38] Was hier also deutlich wird: Es handelt sich bei den beobachteten parallelen Entwicklungen nicht um bloße Korrelationen, sondern um Kausalbeziehungen.

Nicht nur die sozialen Medien auf den Smartphones haben der Generation Z Schlafprobleme beschert; der Schlafmangel wird auch durch den leichten Zugang zu anderen, höchst anregenden Smartphoneaktivitäten verschärft, darunter mobiles Gaming und Video-Streaming.[39] Als der CEO von Netflix einmal nach Konkurrenten gefragt wurde, drückte er es so aus: «Wissen Sie, wenn man eine Sendung bei Netflix anschaut und davon so gefesselt ist, dass man nicht mehr aufhören kann, bleibt man abends lange auf. Wir konkurrieren mit dem Schlaf.»[40]

Wie wirkt sich Schlafmangel auf das sich rasch verändernde Gehirn von Jugendlichen aus? Um diese Frage zu beantworten, sehen wir uns am besten die Ergebnisse der Adolescent Brain Cognitive Development Study an. In dieser Studie wurden 2016 die Gehirne von 11 000 Neun- und Zehnjährigen gescannt und die Entwicklung der Jungen und Mädchen durch ihre Pubertät und Adoleszenz hindurch weiterverfolgt. Aus dieser umfassenden Zusammenarbeit sind Hunderte wissenschaftlicher Artikel hervorgegangen, und in mehreren ging es um die Auswirkungen von Schlafmangel. So befand eine Studie aus dem Jahr 2020, dass ausgeprägtere Schlafstörungen und eine geringere Schlafdauer mit höheren internalisierten Werten (zu denen Depressionen zählen) wie auch externalisierten Werten (zu denen Aggression und andere antisoziale Handlungen im Zusammenhang mit mangelnder Impulskontrolle zählen) einhergehen.[41] Zudem zeigte sich, dass der Umfang der Schlafstörungen zu Beginn der Studie «Depressionen und internalisierte sowie externalisierte Werte bei einer Folgeuntersuchung nach einem Jahr statistisch signifikant vorhersagte». Mit anderen Worten: Wenn man zu wenig oder schlecht schläft, steigt das Risiko für Depressionen und Verhaltensprobleme. Dabei waren die Auswirkungen bei Mädchen stärker ausgeprägt als bei Jungen.

Kurz gesagt, brauchen Kinder und Heranwachsende viel Schlaf, um eine gesunde Gehirnentwicklung zu durchlaufen sowie am nächsten Morgen gute Laune zu haben und sich konzentrieren zu können. Wenn Bildschirmgeräte im Schlafzimmer erlaubt sind, werden sie von vielen Kindern bis spät in die Nacht benutzt – vor allem, wenn sie einen kleinen Bildschirm haben, den man unter der Bettdecke verstecken kann. Der dabei entstehende Schlafmangel trägt sehr wahrscheinlich zu der Flutwelle psychischer Erkrankungen von Jugendlichen bei, die viele Länder Anfang der 2010er-Jahre überrollte.

Übel Nr. 3: Fragmentierung der Aufmerksamkeit

Kurt Vonneguts Kurzgeschichte «Harrison Bergeron» (1961) spielt in einem ultraegalitären zukünftigen Amerika, wo die Verfassung bestimmt, dass kein Bürger klüger, besser aussehend oder körperlich in besserer Verfassung sein darf als ein anderer. Eine Regierungsstelle sorgt mit allen Mitteln dafür, dass dieser Gleichheitsgrundsatz eingehalten wird: Wer einen höheren IQ hat, muss einen Kopfhörer tragen, der etwa alle zwanzig Sekunden ein lautes Geräusch von sich gibt, um sämtliche zusammenhängende Gedankengänge zu unterbrechen und die Intelligenz der Person auf die funktionelle Intelligenz eines Durchschnittsbürgers zu drücken.

An diese Geschichte dachte ich, als ich mit meinen Studentinnen und Studenten vor ein paar Jahren darüber sprach, wie Smartphones ihre Produktivität beeinflussten. Seit Ende der 1990er-Jahre kommunizieren junge Menschen vorwiegend über Textnachrichten. Sie stellen ihre Smartphones auf lautlos, mit der Folge, dass diese den ganzen Tag lang immer wieder vibrieren, vor allem, wenn sie an Gruppenchats teilnehmen. Die Situation war jedoch viel schlimmer, als ich mir vorgestellt hatte. Die meisten meiner Studenten erhalten Benachrichtigungen von Dutzenden von Apps, darunter Chatprogramme (wie WhatsApp), Social-Media-Apps (Instagram und Twitter/X) und eine Vielzahl neuer Websites, die sie per «Ping» mit Kurznachrichten über Politik, Sport und das Liebesleben von Stars versorgen. Bei meinen Studierenden, die einen Master of Business Administration (MBA) anstreben (und überwiegend Ende zwanzig sind), kommen darüber hinaus berufsbezogene Apps wie Slack hinzu. Die meisten von ihnen haben ihre Smartphones auf Vibration gestellt und werden auf diese Weise jedes Mal informiert, wenn eine E-Mail eingeht.

Zählt man all das zusammen, so erhalten junge Leute einer Studie zufolge täglich durchschnittlich 192 Benachrichtigungen von den wichtigsten Social-Media- und Kommunikations-Apps.[42] Der durchschnittliche Teenager, der nun nur noch sieben Stunden Schlaf pro Nacht bekommt, erhält somit rund elf Benachrichtigungen pro Wachstunde oder eine alle fünf Minuten. Und das gilt nur für die Apps, in denen es um Kommunikation geht. Wenn wir die zig anderen Apps hinzunehmen, für die sie die Push-Benachrichtigungen nicht abgestellt haben, steigt die Zahl der Unterbrechungen nochmals deutlich an. Und wir reden noch immer nur über den *durchschnittlichen* Teenager. Wenn wir die intensiven Nutzer ins Visier nehmen, wie ältere weibliche Teenager, die Textnachrichten- und Social-Media-Apps weit häufiger nutzen als irgendeine andere Gruppe, kommen wir auf eine Größenordnung von *einer Unterbrechung pro Minute*. Dank der Tech-Industrie und ihres gnadenlosen Wettstreits um die limitierte Ressource, die die Aufmerksamkeit von Jugendlichen darstellt, leben viele Vertreter der Generation Z heute in Kurt Vonneguts Dystopie.

Im Jahr 1890 definierte der große amerikanische Psychologe William James Aufmerksamkeit als «die geistige Inbesitznahme eines von anscheinend mehreren gleichzeitig möglichen Objekten oder Gedankengängen in klarer und lebhafter Form. Sie impliziert das Absehen von anderen Dingen, um sich effektiv mit den bestimmten befassen zu können.»[43] Aufmerksamkeit ist eine Wahl, die wir treffen, um bei einer Aufgabe zu bleiben, einem Gedankengang, einer geistigen Straße, selbst wenn attraktive Abwege locken. Wenn wir diese Wahl nicht treffen und uns ständig ablenken lassen, enden wir in dem «wirren, benommenen, flatterhaften Zustand, der im Französischen ‹distraction› und im Deutschen ‹Zerstreutheit› heißt», wie James das Gegenteil von Aufmerksamkeit beschreibt.

In seinem 2010 erschienenen Buch *The Shallows: What the Internet Is Doing to Our Brains* (*Surfen im Seichten: Was das Internet mit unserem Hirn anstellt*) beklagt Nicholas Carr den Verlust seiner Fähigkeit, einen einmal eingeschlagenen Weg konsequent zu verfolgen. Das Leben im Internet veränderte die Art und Weise, wie sein Gehirn Informationen auswählte, selbst wenn er versuchte, ein Buch zu lesen. Es reduzierte seine Fähigkeit, sich zu konzentrieren und nachzudenken, weil er inzwischen süchtig nach einem ständigen Strom neuer Anregungen war. «Einst war ich ein Gerätetaucher im Meer der Worte. Nun kratze ich an der Oberfläche wie ein Kerl auf einem Jetski.»[44]

In Carrs Buch ging es um das Internet, wie er es auf seinem Computer in den 1990er- und 2000er-Jahren erlebte. Gelegentlich erwähnt er BlackBerrys und iPhones, die ein paar Jahre vor Erscheinen seines Buches populär geworden waren. Ein summendes Smartphone ist jedoch viel verlockender als ein passiver Hyperlink, viel verheerender für die Konzentration. Jede App ist eine Ablenkung, jede Benachrichtigung eine drängende Aufforderung: «Schau nach, und ich zeige dir, was jemand gerade über dich gesagt hat!»

Und ganz gleich, wie schwer es Erwachsenen fällt, bei der Sache zu bleiben, Jugendlichen mit ihrem unreifen frontalen Cortex und der damit einhergehenden erhöhten Ablenkbarkeit fällt es noch einmal deutlich schwerer. James beschreibt Kinder so: «Empfänglichkeit für unmittelbar erregende sinnliche Reize charakterisiert die Aufmerksamkeit der Kindheit und der Jugendzeit. (…) Das Kind scheint weniger sich selbst anzugehören als jedem Gegenstand, der zufällig seine Beachtung erregt.»

Diese Neigung zum Abschweifen ist «das Erste, was der Lehrer überwinden muss». Darum ist es so wichtig, dass Smartphones während des gesamten Schultags weggeschlossen werden.[45] Die Aufmerksamkeit des Kindes mit unmittelbar anregenden sinnlichen Reizen zu ködern, ist das Ziel von App-Designern, und sie sind sehr gut in dem, was sie tun.

Diese endlose Folge von Unterbrechungen – diese ständige Fragmentierung von Aufmerksamkeit – wirkt sich negativ auf das Denkvermögen von Jugendlichen aus und hinterlässt möglicherweise bleibende Spuren in ihrem sich rasch neu figurierenden Gehirn. Viele Studien haben ergeben, dass Schüler und Schülerinnen, die Zugang zu ihren Mobiltelefonen haben, diese im Unterricht benutzen und ihren Lehrern deutlich weniger Aufmerksamkeit schenken.[46] Die Fähigkeit zum Multitasking ist eine Mär; wir können höchstens unsere Aufmerksamkeit zwischen zwei Aufgaben hin- und herspringen lassen, wobei bei jeder Verlagerung viel Aufmerksamkeit verloren geht.[47]

Aber selbst wenn Schüler ihre Mobiltelefone einmal nicht checken, beeinträchtigt allein schon deren Präsenz ihr Denkvermögen. In einer Studie wiesen Forscher Studierende, die sie ins Labor führten, nach dem Zufallsprinzip an, entweder, erstens, ihre Tasche und ihr Smartphone im Vorraum zu lassen oder, zweitens, ihr Smartphone in der Hosen- oder Handtasche zu behalten oder, drittens, es neben sich auf den Tisch zu legen. Dann stellten sie den Versuchspersonen Aufgaben zur Überprüfung ihrer fluiden Intelligenz und der Kapazität ihres Arbeitsgedächtnisses. Beispielsweise mussten sie Mathematikaufgaben lösen und gleichzeitig eine Reihe von Buchstaben im Gedächtnis behalten. Am besten schnitten diejenigen Probanden ab, die ihr Smartphone im Vorraum gelassen hatten, am schlechtesten diejenigen, bei denen es sichtbar auf dem Tisch lag; Smartphones in der Tasche lagen irgendwo dazwischen. Der Effekt war bei intensiven Nutzern besonders ausgeprägt. Der Artikel trug den Titel «Brain-Drain: The mere presence of one's own smartphone reduces available cognitive capacity.»[48]

Wenn Heranwachsende in diesem entwicklungsphysiologisch sensiblen Alter uneingeschränkten Zugang zu Smartphones haben, könnte dies ihre heranreifende Fähigkeit zur Konzentration beeinträchtigen. Wie Studien zeigen, nutzen Heranwachsende mit einer Aufmerksamkeitsdefizit-/Hyperaktivitätsstörung (ADHS) Smartphones und Videospiele stärker als andere, und die naheliegende Annahme ist, dass Menschen mit ADHS eher die Stimulation des Bildschirms und den erhöhten Fokus in Videospielen suchen. Aber gilt das auch umgekehrt? Kann eine smartphonebasierte Kindheit existierende AHDS-Symptome verstärken?

Offenbar ja.[49] Eine niederländische Längsschnittstudie ergab, dass junge Leute, die innerhalb einer Messperiode eine problematische (suchtbetonte) Social-Media-Nutzung zeigten, in der darauffolgenden Messperiode stärkere ADHS-Symptome aufwiesen.[50] Eine weitere, von einer anderen niederländischen Forschergruppe durchgeführte Studie verwendete ein ähnliches Design und fand ebenfalls Hinweise, die dafür sprachen, dass ein starkes mediales Multitasking später zu Aufmerksamkeitsstörungen führt, allerdings nur bei jüngeren Heranwachsenden (10 bis 13 Jahre) und besonders ausgeprägt bei Mädchen.[51]

Das Gehirn entwickelt sich die ganze Kindheit hindurch, wobei sich die Veränderungen in der Pubertät beschleunigen. Zu den wichtigsten Fähigkeiten, die Heranwachsende während ihrer Zeit auf der Middle- und Highschool entwickeln sollten, zählen sogenannte exekutive Funktionen; dabei geht es um das zunehmende Vermögen, Pläne zu schmieden und das Nötige zu tun, um diese Pläne dann auch zu verwirklichen. Exekutive Funktionen entwickeln sich nur langsam, denn sie basieren weitgehend auf dem frontalen Cortex, dem letzten Teil des Gehirns, der in der Pubertät neu verdrahtet wird. Zu diesen Funktionen gehören Selbstkontrolle, Fokussierung und die Fähigkeit, Ablenkungen zu ignorieren. Es ist anzunehmen, dass eine smartphonebasierte Kindheit die Entwicklung dieser exekutiven Funktionen stört.[52] Ich kann nicht sagen, ob ein moderater Gebrauch die Aufmerksamkeit negativ beeinflusst, doch unter intensiven Nutzern findet man durchgängig schlechtere Ergebnisse, teilweise deshalb, weil solche Nutzer oft in einem gewissen Grade abhängig sind.

Übel Nr. 4: Abhängigkeit

Was genau geschah da im Gehirn meiner Tochter, als es ihr nicht gelang, ihre Augen von meinem iPad loszureißen? Thorndike wusste noch nichts über Neurotransmitter, doch er vermutete ganz richtig, dass die Wiederholung kleiner Vergnügen eine große Rolle bei der Bahnung, dem Einschleifen dieser neuen Pfade im Gehirn, spielte. Inzwischen wissen wir: Wenn auf eine Handlung eine Belohnung folgt (sei es durch Nahrung, durch Schmerzlinderung oder einfach nur durch das Erreichen eines Ziels), setzen bestimmte Hirnschaltkreise, die am Lernen beteiligt sind, kleine Mengen von Dopamin frei – dem Neurotransmitter, der beim Empfinden von Freude und Schmerz eine zentrale Rolle spielt. Die Freisetzung von Dopamin fühlt sich gut an; dieses Gefühl registrieren wir bewusst. Es handelt sich jedoch nicht um eine passive Belohnung, die uns zufriedenstellt und unser Verlangen verringert. Vielmehr sind Dopaminschaltkreise zentral an unserem *Wünschen und Begehren* beteiligt: «Das fühlt sich großartig an, ich will mehr davon!» Wenn man einen Kartoffelchip isst, wird ein wenig Dopamin ausgeschüttet, weshalb man den zweiten Chip noch lieber essen möchte als den ersten.

Dasselbe gilt für Spielautomaten. Ein Gewinn fühlt sich toll an, führt aber nicht dazu, dass ein Spielsüchtiger seinen Gewinn einstreicht und zufrieden nach Hause geht. Vielmehr motiviert ihn die Belohnung weiterzumachen. Nicht anders verhält es sich bei Videospielen, sozialen Medien, Shopping-Seiten und anderen Apps, die Nutzer routinemäßig dazu verleiten, mehr Zeit oder Geld zu investieren, als sie eigentlich vorhatten. Die neuronale Grundlage von Verhaltensabhängigkeiten im Zusammenhang mit sozialen Medien oder Videospielen ist nicht komplett identisch mit einer Abhängigkeit von chemischen Substanzen wie Kokain oder Opiaten.[53] Dennoch spielt bei allen derartigen Abhängigkeiten Dopamin eine wichtige Rolle, ebenso wie heftiges Verlangen, Zwang und das Gefühl, das meine Tochter ausdrückte – dass es ihr nicht gelang, ihrem bewussten Willen entsprechend zu handeln. Das ist kein Zufall. Die Designer dieser Apps setzen sämtliche Werkzeuge aus der psychologischen Trickkiste ein, um Nutzer so fest an die Apps zu binden wie Münzautomaten an Glücksspieler.[54]

Um es klar zu sagen: Die allermeisten Jugendlichen, die Instagram nutzen oder *Fortnite* spielen, sind nicht abhängig, aber dennoch werden ihre Wünsche und ihr Begehren gehackt und ihre Handlungen manipuliert. Natürlich tun Werbefachleute so etwas schon seit Langem, doch Touchscreens und schnelle Internetverbindungen eröffneten ungeahnte neue Möglichkeiten für den Einsatz behavioristischer Techniken, die am besten bei raschen Zyklen oder Loops von Verhalten und Belohnung funktionieren. Ein Forscher, der sich mit diesen Möglichkeiten befasste, war B.J. Fogg, Professor in Stanford, der 2002 ein Buch mit dem Titel *Persuasive Technology: Using Computers to Change What We Think and Do* (Persuasive Technik: Wie mithilfe von Computern unser Denken und Handeln verändert wird) veröffentlichte. Fogg hielt auch Vorlesungen mit dem Titel «Persuasive Technik», in denen er Studenten beibrachte, wie man mit behavioristischen Methoden Tiere abrichten und dies auf Menschen übertragen kann. Viele seiner Studenten gründeten später Social-Media-Unternehmen oder arbeiteten bei ihnen, darunter auch Mike Krieger, ein Mitbegründer von Instagram.

Wie ziehen abhängig machende Produkte Jugendliche in ihren Bann? Nehmen wir den Fall einer Zwölfjährigen, die zu Hause an ihrem Schreibtisch sitzt und versucht, das Prinzip der Fotosynthese zu verstehen, da sie am nächsten Tag einen Test schreiben wird. Wie kann Instagram sie weglocken und dann eine Stunde lang vom Lernen abhalten? App-Entwickler setzen oftmals auf einen Vier-Schritte-Prozess, der einen sich selbst erhaltenden Loop schafft, wie in Abbildung 5.3 zu sehen.

Der Loop beginnt mit einem externen Trigger, zum Beispiel mit der Benachrichtigung, dass jemand auf einen Post des Mädchens geantwortet hat. Das ist Schritt 1, die Ablenkung, die dazu verleitet, den Pfad zu verlassen, auf dem man sich gerade befindet. Die Nachricht erscheint auf dem Smartphone und löst automatisch den Wunsch aus, eine Handlung durchzuführen (Schritt 2), die zuvor schon einmal belohnt wurde: die Nachricht anzutippen, um die Instagram-App zu öff-

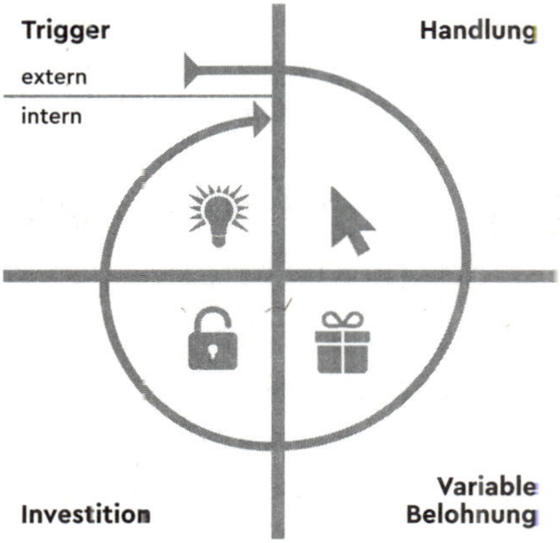

Abbildung 5.3: Das Modell des Am-Haken-Hängens. Aus Nir Eyals 2014 erschienenem Buch *Hooked: How to Build Habit-Forming Products* (*Wie Sie Produkte erschaffen, die süchtig machen*). In einem Abschnitt mit dem Titel «Der moralische Aspekt von Manipulation» warnt Eyal vor den ethischen Konsequenzen eines Missbrauchs des Modells.[55]

nen. Diese Handlung führt dann zu einem erfreulichen Ereignis, aber nur manchmal, und das ist Schritt 3: eine variable Belohnung. Vielleicht äußert sich jemand lobend oder freundschaftlich, vielleicht aber auch nicht.

Dies ist eine Schlüsselerkenntnis des Behaviorismus: Man sollte ein Tier nicht *jedes Mal* belohnen, wenn es tut, was man möchte. Belohnt man ein Tier nach einem sogenannten variablen Quotenplan, zum Beispiel durchschnittlich im Verhältnis 1:10, manchmal aber seltener, manchmal häufiger, erzeugt man die stärkste und dauerhafteste Verhaltensreaktion. Setzt man eine Ratte in einen Käfig, wo sie gelernt hat, sich Nahrung zu verschaffen, indem sie einen Hebel drückt, steigt ihr Dopaminspiegel in Erwartung der Belohnung an. Sie rennt zum Hebel und betätigt ihn. Wenn die ersten Hebelbetätigungen keine Belohnung bringen, dämpft dies den Enthusiasmus der Ratte keineswegs. Vielmehr *steigt* ihr Dopaminspiegel, während sie den Hebel in Erwartung der Belohnung, die jeden Moment erfolgen muss, immer wieder drückt.

Trifft die Belohnung schließlich ein, ist das ein tolles Gefühl, doch der erhöhte Dopaminspiegel führt dazu, dass die Ratte den Hebel immer weiter drückt, erwartet sie doch die nächste Belohnung, die nach einer unbekannten Zahl von Hebelbetätigungen sicherlich kommen wird. Bei einer App mit einem bodenlosen Feed gibt es keine Ausfahrt, kein Stoppsignal.

Diese ersten drei Schritte sind klassischer Behaviorismus. Sie setzen eine sogenannte operante Konditionierung ein, wie sie in den 1940er-Jahren von B.F. Skinner gelehrt wurde. Was das Modell des «Am-Haken-Hängens» für Menschen hinzufügt und für diejenigen, die mit Ratten arbeiteten, keine Option war, ist der vierte Schritt: Investition. Man kann Menschen Möglichkeiten bieten, ein wenig von sich selbst in die App einzubringen, sodass diese wichtiger für sie wird. Die Zwölfjährige hat bereits ihr Profil ausgefüllt, viele Fotos von sich gepostet und sich mit allen ihren Freundinnen und Freunden sowie Hunderten von anderen Instagram-Nutzern verlinkt. (Ihr Bruder, der im Nebenraum für eine Prüfung lernt, hat viele Hundert Stunden damit verbracht, digitale Badges zu sammeln, «skins» einzukaufen und weitere Investitionen in Videospiele wie *Fortnite* und *Call of Duty* zu tätigen.)

An diesem Punkt, also nach der Investition, ist es möglich, dass sich der Trigger für die nächste Runde *nach innen* verlagert. Das Mädchen braucht keine Push-Benachrichtigung mehr, um auf Instagram zu gehen. Es liest eine schwierige Passage im Schulbuch, da schießt ihm plötzlich der Gedanke durch den Kopf: «Ich frage mich, ob jemand das Foto gelikt hat, das ich vor zwanzig Minuten gepostet habe.» Eine attraktive Ablenkung bietet sich (Schritt 1). Die Zwölfjährige müht sich, der Versuchung zu widerstehen und sich weiter auf die Hausaufgaben zu konzentrieren, doch der bloße Gedanke an eine mögliche Belohnung führt zur Ausschüttung von Dopamin und bewirkt, dass sie sofort den *Wunsch* verspürt, auf Instagram zu gehen. Sie folgt dem Drang (Schritt 2) und stellt fest, dass niemand ihren Post gelikt oder kommentiert hat. Sie ist enttäuscht, doch ihr auf Dopamin laufendes Gehirn sehnt sich noch immer nach einer Belohnung, daher geht sie ihre anderen Posts durch oder ihre direkten Botschaften oder irgendetwas, das zeigt, dass sich jemand für sie interessiert, oder das ihr zumindest leichte Unterhaltung bietet, die sie auch findet (Schritt 3). Sie wandert ihren Feed hinab und hinterlässt unterwegs Kommentare für ihre Freunde. Tatsächlich antwortet eine Freundin und likt ihren letzten Post. Eine Stunde später kehrt sie zur Fotosynthese zurück, erschöpft und weniger gut in der Lage, sich zu konzentrieren.

Sobald die eigenen Gefühle ausreichen, um ein Verhalten auszulösen, das variabel belohnt wird, «hängen» Nutzerinnen und Nutzer «am Haken». Dass Facebook Teenager gezielt mit behavioristischen Techniken abhängig macht, wissen wir dank der Facebook Files – einer Fülle von internen Dokumenten und Screenshots von Präsentationen, die von der Whistleblowerin Frances Haugen 2021 öffentlich gemacht wurden. In einem höchst beunruhigenden Abschnitt präsentieren drei Facebook-Angestellte eine Zusammenstellung mit dem Titel «The Power of Identities: Why Teens and Young Adults Choose Instagram» («Die Macht der Identitäten: Warum Teens und junge Erwachsene sich für Instagram entscheiden»). Ausdrückliches Ziel der Präsentation ist es, «Facebooks unternehmensweite Produktstrategie zur Gewinnung jüngerer Nutzer zu unterstützen». Ein Abschnitt mit dem Titel «Teens Fundamentals» («Grundlegendes über Teenager») beschäftigt sich mit Neurowissenschaften; er zeigt die allmähliche Reifung des Gehirns im Laufe der Pubertät und macht deutlich, dass der frontale Cortex erst nach dem zwanzigsten Lebensjahr völlig ausgereift ist. Auf einem späteren Foto ist ein MRT-Scan eines Gehirns mit dieser Unterschrift zu sehen:

> Das Teenager-Gehirn ist üblicherweise zu 80 Prozent ausgereift. Die verbleibenden 20 Prozent entfallen auf den frontalen Cortex (…). Zu diesem Zeitpunkt stützen sich Teenager stark auf ihren Schläfenlappen, wo Emotionen, Gedächtnis und Lernen sowie das Belohnungszentrum uneingeschränkt herrschen.

Ein Folgebild zeigt den Loop, den Facebook-Designer bei den Nutzern installieren wollen, und zugleich die Schwachstellen (Abbildung 5.4).

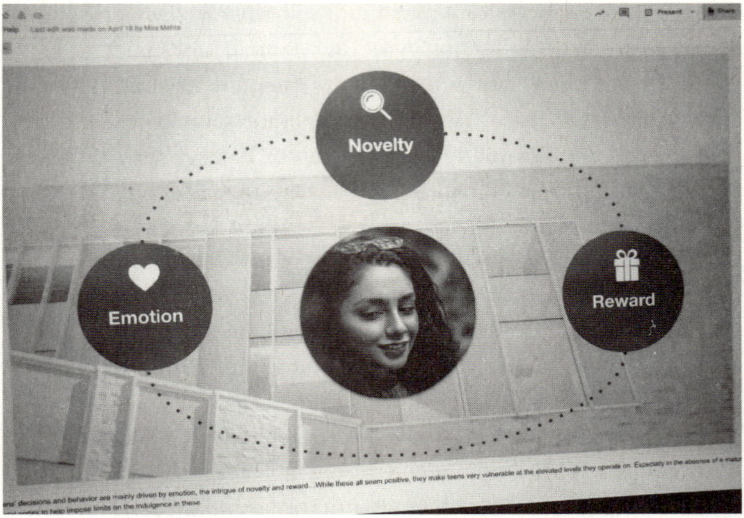

Abbildung 5.4: Screenshot einer internen Facebook-Präsentation, die von Frances Haugen veröffentlicht wurde. In der Unterschrift heißt es: «Die Entscheidungen und das Verhalten von Teenagern werden vorwiegend von Emotionen, dem Reiz des Neuen und Belohnung angetrieben. All dies erscheint sehr positiv, doch es macht Teenager auf dem erhöhten Niveau, auf dem sie operieren, sehr verwundbar. Das gilt vor allem, da ihnen ein ausgereifter frontaler Cortex fehlt, der ihnen helfen würde, der Anfälligkeit für diese drei Stimulanzien Grenzen zu setzen.» (Quelle: The Facebook Files, Abschnitt 42 / facebook files 15, S. 53.)[56]

Viele andere Folien in der Präsentation sprechen dafür, dass die Präsentatoren nicht etwa versuchten, die junge Frau in der Mitte vor übermäßiger Nutzung und Abhängigkeit zu schützen; ihr Ziel war es vielmehr, anderen Facebook-Angestellten Ratschläge zu geben, wie man die Nutzerin mit Belohnungen, dem Reiz des Neuen und Emotionen länger «bei der Stange hält». So wird vorgeschlagen, es Teenagern zu erleichtern, zahlreiche Accounts zu eröffnen, und «stärkere Verbindungen zu Inhalten von ähnlichem Interesse» zu implementieren.

In ihrem Buch *Dopamin Nation* (*Die Dopamin-Nation*) erklärt die Suchtforscherin Anna Lembke von der Stanford University, wie sich die Sucht bei ihren Patientinnen und Patienten auswirkt, die unter einer ganzen Reihe von Drogen- und Verhaltensabhängigkeiten (wie Spiel-, Kauf- und Sexsucht) leiden. In den 2010er-Jahren behandelte sie zunehmend Teenager mit digitalen Abhängigkeiten. Wie Menschen mit Kokain- und Heroinsucht klagten die Abhängigen, dass sich «nichts mehr gut» anfühle, wenn sie nicht ihrer bevorzugten Aktivität nachgingen. Dieses Gefühl entsteht, weil sich das Gehirn an lange Perioden mit einem erhöhten Dopaminspiegel anpasst, indem es sich auf verschiedene Weise verändert, um seine Homöostase zu erhalten. Die wichtigste Anpassung ist ein «Herunterregulieren» der Dopaminausschüttung. Der Nutzer muss die Dosis der Droge erhöhen, um das ursprüngliche Glücksgefühl wiederzugewinnen.

Wenn sich das Gehirn einer süchtigen Person anpasst, indem es dem Drogeneffekt entgegenwirkt, gerät es jedoch unglücklicherweise in einen Mangelzustand, sobald der Nutzer die Droge *nicht* nimmt. Wenn die Ausschüttung von Dopamin angenehm ist, dann ist ein Dopaminmangel unangenehm. Ohne die Droge wird das alltägliche Leben langweilig, sogar zur Qual. Nichts bereitet mehr Vergnügen außer der Droge. Die süchtige Person befindet sich auf Entzug, und dieser Zustand wird sich nur dann ändern, wenn sie so lange drogenfrei bleiben kann, bis sich ihr Gehirn wieder auf seinen Standardmodus eingestellt hat (gewöhnlich dauert dies ein paar Wochen).

Lembke schreibt, die universellen Symptome eines Entzugs von einer abhängig machenden Substanz seien «Angst, Reizbarkeit, Schlaflosigkeit und Dysphorie».[57] Dysphorie ist das Gegenteil von Euphorie; sie steht für ein allgemeines Gefühl von Unbehagen oder Unwohlsein. Das ist grundsätzlich das Empfinden, von dem viele Teenager berichten – und was Eltern und Kliniker beobachten –, wenn Kinder, die intensive Nutzer von sozialen Medien oder Videospielen sind, unfreiwillig von ihren Smartphones und Spielkonsolen getrennt werden. Bei denjenigen, die mit Internet Gaming Disorder (IGD) diagnostiziert werden, treten Entzugssymptome wie Traurigkeit, Angstgefühle und Reizbarkeit auf.[58]

Lembkes Liste der universellen Entzugssymptome zeigt uns, wie Abhängigkeit die drei anderen grundlegenden Übel verstärkt. Ganz klar haben diejenigen, die von bildschirmbasierten Aktivitäten abhängig sind, mehr Schwierigkeiten, Schlaf zu finden, zum einen, weil diese Aktivitäten Zeit für den Schlaf rauben, zum anderen wegen der hohen Dosis blauen Lichts, das die Netzhaut aus kurzer Entfernung trifft und dem Gehirn sagt: Es ist Morgen! Hör auf, Melatonin auszuschütten![59] Dazu kommt: Während viele Menschen mehrmals in der Nacht aufwachen und dann rasch wieder einschlafen, greifen Abhängige oft nach ihrem Smartphone und beginnen zu scrollen.

Lembke schreibt: «Das Smartphone ist die moderne Injektionsnadel, die einer verkabelten Generation rund um die Uhr *digitales Dopamin* liefert.»[60] Ihre Metapher kann helfen zu erklären, warum der Übergang von der spielbasierten zur smartphonebasierten Kindheit so verheerend war und warum die Krise so plötzlich Anfang der 2010er-Jahre auftrat. Jugendliche Millennials in den 1990er- und den frühen 2000er-Jahren hatten zwar auf ihrem PC Zugang zu süchtig machenden Aktivitäten aller Art, und einige von ihnen wurden tatsächlich abhängig. Aber sie konnten ihren Computer nicht überallhin mitnehmen. Nach der Großen Neuverdrahtung konnte die darauffolgende Generation von Jugendlichen genau dies tun, und sie tat es auch.

Um die weitreichenden Auswirkungen beim Übergang zum Smartphone zu erkennen, stellen Sie sich eine übermüdete, ängstliche und reizbare Schülerin vor, die in der Schule mit einer Mitschülerin interagiert. Das geht wahrscheinlich nicht gut, vor allem dann, wenn die Schule ihr erlaubt, ihr Smartphone während der Schulzeit bei sich zu behalten. Sie wird einen Großteil ihrer Mittagspause und ihrer Unterrichtspausen damit verbringen, in den sozialen Medien am Ball zu bleiben, statt die synchrone Entspannung in Gesellschaft anderer zu haben, die sie für eine gesunde soziale Entwicklung braucht, was ihr Gefühl sozialer Isolierung noch verstärkt.

Nun stellen wir uns eine übermüdete, ängstliche, reizbare und sozial isolierte Schülerin vor, die versucht, sich auf ihre Hausaufgaben zu konzentrieren, während Ablenkungen von dem Smartphone winken, das offen auf ihrem Schreibtisch liegt. Ihre noch nicht ausgereiften exekutiven Funktionen werden Mühe haben, sie mehr als eine oder zwei Minuten bei der Stange zu halten. Ihre Aufmerksamkeit ist fragmentiert. Ihr Bewusstsein gerät in den «wirren, benommenen, flatterhaften Zustand», der, wie William James meint, das Gegenteil von Aufmerksamkeit ist.

Als wir Kindern und Heranwachsenden Anfang der 2010er-Jahre Smartphones in die Hand drückten, gaben wir Unternehmen die Möglichkeit, rund um die Uhr variable Quotenpläne zu installieren und ihre Nutzer in den sensibelsten Jahren ihrer zerebralen Neuverdrahtung wie Ratten zu konditionieren. Diese Unternehmen entwickelten abhängig machende Apps, die einige sehr tiefe Bahnen ins Gehirn unserer Kinder schliffen.[61]

Vom Nutzen sozialer Medien für Heranwachsende

Im Jahr 2023 veröffentlichte der Sanitätsinspekteur der Vereinigten Staaten, Vivek Murthy, eine Warnung, bei der es um die Auswirkungen sozialer Medien auf die psychische Gesundheit von Jugendlichen ging.[62] Sein fünfundzwanzig Seiten umfassender Bericht umriss die potenziellen Vorteile und Kosten, die beim Gebrauch sozialer Medien anfallen. Was den Nutzen angeht, schrieb er:

> Soziale Medien können für manche Jugendlichen von Nutzen sein, indem sie ihnen eine positive Kommunikation und Verbindungen mit anderen ermöglichen, die ihre Identitäten, Fähigkeiten und Interessen teilen. Sie können Zugang zu wichtigen Informationen gewähren und einen Raum zur Selbstdarstellung bieten. Die Fähigkeit, online Freundschaften zu schließen und zu pflegen und soziale Kontakte zu entwickeln, gehört zu den positiven Effekten der Social-Media-Nutzung von Jugendlichen. Diese Beziehungen bieten unter Umständen Gelegenheit für positive Interaktionen mit stärker diversen Gruppen Gleichaltriger,

> als dies offline möglich wäre, und können Jugendlichen wichtige soziale Unterstützung geben. Die Stressminderung, die die soziale Online-Unterstützung von Gleichaltrigen möglicherweise leistet, kann für Jugendliche, die oft marginalisiert werden, darunter rassische, ethnische, sexuelle und Gender-Minoritäten, besonders wichtig sein.

Das alles klingt plausibel, und tatsächlich stützte sich der Sanitätsinspekteur auf Umfragen, bei denen viele Teenager sagten, sie zögen diesen Nutzen aus sozialen Medien. Laut einem Pew-Report 2023 gaben 58 Prozent der Teenager an, soziale Medien würden ihnen helfen, sich besser akzeptiert zu fühlen, 78 Prozent sahen sie als kreatives Ventil an, und 80 Prozent fühlten sich besser mit dem Leben ihrer Freunde verbunden.[63] Ein Common-Sense-Media-Report 2023 ergab, dass 73 Prozent der Mädchen berichteten, täglich auf TikTok Spaß zu haben, und 34 Prozent meinten, ihr Leben würde sich ohne Zugang zu dieser Plattform negativ verändern; 63 Prozent der Mädchen gaben an, täglich Spaß auf Instagram zu haben, und 21 Prozent meinten, ihr Leben würde sich ohne Instagram negativ verändern.[64]

Zweifellos liefern diese digitalen Plattformen Spaß und Unterhaltung, wie es das Fernsehen für frühere Generationen tat. Zudem bieten sie einige besondere Vorteile für spezielle Gruppen, wie Jugendliche, die einer sexuellen Minderheit angehören, oder solche mit Autismus – in diesem Fall können virtuelle Gemeinschaften dazu beitragen, den Schmerz des sozialen Ausschlusses in der realen Welt zu lindern.[65]

Dennoch bin ich skeptisch, denn anders als die ausführlich belegten Schäden, die in Korrelations-, Längsschnitt- und experimentellen Studien ermittelt wurden, gibt es kaum Belege, die *Vorteile* einer langfristigen oder besonders intensiven Nutzung sozialer Medien für die psychische Gesundheit aufzeigen.[66] Im Jahr 2013, als junge Menschen Instagram entdeckten, kam es daraufhin nicht zu einer weltweiten Verbesserung der psychischen Gesundheit und des Glücksempfindens. Die Teenager haben sicherlich recht, wenn sie sagen, dass soziale Medien sie mit Freunden verbinden, doch wie wir in Berichten über ihre zunehmende Einsamkeit und Isolation gesehen haben, ist diese Verbindung offenbar nicht so gut wie das, was sie ersetzt hat.

Ein zweiter Grund, warum ich skeptisch bin, was Vorteile sozialer Medien für Heranwachsende angeht, ist, dass oft soziale Medien mit dem größeren Internet durcheinandergebracht werden. Während der COVID-19-Lockdowns habe ich häufig Aussagen gehört wie: «Was für ein Glück, dass es die sozialen Medien gibt! Wie hätten die jungen Leute sonst miteinander in Kontakt bleiben können?» Worauf ich erwidere: Ja, stellen wir uns doch eine Welt vor, in der die einzige Möglichkeit für Kinder und Jugendliche, sich miteinander auszutauschen, darin besteht, über Telefon, Texten, Skype, Zoom, FaceTime und E-Mail zu kommunizieren, oder darin, einander zu Hause zu besuchen und miteinander zu reden oder draußen zu spielen. Und stellen wir uns eine Welt vor, in der die einzige Möglichkeit für Kinder und Jugendliche, an Informationen zu gelangen, darin besteht, Google, Bing, Wikipedia, YouTube[67] und das übrige Internet zu befragen, einschließlich Blogs, neuer Seiten und der Websites der vielen gemeinnützigen Organisationen, die sich ihren Spezialinteressen widmen.[68]

Ein dritter Grund für Skepsis ist, dass dieselben demografischen Gruppen, die angeblich am meisten von sozialen Medien profitieren sollen, auch diejenigen sind, die mit der *größten* Wahrscheinlichkeit negative Erfahrungen auf diesen Plattformen machen. Einer Erhebung von Common Social Media 2023 ergab, dass LGBTQ-Jugendliche *häufiger* als ihre Nicht-LGBTQ-Altersgenossen der Meinung waren, ohne eine dieser von ihnen genutzten Plattformen wäre ihr Leben besser.[69] Dieselbe Erhebung zeigte auch, dass LGBTQ-Mädchen doppelt so häufig wie Nicht-LGBTQ-Mädchen mit schädlichen Inhalten in Zusammenhang mit Suizid und Essstörungen in Berührung kamen. Was die ethnische Zugehörigkeit angeht, so zeigte ein Pew-Report 2022, dass Schwarze Teenager etwa doppelt so häufig wie Hispanische oder weiße Teenager meinten, dass ihre Ethnizität sie online zu einem Ziel von Beschimpfungen mache.[70] Und Teenager aus Haushalten mit geringem Einkommen (30 000 Dollar oder weniger) berichteten doppelt so häufig wie Teenager aus Familien mit höherem Einkommen (75 000

Dollar oder mehr) von körperlichen Bedrohungen online (16 Prozent bzw. 8 Prozent).

Mein vierter Grund zur Skepsis ist, dass diese Diskussionen über Nützlichkeit nur selten das Alter des Kindes berücksichtigen. Alle Vorteile klingen plausibel, wenn es sich um ältere Teenager handelt, aber glauben wir wirklich, dass Zwölfjährige Instagram oder TikTok brauchen, um sich mit Fremden zu «verbinden», statt einfach ihre Freunde persönlich zu treffen? Ich kann keinerlei Rechtfertigung dafür erkennen, das gegenwärtige Mindestalter von dreizehn Jahren für das Eröffnen eines Accounts auf Social-Media-Plattformen nicht durchzusetzen.

Wir müssen eine nuanciertere mentale Karte der digitalen Landschaft entwickeln. Soziale Medien sind nicht synonym mit dem Internet, Smartphones sind nicht dasselbe wie Tischcomputer oder Laptops, *Pacman* ist nicht *World of Warcraft*, und die 2006er-Version von Facebook ist nicht die 2024er-Version von TikTok. Fast all dies ist schädlicher für unter Dreizehnjährige als für ältere Teenager. Ich sage nicht, dass man Elfjährige vom Internet fernhalten sollte. Ich sage lediglich, dass die Große Neuverdrahtung der Kindheit, bei der die smartphonebasierte Kindheit die spielbasierte Kindheit ersetzt hat, einer der Hauptgründe für die Pandemie psychischer Erkrankungen bei Jugendlichen ist. Wir müssen sorgsam darauf achten, welche Kinder zu welchen Produkten Zugang haben, in welchem Alter und mit welchen Geräten. Uneingeschränkten Zugang zu allem zu gewähren, und das überall, unabhängig vom Alter, war ein desaströser Fehler, selbst wenn es einige wenige Vorteile geben mag.

Zusammenfassung

In diesem Kapitel habe ich die vier großen Übel der smartphonebasierten Kindheit beschrieben. Dabei handelt es sich um tiefgreifende Veränderungen der Kindheit, hervorgerufen von den raschen technologischen Neuerungen Anfang der 2010er-Jahre. Jede dieser Veränderungen ist grundlegend, weil sie die Entwicklung zahlreicher sozialer, emotionaler und kognitiver Fähigkeiten beeinflusst.

- Die schiere Menge an Zeit, die Heranwachsende mit ihren Smartphones verbringen, ist atemberaubend, selbst im Vergleich zu ihrem hohen Level an Bildschirmzeit vor der Erfindung des iPhones. Studien zeigen immer wieder, dass der durchschnittliche Teenager mehr als sieben Stunden am Tag mit bildschirmbasierten Freizeitaktivitäten verbringt (das schließt Schulzeit und Hausaufgaben nicht ein).
- Die Opportunitätskosten einer smartphonebasierten Kindheit beziehen sich auf alles, was Kinder weniger tun, sobald sie uneingeschränkten Internetzugang rund um die Uhr erhalten.
- Das erste grundlegende Übel ist soziale Deprivation. Als amerikanische Jugendliche Smartphones erhielten, nahm die «Zeit mit Freunden» von Angesicht zu Angesicht sofort stark ab, von 122 Minuten pro Tag 2012 auf 67 Minuten pro Tag 2019. Diese Zeit mit Freunden ging aufgrund der COVID-19-Einschränkungen noch weiter zurück, doch die Generation Z praktizierte bereits «Social Distancing», bevor die COVID-19-Restriktionen eingeführt wurden.
- Das zweite grundlegende Übel ist der Schlafmangel. Als Heranwachsende von einfachen Handys zu Smartphones wechselten, sanken in den Industrieländern rund um die Welt ihre Schlafdauer und Schlafqualität. Längsschnittstudien zeigen, dass die Smartphonenutzung zuerst kam und die Schlafdeprivation folgte.
- Schlafmangel ist sehr gut untersucht, und seine Auswirkungen sind weitreichend. Dazu gehören Depressionen, Angststörungen, Reizbarkeit, kognitive Probleme, beeinträchtigtes Lernen, schlechtere Noten, mehr Unfälle und mehr Todesfälle durch Unfall.
- Das dritte grundlegende Übel ist die Fragmentierung der Aufmerksamkeit. Aufmerksamkeit ist die Fähigkeit, auf ein und derselben mentalen Bahn zu bleiben, ohne sich ablenken zu lassen. Bei einer Aufgabe zu bleiben, ist ein Zeichen für Reife und für gute exekutive

Funktionen. Smartphones dagegen sind Kryptonit für die Aufmerksamkeit. Viele Heranwachsende erhalten Hunderte von Benachrichtigungen pro Tag, was bedeutet, dass sie selten fünf oder zehn Minuten für einen Gedankengang haben, ohne unterbrochen zu werden.

- Es gibt Hinweise darauf, dass die Fragmentierung der Aufmerksamkeit in der frühen Adoleszenz, hervorgerufen durch eine problematische Nutzung von sozialen Medien und Videospielen, die Entwicklung der exekutiven Funktionen stören kann.
- Das vierte grundlegende Übel ist Abhängigkeit. Die Behavioristen haben entdeckt, dass Lernen für Tiere «das Einschleifen einer Bahn im Gehirn» ist. Die Entwickler der erfolgreichsten Social-Media-Apps setzten fortgeschrittene behavioristische Techniken ein, um Kinder «an den Haken zu nehmen» und zur intensiven Nutzung ihrer Produkte zu verleiten.
- Die Ausschüttung von Dopamin ist angenehm, doch sie löst kein Gefühl der Befriedigung aus, sondern den Wunsch, mehr von dem zu tun, was auch immer man getan hat, um eine erneute Ausschüttung auszulösen. Die Suchtforscherin Anna Lembke schreibt, die universellen Symptome des Entzugs seien «Angst, Reizbarkeit, Schlaflosigkeit und Dysphorie». Wie sie und andere Forschende herausfanden, haben viele Heranwachsende Verhaltensabhängigkeiten entwickelt, die stark an die Art und Weise erinnern, in der Menschen von Glücksspielautomaten abhängig werden – mit profunden Auswirkungen auf ihr Wohlergehen, ihre soziale Entwicklung und ihre Familien.
- Wenn wir diese vier grundlegenden Übel zusammennehmen, haben wir den Grund dafür, dass sich die psychische Gesundheit so plötzlich so rasch verschlechterte, als die Kindheit smartphonebasiert wurde.

KAPITEL 6

Warum soziale Medien Mädchen mehr schaden als Jungen

Alexis Spence wurde 2002 in Long Island, New York, geboren. Ihr erstes iPad erhielt sie 2012 zu Weihnachten, also im Alter von zehn Jahren. Anfangs benutzte sie es für Webkinz – eine Website, die Kindern ermöglicht, mit einer virtuellen Version ihres Stofftiers zu spielen. Im Jahr 2013, als sie in der fünften Klasse war, wurde sie von einigen Mitschülerinnen ausgelacht, weil sie dieses kindische Spiel spiele, und gedrängt, einen Instagram-Account zu eröffnen.

Ihre Eltern waren sehr sorgsam, was Technologienutzung anging. Sie achteten streng darauf, dass Bildschirme im Schlafzimmer tabu blieben. Alexis und ihr Bruder mussten sich einen Computer im Wohnzimmer teilen. Sie überprüften Alexis' iPad regelmäßig, um zu sehen, welche Apps sie benutzte. Und sie sagten Nein zu Instagram.

Wie so viele junge Nutzerinnen und Nutzer fand Alexis jedoch Mittel und Wege, diese Beschränkungen und Kontrollen zu umgehen. Sie eröffnete selbst einen Instagram-Account, indem sie bestätigte, sie sei dreizehn, obwohl sie erst elf war. Sie lud die App herunter, nutzte sie eine Weile und löschte sie dann wieder, damit ihren Eltern nichts auffiel. Von anderen minderjährigen Instagram-Nutzern lernte sie, die App auf ihrem Bildschirm hinter einem Rechner-Icon zu verbergen, sodass sie die App nicht länger löschen musste. Als ihre Eltern schließlich doch herausfanden, dass sie einen Account hatte, und diesen fortan überwachten, eröffnete Alexis einfach einen zweiten Account, wo sie ohne deren Wissen posten konnte.

Zunächst war Alexis begeistert von Instagram. Im November

2013 schrieb sie in ihr Tagebuch: «Auf Instagram habe ich inzwischen 127 Follower. Wow! Wollen wir es so sagen: Falls ich glücklich und aufgeregt war, zehn Follower zu haben, dann ist das jetzt einfach WUNDERBAR!!!» In den folgenden Monaten verschlechterte sich ihre psychische Gesundheit jedoch deutlich, und sie begann, Symptome einer Depression zu zeigen. Fünf Monate nachdem sie ihren ersten Instagram-Account eröffnet hatte, zeichnete sie das Bild, das in Abbildung 6.1 zu sehen ist.

Innerhalb von sechs Monaten nach Eröffnen ihres Accounts hatten sich die Inhalte, die Instagrams Algorithmen für Alexis auswählten, von ihrem anfänglichen Interesse an Fitness über einen Strom von Modelfotos zu Ernährungsratschlägen und schließlich zu Pro-Mager-

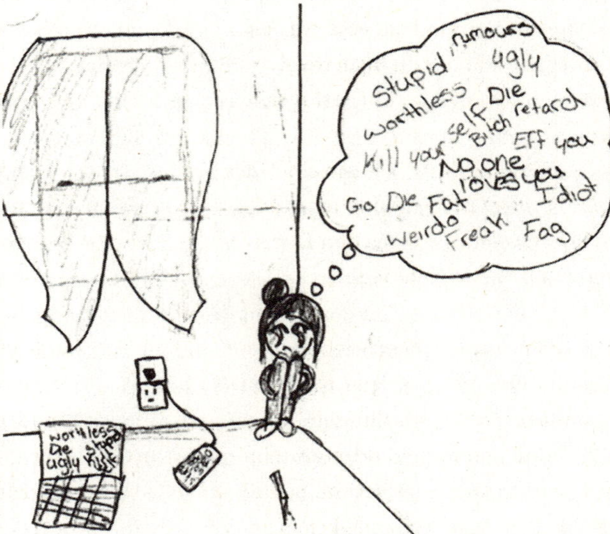

Abbildung 6.1: Ein Bild, das Alexis Spence im April 2015 mit zwölf Jahren zeichnete. Auf ihrem Laptop steht «worthless, die, ugly, stupid, kill yourself» (wertlos, stirb, hässlich, dumm, bring dich um), auf ihrem Mobiltelefon «stupid, ugly, fat» (dumm, hässlich, fett). (Aus den Unterlagen zum Verfahren «Spence v. Meta».)[1]

sucht-Inhalten gewandelt. In der achten Klasse kam sie wegen Magersucht (Anorexie) und Depressionen ins Krankenhaus. Den Rest ihrer Teenagerjahre kämpfte sie gegen Essstörungen und Depressionen.

Alexis ist heute einundzwanzig Jahre alt. Sie hat die Kontrolle über ihr Leben zurückgewonnen, auch wenn sie immer noch Essprobleme hat, und arbeitet als Rettungssanitäterin. Ich sprach mit Alexis und ihrer Mutter, nachdem ich die Klage gelesen hatte, die ihre Eltern gegen Meta angestrengt hatten, weil das Unternehmen ihrer Tochter ohne elterliche Erlaubnis ein gefährliches Produkt zugänglich gemacht hatte. Ich erfuhr mehr über die dunklen Jahre, in denen Alexis immer wieder ins Krankenhaus musste, und über den Kampf ihrer Eltern, sie von den sozialen Medien fernzuhalten. Einmal, als Alexis eine Weile keinen Zugang zu sozialen Medien hatte, schlug sie vor Wut ein Loch in die Wand. Doch nach einem längeren Krankenhausaufenthalt ohne soziale Medien fand Alexis, wie ihre Mutter erzählte, zu ihrem alten freundlichen Wesen zurück: «Sie war ein anderer Mensch. Sie war liebevoll, sie war höflich. Zufälligerweise war es Muttertag, und sie machte mir eine wunderschöne Muttertagskarte. Wir hatten unsere Tochter zurück.»

Warum üben soziale Medien eine derartige Faszination auf Mädchen aus? Wie ködern sie Mädchen, und wie fügen sie vielen von ihnen dann Schlimmes zu, verursachen Depressionen, Angststörungen, Essstörungen und Suizidgedanken?[2]

Wie im letzten Kapitel beschrieben, brachte die Umstellung von einfachen Mobiltelefonen auf Smartphones Anfang der 2010er-Jahre eine starke quantitative wie qualitative Zunahme digitaler Aktivitäten mit sich und damit einhergehend auch eine Zunahme der vier grundlegenden Übel: soziale Deprivation, Schlafmangel, Fragmentierung der Aufmerksamkeit und Abhängigkeit. Um 2013 begannen sich die psychiatrischen Stationen in den Vereinigten Staaten und anderen angelsächsischen Ländern überproportional mit Mädchen zu füllen.[3] In diesem Kapitel werde ich versuchen zu beantworten, warum soziale Medien Mädchen stärker geschadet haben als Jungen. Im nächsten

Kapitel spreche ich über die andersartige Technologienutzung von Jungen und zeige, dass sich die negativen Auswirkungen auf ihr Allgemeinbefinden weniger in der Rate ihrer psychischen Erkrankungen (die tatsächlich zunahm) als in ihrem abnehmenden Erfolg in der wirklichen Welt und ihrer zunehmenden Realitätsferne äußern. In beiden Kapiteln stütze ich mich auf Datenmaterial aus den Vereinigten Staaten und Großbritannien, weil es so reichhaltig ist.[4]

Soziale Medien schaden Mädchen: die Beweise

Social-Media-Plattformen, wie ich sie im vorigen Kapitel definiert habe, dienen dazu, nutzergenerierte Inhalte möglichst breit und asynchron zu verbreiten. Auf den meisten solcher Plattformen posten User Inhalte – oft über sich selbst – und warten dann auf das Urteil und die Kommentare der anderen. Dieses Posten und Abwarten hat zusammen mit sozialem Vergleichen größere und schlimmere Folgen für Mädchen und junge Frauen als für Jungen und junge Männer, und dieser Unterschied zeigt sich durchgängig in zahlreichen Korrelationsstudien. In diesen Studien werden Teenager in der Regel nach ihrer Technologienutzung wie auch nach ihrer psychischen Gesundheit gefragt, und dann wird geprüft, ob diejenigen, die eine bestimmte Technologie stärker nutzen, am Ende eine schlechtere psychische Gesundheit aufweisen.

Ich will nicht unerwähnt lassen, dass einige Studien keine Belege für negative Folgen gefunden haben. Eine wohlbekannte Studie berichtete, die Korrelation zwischen digitalem Medienkonsum und negativen psychischen Auswirkungen liege so nahe bei null, dass sie etwa genauso groß sei wie die Korrelation zwischen «Kartoffeln essen» und diesen negativen Effekten.[5] Als Jean Twenge und ich die Datensätze jedoch erneut analysierten und uns auf die Verbindung zwischen *sozialen Medien* (im Gegensatz zu digitalen Technologien im weiteren Sinne, einschließlich Fernsehen) und beeinträchtigter psychischer Gesundheit bei *Mädchen* (statt aller Teenager zusammen) konzentrierten, fanden wir viel größere Korrelationen.[6] Der geeignete Vergleich war nun nicht mehr der Verzehr von Kartoffeln, sondern Komasaufen oder Marihuanakonsum. Es gibt eine klare, durchgängige und messbare Verbindung[7] zwischen starker Social-Media-Nutzung und psychischen Erkrankungen bei Mädchen,[8] doch diese Beziehung wird in Studien und Forschungsüberblicken, die sämtliche digitalen Aktivitäten sämtlicher Teenager in einen Topf werfen, nicht erkannt oder minimiert.[9] Journalisten, die berichten, die Indizien für eine schädliche Wirkung seien schwach, beziehen sich gewöhnlich auf solche Studien.[10]

Man kann diese recht deutliche Verbindung in Abbildung 6.2 sehen, deren Daten aus der Millennium Cohort Study stammen, einer britischen Studie, die rund 19000 um das Jahr 2000 geborene Kinder ihre ganze Adoleszenz hindurch begleitete. Die Abbildung zeigt den Prozentsatz von britischen Teenagern, die (nach ihren Antworten auf einer dreizehn Punkte umfassenden Depressionsskala) als depressiv

Depressionen bei britischen Teenagern in Abhängigkeit von ihrer Social-Media-Nutzung

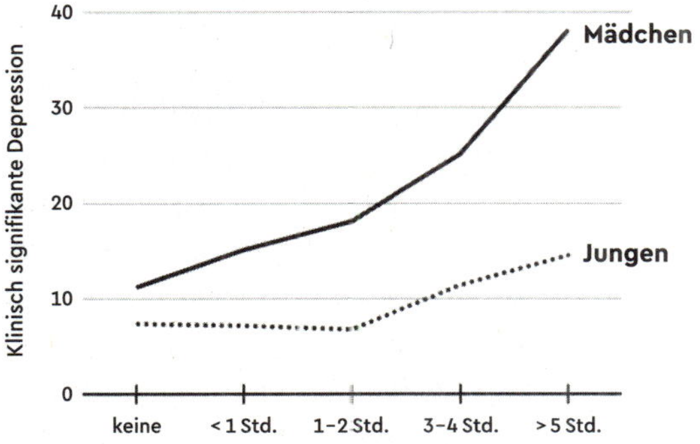

Abbildung 6.2: Prozentualer Anteil von britischen Teenagern, die depressiv sind, im Verhältnis zur Anzahl von Stunden, die sie auf sozialen Medien verbringen. Teenager, die soziale Medien intensiv nutzen, leiden stärker unter Depressionen als solche, die sie nur moderat oder gar nicht nutzen, was insbesondere für Mädchen gilt. (Quelle: Millennium Cohort Study.)[11]

betrachtet werden konnten, aufgetragen gegen die Anzahl von Stunden, die sie nach eigenen Angaben an einem typischen Werktag auf Social-Media-Plattformen verbrachten. Bei Jungen bringt es nicht viel, wenn man weiß, wie viel Zeit sie auf solchen Plattformen verbringen, es sei denn, sie geben an, sie seien intensive Nutzer. Erst wenn Jungen dort mehr als zwei Stunden pro Tag zubringen, beginnt die Kurve anzusteigen.

Bei Mädchen erkennt man eine stärkere und beständigere Korrelation. Je mehr Zeit ein Mädchen auf sozialen Medien verbringt, desto höher ist die Wahrscheinlichkeit, dass es klinisch depressiv ist. Mädchen, die angeben, dass sie fünf oder mehr Stunden pro Tag auf sozialen Medien verbringen, haben im Vergleich zu denjenigen, die eigenen Angaben zufolge keine sozialen Medien nutzen, ein *dreifach erhöhtes* Risiko für Depressionen.

Ursache oder Korrelation?

Korrelationsstudien lassen sich stets auf verschiedene Weise interpretieren. Es könnten «reverse Korrelationen» vorliegen, bei denen, in einer Umkehr der Verhältnisse, die Depression die Mädchen dazu treibt, sich sozialen Medien zuzuwenden.[12] Es könnte eine dritte Variable geben, wie Genetik oder allzu laxe Eltern oder Einsamkeit, die beides bewirkt. Das wichtigste wissenschaftliche Werkzeug, um zu belegen, dass eine Sache die *Ursache* für eine andere Sache ist, ist ein Experiment, bei dem der eine Teil der Probanden nach dem Zufallsprinzip der Behandlungsgruppe (Interventionsgruppe) zugeteilt wird, der andere Teil hingegen der sogenannten Kontrollgruppe, die ein Placebo erhält (bei medizinischen Studien) oder «business as usual» (in vielen sozialwissenschaftlichen Experimenten) betreibt. Solche Experimente werden manchmal als randomisierte kontrollierte Versuche (randomized controlled trials, RCT) bezeichnet. In einigen Social-Media-Experimenten besteht der Eingriff – die «Intervention» – darin, junge Erwachsene aufzufordern, ihren Zugang zu sozialen Medien einige Tage oder einige

Wochen lang zu reduzieren oder ganz einzustellen. In anderen Experimenten besteht die Intervention darin, die jungen Erwachsenen (in der Regel Studierende) in ein Labor zu setzen und sie in Situationen zu bringen, die einige Aspekte der Nutzung sozialer Medien (beispielsweise das Betrachten von Fotos) nachahmen, um dann zu prüfen, wie diese Behandlungen psychologische Variablen beeinflussen.

So wurden Studierende in einer Studie nach dem Zufallsprinzip einer Gruppe zugeteilt, die ihren Zugang zu Social-Media-Plattformen stark reduzieren sollte (oder nicht, wenn man der Kontrollgruppe zugeteilt war); drei Wochen später wurden dann die Depressionssymptome beider Gruppen gemessen. «Die Gruppe mit der eingeschränkten Nutzung zeigte im Vergleich zur Kontrollgruppe nach drei Wochen eine signifikante Verringerung hinsichtlich Einsamkeit und Depressionen», schrieben die Autoren.[13] In einer anderen Studie wurden Mädchen im Teenageralter mit Instagram-Selfies konfrontiert, entweder im Originalzustand oder nach Modifikationen seitens der Experimentatoren, um die Selfies besonders attraktiv erscheinen zu lassen: «Wie die Ergebnisse zeigten, führte die Konfrontation mit manipulierten Instagram-Fotos direkt zu einem schlechteren Körperbild.»[14] Zusammengenommen bestätigten Dutzende von Experimenten, die Jean Twenge, Zach Rausch und ich gesammelt haben,[15] die in Korrelationsstudien gefundenen Muster und erweitern sie: Die Nutzung von sozialen Medien ist eine *Ursache* von Angststörungen, Depressionen und anderen psychischen Problemen, nicht nur ein *Korrelat*.

Beeinflussen soziale Medien Gruppen genauso wie Individuen?

Eine starke Einschränkung all dieser Experimente ist, dass sie sich mit den Auswirkungen sozialer Medien auf *isolierte Individuen* beschäftigen, als untersuchten wir die gesundheitlichen Auswirkungen des Zuckerkonsums: Wenn hundert zufällig ausgewählte Teenager aufgefordert werden, ihren Zuckerkonsum drei Monate lang zu verringern, profitieren sie dann im Vergleich zu einer Kontrollgruppe von diesem Verzicht? Aber soziale Medien lassen sich nicht so einfach mit Zucker vergleichen. Sie beeinflussen nicht nur die Person, die sie konsumiert. Als sie Anfang der 2010er-Jahre auf den Smartphones in den Taschen von Schülerinnen und Schülern Eingang in Schulen fanden, veränderten sie rasch die allgemeine Kultur. (Kommunikationsnetzwerke werden mit zunehmendem Wachstum rasch einflussreicher.[16]) Die Schüler unterhielten sich zwischen den Stunden und in den Pausen und beim Mittagessen weniger miteinander, denn sie verbrachten nach und nach immer mehr Zeit damit, ihre Smartphones zu checken, und blieben oft den ganzen Tag hindurch in Mikrodramen gefangen.[17] Sie hatten daher weniger Augenkontakt, lachten weniger miteinander und verlernten die Kunst der Unterhaltung. Deshalb beeinträchtigten soziale Medien auch das soziale Leben von Schülern, die sich von ihnen fernhielten.

Diese Auswirkungen auf Gruppenebene sind möglicherweise viel gravierender als diejenigen auf individueller Ebene, und wahrscheinlich verschleiern sie das wahre Ausmaß der Effekte auf individuellem Niveau.[18] Wenn ein Experimentator einige Heranwachsende anweist, sich einen Monat lang von sozialen Medien fernzuhalten, während all ihre Freunde weiterhin dabei sind, dann werden die Abstinenzler diesen Monat lang stärker isoliert. Dennoch zeigen mehrere Studien, dass die Nichtnutzung sozialer Medien ihre psychische Gesundheit fördert. Stellen Sie sich daher vor, wie viel größer der Effekt wäre, wenn *alle* Schülerinnen und Schüler der zwanzig Mittelschulen nach dem Zufallsprinzip angewiesen werden könnten, ein Jahr lang auf soziale Medien zu verzichten oder (was realistischer ist) ihre Smartphones jeden Morgen in ein Schließfach zu legen, während zwanzig andere Mittelschulen als Kontrollgruppe dienen. Diese Art von Experimenten brauchen wir dringend, um die Auswirkungen auf Gruppenniveau zu untersuchen.

Es gibt eine kleine, aber wichtige Klasse von Experimenten, die *tatsächlich* Effekte auf Gruppenniveau misst, indem sie fragt: Wie verändert sich eine *ganze Gemeinschaft*, wenn soziale Medien plötzlich viel leichter in dieser Gemeinschaft verfügbar werden?[19] Beispielsweise machte sich eine Studie die Tatsache zunutze, dass Facebook ursprünglich nur Studierenden in einigen wenigen Colleges angeboten wurde. Als das Unternehmen sich auf neue Colleges ausdehnte, veränderte sich die psychische Gesundheit in den folgenden ein bis zwei Jahren an diesen Institutionen im Vergleich zu Colleges, an denen die Studierenden noch keinen Zugang zu Facebook hatten? Ja, sie verschlechterte sich, wobei die Auswirkungen bei Frauen größer waren. Die Autoren schrieben, dass

> die Einführung von Facebook an einem College zu mehr Symptomen einer schlechteren psychischen Verfassung führte, vor allem zu mehr Depressionen, und zu einer verstärkten Nutzung von psychologischen Beratungsstellen. Wir stellen zudem fest, dass die Verschlechterung der psychischen Gesundheit nach Aussagen der Studierenden zu einer Beeinträchtigung der akademischen Leistung führt. Was die Mechanismen angeht, so sprechen zusätzliche Indizien dafür, dass dies daran liegt, dass Facebook unvorteilhafte soziale Vergleiche fördert.[20]

Ich habe fünf Studien gefunden, die die Einführung von Highspeed-Internet rund um die Welt untersucht haben, und *alle fünf* fanden Hinweise auf eine Verschlechterung der psychischen Gesundheit unter den Nutzern. Die smartphonebasierte Kindheit basiert auf schneller Datenübertragung. Was passierte beispielsweise in Spanien, als Glasfaserkabel verlegt wurden und schnelles Internet zu verschiedenen Zeiten verschiedene Landesteile erreichte? Eine Studie analysierte 2022 «die Auswirkungen des Zugangs zu Highspeed-Internet auf klinische Entlassungsdiagnosen in Fällen von Verhaltens- und psychischen Störungen bei Heranwachsenden». Ihr Fazit:

> Wir finden einen signifikanten Einfluss auf Mädchen, aber nicht auf Jungen. Um den Mechanismus hinter diesen Effekten zu erklären, zeigen wir, dass [das Aufkommen von schnellem Internet] die abhängig machende Nutzung des Internets erhöht und

die Zeit verringert, die mit Schlafen, Hausaufgaben und sozialem Miteinander mit Familie und Freuden verbracht wird. Wieder sind es Mädchen, die all diese Effekte antreiben.[21]

Diese Studien und viele weitere[22] sprechen dafür, dass die rasche Verlagerung des sozialen Lebens von Heranwachsenden auf Social-Media-Plattformen eine Ursache für die Zunahme an Angststörungen, Depressionen, suizidalen Gedanken und anderen psychischen Problemen war, die Anfang der 2010er-Jahre einsetzte, und nicht nur ein Korrelat.[23] Wenn einige Forscher sagen, die Korrelationen oder Effektgrößen seien zu gering, um solch starke Zunahmen zu erklären, dann beziehen sie sich auf Studien, die *lediglich Auswirkungen auf individuellem Niveau* maßen. Sie berücksichtigen nur selten die rapide gruppendynamische Transformation, die ich als die Große Neuverdrahtung der Kindheit bezeichne.

Aber warum schaden soziale Medien Mädchen stärker als Jungen? Wie beeinflussen sie deren sich entwickelnde Gehirne und ihre Identitäten?

Mädchen nutzen soziale Medien stärker als Jungen

Anfang der 2010er-Jahre begannen Jungen wie Mädchen, mehr Zeit online zu verbringen, doch sie verbrachten ihre Zeit in unterschiedlicher Weise. Jungen tendierten dazu, YouTube-Videos anzuschauen, textbasierte Plattformen wie Reddit zu benutzen und vor allem online Multiplayer-Videospiele zu spielen. Mädchen nutzten viel stärker die neuen visuell orientierten Plattformen, vor allem Instagram, gefolgt von Snapchat, Pinterest und Tumblr.[24]

In einer britischen Studie 2017 wurden Teenager gebeten, die Auswirkungen ihrer Nutzung der populärsten Social-Media-Plattformen auf verschiedene Aspekte ihres Allgemeinbefindens zu beschreiben, darunter Angstgefühle, Einsamkeit, Körperwahrnehmung und Schlaf. Teenager bewerteten Instagram als die schlimmste der fünf Apps, gefolgt von Snapchat; YouTube war die einzige Plattform, die insgesamt positiv abschnitt.[25]

Die visuell orientierten Plattformen gründen allesamt auf dem von Facebook entwickelten Geschäftsmodell: Maximierung der auf der Plattform verbrachten Zeit, um die Extraktion von Daten und den Wert der Nutzer für die Inserenten zu maximieren. Abbildung 6.3 zeigt den Prozentsatz amerikanischer Highschoolschülerinnen und -schüler, die mehr als *vierzig Stunden pro Woche* Social-Media-Plattformen benutzten. Das ist, als arbeite man Vollzeit, während man gleichzeitig Vollzeit zur Schule geht. Um 2015 hatte eins von sieben amerikanischen Mädchen dieses astronomische Niveau erreicht. Die entsprechende Frage wurde erst 2013 in die Umfrage aufgenommen. Wenn wir die Daten bis 2010 zurückverfolgen könnten, als nur wenige Teenager Smartphones hatten, hätte die Anzahl wahrscheinlich nahe bei null gelegen. Es war fast unmöglich für Teenager, vierzig Wochenstunden auf sozialen Medien zu verbringen, bevor sie das Internet in der Tasche mit sich herumtragen konnten.[26]

Intensivnutzerinnen und -nutzer von Social-Media-Plattformen (40 Stunden pro Woche und mehr)

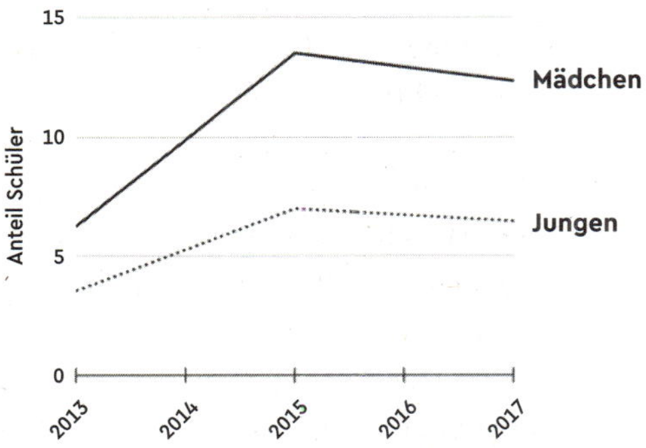

Abbildung 6.3: Prozentualer Anteil von amerikanischen Schülerinnen und Schülern (8., 10. und 12. Klasse), die nach eigenen Angaben 40 oder mehr Stunden pro Woche auf Social-Media-Plattformen verbrachten. (Quelle: Monitoring the Future.)[28]

Mädchen verbringen mehr Zeit mit sozialen Medien,[27] und die Plattformen, die sie besuchen, sind für die psychische Gesundheit besonders nachteilig. Selbst wenn sich Mädchen und Jungen psychologisch nicht unterscheiden würden, sollten wir daher erwarten, bei Mädchen einen stärkeren Anstieg von Angststörungen und Depressionen zu finden.

Mädchen und Jungen unterscheiden sich jedoch psychologisch. Es gibt eine ganze Reihe von Gründen, warum sich die entwicklungsbedingten Kernbedürfnisse von Mädchen durch soziale Medien leichter ausnutzen und unterwandern lassen, als es bei Jungen der Fall ist (deren Bedürfnisse sich leichter von Videospielunternehmen ausbeuten lassen).

Agency und Communion

Mädchen und Jungen sind sich psychologisch in den meisten Aspekten ähnlich: Ein einführendes Psychologielehrbuch kommt mit wenigen Anmerkungen über Geschlechterunterschiede aus. Es gibt jedoch einige davon, die sich fast über alle Kulturen und Zeitalter hinweg finden lassen. Ein solcher Unterschied, der dabei hilft, die Auswirkungen von Medien zu verstehen, ist der zwischen «Agency» (Eigenständigkeit) und «Communion» (Gemeinschaft), ein Motivationspaar, das sich bei so gut wie jedem Menschen findet. Eine aktuelle Übersichtsarbeit beschreibt beide Merkmale so:

> *Agency* erwächst aus dem Bemühen, das Selbst zu individualisieren und zu erweitern, und umfasst Qualitäten wie Effizienz, Kompetenz und Durchsetzungsvermögen. *Communion* erwächst aus dem Bemühen, das Selbst durch das Sich-Kümmern um andere in eine größere soziale Einheit einzufügen, und umfasst Qualitäten wie Nächstenliebe, Kooperationsbereitschaft und Empathie.[29]

Die beiden Motive sind das ganze Leben hindurch in wechselnden Mustern miteinander verwoben, und diese Verflechtung ist für Heranwachsende, die gerade ihre eigene Identität entwickeln, besonders wichtig. Ein Teil des Selbst basiert auf einer erfolgreichen Integration in Gruppen, während ein Teil der Attraktivität für Gruppen darin besteht, den eigenen Wert als Individuum mit unverwechselbaren Eigenschaften zu demonstrieren.[30]

Seit Langem ist in der Forschung bekannt, dass Jungen und Männer sich stärker um Agency (Handlungsfähigkeit / Verfolgen von Zielen) bemühen, Mädchen und Frauen hingegen stärker um Communion (Gemeinschaft / soziale Unterstützung).[31] Die Tatsache, dass diese Geschlechterunterschiede im Lauf der Zeit abgenommen haben, sagt uns, dass sie zum Teil auf kulturellen Faktoren und Kräften beruhen. Die Tatsache, dass sie bereits früh im Spiel von Kindern auftauchen[32] und auch in den geschlechtsspezifischen Spielmustern anderer Primaten zu finden sind,[33] sagt uns, dass wahrscheinlich auch ein biologischer Anteil darin steckt. Für unsere Argumentation spielt es keine Rolle, woher der Unterschied kommt. Wichtig ist allein, dass die Tech-Unternehmen diese Unterschiede kennen und nutzen, um ihre Kernnutzerinnen und -nutzer an den Haken zu nehmen. Soziale Medien bieten neue und einfache Möglichkeiten, sich miteinander zu «verbinden». Die sozialen Medien befriedigen *scheinbar* das Bedürfnis nach Gemeinschaft, doch in vielerlei Hinsicht lassen sie es tatsächlich unerfüllt.

Vier Gründe, warum Mädchen besonders verletzlich sind

Es gibt mindestens vier Wege, auf denen Social-Media-Unternehmen das größere Gemeinschaftsbedürfnis von Mädchen und ihre sonstigen sozialen Anliegen ausnutzen. Ich glaube, diese vier Wege erklären zusammengenommen, warum die psychische Gesundheit von Mädchen in so vielen Ländern so rasch zusammenbrach, sobald sie Smartphones erhielten und sich ihr Sozialleben auf Instagram, Snapchat und Tumblr sowie andere «teilende» Plattformen verlagerte.

Grund Nr. 1: Mädchen sind stärker von visuellen sozialen Vergleichen und Perfektionismus betroffen

Der Song «Jealousy, Jealousy» (Eifersucht) von Olivia Rodrigo aus dem Jahr 2021 drückt aus, was viele Mädchen empfinden, wenn sie heutzutage durch die sozialen Medien scrollen. Der Song beginnt:

> *I kinda wanna throw my phone across the room*
> *'Cause all I see are girls too good to be true.*
> (Manchmal möchte ich mein Handy durchs Zimmer schleudern,
> weil ich nur Mädchen sehe, zu schön, um wahr zu sein.)

Im weiteren Verlauf des Songs gesteht Rodrigo, dass der Vergleich mit den perfekten Körpern und perlweißen Zähnen der Mädchen, die sie nicht kennt, sie langsam umbringt. Es ist ein kraftvoller Song; ich hoffe, Sie hören ihn sich an.[34]

Psychologen untersuchen soziales Vergleichen und seine tiefgreifenden Folgen schon seit Langem. Die Sozialpsychologin Susan Fiske bezeichnet Menschen als «Vergleichsmaschinen».[35] Mark Leary, ebenfalls Sozialpsychologe, beschreibt diese Maschinerie detaillierter: Es ist, als hätten wir alle ein «Soziometer» im Gehirn – ein Messinstrument, dessen Skala von eins bis hundert reicht und das uns jeden Moment sagt, wo wir im lokalen Prestige-Ranking gerade stehen. Senkt sich die Nadel, löst dies Alarm – Angst – aus, der uns motiviert, unser Verhalten zu ändern, damit die Nadel wieder steigt.[36]

Teenager sind unsicher und besonders leicht verwundbar, weil ihr Körper und ihr Sozialleben sich so rasch verändern, während sie aus der Kindheit herauswachsen. Sie bemühen sich verzweifelt herauszufinden, wo sie in diese neue Prestigeordnung für ihr Geschlecht hineinpassen. Fast alle Heranwachsenden machen sich Gedanken über ihr Aussehen, vor allem, sobald sie beginnen, romantische Interessen zu entwickeln. Alle wissen: Ob sie ausgewählt oder übergangen werden, wird nicht zuletzt durch ihr Aussehen bestimmt.

Für heranwachsende Mädchen ist der Einsatz jedoch noch höher, denn die gesellschaftliche Stellung eines Mädchens ist gewöhnlich enger mit seiner Schönheit und seinem Sexappeal verknüpft, als dies bei Jungen der Fall ist. Mädchen werden in sozialen Medien im Vergleich zu Jungen stärker und häufiger kritisiert, was Aussehen und Körper angeht, und sie werden mit Schönheitsstandards konfrontiert, die weiter außerhalb des Erreichbaren liegen als bei Jungen.

Als ich in den 1970er- und 1980er-Jahren aufwuchs, war es schlimm genug, dass Mädchen mit Bildern von Models konfrontiert wurden, die erst per Airbrush bearbeitet und dann per Photoshop aufgehübscht wurden. Bei diesen Models handelte es sich jedoch um erwachsene fremde Frauen; sie standen außerhalb der Mädchenkonkurrenz. Was geschah also, als die meisten Mädchen einer Schule Instagram- und Snapchat-Accounts erhielten und begannen, sorgfältig präparierte Highlight-Reels ihres Alltags zu posten und Filter und Bearbeitungs-Apps zu verwenden, um ihre virtuelle Schönheit und ihre Online-Marke zu verbessern? Die Soziometernadeln vieler Mädchen senkten sich, denn die meisten lagen nun vermeintlich unter dem Durchschnitt. In allen Industrienationen rund um die Welt läuteten etwa zur selben Zeit Alarmglocken in den Köpfen der Mädchen.

Man kann die Macht von Filtern und Tuning-Apps in Abbildung 6.4 deutlich erkennen. Hier demonstriert die Instagram-Influencerin Josephine Livin, dass man nur einem Regler zu drehen braucht, um sich selbst in eine immer unrealistischere Instagram-Schönheit zu verwandeln.

Diese Tuning-Apps gaben Mädchen die Möglichkeit, sich mit perfekter Haut, volleren Lippen, größeren Augen und schlankerer Taille zu präsentieren (zusätzlich zur Darstellung der «perfektesten» Teile ihres Lebens).[38] Snapchat bot durch seine Filter, die ab 2015 verfügbar waren, ähnliche Möglichkeiten; so konnten sich Nutzerinnen durch einfachen Knopfdruck mit volleren Lippen, kleineren Nasen und Rehaugen ausstatten.

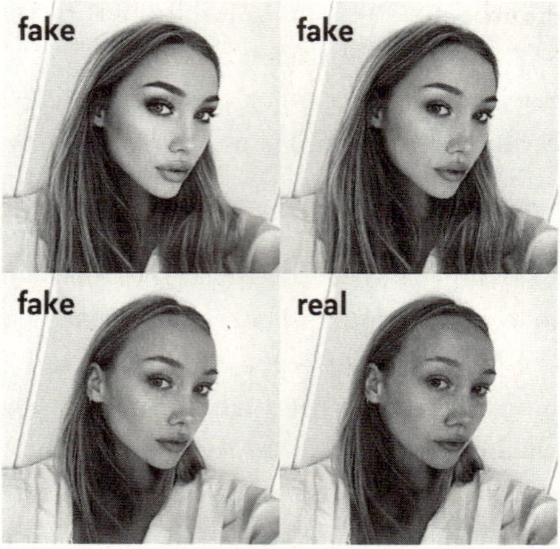

Abbildung 6.4: Schönheitsfilter können eine Person so perfekt erscheinen lassen, wie sie will, was den Druck auf Mädchen erhöht, ebenfalls «schöner» zu sein. (Quelle: Josephine Livin, @josephinelivin, auf Instagram.)[37]

In Abbildung 6.5, die den Prozentsatz von älteren amerikanischen Highschoolschülerinnen und -schülern zeigt, die auf die Frage «Wie zufrieden bist du mit dir selbst?» mit «zufrieden» oder «völlig zufrieden» antworteten, kann man die Soziometeranzeigen absacken sehen. Der Rückgang der Zufriedenheit betraf auch Jungen, und ich werde mich im nächsten Kapitel damit auseinandersetzen, wie sich ihr Leben veränderte.

Mädchen sind durch ständigen sozialen Vergleich besonders verletzlich, weil sie stärker unter einer speziellen Art von Perfektionismus leiden: dem *sozial verordneten* Perfektionismus (socially prescribed perfectionism), bei dem eine Person das Gefühl hat, sie müsse sehr hohe, von anderen oder der Gesellschaft insgesamt aufgestellte Erwartungen erfüllen.[39] (Keinen Geschlechterunterschied gibt es übrigens in Bezug auf *selbstbezogenen* Perfektionismus – self-oriented perfectionism –, bei dem man sich selbst quält, weil man seine *eigenen* sehr hohen Standards nicht erfüllt.) Sozial verordneter Perfektionismus ist

Mit sich selbst zufrieden

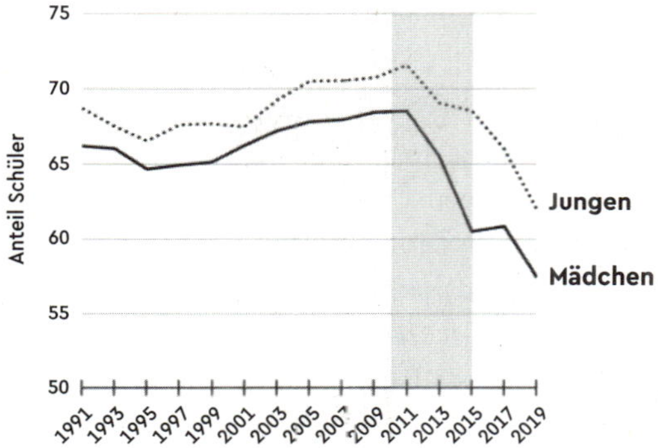

Abbildung 6.5: Absturz der Soziometerwerte im Jahr 2012. Prozentualer Anteil von amerikanischen Schülerinnen und Schülern (8., 10. und 12. Klasse), die angaben, mit sich selbst zufrieden zu sein. (Quelle: Monitoring the Future.)

eng mit Angst verknüpft; Menschen, die unter Angststörungen leiden, sind besonders anfällig dafür. Eine Perfektionistin zu sein, verstärkt zudem Angstgefühle, denn man fürchtet bei allem, was man tut, die Beschämung durch öffentliches Versagen. Und wie an dieser Stelle der Geschichte zu erwarten, begann der Aufstieg des sozial verordneten Perfektionismus in den angelsächsischen Ländern Anfang der 2010er-Jahre.

Jessica Torres, die einen Mode-Blog für Übergrößen unterhielt, verfasste einen Artikel mit dem Titel «Wie es sich auf meine psychische Gesundheit ausgewirkt hat, eine Social-Media-Influencerin zu sein». Darin schrieb sie:

> Die vielen hundert Dollar und die Zeit, die für ein einziges Instagram-Foto draufgingen, fühlten sich wie Verschwendung an. Nichts war perfekt genug, um es zu posten. Obwohl ich Eigenliebe predigte, tat ich selbst das komplette Gegenteil. Ständig verglich ich meine Instagram-Seite mit denjenigen anderer Influ-

> encerinnen, deren Bilder hübscher waren. Ich begann, meinen persönlichen Wert und den Wert meiner Arbeit an der Menge von Likes zu messen, die meine Bilder bekamen.[40]

Seit es Werbung gibt, werden junge Frauen dazu verleitet, scheinbar «besseren» Versionen ihrer selbst nachzujagen. Die sozialen Medien konfrontieren Mädchen jedoch tagein, tagaus mit Hunderten oder sogar Tausenden solcher Bilder, von denen viele Mädchen zeigen, die zu gut sind, um wahr zu sein – Mädchen, die einen perfekten Körper haben und ein perfektes Leben führen. Die Konfrontation mit so vielen Bildern hat mit Sicherheit einen negativen Effekt auf die «Vergleichsmaschine».

Forscher in Frankreich zeigten jungen Frauen entweder Medienfotos sehr dünner Frauen oder solche von Frauen mit Durchschnittsgewicht.[41] Wie sie feststellten, sorgten sich die jungen Frauen, denen die Bilder sehr dünner Frauen gezeigt worden waren, anschließend stärker wegen ihres eigenen Körpers und Aussehens. Das wirklich Überraschende dabei ist: Die Bilder wurden nur zwanzig Millisekunden lang auf dem Bildschirm gezeigt, zu schnell, als dass die Frauen sie hätten bewusst wahrnehmen können. Die Autoren schlossen daraus: «Sozialer Vergleich findet außerhalb der bewussten Aufmerksamkeit statt und beeinflusst die explizite Selbstbewertung.» Die häufigen gegenseitigen Ermahnungen von Mädchen, die sozialen Medien nicht mit der Realität zu verwechseln, haben wahrscheinlich nur einen begrenzten Effekt, denn der Teil des Gehirns, der die Vergleiche anstellt, wird nicht von dem Teil des Gehirns kontrolliert, der sich bewusst ist, dass es sich lediglich um bearbeitete Highlight-Reels handelt.

Eine Dreizehnjährige erklärte auf Reddit, wie sie sich beim Betrachten anderer Mädchen in sozialen Medien fühlte, und wählte dabei ähnliche Worte wie Alexis Spence und Olivia Rodrigo:

> Ich kann nicht aufhören, mich zu vergleichen. Es kam so weit, dass ich mich umbringen wollte, denn du willst nicht so aussehen, und egal, was ich versuche, ich bin immer noch häss-

> lich/fühle mich hässlich. Deswegen weine ich ständig. Es begann wahrscheinlich, als ich zehn war, jetzt bin ich dreizehn. Damals, als ich zehn war, fand ich ein Mädchen auf TikTok und war geradezu besessen von ihr. Sie war einfach perfekt, und ich erinnere mich, dass ich unglaublich eifersüchtig auf sie war. Meine Preteen-Jahre hindurch war ich «besessen» von anderen hübschen Mädchen.[42]

Das Bemühen, sich hervorzutun, kann durchaus förderlich sein, wenn es Mädchen dazu motiviert, Fähigkeiten zu erwerben, die im späteren Leben von Nutzen sein werden. Social-Media-Algorithmen zielen jedoch auf den Wunsch ab (und verstärken ihn), auf die sozial vorgeschriebene Weise schön zu sein, und das heißt unter anderem, dünn zu sein. Instagram und TikTok schickt den Mädchen, falls sie Interesse an Gewichtsverlust oder Schönheit oder auch nur an gesunder Ernährung zeigen, Fotos von sehr dünnen Frauen. Forscher des Center for Countering Digital Hate richteten auf TikTok ein Dutzend falscher Accounts ein, ausgestellt auf dreizehnjährige Mädchen, und stellten fest, dass die TikTok-Algorithmen ihnen innerhalb weniger Wochen nach Beitritt zur Plattform Abertausende Abnahmevideos zukommen ließ.[43] Auf den Videos waren viele sehr magere junge Frauen zu sehen, die ihre weiblichen Follower aufforderten, extreme Diäten wie die «Nur Wasser»-Diät auszuprobieren. Genau das passierte Alexis Spence 2012 auf Instagram.

Facebook selbst gab eine Studie in Auftrag, die untersuchen sollte, wie Instagram Teenager in den Vereinigten Staaten und in Großbritannien beeinflusste. Die Ergebnisse wurden niemals veröffentlicht, doch die Whistleblowerin Frances Haugen schmuggelte Screenshots internationaler Dokumente nach draußen und überließ sie Reportern des *Wall Street Journal*. Die Forscher stellten fest, dass Instagram für Mädchen besonders schädlich ist: «Teenager machen Instagram für den Anstieg von Angststörungen und Depressionen verantwortlich ... diese Reaktion war spontan und durchgängig bei allen Gruppen.»[44] Die Forscher merkten an, dass der «soziale Vergleich» bei Instagram «schlimmer» sei als bei rivalisierenden Apps. Snapchats Filter «konzentrieren sich auf das Gesicht», Instagram hingegen «stark auf Körper und Lebensstil».

Grund Nr. 2: Die Aggression von Mädchen ist stärker beziehungsorientiert

Lange nahm man an, Jungen seien aggressiver als Mädchen, und wenn wir uns nur auf Gewalt und körperliche Bedrohungen konzentrieren, stimmt das auch.[45] Jungen interessieren sich zudem mehr für Geschichten und Filme über Sport, Kämpfe, Krieg und Gewalt; all das spricht Agency-Interessen und -Motive an. Traditionellerweise handelten Jungen ihre soziale Rangordnung teilweise dadurch aus, wer bei einem Kampf wem überlegen war oder wer wem eine grobe Beleidigung entgegenschleudern konnte, ohne eine gewalttätige Reaktion befürchten zu müssen. Da für Mädchen Communion-Motive im Vordergrund stehen, kann ein Mädchen ein anderes besonders dadurch verletzen, dass es dessen Beziehungen untergräbt: Man verbreitet Gerüchte, sorgt dafür, dass sich die Freundinnen von ihm abwenden und unterminiert seinen Wert als Freundin gegenüber anderen Mädchen. Wenn man sich die sogenannte indirekte Aggression anschaut (eine gezielte Schädigung der sozialen Beziehungen anderer Menschen oder ihres Rufs), kommen Mädchen auf höhere Werte als Jungen – aber nur in der späten Kindheit und Adoleszenz.[46] Ein Mädchen, das spürt, dass sein Wert sinkt, ist ein Mädchen, das unter zunehmenden Ängsten leidet. Wenn der Absturz seiner Soziometerwerte steil genug ist, kann es sein, dass es Depressionen entwickelt und an Selbstmord denkt. Für depressive oder geächtete Teenager stellt der körperliche Tod ein Ende des Schmerzes dar, während der soziale Tod eine lebende Hölle ist.

Wie Studien bestätigen, begann sich das Wesen des Mobbings zu verändern, als Heranwachsende ihr soziales Leben ins Internet verlagerten. Eine systematische Übersicht über Studien zwischen 1998 und 2017 fand bei Jungen eine *Abnahme* von Aggressionen von Angesicht zu Angesicht, hingegen eine *Zunahme* bei Mädchen, vor allem bei jüngeren pubertierenden Mädchen.[47] Eine separate Studie, in die die Daten von rund 16 000 Highschoolschülerinnen und -schülern in Massachusetts zwischen 2006 und 2012 einflossen, stellte keine Zunahme direkten Mobbings bei Mädchen und eine Abnahme bei Jungen fest. Das Cybermobbing unter Mädchen stieg jedoch rasant an.[48] Einer großе US-Umfrage zufolge sind diese Cybermobbing-Raten zwischen 2011 und 2019 konstant hoch geblieben (wenn sie auch nicht zugenommen haben). In dieser Zeitspanne wurde rund einer von zehn Jungen und eines von fünf Mädchen jedes Jahr Opfer von Cybermobbing.[49] Durch die Verlagerung des sozialen Lebens ins Internet stieg also das Risiko für Mädchen, in ihrem Alltag eingeschüchtert, bedroht und gemobbt zu werden.

Während der jährliche *Prozentsatz* von Teenagern die berichteten, Opfer von Cybermobbing geworden zu sein, in den 2020er-Jahren nicht gestiegen sein mag, so hat sich doch die *Art und Weise* geändert, wie Teenager beziehungsbasierte Aggressionen verüben konnten und erlebten, als neue Plattformen neue Möglichkeiten für Angriffe und die Verbreitung von Gerüchten boten. Die sozialen Medien machen es Nutzern jeden Alters leicht, anonyme Profile einzurichten, die für Trolling und Rufschädigung eingesetzt werden können. All das findet in einer virtuellen Welt statt, zu der Eltern und Lehrer kaum Zugang haben oder die sie kaum verstehen. Da Smartphones die Jugendlichen zudem in die Schule, auf die Toilette und ins Bett begleiten, sind auch ihre Quälgeister immer dabei.

In einem *Atlantic*-Artikel von 2018 über Mobbing auf Instagram[50] wird die Geschichte von Mary erzählt, einem dreizehnjährigen Mädchen, das ins Cheerleader-Team aufgenommen wurde, eine Freundin hingegen nicht. Die (frühere) Freundin nutzte daraufhin viele Möglichkeiten auf Instagram, um Marys Ansehen bei ihren Mitschülerinnen und Mitschülern zu zerstören. «Auf Instagram gab es einen Gruppenchat namens ‹Jeder außer Mary›», sagte Mary. «Alles, was sie dort machten, war, schlecht über mich zu reden.» Dieses Erlebnis führte dazu, dass sie die ersten Panikattacken ihres Lebens hatte.

Die sozialen Medien haben Reichweite und Auswirkungen von beziehungsbasiertem Mobbing vergrößert und üben einen immensen Druck auf Mädchen aus, alles zu überwachen, was sie sagen und tun. Sie sind sich bewusst, dass jeder Fehltritt sofort viral gehen und einen bleibenden Makel hinterlassen kann. Soziale Medien nähren die Unsicherheit der Adoleszenz (die schon von sich aus eine Zeit ist, in der man sich ständig darum sorgt, ausgeschlossen zu werden) und haben so eine ganze Generation von Mädchen dazu gebracht, sich vom Entdeckungsmodus ab- und dem Verteidigungsmodus zuzuwenden.

Freya India, eine Britin der Generation Z, die über Mädchen und psychische Gesundheit schreibt, verfasste einen Aufsatz mit dem Titel «Soziale Medien treiben Mädchen nicht nur in die Depression. Sie machen uns auch gemein». Darin schrieb sie:

> Von anonymen Hassseiten auf Instagram zu kompletten halbwüchsigen Cancel-Culture-Kampagnen können die heutigen Mädchen einander auf höchst kreative Weise heruntermachen. Und dann gibt es noch die passive Aggression, heutzutage personifiziert durch Subtweeting, den «Soft Block» (wo man jemanden rasch nacheinander blockiert und dann wieder deblockiert, um ihn aus der Follower-Liste zu entfernen), die Empfangsbestätigung, selbst ein öffentliches *Tag* in einem wenig vorteilhaften Foto.[51]

Auch hier: Der Übergang zum smartphonebasierten Leben Anfang der 2010er-Jahre stellte die Beziehungen und das Leben von Mädchen auf den Kopf. Die Pubertät war stets eine schwierige Phase des Übergangs, in der ein junger Mensch einige wenige gute Freunde braucht. Dann eroberten die sozialen Medien die Bühne und erschwerten diesen Übergang, indem sie beziehungsbasierte Aggressionen so sehr erleichterten und das Ringen um Ansehen und Status auf diese Weise allgegenwärtiger und öffentlicher machten. Viele Suizide heranwachsender Mädchen lassen sich direkt auf Mobbing und Beschämung zurückführen, die durch Social-Media-Plattformen wie Ask.fm und NGL (Not Gonna

Lie) begünstigt wurden, da diese ihre User explizit ermutigen, ihre Gedanken über andere Menschen anonym zu äußern.[52]

Grund Nr. 3: Mädchen teilen Gefühle und Störungen leichter miteinander

Wir alle wissen, dass enge Freunde unsere Stimmung beeinflussen können. Aber wussten Sie, dass auch die Freunde Ihrer Freunde Sie beeinflussen? Der Soziologe Nicholas Christakis und der Politikwissenschaftler James Fowler haben Daten aus einer Langzeitstudie über die Bewohner von Framingham, Massachusetts, analysiert die berühmte Framingham Heart Study.[53] Die Studie konzentrierte sich auf die körperliche Gesundheit, doch Christakis und Fowler konnten Parameter der Studie verwenden, um zu untersuchen, wie sich Emotionen im Lauf der Zeit in der Gemeinde ausbreiteten. Sie stellten fest, dass Glück dazu neigt, in Clustern aufzutreten. Das lag nicht nur daran, dass glückliche Menschen einander anziehen. Wenn eine Person glücklicher wurde, dann stieg die Wahrscheinlichkeit, dass auch ihre Freunde glücklicher wurden. Erstaunlicherweise hatte dies auch Auswirkungen auf die Freunde der Freunde und manchmal sogar auf die Freunde der Freunde der Freunde. Glück ist ansteckend, es verbreitet sich durch soziale Netzwerke.

In einer Folgestudie taten sich Christakis und Fowler mit dem Psychiater James Rosenquist zusammen, um herauszufinden, ob negative Emotionen, wie Depressionen, sich ebenfalls per Netzwerk ausbreiten, wobei sie denselben Datensatz verwendeten.[54] Dabei stießen sie auf zwei interessante Punkte. Erstens war das Schlechte stärker als das Gute, wie in der Psychologie fast immer der Fall.[55] Depressionen waren definitiv ansteckender als Glück oder eine gute psychische Gesundheit. Zweitens ging die Verbreitung von Depressionen nur von Frauen aus. Entwickelte eine Frau Depressionen, so stieg das Risiko für Depressionen in ihrem engsten Freundeskreis um 142 Prozent. Entwickelte ein Mann Depressionen, so hatte dies keine messbaren Auswirkungen auf seinen Freundeskreis. Nach Vermutung der Autoren liegt das daran, dass Frauen emotional mehr aus sich herausgehen und innerhalb von Freundespaaren Stimmungen effektiver übermitteln. Wenn Männer zusammenkommen, *tun* sie hingegen eher etwas zusammen, statt über ihre Gefühle zu reden.

Die Framingham Heart Study wurde 2001 abgeschlossen, kurz vor Einführung der sozialen Medien. Was, glauben Sie, geschah mit Gemeinschaften von Teenagern nach 2010, als sie weitaus enger miteinander verbunden wurden als die Erwachsenen in der Framingham-Studie?

Angesichts der Tatsache, dass Angst und Depressionen ansteckender sind als gute psychische Gesundheit und Mädchen eher über ihre Gefühle sprechen als Jungen, könnte man eine plötzliche Zunahme von Depressionen und Angststörungen erwarten, sobald um 2012 eine große Zahl von Mädchen auf Instagram und anderen «teilenden» Plattformen zusammenkamen – und genau das geschah, wie ich in Kapitel 1 gezeigt habe. In zahlreichen Ländern stiegen die Depressionsraten bei Mädchen Anfang der 2010er-Jahre rasch an; Gleiches galt für die Raten an Selbstverletzung und psychiatrischer Hospitalisierung. Depression ist jedoch nicht die einzige Störung, die durch soziale Medien verbreitet wurde.

Im Jahr 1997 veröffentlichte Leslie Boss, damals Forscherin der Gesundheitsbehörde U.S. Centers for Disease Control (CDC), einen Übersichtsartikel über die historische und medizinische Literatur zu «soziogenen» Epidemien.[56] («Soziogen» bedeutet so viel wie «erzeugt von sozialen Kräften», im Gegensatz zu biologischen Ursachen.) Wie Boss feststellte, gibt es zwei Varianten, die sich durch die gesamte Geschichte ziehen: eine «Angstvariante», bei der Bauchschmerzen, Kopfschmerzen, Benommenheit, Ohnmacht, Übelkeit und Hyperventilation die häufigsten Symptome sind, und eine «motorische Variante», bei der die häufigsten Symptome «hysterisches Tanzen, Zuckungen, Lachen und Pseudokrampfanfälle» sind. Diese «Tanzepidemien», wie sie von Historikern genannt werden, erfassten von Zeit zu Zeit Dörfer und Städte im ganzen mittelalterlichen Europa und führten dazu, dass einige Betroffene so lange tanzten, bis sie vor Erschöpfung tot zusammenbrachen.[57] Mediziner haben bislang für beide Varianten, sofern sie in den letzten Jahrzehnten aufgetreten sind, keine Erklärung gefunden; sie stießen weder auf Gifte noch auf Anzeichen für Umweltverschmutzung, auf die sich die Symptome hätten zurückführen lassen. Was sie jedoch immer wieder beobachteten, war, dass heranwachsende Mädchen ein höheres Risiko für diese Krankheiten haben als irgendeine andere Gruppe und dass Ausbrüche wahrscheinlicher sind, wenn die Gemeinschaft kurz zuvor einem ungewöhnlichen Stressfaktor oder einer ungewöhnlichen Bedrohung ausgesetzt war.[58]

Boss stellte fest, dass sich diese Epidemien in sozialen Netzwerken durch Mund-zu-Mund-Propaganda ausbreiteten. In jüngerer Zeit dagegen verbreiteten sie sich durch Berichte in den Massenmedien, zum Beispiel über das Fernsehen. Schon 1997, im ersten Jahr des Internets, machte Boss diese Vorhersage: «Die Entwicklung neuer Ansätze in der Massenkommunikation, zuletzt im Internet, erhöht das Vermögen, Ausbrüche durch Kommunikation zu verstärken.»

Das war höchst vorausschauend. Als Heranwachsende bildbasierte Social-Media-Plattformen eroberten, vor allem videoorientierte Plattformen wie YouTube und später TikTok, verlinkten sie sich selbst in einer Weise, die die Übertragung von psychogenen Krankheiten erleichterte. Kurz darauf stiegen die Raten von Angststörungen und Depressionen rund um die Welt an, vor allem bei heranwachsenden Mädchen. Ein Großteil der unter Heranwachsenden grassierenden Epidemie psychischer Erkrankungen ist möglicherweise das direkte Resultat der Angstvariante, die sich durch zwei eigenständige psychologische Prozesse verbreitet. Erstens ist da die einfache, von Fowler und Christakis beschriebene emotionale Ansteckung. Menschen nehmen die Emotionen anderer auf, und emotionale Ansteckung funktioniert besonders gut unter Mädchen. Zweitens gibt es den «Prestige-Bias», die soziale Lernregel, die ich in Kapitel 2 beschrieben habe: Ahme nicht irgendjemanden nach, sondern finde zunächst heraus, wer die Leute mit dem meisten Prestige sind, und kopiere diese. Auf sozialen Medien sammelt man jedoch vor allem dann viele Follower und Likes, wenn man sich extrem gebärdet; daher werden diejenigen, die besonders drastische Symptome schildern, wahrscheinlich am schnellsten aufsteigen, und das macht sie zu Vorbildern, denen alle anderen beim sozialen Lernen nacheifern. Dies wird manchmal als *audience capture* bezeichnet – ein Prozess, bei dem Personen von ihrer Gefolgschaft dazu gebracht werden, ausgeprägtere Versionen dessen zu werden, was auch immer das Publikum sehen möchte.[59] Und wenn man sich in einem Netzwerk wiederfindet, in dem die meisten anderen ein bestimmtes Verhalten übernommen haben, dann kommt auch der andere Prozess des sozialen Lernens hinzu: der «Konformitäts-Bias».

Als 2020 die COVID-19-Pandemie in den Vereinigten Staaten ankam, erhöhten die Seuche wie auch die Lockdowns die Wahrscheinlichkeit für soziogene Erkrankungen. COVID-19 war eine globale Bedrohung und ein globaler Stressor. Die Lockdowns führten dazu, dass Teenager noch mehr Zeit mit sozialen Medien verbrachten, vor allem mit TikTok, das noch relativ neu war. TikTok war besonders verlockend für heranwachsende Mädchen, und anfangs spornte die Plattform ihre Nutzerinnen an, stark stilisierte Tanzbewegungen einzuüben, die die Mädchen von anderen Mädchen kopierten – Tänze, die sich rund um die Welt ausbreiteten. Aber TikTok forderte Mädchen nicht nur zum Tanzen auf. Die Algorithmen der Plattform vermerkten jeden Hinweis auf Interessen und schickten Usern mehr davon, oft in drastischerer Form. Jede Nutzerin, die Interesse an psychischer Gesundheit erkennen ließ, wurde bald darauf von Videos überschwemmt, in denen Gleichaltrige ihre psychischen Probleme ausbreiteten und dafür soziale Unterstützung erhielten.[60] Im August 2023 wurden Videos mit dem Hashtag #mentalhealth mehr als 100 Milliarden Mal aufgerufen. #Trauma hatte mehr als 25 Milliarden Aufrufe.

Ein Team deutscher Psychiater unter Leitung von Kirsten Müller-Vahl[61] wunderte sich über eine plötzliche Zunahme der Zahl junger Leute, die Kliniken aufsuchten und behaupteten, am Tourette-Syndrom zu leiden – einer motorischen Störung, bei der die Betroffenen ausgeprägte Tics zeigen, wie heftiges Blinzeln oder Kopf- und Halsdrehungen, und oft unfreiwillig Wörter oder Laute salvenartig von sich geben. Die Krankheit hängt vermutlich mit einer Hirnstörung zusammen, die die Basalganglien betrifft; diese spielen eine wichtige Rolle für die Motorik. Gewöhnlich tritt Tourette im Alter von fünf bis zehn Jahren auf, und 80 Prozent der Betroffenen sind Jungen.

Das deutsche Psychiaterteam erkannte jedoch, dass kaum einer dieser Patienten tatsächlich unter Tourette litt. Die Tics waren anders, es hatte kein Anzeichen für die Erkrankung im Kindesalter gegeben, und was am auffälligsten war: Die Tics waren einander erstaunlich ähnlich. Tatsächlich ahmten diese Patienten – in der ersten Welle vorwiegend junge Männer – einen deutschen Influencer nach, der tatsächlich am Tourette-Syndrom litt und seine Tics in seinen sehr populären YouTube-Videos demonstrierte. Dazu gehörten Ausrufe wie «Fliegende Haie!» und «Heil Hitler!».[62]

Das deutsche Forscherteam schrieb: «Wir berichten von dem ersten Ausbruch eines neuen Typs einer soziogenen Massenkrankheit, die sich im Gegensatz zu allen vorher berichteten Episoden ausschließlich über soziale Medien verbreitet. Daher schlagen wir den spezifischeren Begriff ‹durch soziale Medien induzierte Massenerkrankung› vor.»

Zwar ist Tourette ganz überwiegend eine männliche Krankheit, doch sobald das Syndrom zu einer populären Störung in den sozialen Medien geworden war, verbreitete es sich rascher unter Mädchen. So entwickelten einige Mädchen in angelsächsischen Ländern beispielsweise plötzlich Tic-Störungen mit Kopfschütteln und der Tendenz, immer wieder ohne Anlass «beans» (Bohnen) zu schreien. Dieser Trend wurde von einer britischen Influencerin, Evie, ausgelöst, die diese Verhaltensweise vorgab und dabei «beans» rief.[63] Eine der wichtigsten Therapien, die Ärzte bei dieser Störung verschreiben, ist Abstinenz von sozialen Medien.

Einiges spricht dafür, dass es noch weitere Störungen gibt, die sich soziogen ausbreiten, vor allem über Websites mit Videoposts wie TikTok, YouTube und Instagram. Eine dissoziative Identitätsstörung (Dissociative Identity Disorder, DID) ist eine psychische Störung, die früher als «Multiple Persönlichkeitsstörung» bezeichnet wurde. Sie wurde

1957 in dem Film *The Three Faces of Eve* (deutsch: *Eva mit den drei Gesichtern*) dramatisiert. Betroffene berichten, sie würden verschiedene Identitäten beherbergen, die sehr unterschiedliche Persönlichkeiten, moralische Profile, soziale Geschlechter, Sexualitäten und Lebensalter aufweisen können. Oft gibt es darunter eine «böse» Identität, die dazu anstiftet, anderen oder sich selbst Übles zuzufügen.

DID war bislang selten,[64] doch seit Aufkommen von TikTok ist es überwiegend bei adoleszenten Mädchen zu einer Zunahme der Fälle gekommen.[65] Influencer, die multiple Persönlichkeiten porträtieren, haben Millionen Follower angelockt und tragen zu einem eskalierenden Trend bei, sich mit der Störung zu identifizieren. Asher, ein TikTok-Influencer, der sich selbst als *eine* Identität in einem System mit 29 Identitäten beschreibt, hat mehr als 1,1 Millionen Follower. Das wachsende Interesse an DID lässt sich darüber hinaus an den Milliarden Abrufen von Hashtags wie #did (2,8 Milliarden), #dissociativeidentitydisorder (1,6 Milliarden) und #didsystem (1,1 Milliarden) ablesen.[66] Naomi Torres-Mackie, Forschungsleiterin bei der Mental Health Coalition, fasst den Trend so zusammen: «Wie aus heiterem Himmel denken all meine heranwachsenden Patienten, sie hätten DID ... Und sie haben es nicht.»[67]

Der aktuelle Anstieg an Diagnosen von Genderdysphorie könnte ebenfalls teilweise mit Social-Media-Trends zusammenhängen. Unter Genderdysphorie versteht man den psychischen Disstress, den eine Person erlebt, wenn ihre Genderidentität nicht mit ihrem biologischen Geschlecht übereinstimmt. Menschen mit solchen Nichtübereinstimmungen gibt es in Gesellschaften rund um die Welt seit Langem. Prävalenzschätzungen des aktuellen diagnostischen Handbuchs der American Psychiatric Association[68] gehen von Raten unter eins zu tausend aus, wobei die Raten für diejenigen, die ihrem biologischen Geschlecht nach männlich sind, um ein Mehrfaches höher liegen als die Raten für diejenigen, die ihrem biologischen Geschlecht nach weiblich sind. Diese Schätzungen basieren jedoch auf der Anzahl von Personen, die als Erwachsene einen geschlechtsanpassenden chirurgischen Eingriff vornehmen ließen, was sicherlich zu einer starken Unterschätzung der zugrundeliegenden Population führte. In den letzten zehn Jahren ist die Anzahl der Personen, die wegen Genderdysphorie in Kliniken eingewiesen wurden, rasant gestiegen, vor allem unter weiblich Geborenen der Generation Z.[69] Tatsächlich hat sich das Geschlechterverhältnis unter Teenagern der Generation Z umgekehrt – inzwischen weisen weiblich Geborene höhere Raten an Genderdysphorie auf als männlich Geborene.[70]

Ein gewisser Prozentsatz dieser Zunahme steht sicherlich für das Coming-out junger Menschen, die trans waren, dies aber entweder nicht erkannten oder sich vor dem sozialen Stigma fürchteten, das ein Bekenntnis zur eigenen Genderidentität mit sich bringen würde. Eine zunehmende Freiheit beim Ausleben der Genderidentität und ein zunehmendes Bewusstsein für die menschliche Variationsbreite sind beides Formen des menschlichen Fortschritts. Die Tatsache, dass Genderdysphorie inzwischen oft in sozialen Clustern (wie in engen Freundesgruppen) auftritt,[71] die Tatsache, dass Eltern und diejenigen, die ihre angeborene sexuelle Identität schließlich doch wieder annehmen, soziale Medien als wichtigste Informations- und Ermutigungsquelle angeben,[72] und die Tatsache, dass Genderdysphorie inzwischen bei vielen Heranwachsenden diagnostiziert wird, die als Kinder keinerlei Anzeichen davon zeigten[73] – all das spricht jedoch dafür, dass sozialer Einfluss und soziogene Übertragung dabei ebenfalls eine Rolle spielen könnten.

Grund Nr. 4: Mädchen sind häufiger Nachstellungen und sexueller Belästigung ausgesetzt

Kennen Sie diese Geschichten über Frauen mittleren Alters, die auf Gaming-Plattformen Freundschaft mit heranwachsenden Knaben knüpfen, ihnen dann Geld schicken und sie als Auftakt für ein späteres Treffen zum Sex um Bilder ihres Penis bitten? Nein? Ich auch nicht. Die weibliche Sexualität in all ihrer Vielfalt führt selten zu einer solchen Art von Missbrauch.

Dem Evolutionsbiologen David Buss zufolge weisen männliche und weibliche Gehirne gewisse emotionale Reaktionsmuster und Wahrnehmungsempfindlichkeiten auf, die dazu dienen, das Paarungsspiel, wie es vor langer Zeit gespielt wurde, zu «gewinnen».[74] Beide Versionen kognitiver Anpassungen beeinflussen unsere Partnersuche und -findung bis heute, doch die männliche Version erhöht die Wahrscheinlichkeit, dass Männer Zwang, Betrug und Gewalt einsetzen, um an Sex zu kommen, und sich auf Heranwachsende als Ziel konzentrieren.[75]

In vielen Regionen der virtuellen Welt machen manche Männer Jagd auf weibliche Teenager und sogar noch jüngere Mädchen. Ältere Männer machen auch Jagd auf Jungen und nutzen Online-Dating-Apps für schwule und bisexuelle Männer, um sie zu finden.[76] Aber Kontakte mit sexueller Nachstellung nehmen bei Mädchen einen viel größeren Teil ihres Online-Lebens ein als bei Jungen und erfordern, dass sich Mädchen stärker auf den Verteidigungsmodus konzentrieren.[77]

Die Journalistin Nancy Jo Sales folgte einer Reihe von Teenager-Mädchen, die eine vorstädtische amerikanische Highschool besuchten. In ihrem 2016 erschienenen Buch *American Girls* stellte sie fest, dass junge Mädchen häufig online von erwachsenen Männern kontaktiert werden, weil die Apps sich nicht oder kaum bemühen, Interaktionen zwischen Erwachsenen und Minderjährigen einzuschränken. Lily, eine Highschoolschülerin aus Garden City, New York, formuliert es so:

> Es ist so einfach für ältere Jäger, online zu gehen und ein Mädchen zu finden …, denn Mädchen wollen die meisten Freunde haben und die meisten Follower und Likes; wenn jemand sich daher mit ihnen befreunden möchte, dann befreunden sie ihn sofort zurück, ohne zu wissen, um wen es sich handelt. Selbst wenn es sich um einen Serienkiller handelt, befreunden sie ihn sofort zurück und beginnen vielleicht sogar, mit ihm zu reden. Es ist gruselig. Besonders, weil viele Mädchen Bilder von sich im BH oder im Bikini ins Netz stellen und die Leute, die sie zurückbefreunden, diese Bilder ansehen können.[78]

Lily und ihre Altersgenossinnen sind häufig dieser Art Aufmerksamkeit seitens fremder männlicher Erwachsener ausgesetzt. Sexuelle Nachstellung und Ausbeutung erleben sie aber auch seitens ihrer Klassenkameraden. Sales schildert, wie Nacktfotos in vielen Middle- und Highschools als eine Art Währung fungieren. Eine Middleschoolschülerin in New Jersey erzählte ihr, dass Jungen versuchen, Mädchen in ihrer Klasse zu überreden, ihnen Nacktfotos von sich zu schicken, die die Jungen dann gegen Alkohol an Highschoolschüler verkaufen. Eine Gruppe Highschoolschülerinnen, mit der sie in Florida sprach, erklärte ihr, dass die Frage nach Nacktfotos und das Verschicken solcher Fotos allgemein üblich sei:

> «Wie hoch ist der Prozentsatz an Mädchen, die Nacktfotos teilen?», fragte ich. «Zwanzig … dreißig?», vermuteten sie. «Die Sache mit Jungs ist», meinte Cassy, «wenn du ihnen keine Fotos schickst, sagen sie, du wärst prüde.» «Oder du hättest Bammel», ergänzte Maggie. Ob sie schon einmal von einem Jungen nach Nacktbildern gefragt worden seien, wollte ich wissen. «Ja», antworteten sie. «Die Jungs erpressen dich», meinte Cassy. «Sie sagen: Oh, ich habe peinliche Bilder von dir; wenn du mir keine Nacktbilder schickst, stelle ich die alle bei Social Media ein.»[79]

Wenn Nacktbilder von Mädchen herumgeschickt werden, kann das verheerende Folgen haben, und oft beginnt damit das Cybermobbing. Jungen leiden hingegen in der Regel weniger, wenn Bilder ihrer Penisse geteilt werden. Tatsächlich senden Jungen Mädchen solche Penisbilder häufig als Köder, um von ihnen im Gegenzug ein Nacktfoto zu bekommen. Eine Highschoolschülerin namens Nina erzählte Sales: «Wenn ein Mädchen Nacktfotos verschickt, ist es eine Schlampe; wenn ein Junge so was tut, lachen hingegen alle nur.»[80]

Mädchen sind auf Social-Media-Plattformen wie Instagram und Snapchat direkten Avancen von erwachsenen Männern ausgesetzt, die an sie herantreten, und leiden zudem unter Schulkulturen, in denen Fotos ihrer nackten Körper zu einer Währung für das Sozialprestige unter Jungen werden, eine Währung, für die Mädchen mit Beschämung zahlen. Sexuelle Nachstellung und ungebremste Sexualisierung führen dazu, dass Mädchen und junge Frauen online aufmerksamer und vorsichtiger sein müssen als die meisten Jungen und jungen Männer. Sie sind gezwungen, einen größeren Teil ihres virtuellen Lebens im Verteidigungsmodus zu verbringen, was dazu beigetragen haben könnte, dass ihr Angstniveau Anfang der 2010er-Jahre steiler anstieg als das der Jungen.

Quantität über Qualität

Die sozialen Medien, wie sie heute allgemein von Teenagern genutzt werden, steigern die *Quantität* sozialer Verbindungen und verringern damit deren Qualität und Schutzfunktion. Freddie deBoer, ein amerikanischer Autor und Blogger, der über Erziehung schreibt, erklärt, warum das so ist:

> Wenn wir die Stunden des Tages und unsere Aufmerksamkeit im Vergleich zu früher zwischen immer mehr Beziehungen teilen, investieren wir fast zwangsläufig weniger in jede einzelne Beziehung. Digitaler Ersatz für soziales Engagement in der wirklichen Welt verringert den Antrieb, sozial zu sein, und befriedigt nicht unsere emotionalen Bedürfnisse (…). Meiner Ansicht nach schuf dies eine wirklich mächtige Falle: Oberflächlich gesehen, befriedigte diese Form der Interaktion den Wunsch, sich mit anderen Menschen zu verbinden, doch diese Verbindung war seicht, nicht anfassbar, unbefriedigend. Der menschliche Impuls, andere Menschen zu sehen, wurde gedämpft, ohne Zugang zu der belebenden Kraft realen menschlichen Kontakts zu ermöglichen.[81]

Als sich Anfang der 2010er-Jahre alles auf Smartphones verlagerte, erlebten Mädchen wie Jungen, wie ihre sozialen Kontakte zahlenmäßig

Einige enge Freunde haben

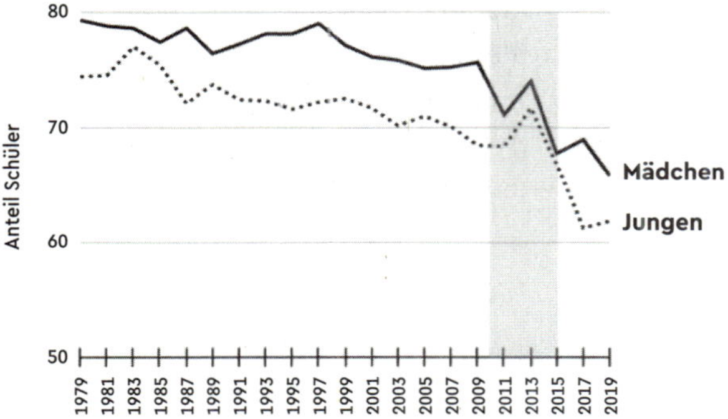

Abbildung 6.6: Prozentualer Anteil von älteren amerikanischen Highschoolschülerinnen und -schülern, die der Aussage zustimmten: «Ich habe gewöhnlich ein paar Freunde um mich, mit denen ich mich treffen kann.» Die Raten fielen vor 2012 langsam, anschließend rascher. (Quelle: Monitoring the Future.)[82]

stark wuchsen, und auch die Zeit, die nötig war, diese zu pflegen, nahm rasant zu (so waren Posts von Bekannten zu lesen und zu kommentieren oder Dutzende von Snapchat-«Streaks» mit Menschen aufrechtzuerhalten, die keine engen Freunde waren). Dieses explosive Wachstum führte zwangsläufig zu einem Rückgang der Zahl und Tiefe enger Freundschaften, was sich in Abbildung 6.6 erkennen lässt.

Die Klinische Psychologin Lisa Damour erklärt, was Freundschaften bei Mädchen angehe, «triumphiert Qualität über Quantität». Die glücklichsten Mädchen «sind nicht die mit den meisten Freundschaften, sondern diejenigen mit starken, unterstützenden Freundschaften, selbst wenn das heißt, dass man nur eine einzige tolle Freundin hat».[83] (Sie merkt an, dass dies auch für Jungen gilt.) Sobald Mädchen in Scharen Social-Media-Plattformen bevölkerten und seltener lange Gespräche mit einer oder zwei speziellen Freundinnen führten, tauchten sie in ein Meer voller vorübergehender, unzuverlässiger Gutwetter-Freundschaften, Followern und Bekannten ein. Quantität trium-

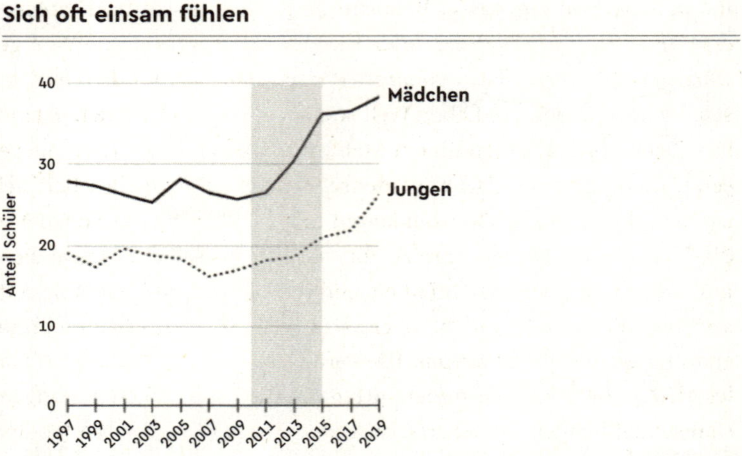

Abbildung 6.7: Prozentualer Anteil von amerikanischen Schülerinnen und Schülern (8., 10. und 12. Klasse), die der Aussage «Ich fühle mich häufig einsam» zustimmten oder weitgehend zustimmten. (Quelle: Monitoring the Future.)

phierte über Qualität, und Einsamkeit machte sich breit, wie man in Abbildung 6.7 sehen kann. Sie nahm bei Jungen ebenfalls zu, aber wie wir schon zuvor mehrfach gesehen haben, konzentrierte sich der Anstieg bei Jungen nicht so stark um das Jahr 2012.

Darin liegt die große Ironie sozialer Medien: Je tiefer man in sie eintaucht, desto einsamer und depressiver wird man. Das gilt sowohl für die individuelle als auch für die kollektive Ebene. Sobald Teenager *insgesamt* seltener mit ihren Freunden abhingen und weniger Zeit gemeinsam mit ihnen in der wirklichen Welt verbrachten, veränderte sich ihre Kultur. Ihr Bedürfnis nach Kommunikation blieb unbefriedigt – das galt selbst für die wenigen Teenager, die keine sozialen Medien nutzten.

Wenn man sich die vier Gründe vor Augen führt, die zeigen, dass Mädchen besonders verletzlich sind, wird deutlich, warum soziale Medien eine Falle darstellen, in die mehr Mädchen als Jungen tappen. Der Köder ist das Versprechen einer Verbindung mit Freunden – verlockend für Mädchen, die ein starkes Bedürfnis nach Kommunikation haben –, doch in Wirklichkeit werden Mädchen in eine seltsame neue Welt geworfen, in der unsere alte evoluierte Programmierung für das Gemeinschaftsleben in der wirklichen Welt ständig fehlschlägt. Mädchen sind in virtuellen Netzwerken einem Maß an sozialem Vergleichen ausgesetzt, das im ganzen Verlauf der menschlichen Evolution ohne Beispiel ist. Sie erleiden mehr Grausamkeiten und Mobbing, denn Social-Media-Plattformen bieten Anreize für beziehungsbasierte Aggression und erleichtern sie. Ihre Offenheit und ihre Bereitschaft, Gefühle mit anderen Mädchen zu teilen, macht sie anfällig für Depressionen und andere psychische Störungen. Die verqueren Anreizstrukturen sozialer Medien belohnen besonders dramatische Symptomdarstellungen. Und schließlich wird der Fortschritt, den viele Gesellschaften bei der Reduzierung von sexueller Gewalt und Belästigung in der wirklichen Welt gemacht haben, von Unternehmen unterlaufen, die Belästigung und Ausbeutung erleichtern, da sie ihren Profit über die Privatsphäre und die Sicherheit ihrer Nutzer stellen.

Zusammenfassung

- Soziale Medien schaden Mädchen mehr als Jungen. Korrelationsstudien zeigen, dass eine intensive Nutzung sozialer Medien zu höheren Raten an Depressionen und anderen Störungen führt als eine moderate oder gar keine Nutzung.
- Experimentelle Studien zeigen, dass soziale Medien eine Ursache, nicht nur ein Korrelat, von Angststörungen und Depressionen sind. Wenn Nutzer aufgefordert werden, ihren Social-Media-Konsum drei Wochen oder länger zu reduzieren oder ganz einzustellen, verbessert sich ihr psychischer Zustand in der Regel. Wie mehrere «Quasi-Experimente» gezeigt haben, verschlechterte sich die psychische Gesundheit vor allem bei Mädchen und jungen Frauen, als Facebook an Universitäten kam oder schnelles Internet flächendeckend zur Verfügung stand.

- Mädchen nutzen soziale Medien deutlich intensiver als Jungen, und sie bevorzugen visuell orientierte Plattformen wie Instagram und TikTok, die im Hinblick auf soziales Vergleichen bedenklicher sind als primär textbasierte Plattformen wie Reddit.
- Zwei wichtige Motivationskategorien sind Agency (der Wunsch, herauszustechen und der Welt seinen Stempel aufzudrücken) und Communion (der Wunsch, sich mit anderen zu verbinden und ein Gemeinschaftsgefühl zu entwickeln). Beides wünschen sich Jungen wie auch Mädchen, doch es gibt einen Geschlechterunterschied, der sich schon früh im Spiel von Kindern zeigt: Jungen wählen mehr Agency-Aktivitäten, Mädchen mehr Communion-Aktivitäten. Soziale Medien sprechen den Wunsch nach Gemeinschaft an, enttäuschen ihn jedoch meist.
- Es gibt mindestens vier Gründe dafür, dass soziale Medien Mädchen mehr schaden als Jungen. Erstens reagieren Mädchen empfindlicher auf soziales Vergleichen, vor allem, wenn jemand ihr Gesicht und ihren Körper lobt oder kritisiert. Visuell orientierte Social-Media-Plattformen, die sich auf Selfies konzentrieren, sind bestens dazu geeignet, das «Soziometer» eines Mädchens (das innere Messinstrument, das anzeigt, wo man im Vergleich zu anderen steht) nach unten zu drücken. Zudem neigen Mädchen eher zu einem «sozial verordneten» Perfektionismus, bei dem eine Person versucht, unerreichbar hohen Standards zu genügen, die von anderen oder von der Gesellschaft aufgestellt wurden.
- Zweitens zielen die Aggressionen von Mädchen häufig darauf ab, die Beziehungen und den Ruf anderer Mädchen zu schädigen, während sich die Aggressionen von Jungen eher in körperlicher Weise äußern. Die sozialen Medien haben Mädchen unendlich viele Möglichkeiten eröffnet, die Beziehungen anderer Mädchen zu torpedieren und deren Ruf zu zerstören.
- Drittens sind Mädchen und Frauen eher bereit, ihre Gefühle zu teilen. Als sich so vieles ins Internet verlagerte und Mädchen eine Unzahl von Verbindungen eingingen, haben sie durch die Thematisierung von Angststörungen und Depressionen möglicherweise

viele andere Mädchen dahingehend beeinflusst, ebenfalls Angststörungen und Depressionen zu entwickeln. Mädchen sind zudem anfälliger für «soziogene» Erkrankungen, also Erkrankungen, die von sozialen Einflüssen hervorgerufen werden, statt eine biologische Ursache zu haben.

- Viertens hat das Internet Männern erleichtert, sich Mädchen und Frauen zu nähern und ihnen nachzustellen; sie können sich ihnen gegenüber schlecht benehmen und gleichzeitig leicht ihrer Verantwortung entziehen. Wenn Mädchen unter dreizehn Social-Media-Accounts eröffnen, folgen ihnen ältere Männer häufig und nehmen Kontakt zu ihnen auf, und in der Schule werden die Mädchen von Klassenkameraden unter Druck gesetzt, Nacktfotos von sich zu teilen.
- Die sozialen Medien sind eine Falle, in die mehr Mädchen als Jungen tappen. Sie locken Menschen mit dem Versprechen von Verbindung und Gemeinschaft, vervielfachen aber nur die Zahl der Beziehungen, während deren Qualität sinkt; dadurch wird es schwieriger, im wirklichen Leben Zeit mit wenigen, aber guten Freunden zu verbringen. Das könnte der Grund dafür sein, dass die Einsamkeit unter Mädchen Anfang der 2010er-Jahre so rasant zunahm, während der Anstieg bei Jungen allmählicher erfolgte.

KAPITEL 7

Und was geschieht mit den Jungs?

In seinem Buch *Stolen Focus* (*Abgelenkt*) beschreibt der Journalist Johann Hari die Verwandlung seines neunjährigen Patensohns, eines sehr netten Jungen, der eine Besessenheit für Elvis Presley entwickelt und Hari anbettelt, mit ihm irgendwann einmal zu Elvis' Anwesen Graceland zu fahren. Als sie sechs Jahre später tatsächlich dort sind, muss Hari feststellen, dass sich der Junge verändert hat und «verloren» ist:

> Er verbrachte praktisch seine gesamte Zeit zu Hause, wo er nur mit leerem Blick auf verschiedene Bildschirme starrte – auf sein Handy, auf dem unendlich viele WhatsApp- und Facebook-Nachrichten eintrudelten, und auf sein iPad, auf dem er sich YouTube-Clips und Pornos ansah. In manchen Momenten konnte ich in ihm immer noch Spuren des fröhlichen kleinen Jungen sehen, der *Viva Las Vegas* sang, aber es war, als wäre seine Persönlichkeit in viele kleine, unzusammenhängende Fragmente zerfallen. Es fiel ihm schwer, sich länger als ein paar Minuten mit einem Gesprächsthema zu befassen, ohne auf einen Bildschirm zu starren oder abrupt das Thema zu wechseln. Er schien mit der Geschwindigkeit von Snapchat umherzuschwirren, irgendwohin, wo ihn nichts Stilles oder Ernstes erreichen konnte.[1]

Haris Patensohn ist ein extremes Beispiel, aber keineswegs ein Einzelfall. Ich kenne viele Geschichten von Eltern, deren Söhne in ähnliche digitale Abgründe stürzten. Chris, ein junger Mann, den ich als Hilfe bei den finalen Arbeiten an diesem Buch eingestellt hatte, erzählte mir von seinen eigenen Schwierigkeiten mit Videospielen und Pornografie, die in der Grundschule begannen und bis zum heutigen Tag andauern. Die Kombination aus beidem nahm, so berichtete er, irgendwann fast jeden wachen Moment in seinem Leben ein und verdrängte das persönliche Spiel mit Freunden, Schlaf, Schule und später auch Dates. Unter großen Anstrengungen und mit der Hilfe von Freunden und Familie bekam Chris sein Leben im College wieder in den Griff und fand Wege, um sein Spielen und seinen Pornokonsum zu mäßigen. Wenn er heute auf die Jahre zurückblickt, die er mit intensivstem Gaming verbracht hat, denkt er, dass er viel Spaß daran hatte und dankbar dafür ist, dass das Spielen ein Teil seines Lebens war. Zugleich ist ihm sehr bewusst, was er dafür geopfert hat:

> Ich habe viel vom Leben gar nicht mitgekriegt – ganz viel Sozialisation. Die Folgen spüre ich heute: wenn ich neue Leute kennenlerne oder mit Leuten rede. Ich habe das Gefühl, dass meine Interaktion nicht so geschmeidig und glatt ist, wie ich sie gerne hätte. Außerdem ist mein Wissen über die Welt (Geografie, Politik etc.) lückenhaft. Ich habe keine Zeit darauf verwendet, Gespräche zu führen oder Sportarten zu erlernen. Ich fühle mich oft wie ein Betriebssystem ohne Inhalt.

Bei Jungen hat die Große Neuverdrahtung in der Regel einen anderen Verlauf genommen als bei Mädchen. Mädchen zeigten lange Zeit höhere Raten an internalisierenden Störungen als Jungen. Diese Kluft nahm, wie ich in Kapitel 1 beschrieben habe, noch zu, als sich das Leben der Heranwachsenden in Smartphones und soziale Medien verlagerte. Wenn wir uns ausschließlich statistische Grafiken zu Depression, Angststörungen und Selbstverletzungen anschauen, könnten wir zu dem Schluss kommen, dass die Große Neuverdrahtung für Mädchen fatalere Folgen hat als für Jungen.

Betrachten wir die Statistiken aber genauer, zeigen sich viele Hinweise darauf, dass auch die Jungen leiden. Seit den frühen 2010er-Jahren steigen die Zahlen heranwachsender Jungen mit Depression und Angststörungen in vielen Ländern stetig an; allerdings bleiben sie absolut niedriger als diejenigen der Mädchen. In den Vereinigten Staaten, Großbritannien und Australien steigen auch die Selbstmordraten bei beiden Geschlechtern an, wobei die Zahl bei den Jungen stets deutlich höher ist.[2]

Es gibt noch weitere Warnzeichen: Bei Jungen finden sich Belege dafür, dass sie sich schon lange vor der negativen Entwicklung der mentalen Gesundheit in den 2010er-Jahren aus der Auseinandersetzung mit der realen Welt zurückgezogen haben. Nach 2010 beschleunigte sich diese Entwicklung noch. Bei Mädchen war die entsprechende Entwicklung bis 2011 weniger ausgeprägt, nach 2011 ging es bei ihnen bergab. Betrachten wir auch die Stellungnahmen zu folgender Aussage: «Leute wie ich haben kaum eine Aussicht auf ein erfolgreiches Leben.» Nur 5 Prozent der amerikanischen Mädchen stimmten in den 1970er-Jahren dieser Aussage zu, und dabei blieb es bis Anfang der 2010er-Jahre, wie Abbildung 7.1 zeigt. Bei Jungen sieht es anders aus. Ihre Zustimmung zu dieser Aussage stieg von Ende der 1970er- bis Ende der 2000er-Jahre langsam an und schoss dann Anfang der 2010er-Jahre in die Höhe.

Bei den Mädchen fand die Transformation in zahlreichen Ländern größtenteils zwischen 2010 und 2015 statt, wobei die Befunde immer wieder auf die Kombination von Smartphones und sozialen Medien als Hauptursachen für die Zunahme von Angststörungen und Depression hindeuten. Bei Jungen ist der Verlauf dagegen weniger kompakt. Ihr Rückzug aus der realen Welt beginnt früher, ihre Ergebnisse hinsichtlich der mentalen Gesundheit sind variabler, und ich kann keine einzelne Technologie als Hauptursache für ihren Disstress ausmachen. In diesem Kapitel werde ich von einem schrittweisen Rückzug aus der realen und einem immer tieferen Eintauchen in die virtuelle Welt berichten, eine Entwicklung, die Anfang der 2010er-Jahre eine kritische Schwelle überschritt, als die meisten Teenager Smartphones bekamen, mit denen sie überall und jederzeit ins Internet gehen konnten.[4] Dabei

Keine Aussicht auf ein erfolgreiches Leben

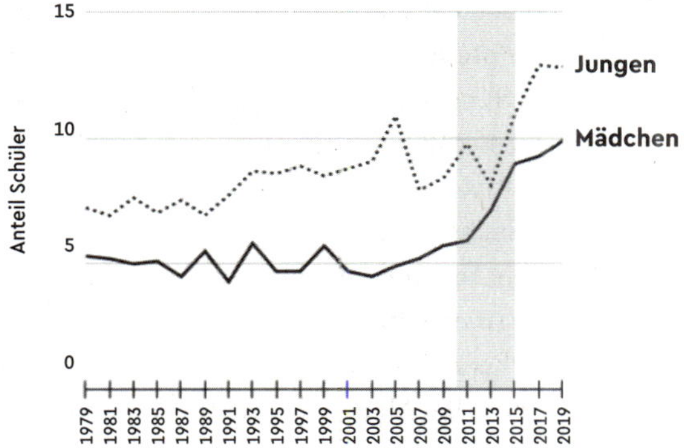

Abbildung 7.1: Prozentualer Anteil von älteren Highschoolschülerinnen und -schülern, die der Aussage «Leute wie ich haben kaum eine Aussicht auf ein erfolgreiches Leben» ganz oder überwiegend zustimmten. (Quelle: Monitoring the Future.)[3]

ist meine Geschichte hier spekulativer als diejenige, die ich im vorigen Kapitel über die Mädchen erzählt habe, denn wir wissen weniger darüber, was mit den Jungs geschieht.

Ich erzähle diese Geschichte mithilfe einer Push-Pull-Analyse. Zunächst beschreibe ich, wie sich die reale Welt seit den 1970er-Jahren veränderte, sodass sie für Jungen und junge Männer unwirtlicher wurde – viele fühlten sich darin ohne Aufgabe, nutzlos, ohne Halt. Das ist der «Push», das Weggestoßenwerden von der realen Welt. Anschließend schildere ich, wie die digitale Welt seit den 1970er- und in den 2010er-Jahren dann immer schneller Möglichkeiten für Jungen bot, um den Agency-Aktivitäten nachzugehen, nach denen sie dürsteten, wie dem Erkunden von Neuem, dem Sich-Messen miteinander, Kriegspielen, dem Erlernen von Fertigkeiten und dem Konsum von Hardcore-Pornos – alles über den Bildschirm, letzten Endes sogar einen Bildschirm, der in die Hosentasche passt. Das ist der «Pull», das verlockende Angebot.

Unterm Strich bewirkten diese beiden Kräfte, dass sich Jungen zunehmend aus der realen Welt zurückzogen und ihre Zeit und ihre Fertigkeiten stattdessen in die virtuelle Welt investierten. Manchen Jungen gelingt es, dort auch beruflich erfolgreich zu werden, denn ihr Können in dieser Welt kann in lukrative Jobs in der Technologiebranche oder als Influencer münden. Für viele aber kann das zwar eine Ausflucht aus einer zunehmend unfreundlichen Welt sein, doch das Aufwachsen in dieser virtuellen Welt bedeutet, dass sie sich wahrscheinlich zu Männern mit weniger sozialen Fertigkeiten und Kompetenzen und damit weniger Erfolgsaussichten in der realen Welt entwickeln werden.

Der lange Abstieg der Männer

Im Jahr 2023 gab Richard Reeves seine Stelle bei der Brookings Institution auf, wo er als Politikanalytiker wirtschaftliche Ungleichheiten untersucht hatte, um eine neue Organisation zu gründen, die sich mit den Problemen von Jungen und Männern befasste.[5] Dieser Schritt folgte auf die Veröffentlichung seines Buches *Of Boys and Men* 2022 (deutsch: *Von Jungen und Männern*), in dem er den langen Abstieg der Männer im Hinblick auf Vermögen, Leistung und Wohlergehen in den Vereinigten Staaten seit den 1970er-Jahren nachzeichnet. Dieser Abstieg ging zum Teil auf strukturelle und wirtschaftliche Veränderungen zurück, die den Wert körperlicher Kraft minderten. Mit der Deindustrialisierung der Vereinigten Staaten und anderer westlicher Länder wurde die Fabrikarbeit in weniger entwickelte Länder verlagert oder zunehmend von Robotern erledigt. An ihre Stelle traten die Dienstleistungen, und in Dienstleistungsjobs genießen Frauen gegenüber Männern generell einige Vorteile.[6]

Hanna Rosin, Autorin von *The End of Men* (deutsch: *Das Ende der Männer*), erklärt diese Transformation sehr gut: «Die Wirtschaft fordert heute ganz andere Fertigkeiten: Man benötigt Intelligenz, die Fähigkeit, still dazusitzen und sich zu fokussieren, offen zu kommunizieren, Menschen zuzuhören und an einem Arbeitsplatz zu arbeiten, der viel wandelbarer ist als früher. Und genau in diesen Dingen sind Frauen besonders gut.»[7] Rosin merkt an, dass 2009 «zum ersten Mal in der amerikanischen Geschichte mehr Frauen als Männer beschäftigt waren, und die Frauen stellen auch heute noch etwa die Hälfte der amerikanischen Beschäftigten».[8]

Reeves begrüßt die finanzielle Besserstellung der Frauen, eine natürliche Folge daraus, dass ihnen heute alle Ausbildungs- und Arbeitsmöglichkeiten offenstehen. Im Jahr 1972 entfielen nur 42 Prozent der Bachelor-Abschlüsse auf Frauen. Noch 1982 war die Wahrscheinlichkeit, das College abzuschließen, bei Frauen und Männern gleich groß. In den darauffolgenden zwanzig Jahren aber stiegen die Immatrikulationszahlen bei Frauen rapide an, bei den Männern hingegen nicht, sodass sich 2019 ein umgekehrtes Bild zeigte: Auf Frauen entfielen 59 Prozent, auf Männer nur noch 41 Prozent der Bachelor-Abschlüsse.[9]

Doch es geht nicht nur um Collegeabschlüsse. Reeves legt dar, dass Mädchen auf allen Ebenen, vom Kindergarten bis zur Promotion, die Jungen hinter sich lassen. Jungen erreichen niedrigere Abschlüsse, sind häufiger von ADHS betroffen, können mit größerer Wahrscheinlichkeit nicht lesen und schaffen häufiger nicht den Highschoolabschluss, unter anderem, weil sie dreimal häufiger als Mädchen von der Schule geworfen oder suspendiert werden.[10] Die Geschlechterunterschiede sind am oberen Ende der Skala, also bei den wohlhabendsten Familien, oft gering; je weiter wir aber die soziale und wirtschaftliche Leiter hinabsteigen, umso größer werden sie.

Ist das ein Sieg für die Mädchen und Frauen? Nur wenn man das Leben als Nullsummenkampf zwischen den Geschlechtern ansieht. Doch «eine Welt der strauchelnden Männer ist wahrscheinlich keine Welt, in der es den Frauen gut geht», so Reeves.[11] Und die Daten zeigen, dass wir heute in einer Welt der strauchelnden jungen Männer leben.[12]

Reeves' Buch führt uns die strukturellen Faktoren vor Augen, die es Jungen schwerer machen, Erfolge zu erzielen. Er beschreibt Faktoren wie eine Wirtschaft, die körperliche Kraft nicht mehr belohnt, ein Bildungssystem, das die Fähigkeit preist, still dazusitzen und zuzuhören, und eine immer geringere Zahl von positiven männlichen Vorbildern, Väter eingeschlossen. Nachdem er eine Reihe solcher Faktoren aufgezählt hat, resümiert er: «Das männliche Unwohlsein ist nicht das Ergebnis eines massenhaften psychologischen Zusammenbruchs, sondern tiefgreifender struktureller Herausforderungen.»[13]

Meiner Ansicht nach konzentriert sich Reeves mit Recht auf strukturelle Faktoren, allerdings bleiben in seinem Buch zwei psychologische Faktoren unberücksichtigt. Erstens traf der Sicherheitskult in den 1980er- und 1990er-Jahren Jungen stärker als Mädchen, weil Jungen eher ruppiger und riskanter spielen. Als die Spielzeit eingeschränkt, ins Haus verlagert und übermäßig beaufsichtigt wurde, verloren die Jungen dadurch mehr als die Mädchen.

Der zweite psychologische Faktor sind die Auswirkungen der Ende der 2000er-Jahre zunehmend von Jungen gespielten Online-Multiplayer-Videospiele und der seit Anfang der 2010er-Jahre von ihnen genutzten Smartphones; beide zogen die Jungen mit Macht fort von Interaktionen im direkten Gegenüber beziehungsweise Nebeneinander. An diesem Punkt zeigen sich meines Erachtens sehr wohl Anzeichen eines «massenhaften psychologischen Zusammenbruchs» oder zumindest einer massenhaften psychologischen *Veränderung*. Sobald Jungen verschiedene Geräte mit Internetverbindung besaßen, wurden viele von ihnen mit Haut und Haaren verschlungen, so wie Johann Haris Patensohn. Viele Jungen verloren sich im Cyberspace, was sie auf der Erde fragiler, ängstlicher und weniger risikofreudig machte. Ende der 2000er-, Anfang der 2010er-Jahre begannen bei amerikanischen Jungen die Zahlen für Depression, Angststörungen, Selbstverletzungen und Suizid anzusteigen.[14] In der gesamten westlichen Welt begann sich bei Jungen ein bedenklicher Rückgang der mentalen Gesundheit abzuzeichnen.[15] Im Jahr 2015 äußerte eine erschreckend hohe Zahl von ihnen, dass sie keine guten Freunde hätten, einsam seien und ihr Leben keinen Sinn und kein Ziel habe.[16]

Jungen, die den Absprung nicht schaffen

Manchmal kommt ein junger Mensch vom Weg ab, findet keine Arbeit und lebt schließlich auf unbestimmte Zeit weiter bei seinen Eltern – er hat «den Absprung nicht geschafft». Vergleicht man junge Männer und Frauen im Alter von Ende zwanzig, dann leben die Männer mit größerer Wahrscheinlichkeit bei ihren Eltern als die Frauen (27 bzw. 17 Prozent im Jahr 2018).[17] Im Englischen und inzwischen auch im deutschen Sprachraum bezeichnet man diese Personen auch als NEETs (abgekürzt aus *Not in Education, Employment, or Training* – «nicht in Ausbildung, Arbeitsverhältnis oder Weiterbildung»); diese Bezeichnung wurde in der britischen Wirtschaftswissenschaft für junge Leute im Alter von sechzehn bis vierundzwanzig geprägt, die als «wirtschaftlich inaktiv» gelten. NEETs in Großbritannien[18] und den Vereinigten Staaten[19] sind überwiegend Männer, wenn man all jene herausnimmt, die körperlich beeinträchtigt sind oder selbst Eltern, die sich um ihre Kinder kümmern.

Amerikanische Eltern äußern eher Besorgnis darüber, ob ihre Söhne erfolgreiche Erwachsene werden, als darüber, ob ihren Töchtern dies gelingt.[20] Auch folgendem Satz stimmen Eltern weitaus häufiger in Bezug auf ihre Töchter zu als auf ihre Söhne: «Rückschläge entmutigen ihn/sie nicht. Er/sie gibt nicht so schnell auf.»

Die Eltern sind mit Recht besorgt. Jungen haben auch ein höheres Risiko, sich komplett zurückzuziehen, so wie es in Japan vielfach geschah. Die japanische Gesellschaft übt seit Langem großen Druck auf junge Männer aus; diese sollen in der Schule erfolgreich sein, einen prestigeträchtigen Job finden und generell den sozialen Erwartungen an einen «Salaryman» erfüllen. Als in den 1990er-Jahren die Wirtschaftsblase der 1980er platzte und der Weg zum Erfolg steiniger wurde, zogen sich viele junge Männer in ihre Kinderzimmer zurück und schlossen die Tür hinter sich zu. Und während der wirtschaftliche Abschwung es für sie immer schwieriger machte, sich produktiv mit der Außenwelt auseinanderzusetzen, bot das aufkommende Internet jungen Männern zum ersten Mal in der Geschichte die Möglichkeit, ihren Agency- und Communion-Bedürfnissen zumindest in gewissem Maße allein in ihren Zimmern nachzukommen.

Diese jungen Leute nennt man *Hikikomori*, was auf Japanisch so viel wie «sich nach innen zurückziehend» bedeutet.[21] Sie leben wie Eremiten und verlassen nur zu Zeiten ihre Höhle, zu denen sie mit größerer Wahrscheinlichkeit niemandem (auch nicht ihren Angehörigen) über den Weg laufen. In manchen Familien stellen die Eltern ihnen das Essen vor die Zimmertür. Sie dämmen ihre Ängste ein, indem sie das Haus nicht verlassen, doch je länger sie so verfahren, desto weniger kompetent werden sie in der Außenwelt, was wiederum ihre Ängste vor dieser schürt. Sie stecken in der Falle.

Viele Jahre lang betrachtete die psychiatrische Fachwelt Hikikomori als ein rein japanisches Phänomen.[22] Seit einigen Jahren aber verhalten sich manche junge Männer in den Vereinigten Staaten und anderen Ländern ganz ähnlich. Einige haben sowohl den japanischen Begriff als auch «NEET» als identifikatorische Selbstbezeichnungen übernommen. Bei Reddit etwa tauschen sie sich unter den Subreddits r/NEET und r/hikikomori über alles Mögliche aus, von Fernsehsendungen, die einen zurückgezogenen Lebensstil befürworten, bis zu Einzelheiten über das Pinkeln in Mülleimer, um das Zimmer nicht verlassen zu müssen.

Allie Conti vom *New York Magazine* unterhielt sich mit einem solchen Reddit-Nutzer, Luca aus North Carolina. Luca litt in der Middleschool unter Ängsten. Seine Mutter nahm ihn mit zwölf von der Schule und erlaubte ihm, online von seinem Kinderzimmer aus zu lernen. Jungs aus früheren Generationen, die sich in ihr Zimmer zurückzogen, sahen sich mit Langeweile und unvorstellbarer Einsamkeit konfrontiert – was die meisten zu Hause sitzenden Heranwachsenden dazu brachte, einen anderen Weg zu gehen und sich Hilfe zu suchen. Luca aber entdeckte eine Online-Welt, die lebendig genug war, um seinen Geist ausreichend zu füttern. Zehn Jahre später spielt er immer noch die ganze Nacht hindurch Videospiele und surft im Internet. Tagsüber schläft er.

Luca erklärt, dass er sich für seinen Lebensstil nicht schämt. Er sagt sogar, dass er stolz darauf ist, und stellt ihn dem Arbeitsleben anderer junger Männer gegenüber, die sich von einem Chef sagen lassen, was sie zu tun haben. Sein Zimmer sei «das Gegenteil von einem Gefängnis», äußert er gegenüber Conti. «Es ist Freiheit. Da ist niemand drin außer mir. Ich kann tun, was und wann immer ich will. Nach draußen gehen ist ein Gefängnis. Aber dieses Zimmer – das ist Klarheit.»

Die Internetverbindung verschafft Luca Zugang zu einer überzeugenden Simulation vieler Vergnügungen aus dem echten Leben – sozialen Beziehungen, Spiel, Lernen und Sex –, ohne dass er sich seinen Ängsten und den unangenehmen Ungewissheiten des echten Lebens stellen muss. Er repräsentiert auch den angeberischen, aggressiven Ton, der in den männlich dominierten Subreddits, in «Chans» (Imageboards wie 4chan und 8chan) und Online-Communitys (wie der misogynen MGTOW – *Men Going Their Own Way*) herrscht

Kindheit ohne reale Risiken

Stellen wir uns eine Kindheit vor, aus der sämtliche Risiken eliminiert wurden. Kein Kind würde je den Adrenalinstoß spüren, wenn es auf einen Baum klettert, obwohl ein Erwachsener es ihm verboten hat. Kein Kind würde je Schmetterlinge im Bauch haben, bevor es den Mut aufbringt, ein anderes nach einem Date zu fragen. Stellen wir uns eine Welt vor, in der spätabendliche Abenteuer draußen mit Freunden der Vergangenheit angehören. In dieser Kindheit gäbe es weniger blaue Flecken, gebrochene Knochen und gebrochene Herzen. Das klingt nach einer Welt, die sicherer ist, aber ist es auch eine Welt, die wir uns für unsere Kinder wünschen?

Die meisten Eltern würden dies verneinen. Dennoch ist die Welt, in der viele Angehörige der Generation Z aufwachsen, dieser ziemlich ähnlich. Eine Welt mit zu viel Überwachung und zu wenig Risiken ist schlecht für alle Kinder, doch die Auswirkungen scheinen bei Jungen schwerwiegender zu sein als bei Mädchen.[23]

Als ich anfing, mich in der Vorbereitung für dieses Buch mit den Entwicklungen der psychischen Gesundheit bei Jungen zu beschäftigen, stieß ich auf einen erstaunlichen Befund. Mein ganzes Berufsleben lang galt es als Allgemeinwissen, dass mentale Probleme bei heranwachsenden Mädchen und Jungen in der Pubertät unterschiedlichen Mustern folgen. Mädchen zeigen typischerweise mehr «internalisierende» Störungen, wie Depression und Angststörungen, bei denen sie ihre Emotionen und ihr Leid nach innen richten. Jungen dagegen zeigen häufiger «externalisierende» Störungen, richten ihre Emotionen nach außen und zeigen hochriskantes oder antisoziales Verhalten, das oft andere in Mitleidenschaft zieht, so wie Fahren unter Alkoholeinfluss, Gewalt und Drogenmissbrauch.

Doch um 2010 setzte eine so noch nicht dagewesene Entwicklung ein: *Beide Geschlechter* zeigten einen raschen Anstieg bei jenem Muster psychischer Störungen, das traditionell mit dem weiblichen Geschlecht assoziiert wird. Bei beiden Geschlechtern gab es seither einen deutlichen Anstieg in der Zustimmung zu Aussagen, die zu internalisierenden Störungen passen (wie «Ich habe das Gefühl, nichts richtig machen zu können»); dieser Anstieg verläuft bei Mädchen deutlich steiler als bei Jungen, wie Abbildung 7.2 zeigt. Zugleich sank die Zustimmung zu Aussagen, die zu externalisierenden Störungen passen (oder Fragen wie «Wie oft hast du absichtlich Schuleigentum beschädigt?»), bei beiden Geschlechtern, jedoch stärker bei Jungen. Im Jahr 2017 sahen die Antworten der Jungen so aus wie die Antworten der Mädchen in den 1990er-Jahren.

Eine der am häufigsten wahrgenommenen Eigenschaften von Angehörigen der Generation Z ist, dass sie nicht so viel Unfug anstellen wie frühere Teenager. Sie trinken weniger Alkohol, haben weniger Autounfälle und kassieren weniger Strafzettel wegen zu schnellen Fahrens. Sie haben viel weniger körperliche Auseinandersetzungen und ungewollte Schwangerschaften.[25] Das sind natürlich wunderbare Trends – niemand wünscht sich mehr Autounfälle. Aber weil die Veränderungen *bei so vielen Risikoverhaltensweisen* derart rasant vonstattengingen, sehe ich diese Entwicklungen auch mit Sorge. Was, wenn

Internalisierende und externalisierende Symptome (US-Teenager)

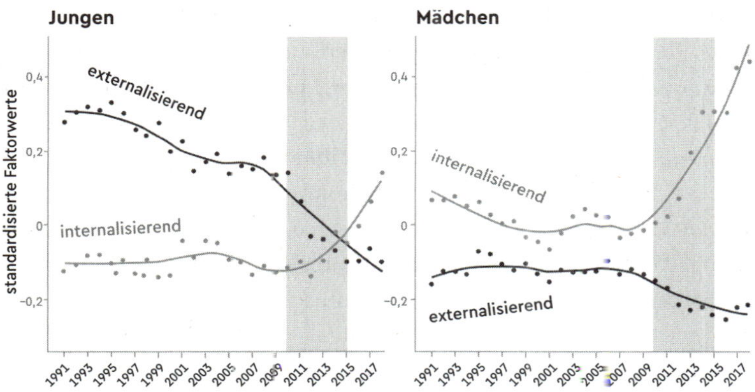

Abbildung 7.2: Internalisierende und externalisierende Symptome bei älteren Highschoolschülerinnen und -schülern in den USA. In den 2010er-Jahren gingen die Zahlen für externalisierende Symptome bei beiden Geschlechtern zurück, während internalisierende Symptome bei beiden Geschlechtern zunahmen. (Quelle: Askari et al., 2022, mit Daten von Monitoring the Future.)[24]

sie nicht darauf zurückzuführen sind, dass die Generation Z klüger wird, sondern darauf, dass sie sich aus der physischen Welt zurückzieht? Was, wenn sie generell weniger Risiken – gesunde wie ungesunde – eingehen will und deshalb weniger darüber lernt, wie man in der realen Welt mit Risiken umgeht?

Genau das scheint der Fall zu sein, zumindest teilweise. Abbildung 7.3 zeigt, wie viele US-amerikanische Schülerinnen und Schüler der achten, zehnten und zwölften Klasse mit folgender Aussage übereinstimmten: «Ich teste mich gern hin und wieder, indem ich etwas mache, das ein bisschen riskant ist.»

Wie Sie sehen, stimmten Jungen dieser Aussage eher zu, und beide Linien ändern ihren Verlauf in den 2000er-Jahren kaum. Dann aber tritt eine Veränderung ein. Die Anteile gehen bei beiden Geschlechtern zurück, doch ist dieser Rückgang bei den Jungen ausgeprägter. Im Jahr

Risikofreude

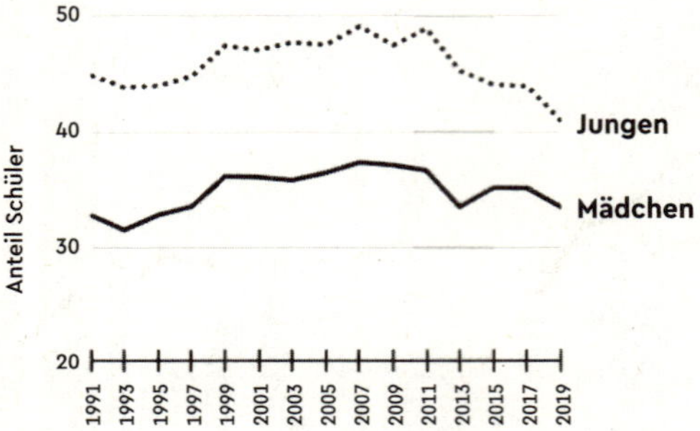

Abbildung 7.3: Prozentualer Anteil von Schülerinnen und Schülern (8., 10. und 12. Klasse), die der Aussage «Ich teste mich gern hin und wieder, indem ich etwas mache, das ein bisschen riskant ist» zustimmten. Die Risikofreude nahm bei Jungen in den 2010er-Jahren deutlich schneller ab als bei den Mädchen. (Quelle: Monitoring the Future.)[26]

2019 entsprach ihr Wert dann ungefähr dem der Mädchen zehn Jahre zuvor.[27]

Jungen *reden* oder *denken* nicht nur anders über Risiken als früher; sie gehen auch tatsächlich weniger Risiken ein. Abbildung 7.4 zeigt den Anteil von Hospitalisierungen aufgrund von unfallbedingten Verletzungen für vier Altersgruppen, aufgeteilt nach Geschlechtern. Wenn wir nur die Jahre vor 2010 betrachten, erkennen wir, dass die Rate der Krankenhauseinweisungen bei Männern wie Frauen unter 10 000 pro 100 000 Einwohnern liegt – mit Ausnahme der jungen Männer und Jungen. Vor 2010 zeigte die männliche Bevölkerung im Alter von zehn bis neunzehn Jahren sowie in den Zwanzigern viel höhere Einweisungsraten als alle anderen, zum Teil, weil sie riskanteren Aktivitäten nachging und weniger kluge Entscheidungen traf.

Im 21. Jahrhundert veränderte sich etwas. Die Verletzungsraten gingen in den 2000er-Jahren nur bei den jungen Männern allmählich zurück. Dieser Rückgang beschleunigte sich nach 2012 (und setzte auch bei den jungen Frauen ein). Im Jahr 2019 lag die Verletzungswahr-

Krankenhauseinweisungen aufgrund von unfallbedingten Verletzungen

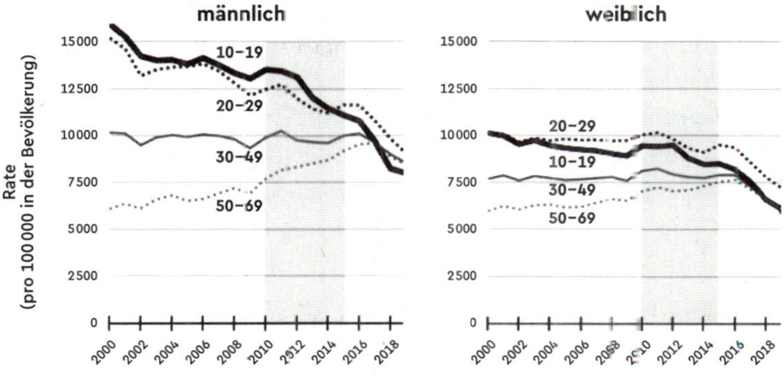

Abbildung 7.4: Links: jährlicher Anteil von Krankenhauseinweisungen männlicher Patienten in den USA aufgrund von unfallbedingten Verletzungen nach Altersgruppen. Rechts: der Anteil für weibliche Patienten. Die schwarze Linie markiert die Altersgruppe zwischen 10 und 19 Jahren; diese hatte früher stets die höchsten Verletzungsraten und rangiert nun deutlich im unteren Bereich. (Quelle: Centers for Disease Control.)[28]

scheinlichkeit bei heranwachsenden Jungen unter derjenigen heranwachsender Mädchen im Jahr 2010. Heute unterscheiden sich heranwachsende Jungen hier kaum von heranwachsenden Mädchen oder von Männern über fünfzig oder sechzig.[29]

Und es gibt noch mehr Belege für einen Wandel: Eine landesweite repräsentative Studie ergab, dass in den Vereinigten Staaten die Zahl der sturzbedingten Brüche (wie gebrochener Finger oder Handgelenke) bei Jungen und Mädchen zwischen 2001 und 2015 langsam und stetig sank. Eine Gruppe jedoch stach hier heraus: Die Jungen zwischen zehn und vierzehn zeigten einen starken Rückgang ab 2009. Das lässt auf einen starken Rückgang jener Aktivitäten schließen, die zu einem Sturz führen könnten, wie mit dem Rad über Sprungrampen zu fahren oder auf Bäume zu klettern.[30]

Was ist bei den Jungen heute anders? Warum haben sie von den

Risiken der realen Welt Abstand genommen? Und warum haben sich diese Trends seit 2010 beschleunigt? Einen möglichen Hinweis liefert Abbildung 7.2. Der Rückgang bei den externalisierenden Symptomen der Jungen scheint in zwei Phasen abgelaufen zu sein: Ein langsames Absinken setzte Ende der 1990er-Jahre ein, und nach 2010 erfolgte hier eine Beschleunigung. Dasselbe Muster ist beim Rückgang der Krankenhauseinweisungen von Jungen infolge von Verletzungen zu erkennen: langsamer Rückgang in den 2000er-Jahren, schnellerer Rückgang in den 2010er-Jahren. Jene erste Phase des Rückgangs ist in keiner der Grafiken bei den Mädchen erkennbar. Der Anstieg bei den internalisierenden Symptomen trat jedoch erst in der zweiten Phase ein, ungefähr zum selben Zeitpunkt wie bei den Mädchen.

Schauen wir uns also einmal genauer an, welche Bedeutung die beiden Phasen für die Jungen hatten. Wie könnten der Sicherheitskult der 1980er- und 1990er-Jahre (im Zusammenspiel mit dem gesellschaftlichen Wertverlust der Männer) und die Hinwendung zum Online-Spiel, gefolgt von der Ausbreitung der Smartphones in den 2000er- und frühen 2010er-Jahren, gemeinsam die Jungen aus der realen Welt gestoßen, in die virtuelle Welt hineingelockt und so bei ihnen eine Krise der psychischen Gesundheit befeuert haben?

Die virtuelle Welt begrüßt die Jungen

Während Jungen in der zunehmend überbehüteten realen Welt immer weniger Gelegenheit fanden, ihre Agency auszuleben, bei riskantem Spiel Freundschaften zu festigen und ohne Überwachung Abenteuer zu erleben, boten sich ihnen in der virtuellen Welt immer mehr Möglichkeiten für Agency-Aktivitäten und das Schließen neuer Freundschaften. Den Anfang markieren in den 1970er-Jahren frühe Spiele wie *Pong* (1972), die zunächst in Spielhallen, später auch mit einer Konsole zu Hause gespielt werden konnten. Die ersten Heimcomputer tauchten in den 1970er- und 1980er-Jahren auf. Computer und Videospiele waren zu dieser Zeit und noch die gesamten 1990er-Jahre hindurch für Jungen interessanter als für Mädchen.

Eine erste Blüte erreichte die virtuelle Welt in den 1990er-Jahren mit der Öffnung des Internets für die allgemeine Öffentlichkeit durch Webbrowser wie Mosaic (1993) und AltaVista (1995) sowie die Entwicklung vollwertiger 3-D-Grafiken. Es entstanden neue Genres von Videospielen, darunter Ego-Shooter wie *Doom* und später zahlreiche Multiplayer-Online-Spiele wie *RuneScape* oder *World of Warcraft*.

In den 2000er-Jahren wurde alles schneller, heller, besser, billiger und privater. Das Aufkommen der WiFi-Technologie steigerte die Nutzbarkeit und Beliebtheit von Laptops. In diesem Jahrzehnt breitete sich das schnelle Breitband-Internet rasant aus, sodass sich Videos auf YouTube oder Pornhub leichter konsumieren ließen und man auf den neu herausgekommenen Konsolen wie Xbox 360 (2005) und PS3 (2006) die hochaktiven Multiplayer-Online-Videospiele besser spielen konnte. Spielkonsolen mit Internetverbindung sorgten dafür, dass Heranwachsende allein in einem Zimmer sitzen und stundenlang mit wechselnden Unbekannten in aller Welt spielen konnten. Zuvor waren die Mitspielenden bei Multiplayer-Videospielen Freunde oder Geschwister gewesen, die neben ihnen saßen und mit ihnen den Spaß, die lustigen Sprüche und das Knabberzeug teilten.

Als Heranwachsende beider Geschlechter ihre eigenen Laptops, Handys und Spielkonsolen mit Internetanschluss erhielten, stand es allen zunehmend frei, sich ins Private zurückzuziehen und zu tun, was sie wollten. Jungen eröffnete dies viele neue Möglichkeiten, um ihren Bedürfnissen nach Agency und auch Gemeinschaft nachzugehen. Das bedeutete insbesondere, dass Jungen viel mehr Zeit damit verbrachten, allein in ihren Zimmern Videospiele zu spielen und Pornos anzuschauen. Sie mussten dafür nicht mehr den Familiencomputer oder die Spielkonsole im Wohnzimmer benutzen. Aber befriedigte dieser neue Lebensstil – allein in einem Zimmer sitzen und virtuell mit anderen interagieren – wirklich ihre Bedürfnisse im Hinblick auf Agency und Gemeinschaft?

Die virtuelle Welt verschlingt ihre Nutzer

Während die Jungen immer tiefer in immer immersivere Spiele eintauchten, war zunächst kein Verfall ihrer psychischen Gesundheit zu beobachten, zumindest nicht bis Ende der 2000er-, Anfang der 2010er-Jahre.[31] Doch ab dieser Zeit begann die Zahl der Selbstmorde, Depressionen und Angststörungen zuzunehmen. Der Zeitpunkt legt nahe, genauer zu betrachten, inwiefern das Smartphone die Nutzung elektronischer Geräte durch Jungen und ihre Aktivität in der Welt hinter diesen Geräten veränderte. Bevor die Handys von Smartphones abgelöst wurden, konnten die Hersteller die Aufmerksamkeit von Kindern nur gewinnen, wenn diese vor einem Computer saßen oder eine Spielkonsole nutzten. Doch ab Beginn der 2010er-Jahre waren Heranwachsende mit Smartphones in jeder wachen Stunde dem Zugriff der Hersteller ausgeliefert.

Es war so, als hätte die Regierung der Vereinigten Staaten den gesamten Bundesstaat Alaska für die Ölförderung freigegeben, sodass die Ölkonzerne heftig um die besten Gebiete konkurrierten und sich daranmachten, die Vorkommen anzuzapfen. Heute sagt man oft, Daten seien «das neue Erdöl». Aber Gleiches gilt für die Aufmerksamkeit.

Da nun in praktisch jeder Hosentasche ein Smartphone steckte, wandten sich die Unternehmen Apps für Mobilgeräte zu und boten damit Heranwachsenden pausenlose, hoch stimulierende Aktivitäten an. Anbieter für Videospiele und Pornografie sowie Social-Media-Plattformen eigneten sich kostenlose, werbefinanzierte Angebotsstrategien an.[32] In Spielen wurden zudem «Pay to progress»-Optionen eingerichtet, bei denen man zahlt, um weiterzukommen – Businessmethoden, um die Geldbörse der Spielenden (oder die Kreditkarten ihrer Eltern) direkt anzuzapfen und die Kinder an den Haken zu nehmen.

Ähnlich wie bei den heranwachsenden Mädchen verlagerten sich auch bei den Jungen die Statusverhandlungen sowie Sozialleben und Freizeitgestaltung zunehmend ins Internet. Die Jungen durchstreiften einen Basar unterschiedlichster Apps, einschließlich sozialer Medien,

Online-Communitys, Streaming-Plattformen, Gaming, Pornografie und, sobald sie etwas älter wurden, Glücksspiel und Dating-Apps. Im Jahr 2015 waren viele Jungen einem Ausmaß an Stimulation und Aufmerksamkeitsentzug ausgesetzt, wie es noch fünfzehn Jahre zuvor undenkbar gewesen wäre.

Von Anbeginn des digitalen Zeitalters suchten und fanden Technologiekonzerne immer verführerischere Wege, um Jungen das tun zu lassen, was sie gerne tun wollten, ohne die sozialen und physischen Risiken eingehen zu müssen, die sie früher dafür auf sich nehmen mussten. Als traditionell «männliche» Fertigkeiten und Attribute wirtschaftlich und kulturell weniger wertgeschätzt wurden und die Kultur des Sicherheitskults um sich griff, sprang die virtuelle Welt ein, um die Bedürfnisse direkt zu erfüllen – allerdings ohne jene Fertigkeiten zu fördern, die es für den Übergang ins Erwachsensein braucht. Ich gehe im Folgenden kurz auf die beiden wesentlichen Gebiete ein, auf denen dies geschah: Pornografie und Videospiele.

Pornografie

Online-Hardcore-Pornos bieten ein gutes Beispiel dafür, wie sich Unternehmen evolutionär uralte Triebe zunutze machen. Die Evolution macht Dinge nur dann verführerisch und belohnt sie (mit einem kleinen Dopaminstoß), wenn die nach ihnen strebenden Individuen über Tausende von Generationen hinweg deshalb mehr überlebende Nachkommen hinterließen als jene, die dieses Bestreben nicht hatten oder dem nicht in solchem Maße nachgingen. Sexuelle Anziehungskraft und Paarung sind Gebiete, in denen uns die Evolution Verlockungen und starke Bestrebungen beschert hat.

In früheren Jahrzehnten konnten heterosexuelle Jungen[33] am ehesten in heute als sehr minderwertig angesehener Pornografie einen Blick auf nackte Mädchen werfen – in gedruckten Magazinen, die nicht an Minderjährige verkauft werden durften. Die fortschreitende Pubertät und der wachsende Sexualtrieb motivierten Jungen dann, furchteinflößende und befremdliche Dinge zu tun, etwa ein Mädchen anzusprechen oder es sogar bei (von Erwachsenen organisierten) Veranstaltungen zum Tanzen aufzufordern.

Das Internet dagegen ist ideal, um pornografische Bilder zu verbreiten. Mit wachsenden Übertragungsgeschwindigkeiten nahm auch die Verfügbarkeit von Hardcore-Pornovideos zu. Möglicherweise bis zu 40 Prozent aller konsumierten Internetinhalte in den späten 1990er-Jahren waren pornografisch.[34] In dem ab 2003 mehrere Jahre am Broadway gespielten Musical *Avenue Q* trällern die bunten Puppen sogar ein Lied mit dem Titel *The internet is for porn!* (*Das Internet ist für Pornos!*).

Sobald die Jungen Laptops und schnelles Internet hatten, konnten sie unendlich viele qualitativ hochwertige Videos konsumieren, die ihnen jeden auch nur vorstellbaren Akt, jeden Körperteil und jeden Fetisch zeigten, und das im Privaten und mehrfach täglich. Eine schwedische Studie ergab, dass sich 11 Prozent der Jungen 2004 täglich Pornos ansahen und diese Zahl bis 2014 auf 24 Prozent angestiegen war.[35] Eine andere Studie vermerkte, dass unter den heranwachsenden Jungen, die Pornografie konsumierten, 59 Prozent diese als «immer stimulierend» beschrieben, 22 Prozent beschrieben ihren Konsum als «gewohnheitsmäßig», 10 Prozent berichteten, dass Pornos ihr sexuelles Interesse an potenziellen Partnerinnen im realen Leben verringerten, und 10 Prozent sagten, ihr Konsum sei «eine Art Sucht».[36] Natürlich schauen auch viele weibliche Teenager Pornos, doch Untersuchungen zeigen, dass der Anteil bei den Jungen sehr viel höher ist, ob bei heterosexuellen oder bei Angehörigen von sexuellen oder Gender-Minderheiten.[37] Wenn wir uns die täglichen Konsumenten oder jene anschauen, bei denen der Pornografiekonsum eine den Alltag beeinträchtigende Sucht darstellt, ist das Verhältnis Jungen zu Mädchen meist mehr als fünf oder zehn zu eins, wie in Abbildung 7.5 zu erkennen.

Das Problem besteht nicht nur darin, dass die neuere Pornografie das Risiko der Pornosucht erhöht, sondern dass übermäßiger Pornokonsum Jungen dazu verleiten kann, den einfachsten Weg zur sexuellen Befriedigung (nämlich eben das Schauen von Pornos) zu wählen,

Täglicher Pornokonsum bei schwedischen Zwölftklässlern

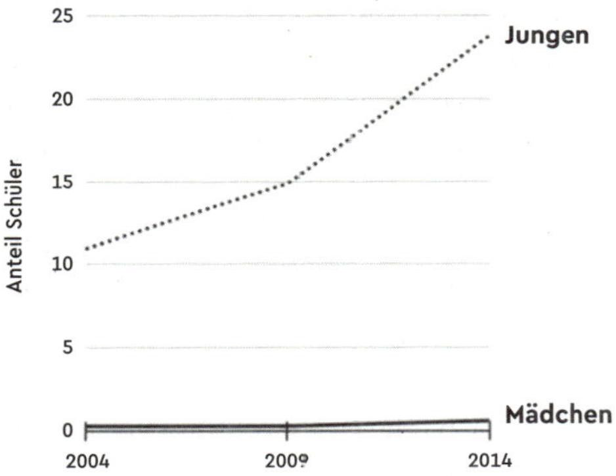

Abbildung 7.5: Prozentualer Anteil von schwedischen Schülerinnen und Schülern der 12. Klasse, die «mehr oder weniger täglich» Pornos konsumieren. (Quelle: Donevan et al., 2022.)[38]

statt in der ungewisseren und riskanteren Welt des Datings aktiv zu werden. Zudem gibt es Belege dafür, dass übermäßiger Pornokonsum die romantischen und sexuellen Beziehungen von Jungen und jungen Männern zerstören kann. Mehrere Studien weisen etwa darauf hin, dass heterosexuelle Männer nach dem Anschauen von Pornos reale Frauen (auch die eigene Partnerin) weniger attraktiv finden.[39] Zwanghafte Pornokonsumenten, bei denen es sich meist um Männer handelt, werden mit größerer Wahrscheinlichkeit sexuellen Interaktionen mit einer Partnerin aus dem Weg gehen und erleben eher weniger sexuelle Befriedigung.[40] Eine 2017 durchgeführte Metaanalyse von mehr als fünfzig Studien mit insgesamt mehr als 50000 Teilnehmenden aus zehn Ländern kam zu dem Ergebnis, dass Pornokonsum «bei Querschnittsstudien, Längsschnittstudien und in Experimenten mit geringerer interpersoneller Befriedigung verbunden» war. Wichtig dabei: Diese Verbindung war nur bei männlichen Teilnehmern signifikant.[41]

Pornos trennen die im Laufe der Evolution entstandene Verlockung (sexuelles Vergnügen) von ihrer realen Belohnung (einer sexuellen Beziehung) und kann aus Jungen, die viel Pornografie konsumieren, Männer machen, die sich schwer damit tun, in der realen Welt Sex, Liebe, Intimität und eine feste Partnerschaft zu finden.

Diese Trends werden sich wohl mit der Umsetzung des Metaversums, mit räumlichen Videos und generativer KI noch verstärken. Heute, da Meta und Apple Headsets anbieten, die Nutzer durch eine beliebige, von jemand anderem imaginierte Welt spazieren lassen, wird dreidimensionale Pornografie mit «perfekten» Menschen, die über unerreichbar vollendete Körper verfügen, sicher eine noch stärkere Verlockung. Generative KI hat bereits virtuelle Freundinnen und Freunde produziert, wie CarynAI, einen KI-Klon einer echten, zu diesem Zeitpunkt dreiundzwanzig Jahre alten Snapchat-Influencerin, die mit Tausenden Stunden ihres YouTube-Contents einen Sexting-Chatbot erschaffen hat.[42] Schon verlieben sich Menschen in diese Bots, während sie mit ihnen flirten und ihnen intime Geheimnisse anvertrauen.[43]

Wenn immer bessere generative KI-Persönlichkeiten in immer lebensechtere Sexpuppen und Sexroboter implantiert werden,[44] könnte eine steigende Zahl heterosexueller Männer zu dem Schluss kommen, dass ein Hikikomori-Lebensstil mit einer programmierbaren mechanischen Freundin dem tausendfachen Weggewischtwerden auf Dating-Apps vorzuziehen sei, ganz zu schweigen von dem sozialen Risiko, ein Mädchen oder eine Frau im realen Leben anzusprechen und um eine Verabredung zu bitten. Genau dies aber sind die gesunden Risiken, die junge Männer eingehen sollten, um in romantischer Hinsicht kompetenter und erfolgreicher zu werden.

Ich sage nicht, dass jegliche Pornografie schädlich ist; ich sage, dass das Versinken von Jungen in einer unendlichen Playlist von Hardcore-Pornovideos während der sensitiven Phase, in der die für Sexualität zuständigen Zentren ihrer Gehirne neu verdrahtet werden, möglicherweise nicht gut für ihre sexuelle und romantische Entwicklung ist und auch nicht für ihre zukünftigen Partnerinnen.

Videospiele

Die Geschichte rund um Hardcore-Online-Pornos ist trostlos, doch bei den Videospielen ist die Sache komplizierter. Als ich mit dem Schreiben dieses Buches begann, hegte ich den Verdacht, dass bei der Erklärung der Probleme bei den Jungs Videospiele dieselbe Rolle spielten wie soziale Medien bei der Erklärung der Probleme bei den Mädchen. Tatsächlich bestätigt eine Metaanalyse Dutzender Studien, dass Männer in aller Welt deutlich häufiger eine «Internet-Spielsucht» zeigen, während Frauen deutlich häufiger eine «Social-Media-Sucht» entwickeln.[45] Nachdem ich mich aber auf eines der größten und inhaltsreichsten Gebiete der Medienforschung begeben habe, finde ich keine klaren Belege, die die Warnung an Eltern rechtfertigen, ihre Jungen komplett von Videospielen fernzuhalten.[46] Bei den vielen Studien, die Mädchen, soziale Medien, Angststörungen und Depression miteinander in Verbindung bringen, ist die Situation eine andere.[47]

Anders als bei der Online-Pornografie haben Forschende herausgefunden, dass Videospiele bei Heranwachsenden einige *Vorteile* mit sich bringen. Manche Forschungen zeigen, dass das Spielen von Videospielen mit verbesserten kognitiven und intellektuellen Fähigkeiten einhergeht, wie einem besseren Arbeitsgedächtnis, Impulskontrolle und sogar besserer Schulkompetenz.[48] Bei einem Experiment zeigten sich signifikante Rückgänge von Depressionssymptomen bei einer Versuchsgruppe, die Anweisung hatte, einen Monat lang dreimal die Woche dreißig Minuten lang Videospiele zu spielen.[49] Andere Studien ergaben, dass kooperatives Spielen solcher Videogames die Spielenden dazu bringen kann, auch außerhalb des Spieles zu kooperieren.[50]

Dennoch gibt es mindestens zwei große Schäden, die mit Videospielen einhergehen. Erstens können Videospiele bei einem nennenswerten Teil der Intensivnutzer schwere Probleme auslösen, wie bei Chris, wobei nicht allein die Quantität des Spielkonsums entscheidet, sondern auch die Rolle, die die Spiele in ihrem Leben einnehmen.[51] Ein systematischer Forschungsüberblick, der während der COVID-19-Pandemie erstellt wurde, kam beispielsweise zu dem Schluss, dass der Konsum von Videospielen manchmal kurzfristig Gefühle der Einsamkeit milderte; bei manchen Usern mündete dies jedoch in einen Teufelskreis, weil sie das Videospiel nutzten, um sich von Einsamkeitsgefühlen abzulenken. Im Laufe der Zeit griffen sie dann zunehmend auf das Spiel zurück, statt langfristige Freundschaften zu schließen; das resultierte in Langzeitstress, Ängstlichkeit und Symptomen einer Depression.[52] Persönliche Beziehungen aufzubauen, war natürlich während der Pandemie schwierig, doch diese Befunde passen zu anderen, die schon vor der Pandemie Einsamkeit und problematisches Videospiel in Verbindung gebracht haben.[53]

Mithilfe der sieben Punkte umfassenden Gaming Addiction Scale for Adolescents (GASA) ermittelten Forschende, dass sich Spielerinnen und Spieler in vier Gruppen einteilen lassen: abhängige, problematische, engagierte und Gelegenheitsspieler.[54] Zu den abhängigen Spielenden zählen unter anderem jene, die zugeben, dass sie unter allen vier in einem Fragebogen zu Suchtsymptomen angegebenen Anzeichen leiden: Rückfälligkeit, Entzugserscheinungen, Konflikte und durch das Spielen verursachte Probleme. Die Betroffenen haben ihr Spielverhalten nicht mehr unter Kontrolle, so wie es bei jeder Form der Sucht ist. Sie «sind in erster Linie mit Spielen beschäftigt, lügen, wenn es um ihren Spielkonsum geht, verlieren Interesse an anderen Aktivitäten, ziehen sich von Familie und Freunden zurück, um zu spielen, und nutzen das Spiel als eine Art psychologische Zuflucht».[55] Ein kanadischer Richter ließ 2022 die Klage einer Gruppe von Eltern zu, die den Hersteller Epic Games dafür verklagte, dass dessen Spiel *Fortnite* ihre Söhne abhängig machte und deren Leben so sehr vereinnahmte, dass sie über längere Phasen nicht aßen, duschten oder schliefen.[56] (Anmerken möchte ich hier, dass in der Forschung Uneinigkeit darüber besteht, ob Spielsucht eine eigenständige Krankheit darstellt oder ob diese Verhaltensweisen auf zugrundeliegende Störungen wie Depression oder Angststörungen hinweisen.)[57]

Im oben genannten Vier-Gruppen-Modell erfüllen «problematische» Spieler nur zwei oder drei jener vier Kriterien einer Sucht. Sie erleben negative Konsequenzen ihres intensiven Spielens, haben aber nicht in dem Maße die Kontrolle verloren. «Engagierte» Spieler dagegen spielen viele Stunden lang, erfüllen aber keines der Suchtkriterien. Die Schätzungen zur jeweiligen Prävalenz sind unterschiedlich,[58] aber eine Studie aus dem Jahr 2016 ergab, dass 1 bis 2 Prozent der erwachsenen Spielenden die Kriterien einer Spielsucht erfüllen, 7 Prozent sind problematische Spieler, 4 Prozent sind engagierte Spieler und 87 Prozent Gelegenheitsspieler.[59] Unter Anwendung anderer Kriterien kam eine Metaanalyse[60] 2018 zu dem Schluss, dass bei 7 Prozent der heranwachsenden Jungen eine «Internetspielsucht» bestehe. Diese Diagnose erfordert «signifikante Beeinträchtigungen oder Disstress» in verschiedenen Lebensbereichen der Person.[61] (Die Rate für heranwachsende Mädchen wurde auf etwas über 1 Prozent geschätzt.)[62]

Unterschiedliche Studien kommen auf unterschiedliche Zahlen, aber 7 Prozent scheinen eine plausible Schätzung zu sein für jenen Anteil heranwachsender Jungen, die in der realen Welt (Schule, Arbeit, Beziehungen) stark beeinträchtigt sind, weil sie so intensiv Videospiele spielen. Das entspricht jedem dreizehnten Jungen.[63]

Die zweite wichtige Schadwirkung von Videospielen besteht darin, dass sie hohe Opportunitätskosten verursachen – sie beanspruchen enorm viel Zeit. Common Sense Media berichtete 2019 (noch vor der COVID-19-Pandemie), dass 41 Prozent der heranwachsenden Jungen mehr als zwei Stunden pro Tag spielten; 17 Prozent gaben an, sogar mehr als vier Stunden täglich zu spielen.[64] So wie bei den Mädchen, die so viel Zeit mit den sozialen Medien verbringen, muss diese Zeit irgendwoher kommen.[65] Diese intensiv Spielenden haben zu wenig Schlaf, Bewegung und persönliche soziale Interaktionen mit Freunden und Familie.[66] Ein junger Mann, den ich kenne, drückt es so aus: «Ich wünschte wirklich, ich hätte meinen Großvater besser kennengelernt, bevor er starb, statt immer Videospiele zu spielen, wenn er zu Besuch kam.»

Immer am Bildschirm, nicht in der realen Welt

Der enorme Rückgang der persönlichen sozialen Interaktionen ist besonders wichtig, wenn man verstehen will, was die Große Neuverdrahtung bei den Jungen bewirkt hat. Natürlich spielen Jungs meist Spiele mit anderen Jungs. Ein Verfechter von Videospielen könnte also argumentieren, dass Jungen sogar *mehr* soziale Interaktionen hätten als vor Aufkommen des internetbasierten Spiels, so wie Mädchen mehr soziale Interaktionen über soziale Medien hätten. Aber sind Online-Spiele so gut für die soziale Entwicklung wie das persönliche Zusammensein mit Freunden? Oder ist es beim Gaming so wie bei den sozialen Medien: viel mehr Quantität, aber viel schlechtere Qualität?

Videospiele werden in virtuellen Welten gespielt, die dafür konstruiert wurden, dass die Spielenden möglichst viel Zeit auf der Plattform verbringen – genau wie bei den sozialen Medien. Videospiele wurden nicht dafür konstruiert, eine kleine Anzahl beständiger Freundschaften zu pflegen oder die sozialen Fertigkeiten der Spielenden weiterzuentwickeln. Wie Peter Gray und andere Spielforschende betonen, besteht einer der besten Aspekte beim freien Spiel darin, dass die Kinder als Legislatoren (die gemeinsam die Regeln aufstellen) sowie als Richter und Geschworene (die gemeinsam entscheiden, was bei offensichtlichen Regelverletzungen zu tun ist) agieren müssen. Bei den meisten Multiplayer-Videospielen wird all das von der Plattform erledigt. Anders als beim freien Spiel in der realen Welt vermitteln die meisten Videospiele keine Praxis in Eigenverantwortlichkeit.

Videospiele bringen auch viel weniger antiphobische Vorteile mit sich als riskantes Spiel. Sie sind vom Körper entkoppelt. Natürlich sind sie auf ihre Weise spannend, doch sie können nicht jene Art von physischer Furcht, Spannung und Herzklopfen erzeugen wie etwa eine Achterbahnfahrt, ein Basketballspiel auf großem Feld oder das Zerschlagen von Dingen mit dem Hammer auf einem Abenteuerspielplatz. Aus Flugzeugen springen, mit Messern kämpfen und brutal ermordet werden – derlei Dinge passieren Jungen, die *Fortnite* oder *Call of Duty* spielen, täglich dutzendfach. Dadurch lernen diese jedoch nicht, wie sie Risiken für sich selbst in der realen Welt einschätzen und damit umgehen sollen. Wenn Videospiele das Erkunden der realen Welt und Abenteuer mit den Kumpels ersetzen, wie sie es bei intensiven Nutzern tun, kommen am Ende oft junge Männer heraus, die das Gefühl haben, etwas versäumt zu haben, wie Chris vom Anfang dieses Kapitels.

Wenn Videospiele tatsächlich Freundschaften fördern würden, müssten die Jungen und jungen Männer von heute überdies mehr Freunde haben und weniger einsam sein als vor zwanzig Jahren. Tatsächlich aber ist das Gegenteil der Fall. Im Jahr 2000 berichteten 28 Prozent der Zwölftklässler, dass sie sich oft einsam fühlten. Bis 2019 war ihr Anteil auf 35 Prozent gestiegen. Das ist symptomatisch für eine verbreitete «Rezession der Freundschaften» bei Männern in den Vereinigten Staaten. In den 1990er-Jahren sagten nur 3 Prozent der amerikanischen Männer, dass sie keine engen Freunde hätten. Bis 2021 hatte sich diese Zahl auf 15 Prozent verfünffacht. Bei einer anderen Studie wurden Amerikaner 2021 gefragt, ob es jemanden gebe, «mit dem Sie innerhalb der letzten sechs Monate über ein wichtiges persönliches Thema gesprochen haben». Die jungen Männer schnitten bei dieser Frage am schlechtesten ab: Ganze 28 Prozent von ihnen antworteten mit Nein.[67] Natürlich können diese Befragungen nicht beweisen, dass das Aufkommen der Online-Spiele in den 2000er-Jahren den landesweiten Anstieg von Einsamkeit bei Männern und Jungen *verursacht* hat, aber sie werfen doch Zweifel an der These auf, dass Jungen und junge Männer in ein goldenes Zeitalter der sozialen Beziehungen eintraten, als sie ihr Sozialleben in die Hände von Videospiel-Herstellern legten.

Wie die Mädchen gedeihen Jungen am besten, wenn sie eine feste Gruppe zuverlässiger Freunde um sich haben, und sie entwickeln die stärksten und dauerhaftesten Freundschaften mit Personen aus derselben Mannschaft oder eine festen Clique, wenn sie Risiken oder konkurrierenden Mannschaften gegenüberstehen. Virtuelle Cliquen führen zu weniger starken Bindungen, auch wenn manche Jungen in ihrer immer größeren Einsamkeit an ihnen festhalten und sie wertschätzen, weil sie alles sind, was sie haben.

Technologie, Freiheit und Bedeutungslosigkeit

Warum also verschlechterte sich die psychische Gesundheit der Jungen in den 2010er-Jahren, just zu der Zeit, da sie unbeschränkten Zugang zu allem, überall, jederzeit und umsonst erhielten? Vielleicht ist es für keinen Menschen gesund, unbeschränkten Zugang zu allem zu haben, überall, jederzeit und umsonst.

Im Jahr 1897 veröffentlichte der französische Soziologe Émile Durkheim – dessen Gedanken wohl zum Tiefgründigsten zählen, was über das Wesen der Gesellschaft formuliert wurde – ein Buch über die sozialen Ursachen für Selbstmord. Ausgehend von Daten, die er aus den damals seit kurzer Zeit erstellten Statistiken der Regierungen zog, stellte er fest, dass in Europa generell folgende Regel galt: Je enger die Menschen in eine Gemeinschaft eingebunden waren, die die moralische Autorität besaß, ihre Bedürfnisse zu beschränken, desto geringer war die Wahrscheinlichkeit, dass sie Suizid begingen.

Ein zentrales Konzept Durkheims war die *Anomie* oder Normlosigkeit – das Fehlen von stabilen und gemeinsamen, allgemeinen Normen und Regeln. Ihn besorgte es, dass die Moderne mit ihren raschen und verwirrenden Veränderungen und ihrer Tendenz, den Einfluss traditioneller Religionen zu schwächen, die Anomie und damit die Suizide verstärkte. Wenn wir den Eindruck haben, dass die soziale Ordnung schwächer wird oder sich ganz auflöst, fühlen wir uns, so Durkheim, nicht etwa befreit. Wir fühlen uns verloren und ängstlich:

> Wenn sich [diese verbindliche soziale Ordnung] auflöst, spüren wir nicht mehr, dass sie existiert und auf uns einwirkt; alles Soziale in uns wird seiner objektiven Grundlage beraubt. Zurück bleibt nur eine künstliche Kombination illusorischer Bilder, ein Trugbild, das bei der geringsten Reflexion verschwindet; also nichts, das als Ziel für unser Handeln dienen kann.[68]

Das Leben fühlt sich oft bedeutungslos an

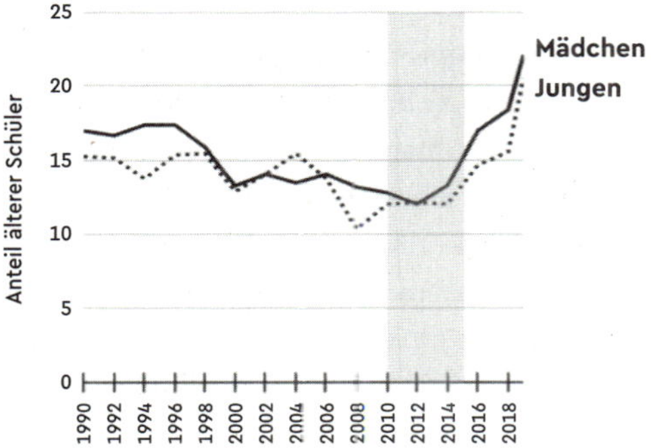

Abbildung 7.6: Prozentualer Anteil von älteren Highschoolschülerinnen und -schülern, die der Aussage «Das Leben fühlt sich oft bedeutungslos an» ganz oder überwiegend zustimmten. (Quelle: Monitoring the Future.)

Genau dies ist, so glaube ich, der Generation Z widerfahren. Sie ist weniger als jede Generation vor ihr dazu in der Lage, in realen *Gemeinschaften* mit ihnen bekannten Individuen, die auch ein Jahr später noch da sein werden, Wurzeln auszubilden. Gemeinschaften sind jene sozialen Umgebungen, in denen sich der heutige Mensch entwickelt hat – und die menschliche Kindheit. Kinder, die nach der Großen Neuverdrahtung aufwachsen, springen dagegen rastlos durch vielerlei *Netzwerke*, deren Knotenpunkte bekannte und unbekannte Personen sind; manche von ihnen benutzen Alias und Avatare, und viele werden nach einem Jahr oder vielleicht auch schon nach einem Tag verschwunden sein. Das Leben in diesen Netzwerken ist oft ein täglicher Tornado von Memen, kurzlebigen Trends und ebensolchen Mikrodramen, aufgeführt von einer stetig wechselnden Besetzung von Millionen Kleindarstellern. Dabei haben die Kinder keine Wurzeln, die ihnen Halt und Nahrung geben könnten; sie haben keine klaren Normen, die sie beschränken und auf dem Weg ins Erwachsensein leiten.

Durkheim und sein Konzept der Anomie können erklären, warum Anfang der 2010er-Jahre plötzlich Jungen wie Mädchen viel nachdrücklicher der Aussage «Das Leben fühlt sich oft bedeutungslos an» zustimmten.

Jungen und Mädchen sind auf unterschiedlichen Wegen durch die Große Neuverdrahtung gegangen, doch irgendwie landeten beide in derselben Fallgrube, in der viele von ihnen in Anomie und Verzweiflung versinken. Es ist sehr schwierig, allein für sich ein Leben mit einem Sinn zu entwerfen, während man durch vielerlei körperlose Netzwerke driftet. Wie bei Johann Haris Patensohn ist das Bewusstsein bei diesen Mädchen und Jungen «in viele kleine, unzusammenhängende Fragmente zerfallen». Menschenkinder und Menschenkörper brauchen die Verwurzelung in menschlichen Gemeinschaften. Kinder müssen erst einmal auf der Erde groß werden, bevor wir sie zum Mars schicken können.

Zusammenfassung

- Wie die Mädchen wiesen auch Jungen in vielen Ländern Anfang der 2010er-Jahre mehr Depressionen und Angststörungen auf. Im Unterschied zu den Mädchen zeigen Jungen seit den 1970er-Jahren einen leichten Rückgang von Leistung und Engagement in Schule, Arbeit und Familie.
- Jungen und junge Männer zogen viel von ihrer Zeit und ihrem Engagement aus der realen Welt (die unüberwachtem Spiel, Erkundungsverhalten und dem Eingehen von Risiken mit wachsender Ablehnung gegenüberstand) ab und widmeten beides der rasant wachsenden virtuellen Welt.
- Jungen laufen mehr Gefahr als Mädchen, «den Absprung nicht zu schaffen». Die Wahrscheinlichkeit ist größer, dass sie als junge Erwachsene zu NEETs (*Not in Education, Employment, or Training*) werden. Manche jungen Männer in Japan entwickelten eine extreme Form des dauerhaften Rückzugs in ihr Zimmer; man nennt sie Hikikomori.

- Anfang der 2010er-Jahre veränderten sich die Denkmuster männlicher amerikanischer Teenager von der bis dahin traditionellen Form (mehr externalisierende als internalisierende Kognitions- und Verhaltensweisen) zu einer typischerweise von Mädchen gezeigten Form (mehr Internalisierung). Gleichzeitig begannen die Jungen (stärker als die Mädchen), Risiken zu scheuen.
- Während die Jungen weniger riskanten Aktivitäten draußen oder außerhalb ihrer Wohnung nachgingen und immer mehr Zeit zu Hause an Bildschirmen verbrachten, blieb ihre psychische Gesundheit in den 1990er- und 2000er-Jahren zunächst stabil. In den frühen 2010er-Jahren jedoch veränderte sich etwas.
- Sobald die Jungen über Smartphones verfügten, verlagerten sie – wie die Mädchen – noch mehr von ihrem Sozialleben ins Internet, und ihre psychische Gesundheit verschlechterte sich.
- Smartphones beeinflussten (verstärkt durch das schnelle Internet) das Leben der Jungen unter anderem dadurch, dass sie unbegrenzt, jederzeit und kostenlos Zugang zu Hardcore-Pornografie gewährten. Pornos sind ein Beispiel dafür, wie Technologiekonzerne es Jungen leicht machen, im Laufe der Evolution entstandene starke Bedürfnisse zu befriedigen, ohne dafür Fertigkeiten erwerben zu müssen, die den Übergang ins Erwachsenenleben erleichtern.
- Videospiele bieten Jungen und Mädchen viele Vorteile, können aber auch schädlich sein: Ungefähr 7 Prozent der Jungen enden als problematische oder abhängige Spieler. Bei diesen scheinen Videospiele einen Verfall der mentalen und körperlichen Gesundheit, familiäre Konflikte und Probleme in anderen Lebensbereichen zu bewirken.
- Wie im Falle der sozialen Medien bei den Mädchen bewirkt die stundenlange digitale Verbindung mit anderen eine Steigerung der Quantität sozialer Interaktionen, aber einen Rückgang in der Qualität sozialer Beziehungen. Jungen wie Mädchen wurden im Laufe der Großen Neuverdrahtung einsamer. Manche Jungen nutzen Videospiele, um ihre Cliquen aus der realen Welt zu festigen; für viele andere aber machten Videospiele es einfacher, sich in ihre Kinder-

zimmer zurückzuziehen, statt sich den Mühen des Heranreifens in der realen Welt zu stellen.

- Die Große Neuverdrahtung der Kindheit lockte junge Menschen aus realen Gemeinschaften (auch den eigenen Familien) heraus und in vielerlei höchst veränderliche Netzwerke. Eine unweigerliche Folge war die Anomie oder Normlosigkeit, denn stabile und bindende Moralgefüge können sich nicht bilden, wo alles im Fluss ist, also auch nicht unter Mitgliedern eines Netzwerks.
- Der Soziologe Émile Durkheim wies nach, dass Anomie Verzweiflung und Suizide fördert. Vielleicht landeten deshalb Jungen und Mädchen, obwohl sie auf unterschiedlichen Wegen die Große Neuverdrahtung durchliefen, letztlich in derselben Situation, mit dem plötzlichen und rasant zunehmenden Gefühl, dass ihr Leben bedeutungslos ist.

KAPITEL 8

Gewinn und Verlust an Spiritualität

In den vorangegangenen drei Kapiteln habe ich Forschungsergebnisse beschrieben, die belegen, welchen Schaden die smartphonebasierte Kindheit Kindern und Jugendlichen zufügt. Jetzt aber möchte ich mich weniger als Sozialwissenschaftler äußern, sondern vielmehr als Mitmensch, der sich seit etwa 2014 persönlich und permanent überwältigt fühlt. Nach meinem Empfinden hat in den 2010er-Jahren eine sehr tiefgreifende Veränderung stattgefunden. In den Colleges erfolgte offenbar ein Schwenk vom Entdeckungs- zum Verteidigungsmodus. In der US-amerikanischen Politik sind die Entwicklungen noch seltsamer. Ich bemühe mich schon länger darum herauszufinden: Was geschieht da eigentlich mit uns? Wie verändert uns die Technologie? Meine Forschung gilt seither größtenteils der Suche nach Antworten auf diese Fragen. Auf meinem Weg zog ich Inspiration und Erkenntnisse aus ganz bestimmten akademischen Quellen und verschiedenen alten Traditionen. Meiner Ansicht nach kann ich am besten vermitteln, was mit uns passiert, indem ich ein in den Sozialwissenschaften selten gebrauchtes Wort verwende: Spiritualität. Das smartphonebasierte Leben erzeugt eine spirituelle Degradierung, nicht nur bei Heranwachsenden, sondern bei uns allen.

Mein Buch *The Happiness Hypothesis* (*Die Glückshypothese*) enthält ein Kapitel mit dem Titel *Transzendenz – mit oder ohne Gott*, in dem ich die Ergebnisse meiner Forschung zu moralischen Emotionen (darunter Ekel, moralische Elevation und Ehrfurcht) darlege. Ich zeige darin auch, dass Menschen drei Dimensionen des sozialen Raums wahrnehmen. In jeder Gesellschaft ist zu beobachten, dass die Menschen zwischen Personen, die ihnen nahestehen, und solchen, die das nicht tun, unterscheiden. Das ist die horizontale Dimension, die x-Achse in Abbildung 8.1. Dann gibt es jene Personen, die ranghöher sind oder einen höheren sozialen Status besitzen und denen sich die rangniederen Personen unterordnen. Das ist die vertikale Dimension, die Hierarchie, und damit die y-Achse. Viele Sprachen erfordern, dass die Menschen beim Sprechen diese beiden Dimensionen benennen, wie im Deutschen, wo man sich zwischen den Anreden «Sie» und «Du» entscheiden muss.

Es gibt jedoch noch eine dritte Dimension, in der Abbildung als z-Achse dargestellt, die gewissermaßen aus der Seite heraustritt. Ich habe sie «Göttlichkeits-Achse» genannt, weil viele Kulturen explizit formulieren, dass tugendhaftes Handeln jemanden näher zu Gott erhebt, während unedles, eigennütziges oder abstoßendes Handeln jemanden nach unten bringt, weiter weg von Gott und manchmal näher zu einer Antifigur wie dem Teufel. Ob Gott nun existiert oder nicht, die Menschen nehmen nun einmal bestimmte Personen, Orte, Handlungen und Objekte als heilig, rein und erhebend wahr; andere Personen, Orte, Handlungen und Objekte wiederum gelten als abstoßend, unrein und degradierend (was wörtlich «herabschreitend, herabstufend» bedeutet).

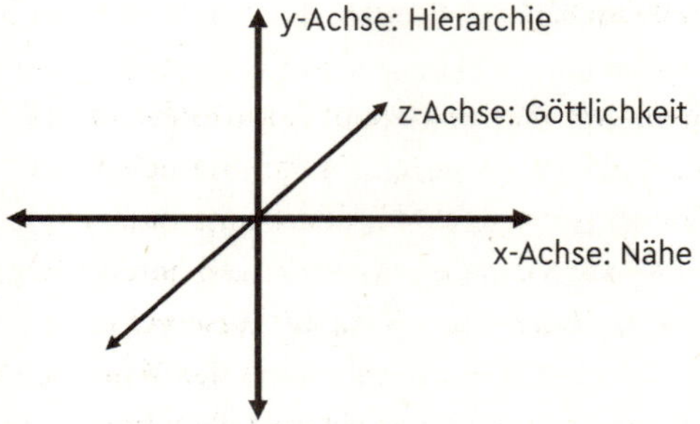

Abbildung 8.1: Drei Dimensionen des sozialen Raums.

Thomas Jefferson formulierte 1771 eine säkulare Beschreibung der z-Achse. In einem Brief an einen Verwandten mit Ratschlägen zu Anschaffungen für dessen Bibliothek drang Jefferson darauf, auch Romane und Dramen einzubeziehen. Das begründete er mit Ausführungen über die Empfindungen, die große Literatur in den Lesenden auslöst:

> Wenn etwa (...) ein Akt der Wohltätigkeit oder Großmut uns vor Augen oder in unserer Vorstellung präsentiert wird, sind wir von dessen Schönheit tief beeindruckt und verspüren den starken Wunsch, selbst wohltätig und großmütig zu handeln. Beobachten wir dagegen eine grässliche Tat oder lesen wir davon, sind wir von deren Abartigkeit abgestoßen und empfinden Abscheu gegenüber dieser Lasterhaftigkeit.

Jefferson beschrieb insbesondere die moralische Elevation, also das moralische «Emporgehobenwerden» bei Zeugen moralischer Handlungen, als Gegenteil des Abscheus. Dann wandte er sich einem zeitgenössischen französischen Stück zu und fragte, ob die Tugenden der Treue und Großzügigkeit, die dessen Held zeigte, nicht

> die Brust [des Lesers] anschwellen lassen und sein Empfinden ebenso erheben, wie es ein ähnlicher Fall in der echten Geschichte kann? Fühlt sich [der Leser] nicht tatsächlich als ein besserer Mann, während er davon liest, und schwört sich insgeheim, es dem edlen Beispiel gleichzutun?

Jeffersons Wort «erheben» (*elevate*) beschreibt das «Hoch-Gefühl», das uns alle erfassen kann. Wird man dagegen Zeuge, wie sich Menschen schlecht verhalten oder körperlich abstoßende Dinge tun, erregt das unsere Abscheu. Wir fühlen uns dann irgendwie «nach unten gezogen» und wenden uns ab. Solche Handlungen sind mit unserem erhabenen Wesen unvereinbar. In diesem Sinne verwende ich das Wort «spirituell». Gemeint ist damit das Bestreben, das eigene Leben überwiegend auf der z-Achse oberhalb null zu leben. Christen mögen sich fragen:

«Was würde Jesus tun?» Säkular orientierte Menschen können an ihr jeweiliges moralisches Vorbild denken. (Ich möchte hier anmerken, dass ich Atheist bin, manchmal aber auf Wörter und Konzepte aus der Religion zurückgreifen muss, um das Erleben als Mensch zu verstehen. Dies hier ist so ein Fall.)

Ich will darum hier fragen: Erhebt uns das smartphonebasierte Leben generell, oder zieht es uns eher nach unten? Wenn Letzteres der Fall ist, müssen selbst jene, die nicht ängstlich oder depressiv sind, einen Preis bezahlen. Es entsteht ein spiritueller Schaden, bei Erwachsenen wie bei Heranwachsenden, auch bei jenen, die sich für psychisch gesund halten. Es entsteht auch der Gesellschaft Schaden, wenn mehr Menschen mehr Zeit auf der z-Achse unterhalb null verbringen. Wir würden in diesem Fall eine allgemeine Degradierung der gesamten Gesellschaft wahrnehmen, die sich schwer in Worte fassen lässt.

Im weiteren Verlauf dieses Kapitels werde ich mithilfe von Erkenntnissen aus alten Traditionen und moderner Psychologie versuchen zu ergründen, wie das smartphonebasierte Leben Menschen spirituell beeinträchtigt, indem es sechs spirituelle Praktiken blockiert oder hemmt: gemeinschaftliches Empfinden von Heiligkeit; Embodiment; Innehalten, Schweigen und Fokussierung; Selbsttranszendenz; Nachsicht mit anderen sowie Ehrfurcht vor beziehungsweise in der Natur.

Spirituelle Praktiken

Der Sozialpsychologe David DeSteno veröffentlichte 2021 ein Buch mit dem provokanten Titel *How God Works: The Science Behind the Benefits of Religion*[1] (deutsch etwa «Wie Gott funktioniert: Der Nutzen der Religion aus wissenschaftlicher Sicht»). Darin wertete er psychologische Forschungsergebnisse im Hinblick auf die Wirksamkeit spiritueller Praktiken wie Meditation, Gebet, Beichte und Sühneriten aus. Zwar konnte die Forschung nicht belegen, dass Gebete das Geschehen in der Welt verändern können, etwa ein krebskrankes Kind heilen. DeSteno fand aber viele Belege dafür, dass bestimmte regelmäßige spirituelle

Praktiken uns guttun. Der Mechanismus dahinter umfasst oft eine Reduktion von Selbstfokussierung und Egoismus, sodass eine Person bereit ist, sich gegenüber etwas jenseits ihres Selbst zu öffnen oder gar darin aufzugehen. In der Gemeinschaft (und insbesondere mit synchronen Bewegungen) praktiziert, steigern diese Handlungen Zusammenhalt und Vertrauen, reduzieren also Anomie und Einsamkeit.[2]

Die Betrachtung dieser sechs Praktiken kann uns dabei helfen zu erkennen, was viele von uns verloren haben, als wir unsere digitalen Assistenten weiter in unser Leben gelassen haben. Diese Praktiken zeigen uns, wie wir unser eigenes Leben, aber auch das von Kindern und Heranwachsenden verbessern können. Jede und jeder von uns, ob religiös oder nicht, kann sie anwenden, um sich besser zu fühlen und in unserem Zeitalter der Ängste und der Fragmentierung Verbindungen herzustellen. Tatsächlich sind sie womöglich für jene, die nicht religiös sind und nicht innerhalb einer Glaubensgemeinschaft mit diesen Praktiken in Berührung kommen, besonders wichtig.

1. Gemeinschaftliches Empfinden von Heiligkeit

Laut Durkheim könnte der *Homo sapiens* ebenso gut *Homo duplex* heißen, der doppelte Mensch, weil wir auf zwei sehr unterschiedlichen Ebenen existieren. Die meiste Zeit verbringen wir als Individuen, die eigene Interessen verfolgen. Dies nannte Durkheim das Reich des «Profanen», also der gewöhnlichen Alltagswelt, in der wir sehr um unseren Wohlstand, unsere Gesundheit und unseren Ruf besorgt sind. Doch er wies nach, dass fast alle Gesellschaften Rituale und gemeinschaftliche Praktiken entwickelt haben, um die Menschen vorübergehend in das Reich des Heiligen zu «erheben», in dem das Selbst in den Hintergrund tritt und gemeinsame Interessen dominieren. Stellen wir uns Christen vor, die jeden Sonntag in der Kirche gemeinsam Lieder singen; Muslime, die in Mekka die Kaaba umrunden; Bürgerrechtlerinnen und Bürgerrechtler, die singend demonstrieren. Belege dafür, dass diese beiden Ebenen jeder Person zugänglich sind, auch ohne religiösen Zusammenhang, gibt es viele – man denke nur an Sportfans, die vor einem Spiel mit Kundgebungen, dem Singen von «Schlachtgesängen» und einer gemeinsamen Bewusstseinsveränderung (meist durch Alkohol) in Kombination mit vielerlei quasireligiösen Ritualen, Aberglauben und Körperbemalungen Verbundenheit erzeugen.[3] Es ist wirklich aufregend, einer von Tausenden Fans zu sein, die in einem Stadion nach jedem Tor oder Touchdown im Gleichklang singen oder mit den Füßen aufstampfen. Durkheim spricht bei solch energiegeladener Gemeinschaft von einem «Kollektivzustand».

Dies zählt zu den grundlegenden Erkenntnissen der Soziologie: Starke Gemeinschaften entstehen nicht wie von Zauberhand einfach dadurch, dass sich Menschen zusammenfinden und miteinander kommunizieren. Die stärksten und befriedigendsten Gemeinschaften entstehen, wenn etwas die Menschen aus der unteren Ebene emporhebt, sodass sie kraftvolle kollektive Erfahrungen machen. Sie alle dringen dann gleichzeitig in heilige Gefilde vor. Wenn sie wieder auf die Ebene des Profanen zurückkehren, auf der sie den Großteil ihrer Zeit zubringen müssen, um sich den Alltagsdingen zu widmen, empfinden sie infolge des gemeinschaftlichen «heiligen» Erlebens mehr Vertrauen und Zuneigung füreinander. Diese Menschen sind überdies glücklicher und haben eine niedrigere Suizidrate. Unbeständige Netzwerke aus körperlich nicht anwesenden Nutzern, die asynchron interagieren, können dagegen keinen Zusammenhalt schaffen, so wie es menschliche Gemeinschaften seit Urzeiten tun. Menschen, die nur in solchen Netzwerken und nicht in echten Gemeinschaften leben, geht es wahrscheinlich weniger gut.

Damit ihre Anhängerinnen und Anhänger kollektive Erlebnisse haben können, benennen Religionen bestimmte *Zeiten* (wie den Sabbat oder Feiertage), *Orte* (Schreine, Kirchen, Tempel) und *Objekte* (Kreuz, Bibel, Koran) als heilig. Diese heben sich von der profanen Welt ab; die Gläubigen müssen sie vor Entweihung bewahren. Das hebräische Wort für Heiligkeit, *kadosh*, bedeutet im Wortsinne «getrennt, abgesondert».

Doch was geschieht, wenn das Sozialleben virtuell wird und alle über Bildschirme interagieren? Alles wird undifferenziert und verschwommen. Es gibt keinen konsensuellen Raum, zumindest keinen, der vom menschlichen Geist – welcher sich über lange Zeit dafür entwickelt hat, durch die drei Dimensionen unseres Planeten zu navigieren – als real wahrgenommen wird. In der virtuellen Welt gibt es keinen Tages-, Wochen- oder-Jahreskalender, der vorgibt, wann Menschen Dinge tun können und wann nicht. Nichts ist jemals geschlossen, daher handelt jeder und jede nach einem eigenen Zeitplan.[4]

Kurzum, es gibt keine abgestimmte, konsensuelle Strukturierung von Zeit, Raum oder Objekten, auf die die Menschen ihr uraltes Programm für Heiligkeit anwenden könnten, wie sie es bei der Erschaffung von religiösen oder quasireligiösen Gemeinschaften tun. Alles ist für jedes Individuum und mit wenig oder gar keinem Aufwand jederzeit verfügbar. Es gibt keinen Sabbat und keine Feiertage. Alles ist profan. Das Leben in einer Welt der unstrukturierten Anomie macht Heranwachsende anfälliger für die Vereinnahmung durch radikale politische Strömungen im Internet, die moralische Klarheit und eine moralische Gemeinschaft bieten und die jungen Menschen damit noch weiter von ihren persönlichen Gemeinschaften fortlocken.

Wir könnten durchaus ein gesünderes Umfeld für uns und unsere Kinder schaffen, indem wir uns wieder an die Rhythmen des Kalenders und unserer Gemeinschaften anpassen. Wir könnten beispielsweise an regelmäßigen Gottesdiensten teilnehmen oder anderen Gruppen beitreten, die sich einem moralischen, wohltätigen oder spirituellen Ziel verschrieben haben. Wir könnten außerdem Familienrituale einführen, etwa einen digitalen Sabbat (einen Tag in der Woche, an dem digitale Medien wenig oder gar nicht genutzt werden, kombiniert mit vergnüglichen persönlichen Aktivitäten) oder regelmäßigen gemeinsamen Urlaub, idealerweise mit anderen Familien. All diese Praktiken verleihen Zeit und Raum wieder etwas von der sozialen Bedeutung, die diese eingebüßt haben.

2. Embodiment

Sobald Zeit und Raum mit der Struktur für Heiligkeit versehen sind, können die Rituale weitergehen, und Rituale erfordern Körper, die sich bewegen. Ein Gebet oder eine Meditation können still und bewegungslos erfolgen, doch Religionen schreiben meist eine Form der Bewegung vor, die die Aktivität als hingebungsvoll kennzeichnet und zu ihrer Symbolik beiträgt. Christen knien, Muslime verneigen sich tief in Richtung Mekka, Sufis haben «tanzende Derwische» und Juden «schockeln», bewegen also den Oberkörper vor und zurück, während sie das Gebet sprechen. Die Menschen singen und tanzen bei Versammlungen gemeinsam, was ihre Herzen füreinander und für Gott öffnet.[5] DeSteno merkt an, dass synchrone Bewegungen bei religiösen Ritualen nicht nur sehr verbreitet sind; es ist auch experimentell nachgewiesen, dass sie Gefühle der Gemeinschaft, Gleichartigkeit und des Vertrauens verstärken, also einer Gruppe von Individuen das Gefühl geben, zu einer Einheit verschmolzen zu sein.[6]

Jede und jeder, die oder der während der COVID-19-Pandemie per Videokonferenz an einer Hochzeit, Trauerfeier oder einem Gottesdienst teilgenommen hat, weiß, wie viel verloren geht, wenn Rituale virtuell stattfinden. Die Evolution hat den Menschen zu einem Wesen gemacht, das religiös ist, indem es mit anderen zusammen ist und sich mit anderen zusammen bewegt. Die Große Neuverdrahtung hat die synchrone körperliche Bewegung (eigentlich jede Bewegung) reduziert, und die Lockdowns der Pandemiezeit haben noch das Ihrige dazu getan.

Die vielleicht wichtigste körperliche Aktivität, die Menschen miteinander verbindet, ist das Essen. Die meisten Feiertage und Übergangsriten beinhalten ein Festessen oder zumindest eine gemeinsame Mahlzeit, oft mit Speisen, die für diesen Tag oder dieses Ritual typisch sind. Wie wäre es wohl für einen US-Amerikaner, wenn jemand aus seiner Familie zu Thanksgiving mit dem Hinweis, er habe Hunger, seine Portion Truthahn, Füllung und Cranberrysoße schon eine Stunde vor dem Abendessen allein in einem anderen Zimmer essen würde? Nein. Die komplette Familie und Freunde müssen das Essen teilen, und genau das ist eine der verbreitetsten Sitten: Menschen, die miteinander «das Brot brechen», haben eine Bindung.[7] Der einfache Akt des gemeinsamen Essens, besonders vom selben Teller oder aus derselben Schüssel, stärkt diese Bindung und reduziert die Wahrscheinlichkeit von Konflikten. Dies ist ein Mangel der virtuellen Welt, den diese niemals ablegen wird, ganz gleich, wie perfekt die virtuelle Realität auch sein mag.

Viele spirituelle Praktiken werden durch körperliche Bewegung und Nähe unterstrichen. Wenn alles an einem Bildschirm (und womöglich allein im eigenen Zimmer) erledigt wird, werden jene neuronalen Schaltkreise, die sich mit den spirituellen Praktiken entwickelt haben,[8] nicht aktiviert; es fällt dann sehr viel schwerer, in Durkheims Reich des Heiligen zu gelangen. Gesünder wäre es, mehr persönliche gemeinsame Veranstaltungen aufzusuchen, besonders solche, die das Gefühl eines erhabenen oder moralischen Zwecks vermitteln und synchrone Bewegungen einschließen, wie Gottesdienste oder Live-Konzerte von Musikerinnen und Musikern mit hingebungsvollen Fans. Gerade in diesen Jahren nach der COVID-19-Pandemie würden viele von uns davon profitieren, wenn sie die während der Pandemie angenommenen Gewohnheiten über Bord werfen und nicht immer die einfache Option der Zurückgezogenheit wählen würden.

Sport ist nicht wirklich spirituell, aber bestimmte Sportarten greifen auf wichtige Bestandteile der Spiritualität im Hinblick auf die Bindung zwischen Menschen zurück, etwa koordinierte und kollektive Bewegungen und Feiern in der Gruppe. Forschungen belegen klar und deutlich, dass Teenager, die Teamsport betreiben, glücklicher sind als andere.[9] Menschen sind «embodied», körperlich; ein smartphonebasiertes Leben ist es nicht. Bildschirme lassen uns vergessen, dass unser Körper eine wichtige Rolle spielt.

3. Innehalten, Schweigen und Fokussierung

Nicht bei jeder spirituellen Praktik sind Körper in Bewegung; manche bedienen sich des Innehaltens, wobei auch stilles Verharren körperlich durchaus intensiv ist. Traditionelle Meditationen beschreiben, wie man sitzen, atmen und seinen Körper visualisieren soll. Der Buddha (Siddhartha Gautama) folgte dem «edlen achtfachen Pfad» auf seinem Weg zum Erwachen. Dessen achtes Element, *sammā samādhi,* steht mit allen anderen in Verbindung und wird auch als «rechte [im Sinne von richtige] Sammlung oder Vertiefung» übersetzt. Ein ungeübter Geist springt umher wie ein ungestümer Affe. Bei uns mit unserem bildschirm- und anforderungsreichen Leben springt der Affe sogar noch ungestümer umher, so wie bei Johann Haris Patensohn. Eine der wichtigsten Lehren des Buddhismus ist, dass wir unseren Geist trainieren können.

Meditation hilft dabei, den springenden Affen-Geist zu beruhigen. Im Laufe der Zeit verändert sich die Art des bewussten Erlebens, selbst wenn man nicht meditiert. Studien mit buddhistischen Mönchen deuten darauf hin, dass intensive Meditationspraktiken ihre Gehirne nachhaltig verändern; Hirnareale, die mit Furcht und negativen Emotionen befasst sind, werden weniger aktiviert. Das zeigt, dass sie in der Unbefangenheit des Entdeckungsmodus leben, nicht in der Befangenheit des Verteidigungsmodus.[10]

Darum gibt es in vielen Religionen Klöster sowie Mönche und Nonnen. Jene, die sich spirituell entwickeln wollen, tun gut daran, sich vom Lärm und der Komplexität menschlicher Interaktionen mit ihrem endlosen Strom an Wörtern und profanen Anliegen abzusetzen. Wenn Menschen Schweigen in der Gesellschaft ebenso schweigender Gleichgesinnter praktizieren, fördert dies eine ruhige Reflexion und innere Arbeit, was wiederum der geistigen Gesundheit förderlich ist. Das Fokussieren der eigenen Aufmerksamkeit und Meditieren reduzieren nachweislich Depressionen und Angststörungen.[11] Dazu muss man nicht in ein Kloster eintreten; viele normale Menschen erreichen dies, indem sie beispielsweise ein Schweigegelübde für einen Tag, eine Woche oder länger ablegen, während sie in Meditationszentren mit anderen zusammenfinden. Schon kurze Phasen der Achtsamkeitsmeditation – täglich zehn Minuten – reduzieren nachgewiesenermaßen Reizbarkeit, negative Emotionen und Stress durch äußeren Druck.[12] Die aus dem Bereich des Spirituellen stammenden Achtsamkeitspraktiken haben sogar einen festen Platz in der psychiatrischen und ärztlichen Praxis gefunden, und die empirischen Belege für ihre Wirksamkeit nehmen immer weiter zu.[13]

Der Buddha beschrieb *sammā sammādhi* als Zustand mentaler Einheit. Er sagt: «Wenn ihr Samadhi gefunden habt, ist euer Geist nicht zerstreut, so wie jene, die sich vor Überschwemmungen schützen, den Damm bewachen.»[14] Nun, Smartphones und soziale Medien lassen den Damm bersten, überschwemmen das Bewusstsein mit Benachrichtigungen und Trivialem, füllen die Ohren mit Geräuschen, fragmentieren die Aufmerksamkeit und zerstreuen das Bewusstsein.[15] Das smartphonebasierte Leben macht es Menschen schwer, ganz bei den anderen zu sein, wenn sie mit anderen zusammen sind, und einfach still dazusitzen, wenn sie allein sind. Wenn wir Innehalten und Schweigen erleben, wenn wir uns fokussieren und ein Gefühl des geeinten Bewusstseins entwickeln wollen, dann müssen wir den Strom an Stimulationen, die unsere Augen und Ohren erreichen, reduzieren. Wir müssen passende Gelegenheiten finden, um still dazusitzen, ob in einer Meditation,[16] indem wir mehr Zeit in der Natur verbringen oder indem wir einfach während einer langen Fahrt aus dem Autofenster blicken und unsere Gedanken schweifen lassen, statt immerzu irgendetwas zuzuhören oder (das gilt für Kinder auf dem Rücksitz) die ganze Zeit Videos zu gucken.

4. Selbsttranszendenz

Denken Sie einmal an Ihre letzte spirituelle Erfahrung zurück, vielleicht einen Augenblick der Ehrfurcht in der Natur oder einen Augenblick der moralischen Erhabenheit oder Inspiration, als Sie Zeuge einer Handlung von moralischer Schönheit wurden. Fühlten Sie sich in jenem Moment mehr oder weniger Ihrer selbst bewusst?

Selbsttranszendenz zählt zu den zentralen Eigenschaften spirituellen Erlebens, und es zeigt sich, dass die Selbstvergessenheit eine neuronale Signatur hat.

Einige miteinander verknüpfte Strukturen im Gehirn sind stärker aktiviert, wenn wir Ereignisse aus einer egozentrischen Perspektive verarbeiten – wenn ich also darüber nachdenke, was *ich* will, was *ich* als Nächstes mache oder was andere Leute von *mir* halten. Diese Strukturen sind so oft gemeinsam aktiv, dass man sie unter der Bezeichnung *Default Mode Network* (DMN, «Ruhezustandsnetzwerk») zusammenfasst. Damit ist gemeint, was das Gehirn normalerweise tut – außer in den besonderen Fällen, wenn es das nicht tut.[17] Wir könnten hier auch vom *Profane Mode Network* sprechen, dem «Profanzustandsnetzwerk».

Nun ergaben Forschungen, dass das DMN weniger aktiv ist, wenn Menschen verschiedene spirituelle Praktiken ausüben, wie Meditation, Gebet und (in einem sicheren Umfeld) die Nutzung psychedelischer Drogen wie Psilocybin, eine Wirkstoffgruppe, die bei den indigenen Religionen weltweit am häufigsten Verwendung findet.[18] In seinem Buch *Awe* schreibt der Sozialpsychologe Dacher Keltner:

> Während unser Ruhezustands-Ich in den Hintergrund tritt, verlagert die Ehrfurcht, so haben weitere Studien ergeben, unser Denken von einer kompetitiven Ellbogen-Haltung zu dem Empfinden, Teil eines Netzwerks aus aufeinander angewiesenen, zusammenarbeitenden Individuen zu sein. Wir spüren, dass wir Teil eines Kapitels in der Geschichte einer Familie, einer Gemeinschaft, einer Kultur sind. Eines Ökosystems.[19]

Wenn das DMN weniger aktiv ist, können wir besser eine tiefe Verbindung zu etwas jenseits von uns selbst aufbauen. Wie wirken sich die sozialen Medien auf das DMN aus? Eine Social-Media-«Plattform» ist praktisch per definitionem ein Ort, an dem sich alles um uns selbst dreht. Wir stehen auf der Plattform und posten Inhalte, um zu beeinflussen, wie andere uns wahrnehmen – eine fast perfekte Konstruktion, um das DMN auf ein Maximum hochzuschaukeln und dort auch zu halten. Das ist für niemanden gesund, besonders schädlich aber für Heranwachsende.[20]

Die Schriften des Buddhismus und des Daoismus äußern sich ausgiebig darüber, welches Hindernis unser Ego auf dem Weg zur Erleuchtung darstellt. Unser Bewusstsein wird von profanen Anliegen auf Trab gehalten. Im Daodejing, einem daoistischen Grundlagentext aus dem 4. Jahrhundert v. Chr., findet sich diese Passage:

> Besessenheiten des Geistes sind Vorstellungen von einem selbst und anderen, Vorstellungen von Ruhm und Schande, von Verlust und Gewinn, Vorstellungen von richtig und falsch, von Profit und Ehre, Vorstellungen von höherem Rang. Sie lagern wie Staub auf dem Postament des Geistes und verhindern dessen Freiheit.

Soziale Medien sind ein steter Quell von Besessenheiten. Sie trainieren Menschen dazu, genau anders zu denken als in den traditionellen Weisheiten beschrieben: *Denke zuerst an dich, sei materialistisch, voreingenommen, prahlerisch und kleinlich; strebe nach Ruhm in Gestalt von Link- und Followerzahlen.* Viele Nutzer glauben vielleicht, dass die in den Plattformen wie Instagram eingebauten Karotten und Stöcke ihnen nichts anhaben können, doch es ist sehr schwer, auch unbewusst nicht beeinflusst zu werden. Die meisten jungen Menschen entwickeln sich leider genau in der sensitiven Phase des kulturellen Lernens (also etwa zwischen neun und fünfzehn) zu intensiven Nutzern sozialer Medien.[21]

Wenn wir mehr Selbsttranszendenz erleben wollen, müssen wir diejenigen Dinge in unserem Leben herunterschrauben, die das *Profane Mode Network* aktivieren und uns intensiv an unser Ego binden, wie etwa die Nutzung von sozialen Medien. Stattdessen müssen wir äußere Bedingungen und Aktivitäten anstreben, die den gegenteiligen Effekt haben, so wie es die meisten spirituellen Praktiken tun, etwa Gebet, Meditation, Achtsamkeit und bei manchen Menschen auch psychedelische Drogen, deren Wirksamkeit in der Behandlung von Angststörungen und Depression zunehmend nachgewiesen wird.[22]

5. Nachsicht mit anderen

Das Daodejing zählt «Vorstellungen von richtig und falsch» zu den Besessenheiten des Geistes. In den fünfunddreißig Jahren meiner Beschäftigung mit Moralphilosophie habe ich Folgendes als eines der größten Probleme der Menschheit erkannt: Wir geraten zu schnell in

Wut und vergeben zu langsam. Wir sind außerdem Hypokriten, Heuchler, die andere harsch beurteilen, aber eigenes Fehlverhalten reflexhaft rechtfertigen. Jesus sagte in der Bergpredigt:

> Richtet nicht, damit ihr nicht gerichtet werdet. Denn nach welchem Recht ihr richtet, werdet ihr gerichtet werden; und mit welchem Maß ihr messt, wird euch zugemessen werden.[23]

Jesus riet nicht davon ab, andere überhaupt zu beurteilen; er ermahnte uns nur, dies überlegt zu tun und darauf zu achten, im Hinblick auf andere und uns selbst nicht mit zweierlei Maß zu messen. Im darauffolgenden Vers heißt es: «Was siehst du aber den Splitter in deines Bruders Auge und nimmst nicht wahr den Balken in deinem Auge?»[24] Er fordert uns dazu auf, erst einmal auf uns selbst zu schauen, bevor wir andere kritisieren.

Soziale Medien erziehen uns dazu, genau das Gegenteil davon zu tun. Sie ermuntern uns, schnell und öffentlich zu urteilen, ohne viel Rücksicht auf die Kritisierten als Menschen, ohne das Wissen darüber, in welchem Kontext sie gehandelt haben, und ohne Bewusstsein dafür, dass wir selbst oft genug genau das getan haben, wofür wir andere öffentlich niedermachen.

Buddhismus und Hinduismus gehen sogar noch weiter und fordern uns auf, gar nicht über andere zu richten. Hier eine der tiefsten Erkenntnisse in die Psychologie der Moral, formuliert vom chinesischen Zen-Meister Sengcan (gestorben 606):

> Der große Weg ist nicht schwierig für diejenigen, die nicht an Vorlieben hängen.
> Wenn weder Liebe noch Hass entstehen, ist alles klar und unverhüllt.
> Erzeugst du aber auch nur die kleinste Trennung, bist du so weit davon entfernt wie der Himmel von der Erde.
> Wenn du die Wahrheit erkennen willst, dann hege keine Ansichten für oder gegen irgendetwas.[25]

Natürlich können wir Sengcans Rat nicht wörtlich befolgen; es ist uns unmöglich, überhaupt keine moralischen Unterscheidungen und Urteile vorzunehmen. (Monotheistische Religionen stecken sogar voller moralischer Unterscheidungen und Urteile.) Meiner Ansicht nach meinte er aber damit, dass der Geist, wenn man ihn einfach sich selbst überlässt, alles und jeden sofort bewertet; das wirkt sich darauf aus, was wir als Nächstes denken, sodass es uns schwerer fällt, die Wahrheit zu finden. Diese Erkenntnis liegt dem ersten Prinzip der Moralpsychologie zugrunde, das ich bereits in *The Righteous Mind* beschrieben habe: Zunächst kommt die Intuition, dann folgt das strategische Denken. Wir haben also ein sofortiges Bauchgefühl bezüglich eines Ereignisses und entwickeln danach eine Geschichte, um unser schnelles Urteil zu rechtfertigen – und diese Geschichte lässt uns oft gut dastehen.

Die großen Weltreligionen ermahnen uns, andere nicht zu verurteilen und Nachsicht zu üben. In der Tora befiehlt Gott den Israeliten: «Du sollst dich nicht rächen noch Zorn bewahren gegen die Kinder deines Volks. Du sollst deinen Nächsten lieben wie dich selbst (...).»[26] Jahrtausende später inspirierte Martin Luther King Jr. mit der Macht der Vergebung im Sinne der jüdisch-christlichen Tradition die Menschen der Bürgerrechtsbewegung zu erhabenem Handeln, das Herzen und Köpfe gewann:

> Zunächst müssen wir zur Vergebung fähig werden. Wer nicht vergeben kann, der kann auch nicht lieben. (...) Selbst im Bösesten von uns steckt etwas Gutes, selbst im Besten etwas Böses. Haben wir das erst entdeckt, so hassen wir unsere Feinde nicht mehr so leicht.[27]

Natürlich haben Religionen auch immer wieder Menschen dazu motiviert, grausam und rassistisch zu sein oder Völkermord zu begehen. Religiöse Praktiker sind, wie alle Menschen, oft Heuchler. Dennoch sind religiöse Mahnungen zur Nachsicht mit anderen – nicht so schnell verurteilen, schneller verzeihen – gut, um Beziehungen zu bewahren und die psychische Gesundheit zu verbessern. Soziale Medien bringen die Menschen dazu, genau das Gegenteil zu tun: Urteile schnell und öffentlich, auf dass du nicht verurteilt wirst, weil du nicht wen auch immer verurteilt hast, auf den wir es heute gerade alle abgesehen haben. Vergib nicht, sonst wird dein Team dich als Verräter angreifen.

Unter spirituellen Gesichtspunkten sind soziale Medien eine Krankheit des Geistes. Spirituelle Praktiken und Tugenden, wie Vergebung, Gnade und Liebe, sind dagegen Heilmittel. Der Buddha sagte es so:

> Noch nie in dieser Welt
> Hat Haß gestillt den Haß.
> Nur liebende Güte stillt den Haß.
> Dies ist ein ewiges Gesetz.[28]

6. Ehrfurcht finden in der Natur

Die Bedeutung der Großartigkeit der Natur für die Spiritualität der Menschen lässt sich gar nicht groß genug beschreiben. In Psalm 19 heißt es: «Die Himmel erzählen die Ehre Gottes / und die Feste verkündigt seiner Hände Werk.» Ralph Waldo Emerson beschrieb 1836 das Ergebnis dieser Hände Werk, das er bei einer Wanderung durch den Wald vorfand:

> In den Wäldern ist immerwährende Jugend. In diesen Pflanzungen Gottes herrscht Würde und Heiligkeit (…). Wenn ich auf dem kahlen Erdboden stehe – meinen Kopf in die heitere Luft getaucht und in den unendlichen Raum erhoben –, schwindet alle eitle Selbstgefälligkeit dahin. Ich werde zu einem durchsichtigen Augapfel; ich bin nichts; ich sehe alles; die Ströme des universellen Wesens durchwogen mich; ich bin ein Teil oder Splitter Gottes.[29]

Im Jahr 2003 veröffentlichten Dacher Keltner und ich einen Übersichtsartikel zur Emotion der Ehrfurcht, in dem wir die Auffassung vertraten, dass Ehrfurcht durch zwei zeitgleiche Wahrnehmungen ausgelöst wird: Erstens ist das, was wir betrachten, in irgendeiner Hinsicht groß, und zweitens lässt es sich nicht in unsere bestehenden mentalen Strukturen einfügen.[30] Diese Kombination löst im Menschen offenbar das Empfinden aus, in einer zutiefst angenehmen, wenn auch manchmal etwas furchterregenden Weise klein zu sein. Ehrfurcht öffnet uns dafür, unseren Glauben, unsere Gefolgschaften und Verhaltensweisen zu ändern.

Dacher blieb bei dem Thema und ist heute der führende Forscher auf diesem Gebiet. Mit seinen Studentinnen und Studenten dokumentierte er Tausende Berichte über Ehrfurchtserlebnisse von Menschen in aller Welt und ordnete diese in die acht gängigsten Kategorien ein, die er die «acht Wunder des Lebens» nennt. Diese sind moralische Schönheit, kollektive energiegeladene Gemeinschaft, Natur, optische Gestaltung, spirituelle und religiöse Ehrfurcht, Leben und Tod sowie Erleuchtungen (Augenblicke, in denen uns eine neue und große Erkenntnis kommt).

Ehrfurcht kann auf unterschiedlichste Weise ausgelöst werden, doch eine der zuverlässigsten und einfachsten Methoden ist, die Schönheit der Natur auf sich wirken zu lassen. Nachdem ich in einem Podcast[31] gehört hatte, wie Dacher mit «Ehrfurcht-Spaziergängen» (*awe walks*) die Trauer über den Krebstod seines Bruders bewältigt hatte, beschloss ich, in meinen «Flourishing»-Kurs an der New York University eine Einheit zum Thema Ehrfurcht aufzunehmen. Ich gab meinen Studentinnen und Studenten die Aufgabe, sich den Podcast anzuhören und dann einen Spaziergang zu machen, langsam, irgendwo draußen, und in dieser Zeit ihr Handy nicht anzurühren. Die schriftlichen Gedanken dazu, die sie mir als Hausaufgabe für diese Woche mitbrachten, zählen zu den schönsten Texten, die mir in dreißig Jahren als Professor untergekommen sind.

Manche Studenten und Studentinnen gingen einfach langsam durch die Straßen von Greenwich Village rund um die NYU und bemerkten zum ersten Mal die architektonischen Verzierungen (optische Gestaltung) an den Gebäuden aus dem 19. Jahrhundert, an denen sie schon so oft vorbeigegangen waren. Die kraftvollsten Berichte aber stammten von jenen, die durch Parks gegangen waren. Eine Studentin, Yi-Mei, begann ihren Ehrfurcht-Spaziergang im Washington Square Park, dem grünen Herzen des NYU-Campus. Es war ein schöner Apriltag, und die Kirschbäume standen in voller Blüte:

> Ich war so überwältigt davon, wie schön der Park im Frühling war, dass ich mich eine Weile auf eine Bank setzte; ich betrachtete seine Schönheit und empfand moralisches Gefallen und Zuneigung für die Menschen, die dort umhergingen; ich lächelte immer, wenn mich jemand ansah.

Sie war so inspiriert von diesem neuartigen Erlebnis in einem ihr vertrauten Park, dass sie sich in den Central Park aufmachte (was nicht nötig gewesen wäre, um die Aufgabe zu erfüllen). Dort war sie von Sonnenlichtreflexionen auf einem Teich geblendet, «als wären Funken zur Dekoration über ihn und die Bäume gestreut. Es war für mich, als würde alles zum Leben erwachen.»

Mehrere Studentinnen und Studenten schrieben, dass sie sich vor ihren Ehrfurcht-Spaziergängen kaum einmal die Zeit genommen hatten, um die Schönheit der Welt um sie herum in sich aufzunehmen. Der Washington Square Park ist einer der schönsten Stadtparks in den Vereinigten Staaten und wird oft von Studierenden der NYU durchquert, doch nur wenige hatten ihn bis dahin wirklich wahrgenommen.

Viele Studierende leiden unter Angststörungen, und mehrere stellten fest, dass die Schönheit der Natur hier eine wirksame Behandlung darstellte. Noch einmal Yi-Mei:

> Es fühlte sich an, als wenn mich das Erleben von Schönheit und Ehrfurcht großzügiger machte und mehr in die Gegenwart holte. Die belanglosen Dinge der Vergangenheit fühlten sich plötzlich öde an, und es schien mir unnötig, mir Sorgen um die Zukunft zu machen, weil ich mich gerade so sicher und ruhig fühlte. Es war, als würde sich die Zeit dehnen und ich würde zu mir und meiner Angst sagen: «Das wird schon alles in Ordnung

kommen.» Da war auch ein kribbelndes Gefühl von Glück, und ich wollte einfach in Verbindung mit anderen Menschen treten und mit ihnen sprechen.

In einem Übersichtsartikel zählten Dacher und eine Kollegin fünf Arten auf, wie Ehrfurcht das Wohlbefinden steigert: Ehrfurcht bewirkt «neurophysiologische Veränderungen, einen geringeren Fokus auf das Selbst, eine gesteigerte prosoziale Relationalität, bessere soziale Integration und ein gesteigertes Empfinden von Sinnhaftigkeit».[32] Yi-Mei erlebte all das während ihres stillen Spaziergangs durch zwei Parks.

Der Mensch entwickelte sich in der Natur. Unser Sinn für Schönheit entwickelte sich so, dass wir uns von Umgebungen angezogen fühlen, in denen unsere Urahnen gut leben konnten, etwa Grasland mit Bäumen und Gewässern, in dem viele Pflanzenfresser lebten, oder die Küste mit ihren vielen marinen Ressourcen. Der große Evolutionsbiologe E.O. Wilson sprach von der «Biophilie» des Menschen, womit er meinte, dass wir «das Bedürfnis haben, uns mit anderen Lebensformen zusammenzutun».[33] Darum reisen Menschen an Orte mit besonderer Natur. Darum konzipierte der große Landschaftsarchitekt Frederick Law Olmsted den New Yorker Central Park so, wie er ist, mit offenen Grasflächen, Wald, Seen und einem kleinen Zoo, in dem meine Kinder gern Schafe und Ziegen füttern. Darum lieben Kinder es, den Wald zu durchstreifen und Steine umzudrehen, um zu schauen, was wohl darunter krabbelt. Und darum reduziert der Aufenthalt in schöner Natur die Ängstlichkeit bei Menschen, die unter Angststörungen leiden.[34] Es ist, als würden wir nach Hause kommen.

Eines der Kennzeichen der Großen Neuverdrahtung aber ist, dass Kinder und Heranwachsende heute viel weniger Zeit draußen verbringen, und wenn sie draußen sind, schauen sie oft auf ihre Smartphones oder denken an sie. Wenn sie etwas Schönes sehen, wie Sonnenlicht, das sich in einem Teich spiegelt, oder Kirschblüten, die sanft im Frühlingswind schaukeln, ist ihr erster Gedanke, davon ein Foto oder Video aufzunehmen und dieses vielleicht irgendwo zu posten. Nur wenige sind offen dafür, sich im Augenblick zu verlieren, so wie es Yi-Mei tat.

Zweifellos kann man auch eine gewisse Ehrfurcht empfinden, während man ein Smartphone benutzt. Man kann zum Beispiel unzählige Videos auf YouTube anschauen, die zeigen, wie Menschen Heldentaten begehen (moralische Schönheit). Es gibt die außergewöhnlichsten Fotos und Videos der schönsten Orte der Welt zu bestaunen. Das sind wertvolle Erlebnisse. Aber wie wir bereits wissen, überfluten uns unsere Smartphones mit Masse, jedoch weniger mit Klasse. Wir schauen uns ein moralisch erhebendes kurzes Video an, sind bewegt und scrollen dann weiter zum nächsten kurzen Video, in dem irgendjemand wütend wegen irgendetwas ist. Wir sehen ein Foto der Victoria Falls, aufgenommen mit einer Drohne, sodass der Blick besser ist, als wir ihn persönlich je haben könnten, doch weil das Ganze auf einem handflächengroßen Bildschirm zu sehen ist und wir uns nicht die Mühe machen mussten, die Wasserfälle selbst aufzusuchen, löst dies nicht so viel Ehrfurcht aus wie der Blick auf einen viel kleineren Wasserfall, zu dem wir selbst hingewandert sind.

Wenn wir möchten, dass Ehrfurcht eine größere und wohltuende Rolle in unserem Leben spielt, müssen wir ihr Raum geben. Als Ergebnis des Ehrfurcht-Spaziergangs, den ich in derselben Woche machte wie meine Studentinnen und Studenten, nehme ich heute meine AirPods aus den Ohren, wenn ich durch einen Park oder die Natur spaziere. Ich versuche nicht mehr, so viele Hörbücher und Podcasts (bei anderthalbfacher Geschwindigkeit) zu hören, wie mein Gehirn nur aufnehmen kann. Und im Hinblick auf unsere Kinder gilt: Wenn Ehrfurcht und natürliche Schönheit in ihrem Leben eine größere Rolle spielen sollen, müssen wir sie gezielt an schöne Orte in der Natur bringen oder sie dorthin schicken. Ohne Smartphones.

Das Loch, in das nur Gott hineinpasst

Kurz vor seinem Tod 1662 schrieb der französische Philosoph Blaise Pascal eine Passage, die oft als «Jeder Mensch hat in seinem Herzen ein Loch, in das nur Gott hineinpasst» paraphrasiert wird.[35] Ich glaube, damit hatte er recht. In *The Righteous Mind* habe ich Bezug auf die Schriften von Charles Darwin und dem Biologen David Sloan Wilson genommen,[36] um zu erklären, wie dieses Loch womöglich durch die natürliche Selektion entstanden ist: Die Menschheit durchlief eine lange Phase der sogenannten Multilevel-Selektion, bei der Gruppen mit anderen Gruppen konkurrierten, während gleichzeitig die Individuen innerhalb jeder Gruppe miteinander konkurrierten. Die Gruppen mit dem stärksten Zusammenhalt setzten sich durch, und die Menschen entwickelten (durch biologische und kulturelle Evolution) eine Adaptation, die den Zusammenhalt ihrer Gruppen sogar noch mehr stärkte: Religiosität (die sowohl die Furcht vor Göttern als auch die Liebe zu ihnen umfasst).

Viele meiner religiösen Freundinnen und Freunde teilen meine Ansicht über den Ursprung des Lochs, in das nur Gott hineinpasst, nicht; sie glauben, dass es da ist, weil wir Gottes Schöpfungen sind und uns nach unserem Schöpfer sehnen. Doch obwohl wir über seinen Ursprung geteilter Meinung sind, sind wir uns über seine Wirkung einig: Da ist ein Loch, ein Leerraum in uns allen, den wir füllen wollen. Wenn er nicht mit etwas Noblem und Erhabenem gefüllt wird, dann wird ihn die moderne Gesellschaft rasch mit Müll vollpumpen. Das ist schon so, seit das Zeitalter der Massenmedien angebrochen ist, doch die Müllpumpe wurde in den 2010er-Jahren hundertmal leistungsfähiger.

Es kommt darauf an, welchen Dingen wir uns aussetzen. Darüber sind sich auch die Altvorderen durchgehend einig. Der Buddha sagt dazu: «Alle Dinge entstehen im Geist, sind unseres mächtigen Geistes Schöpfung.»[37] Und Marc Aurel: «Dein Denken wird so sein, wie du dir gewöhnlich die Dinge vorstellst. Denn die Seele wird von den Vorstellungen gefärbt.»[38]

In einem smartphonebasierten Leben sind wir einer ungeheuren Menge an Inhalten ausgesetzt, von denen ein Großteil von Algorithmen ausgewählt und uns mittels Benachrichtigungen präsentiert wird, die alles unterbrechen, was wir gerade tun. Es ist zu viel, und vieles davon zieht uns in der Göttlichkeits-Achse, der z-Achse, nach unten. Wenn wir die meiste Zeit unseres Lebens auf dieser Achse oberhalb null verbringen möchten, müssen wir wieder die Kontrolle darüber erlangen, was wir in uns aufnehmen. Wir müssen wieder die Kontrolle über unser Leben übernehmen.

Zusammenfassung

- Wenn Menschen moralisch schönes Handeln sehen, fühlen sie sich emporgehoben – erhöht in einer vertikalen Dimension, die man als Göttlichkeit bezeichnen kann. Sehen Menschen moralisch abstoßendes Handeln, fühlen sie sich hinabgezogen oder degradiert.
- Ein smartphonebasiertes Leben zieht Menschen im Großen und Ganzen nach unten. Es verändert die Art, wie wir denken, fühlen, urteilen und mit anderen in Beziehung treten. Es ist unvereinbar mit vielen Verhaltensweisen, die religiöse und spirituelle Gemeinschaften praktizieren; Forscher wie David DeSteno haben nachgewiesen, dass manche dieser Praktiken zu mehr Glück, Wohlbefinden, Vertrauen und Gruppenzusammenhalt führen. Sechs dieser Praktiken habe ich hier beschrieben.
- Erstens beschrieb Émile Durkheim, dass Menschen zwischen zwei Ebenen hin und her wechseln, dem Reich des Profanen und dem Reich des Heiligen. Das Profane ist unser normales, auf uns selbst fokussiertes Bewusstsein. Das Heilige ist das Reich des Kollektivs. Gruppen von Individuen werden zu einer zusammenhängenden Gemeinschaft, wenn sie Rituale praktizieren, die sie gemeinsam in das Reich des Heiligen bringen (und wieder hinaus). Die virtuelle Welt dagegen verleiht Zeit und Raum keinerlei Struktur und ist rein profan. Das ist einer der Gründe dafür, warum virtuelle Gemeinschaften meist nicht als so befriedigend oder sinnstiftend empfunden werden wie Gemeinschaften in der realen Welt.
- Zweitens umfassen religiöse Rituale immer körperliche Bewegungen mit symbolischer Bedeutung, die oft synchron mit anderen ausgeführt werden. Gemeinsames Essen hat eine besondere Macht, Bindungen zwischen Menschen zu stiften. Die virtuelle Welt ist per

definitionem körperlos, und die meisten ihrer Aktivitäten werden asynchron ausgeführt.

- Drittens schließen viele religiöse und spirituelle Praktiken Innehalten, Schweigen und Meditation ein, um den «springenden Affen», unser normales Bewusstsein, zu beruhigen und das Herz für andere, für Gott oder für die Erleuchtung zu öffnen. Meditation fördert nachweislich das Wohlbefinden, selbst wenn sie nur kurz, aber regelmäßig in gänzlich säkularem Kontext praktiziert wird. Das smartphonebasierte Leben dagegen ist ein nie endender Strom aus Benachrichtigungen, Alarmen und Ablenkungen, die das Bewusstsein fragmentieren und uns dazu erziehen, jeden bewussten Moment mit etwas aus unserem Smartphone zu füllen.
- Viertens ist eine definierende Eigenschaft der Spiritualität die Selbsttranszendenz. Bestimmte miteinander verknüpfte Strukturen in unserem Gehirn, das Default Mode Network (DMN, «Ruhezustandsnetzwerk»), werden in Augenblicken der Selbsttranszendenz weniger aktiv, so als bildeten sie die neuronale Basis des profanen Bewusstseins. Soziale Medien halten den Fokus auf dem Selbst, der Selbstdarstellung, dem Image und dem sozialen Status. Sie sind nahezu perfekt geeignet, um Selbsttranszendenz zu unterbinden.
- Fünftens mahnen uns die meisten Religionen, weniger über andere zu urteilen, soziale Medien dagegen ermuntern uns, in nie dagewesener Masse Urteile über andere abzugeben. Religionen mahnen uns zur Nachsicht, soziale Medien ermuntern uns zum Gegenteil.
- Sechstens ist die Großartigkeit der Natur einer der universellsten und zugänglichsten Wege zum Erleben von Ehrfurcht, einer Emotion, die eng mit spirituellen Praktiken und spiritueller Entwicklung verknüpft ist. Ein einfacher Spaziergang in natürlicher Umgebung kann eine Selbsttranszendenz bewirken, besonders wenn man dabei sehr aufmerksam ist und seine Aufmerksamkeit nicht auf ein Smartphone richtet. Ehrfurcht in der Natur kann besonders für die Generation Z von großem Wert sein, weil sie der durch eine smartphonebasierte Kindheit verursachten Ängstlichkeit und Unsicherheit entgegenwirkt.

- Im Herzen jedes Menschen gibt es «ein Loch, in das nur Gott hineinpasst» – zumindest empfinden viele Menschen Sehnsucht nach Sinnhaftigkeit, Verbindung und spiritueller Erhabenheit. Ein smartphonebasiertes Leben füllt dieses Loch oft mit trivialen und herabmindernden Inhalten. Die Altvorderen mahnten uns, bewusster darauf zu achten, welchen Dingen wir uns aussetzen.

Damit beschließe ich Teil 3 dieses Buches, in dem ich beschrieben habe, welchen Schaden eine smartphonebasierte Kindheit (und ein smartphonebasiertes Erwachsenendasein) anrichtet. Wir wollen uns nun in Teil 4 damit beschäftigen, was wir dagegen tun können. Wie ich zeigen werde, können wir die Dinge verändern, wenn wir gemeinsam handeln.

TEIL IV

Gemeinsam für eine gesündere Kindheit

KAPITEL 9

Vorbereitungen für kollektives Handeln

Wenn ich sage, dass wir Kindern erst in einem höheren Alter ein Smartphone und Social-Media-Accounts geben sollten, höre ich meist die Antwort: «Da stimme ich Ihnen zu, aber es ist zu spät.» Inzwischen ist es so normal, dass Elfjährige mit auf das Smartphone gesenktem Blick umherlaufen und sich durch endlose Feeds wischen, dass sich viele Menschen nicht vorstellen können, dass wir daran etwas ändern könnten, wenn wir nur wollten. «Der Zug ist abgefahren», sagen sie mir, oder «der Drops ist gelutscht». Nun, solche Metaphern implizieren für mich, dass wir schleunigst handeln sollten. Ich habe schon in Flugzeugen gesessen, die bereits auf dem Rollfeld waren und dann zurückgerufen wurden, weil ein Sicherheitsproblem entdeckt worden war. Nach dem Untergang der *Titanic* 1912 zog man ihre beiden Schwesterschiffe aus dem Verkehr und baute sie um, damit sie sicherer wurden. Wenn Produkte, ob Spielzeuge für Kinder, Lebensmittel oder sonstige, sich als bedenklich erweisen, rufen wir sie zurück und nehmen sie vom Markt, bis die Hersteller die Zusammensetzung oder Konstruktion korrigiert haben.

Im Jahr 2010 wussten Teenager, Eltern, Schulen und sogar Technologiekonzerne nicht, dass Smartphones und soziale Medien derart viele schädliche Auswirkungen haben. Heute wissen wir es. Im Jahr 2010 gab es wenige Anzeichen einer Krise der psychischen Gesundheit. Heute stecken wir mittendrin.

Wir sind keineswegs hilflos, auch wenn es sich oft so anfühlt, weil Smartphones, soziale Medien, Marktinteressen und soziale Einflüsse uns mit vereinten Kräften in eine Falle treiben. Jede und jeder hat als allein Handelnde oder Handelnder das Gefühl, dass es zu schwierig oder zu kostspielig ist, das Richtige zu tun. Wenn wir aber gemeinsam handeln, reduzieren sich die Kosten.

In diesem kurzen Kapitel erkläre ich, welche Probleme des kollektiven Handelns es gibt, und ich beschreibe einige Mechanismen, die helfen können, diese zu lösen. In den verbleibenden Kapiteln von Teil 4 schildere ich dann, was Regierungen, Technologie-Unternehmen, Schulen und Eltern tun können, um die katastrophale Verschiebung von der spiel- zur smartphonebasierten Kindheit rückgängig zu machen.

Probleme kollektiven Handelns

Die Sozialwissenschaft beschäftigt sich schon lange mit Situationen, in denen jedes Individuum das tut, was für es selbst am besten ist (beispielsweise einen örtlichen See zu überfischen), selbst wenn dieses Verhalten, sollten alle dieselbe Entscheidung treffen, allen Schaden zufügt (im See gibt es keine Fische mehr). Könnte sich die Gruppe absprechen (indem sie etwa die Zahl der Fische, die jedes Individuum fangen darf, begrenzt), gäbe es auf lange Sicht viel mehr Fische für alle. Diese «Fallen» nennt man *Probleme kollektiven Handelns* (manchmal auch *soziale Dilemmata*). Kinder unter dreizehn Jahren stehen vor einem Problem kollektiven Handelns, wenn sie am ersten Tag in der sechsten Klasse sehen, dass einige in ihrer Klasse ein Smartphone bekommen haben und sich auf Instagram und Snapchat austauschen, sogar während des Unterrichts. Das erzeugt einen starken Druck, ein Smartphone und Zugang zu sozialen Medien zu bekommen, obwohl es allen Schülerinnen und Schülern besser ginge, wenn sie nichts davon hätten.

Alexis Spence schilderte mir, warum sie in der sechsten Klasse unbedingt einen Instagram-Account haben wollte, obwohl ihre Eltern ihr das verboten hatten:

> Das machte so süchtig, weil ich unbedingt so sein wollte wie meine Klassenkameraden. Ich wollte nichts verpassen, denn wenn ich etwas verpasste, war ich nicht auf dem Laufenden, und wenn ich nicht auf dem Laufenden war, lachten mich die Kinder aus oder machten sich über mich lustig, weil ich nicht verstand, was vor sich ging, und ich wollte nicht ausgeschlossen sein.

Sobald auch nur wenige Schülerinnen und Schüler Smartphones und Social-Media-Accounts bekommen, üben die anderen Druck auf ihre Eltern aus und bewirken so, dass auch diese in die Falle tappen. Eltern ist es unangenehm, wenn ihre Kinder Sätze sagen wie *«Alle anderen* haben ein Smartphone. Wenn ihr mir keins kauft, bin ich von *allem* ausgeschlossen.» («Alle anderen» bedeutet oft allerdings nur «ein paar andere Kinder».) Die wenigsten Eltern wollen, dass ihr Kind in einem Smartphone verschwindet, aber die Vorstellung, dass es zum sozialen Außenseiter wird, ist noch belastender. Viele Eltern geben deshalb nach und kaufen ihrem Kind ein Smartphone, wenn es elf Jahre oder sogar noch jünger ist. Und je mehr Eltern nachgeben, desto mehr Druck entsteht auf die verbliebenen Kinder und Eltern, bis die Gemeinschaft ein stabiles, aber ungutes Gleichgewicht erreicht: Nun haben *wirklich alle* ein Smartphone, alle verschwinden in ihren Geräten, und die spielbasierte Kindheit ist passé.

Da die Aneignung von Techniken in der digitalen Welt so rasch vonstattengeht, sehen sich auch manche Technologiekonzerne Problemen des kollektiven Handelns gegenüber. Sie müssen schnell sein und so viele Kinder und Teenager rekrutieren wie möglich. Dabei ist es egal, dass ihre eigenen Nutzungsbedingungen und das US-Gesetz ein Mindestalter von dreizehn Jahren vorschreiben; jeder Konzern, der das Alter seiner Nutzerinnen und Nutzer ernsthaft verifiziert, wird Kinder an die Konkurrenz verlieren, die ohne Bedenken illegal nach Jüngeren fischt.

Eltern sind überdies mit Problemen rund um das Thema kindliche Unabhängigkeit konfrontiert. Es war leicht, Kinder zum Spielen hinauszuschicken, als das noch jeder tat, doch in einem Viertel, wo das niemand mehr tut, ist es schwer, damit anzufangen. Eltern, die ihre Kinder unbeaufsichtigt in der Öffentlichkeit umherlaufen oder spielen lassen, riskieren leider, dass ein Nachbar die Polizei ruft, die den Fall wiederum womöglich an das Jugendamt weiterleitet, das dann prüft, ob eine «Vernachlässigung» vorliegt. Alle Eltern halten es für das Beste, das zu tun, was alle anderen Eltern tun: die Kinder ständig zu überwachen, selbst wenn das deren Entwicklung beeinträchtigt.

Wie können wir vermeiden, in diese Fallen zu tappen? Probleme kollektiven Handelns erfordern kollektive Reaktionen. Es gibt vier Arten kollektiver Reaktionen, und jede kann zu einem tiefgreifenden Wandel beitragen:

1. **Bewusste Abstimmung.** So wie Eltern zusätzlichen Druck auf die Verweigerer ausüben, indem sie ihren Elfjährigen ein Smartphone geben, können sich Eltern gegenseitig unterstützen, indem sie zusammenhalten. Die Gruppe Wait Until 8th («Warte bis zur Achten») ist ein wunderbares Beispiel für solche Koordination: Die Eltern unterzeichnen, wenn ihr Kind in die Grundschule kommt, eine Erklärung, der zufolge sie ihm erst in der achten Klasse ein Smartphone geben werden. Diese Erklärung wird erst bindend, wenn zehn Familien mit Kindern an dieser Schule und in derselben Klassenstufe unterzeichnen; das garantiert, dass diese Kinder mit anderen spielen können und nicht das Gefühl haben, «als Einzige» ausgeschlossen zu sein. Diese zehn Familien befreien sich gemeinsam aus der Falle (wenn auch nur bis zur achten Klasse, was immer noch zu früh ist; ich wünschte, sie würden bis zur neunten Klasse warten).
2. **Soziale Normen und moralische Haltung.** Eine Gemeinschaft kann eine persönliche Entscheidung unter moralischen Gesichtspunkten betrachten und ihre Ablehnung oder Verurteilung zum Ausdruck bringen, etwa (zum Glück) wenn jemand betrunken Auto fährt oder (leider) wenn eine Mutter ihren neunjährigen Sohn ohne erwachsene Aufsichtsperson mit der U-Bahn fahren lässt.[1]

Wir können die negative moralische Haltung zur kindlichen Autonomie umkehren und damit anfangen, Neunjährige, die ohne Aufsicht umherlaufen, als völlig normal zu betrachten – was sie bis vor Kurzem auch waren.

3. **Technische Lösungen.** Ein neues Produkt oder eine neue Erfindung können die Optionen und Motivationen für alle Angehörigen einer Gemeinschaft gleichzeitig verändern, etwa die Einführung von verschließbaren Etuis für Smartphones, die Entwicklung von schnellen und einfachen Methoden der Altersverifikation oder die Einführung besserer Basis-Handys, die den Druck auf die Eltern, ihren Kindern vor der neunten Klasse ein Smartphone und Zugang zu sozialen Medien zu gewähren, verringern würden.
4. **Gesetze und Regeln.** Regierungen können Gesetze erlassen, etwa verlangen, dass *alle* Social-Media-Unternehmen das Alter neuer Nutzer verifizieren, oder Gesetze für den Kinder- und Jugendschutz so formulieren, dass es kein Zeichen von Vernachlässigung ist, wenn man einem Kind Unabhängigkeit gewährt. Institutionen können Grundsätze formulieren, etwa Schulen, die verlangen, dass alle Schülerinnen und Schüler ihre Smartphones und Handys während der Unterrichtszeit in Schließfächern lassen.

In den folgenden drei Kapiteln werde ich einen Plan vorstellen, mit dessen Hilfe Regierungen, Technologiekonzerne, Schulen, Eltern und die jungen Leute selbst vielerlei Probleme kollektiven Handelns hinter sich lassen können, indem sie zusammenarbeiten. Ich bat meine Freundin und Kollegin Lenore Skenazy, mir beim Schreiben dieser drei Kapitel zu helfen. Lenore ist Autorin des Buches *Free-Range Kids* von 2009,[2] das meine Frau und ich 2012 lasen. Es veränderte die Art, wie wir unsere Kinder erzogen. Wir ließen ihnen früher ihre Unabhängigkeit, was ihnen mehr Selbstbewusstsein verlieh, was uns wiederum mehr Vertrauen in sie gab. Später gründete ich gemeinsam mit Lenore, Peter Gray und Daniel Shuchman die Organisation Let Grow, deren Mission es ist, es «leicht, normal und legal [zu machen], Kindern die Unabhängigkeit zu geben, die sie brauchen, um zu fähigen, selbstbewussten und glücklichen Erwachsenen heranzuwachsen». Sie werden feststellen, dass einige Abschnitte über das Zurückfahren der Überbehütung und das Mehr an Spiel anders geschrieben sind als meine. Ich danke Lenore dafür, dass sie die Free-Range-Childhood-Bewegung anführt, und dafür, dass sie ihr Wissen in den folgenden Kapiteln mit uns teilt. Lenore und ich stellen einige Programme vor, die wir mit Let Grow entwickelt haben, aber es gibt noch viele andere Organisationen, die dieselben Ziele haben.[3]

Einige Anmerkungen

Bevor ich irgendwelche Vorschläge unterbreite, möchte ich einige Dinge anmerken und meine Anerkennung aussprechen.

Erstens: Ich formuliere in den folgenden Kapiteln Ideen, die meiner Ansicht nach den meisten Familien und Schulen helfen werden, doch jedes Kind, jede Familie und jede Schule ist einzigartig. Die meisten der psychologischen Prinzipien, auf die ich zurückgreife, sind universell, aber meine Vorschläge zu ihrer Anwendung passen vielleicht nicht in Ihre Situation. Verändern Sie Dinge, improvisieren Sie, und versuchen Sie dann, die Ergebnisse zu überprüfen.

Zweitens liege ich in manchen Punkten bestimmt falsch. Ich leite meine Empfehlungen aus dem ab, was ich in den ersten acht Kapiteln dargelegt habe; dafür habe ich auf Forschungsergebnisse aus vielen Quellen zurückgegriffen. Manchmal aber lassen sich Studien nicht replizieren, Sozialwissenschaftler sind sich über die Deutung von Studien uneins, und neue Forschungen weisen zuweilen in eine ganz andere Richtung. Bitte konsultieren Sie die Online-Ergänzung unter AnxiousGeneration.com, wo ich nach bestem Vermögen all meine Fehler korrigieren und weitere Vorschläge machen werde. Ich werde außerdem weiterhin Essays in meinem Substack-Newsletter – *After Babel*[4] – veröffentlichen und dort neue Forschungsergebnisse und Ideen zum Thema dieses Buches vorstellen.

Drittens und letztens möchte ich anerkennen, wie schwer es heutzutage ist, Mutter oder Vater zu sein, Lehrer, Schulleiterin, Trainer oder wer sonst noch mit Kindern und Jugendlichen arbeitet. Noch schwerer ist es, heutzutage Kind oder heranwachsend zu sein. Wir alle versuchen, unser Bestes zu geben, während wir mit lückenhaftem Wissen über eine sich rasend schnell verändernde Technikwelt kämpfen, die unsere Aufmerksamkeit fragmentiert und unsere Beziehungen verändert. Wir können nur schwer verstehen, was da vor sich geht oder was wir dagegen tun können. Aber tun müssen wir etwas. Wir müssen es mit neuen Regelwerken versuchen und prüfen, welche Ergebnisse diese bringen.

Manche meiner Vorschläge sind besonders herausfordernd, weil sie Gesetzesänderungen verlangen, und (nicht nur) in den Vereinigten Staaten erschwert die politische Polarisierung jegliches Handeln. Doch selbst im US-Kongress scheint eine gewisse Einigkeit zumindest darüber zu bestehen, dass Kinder vor Schäden durch das Internet geschützt werden müssen. Wenn wir das Wesen der Probleme kollektiven Handelns verstehen, können wir Gesetze anstoßen, die Fallen entschärfen und Motivationen verändern. Wenn wir kollektiv handeln, können wir die smartphonebasierte Kindheit aufheben und zumindest teilweise wieder eine gesündere, spielbasierte Kindheit ermöglichen.

KAPITEL 10

Was Regierungen und Tech-Unternehmen tun können

«Wie nehmen wir so viel von deiner Zeit und bewussten Aufmerksamkeit in Anspruch wie möglich?»

Das sagte Sean Parker, einer der ersten Leiter von Facebook, 2017 in einem Interview.[1] Darin beschrieb er den Denkprozess bei jenen Leuten, die in den 2000er-Jahren Facebook und die anderen großen Social-Media-Plattformen schufen.

In Kapitel 2 habe ich bereits einen anderen Teil dieses Interviews zitiert, Parkers Erklärung der «Rückkopplungsschleife zur sozialen Bewertung», durch die diese Unternehmen sich «eine verwundbare Stelle in der menschlichen Psyche» zunutze machen. Die Apps, so Parker, sollten dem Nutzer oder der Nutzerin «hin und wieder einen kleinen Dopaminstoß versetzen, weil jemand ein Foto oder einen Post oder was auch immer gelikt oder kommentiert hat. Und das bringt dich dazu, mehr Content bereitzustellen, und das bringt dir wieder (…) mehr Likes und Kommentare.» Parker sagte damals, dass ihm, Mark Zuckerberg, Kevin Systrom (ein Mitgründer von Instagram) und anderen «das voll bewusst war. Und wir machten es trotzdem.» Er sagte auch: «Gott allein weiß, was das mit dem Gehirn unserer Kinder macht.»

Warum behandelt jemand seine Kunden so? Weil die Nutzerinnen und Nutzer für die meisten Social-Media-Unternehmen gar nicht wirklich die Kunden sind. Wenn Plattformen freien Zugang zu Informationen oder Dienstleistungen anbieten, dann meist deshalb, weil die Nutzer das Produkt sind. Ihre Aufmerksamkeit ist eine kostbare Substanz, die extrahiert und an die zahlende Kundschaft verkauft wird – die

Werbekunden. Die Unternehmen konkurrieren untereinander um die Aufmerksamkeit und tun – wie Spielcasinos – alles, um ihre Nutzer an sich zu binden, selbst wenn sie ihnen dabei schaden. Wir müssen neue Impulse geben, damit sich die Unternehmen anders verhalten, so wie es in vielen anderen Branchen schon längst geschehen ist. Man denke nur an Bestimmungen zur Lebensmittelsicherheit oder zur Sicherheit im Autoverkehr – mir ihrer Hilfe wurde auf lange Sicht die Mortalitätsrate bei Kindern gesenkt.[2]

Im ersten Teil dieses Kapitels beschreibe ich, wie viele Technologiekonzerne, besonders Social-Media-Unternehmen, Designs einsetzen, die Sean Parkers Frage nach der Fesselung der Aufmerksamkeit beantworten und Menschen davon abhalten, dringend benötigte Zeit in der realen Welt zu verbringen. Anschließend lege ich dar, wie Regierungen Gesetze so umformulieren können, dass sie zu einem anderen Verhalten anregen und Wahlmöglichkeiten schaffen; das könnte soziale Medien weniger schädlich machen und es Eltern erleichtern, selbst zu entscheiden, wie und wann ihre Kinder in die virtuelle Welt eintreten. Im zweiten Teil des Kapitels zeige ich, wie Regierungen Gesetze und Regelungen verändern können, die Eltern und Schulen aktuell noch dazu bringen, Kinder in der realen Welt überzubehüten. Ich beschreibe auch, wie Regierungen die reale Welt gastlicher für Kinder machen können, indem sie deren Bedürfnis nach freiem Spiel, aber auch nach Selbstständigkeit und Verantwortung mehr entgegenkommen.

Wie ich noch darlegen werde, hat die Politik ihren Teil zum Niedergang der spielbasierten Kindheit (insbesondere durch den übereifrigen Vollzug von vage formulierten Gesetzen hinsichtlich Kindesvernachlässigung) und zum Aufkommen der smartphonebasierten Kindheit (insbesondere durch ein zu niedriges Ansetzen des Mindestalters für Internetnutzer und dessen mangelhafte Kontrolle) beigetragen. Neue Gesetze und neue Kontrollregularien wären für Eltern, die ihre Kinder gesünder großzuziehen versuchen, eine enorme Hilfe.*

* Die Technologie-Abschnitte in diesem Kapitel habe ich mit der Unterstützung meines Freundes und langjährigen Forschungsmitarbeiters Ravi Iyer verfasst, der vier

Hinab in die Tiefen des Hirnstamms

Einer der eifrigsten Analytiker der Antriebe von Technologie-Unternehmen ist Tristan Harris, ein früherer Ethiker bei Google, der 2013 für seine dortigen Kolleginnen und Kollegen eine PowerPoint-Präsentation mit dem Titel «A Call to Minimize Distraction and Respect Users' Attention» («Aufruf zur Minimierung der Ablenkung und zum Respekt vor der Aufmerksamkeit der Nutzer») verfasste.[3] Darin merkte er an, dass die Produkte von nur drei Unternehmen – Google, Apple und Facebook – darüber mitbestimmten, wem oder was die meisten Menschen in der Welt ihre begrenzte Aufmerksamkeit schenkten, und dass sie diese unbedarft oder bewusst in Anspruch nahmen. Die Design-Entscheidungen von Technologie-Unternehmen, so Harris, hätten die für alles jenseits der Bildschirme verbliebene Aufmerksamkeit weltweit auf einen Bruchteil schrumpfen lassen.

Harris verließ Google 2015 und gründete später das Center for Humane Technology, eine wichtige Organisation, die seitdem Alarm schlägt und Lösungen anbietet. Im Jahr 2020 sprach er vor einem Komitee des US-Senats über Verbraucherschutz. Dabei stellte er dar, welchen Antrieben die Unternehmen in ihrer erbitterten Konkurrenz um Aufmerksamkeit folgen. Es gibt mehrere verwundbare Stellen in der menschlichen Psyche, die sich missbrauchen lassen, um die Aufmerksamkeit zu fesseln; manche von ihnen gehen auf unsere grundlegendsten Bedürfnisse zurück. Die Konzerne steckten in einem Problem kollektiven Handelns fest, einer Abwärtsspirale[4], so Harris, denn sobald einer von ihnen eine sich bietende psychische Schwachstelle nicht für

Jahre lang Produktmanager, Datenforscher und Forschungsmanager bei Facebook (heute Meta) war, bevor er ans Neely Center for Ethical Leadership and Decision Making der University of Southern California Marshall School wechselte, um dort zur Reform der Technologien zu forschen. Beraten wurde ich außerdem von Mitgliedern zweier Non-Profit-Organisationen zur Technologiereform, bei denen ich mitwirke: Project Liberty und das Council for Responsible Social Media. Die Abschnitte dieses Kapitels zur «realen Welt» habe ich mit der Unterstützung von Lenore Skenazy verfasst.

sich ausnutze, verhelfe er skrupelloseren Konkurrenten zu einem Vorteil:

> In der Aufmerksamkeitsökonomie gibt es nur soundso viel Aufmerksamkeit, und das auf Werbung basierende Geschäftsmodell will immer mehr davon. Das Ganze führt also zu einer Abwärtsspirale, einem Wettlauf hinab in die Tiefen des Hirnstamms. (…) Es fängt klein an. Erst einmal füge ich wie beim Glücksspielautomaten «Pull to Refresh»-Belohnungen hinzu, die kleine Abhängigkeiten erzeugen. Ich entferne Stoppsignale für «Infinite Scrolling», sodass unser Geist vergisst, wann wir etwas anderes machen sollten. Aber das ist noch nicht genug. Da die Konkurrenz immer intensiver wird, müssen wir immer tiefer in den Hirnstamm hinabkriechen, bis zu deiner Identität, und dich von der Aufmerksamkeit anderer Leute abhängig machen. Indem wir die Zahl der Follower und Likes anzeigen, hackt die Technologie unsere sozialen Bewertungssysteme, und schon sind Leute davon besessen, ständig Feedback von anderen zu bekommen. Das hat die Krise der psychischen Gesundheit bei Teenagern mit befeuert.[5]

Das auf Werbung basierende Geschäftsmodell macht die Nutzer zum Produkt, das an den Haken genommen und eingeholt werden soll. Die Personalisierung verleiht Social-Media-Unternehmen viel mehr Macht, als Unternehmen sie in werbefinanzierten Branchen, wie Publizistik und Fernsehen, vor dem digitalen Zeitalter hatten. Wenn wir uns auf diese Tatsache konzentrieren, beginnen wir zu erkennen, wo die Gesetzgebung eine hilfreiche, gezielte Rolle spielen kann, und zwar nicht nur im Hinblick auf die sozialen Medien, sondern auch auf Videospiele und Pornografie-Websites. Diese nutzen nämlich dieselben Aufmerksamkeit und Daten heischenden Techniken.

Für Unternehmen, die sich über Bannerwerbung neben nutzergenerierten Inhalten finanzieren, gelten drei Grundsätze: 1. Verschaffe dir mehr Nutzer. 2. Sorge dafür, dass diese mehr Zeit mit deiner App verbringen. 3. Bringe sie dazu, mehr Inhalte zu posten und sich mit Inhalten zu beschäftigen, weil das weitere Nutzerinnen und Nutzer auf die Plattform lockt.

Ein Weg, auf dem sich die Unternehmen mehr Nutzerinnen und Nutzer verschaffen, besteht in der Nichtbeachtung ihrer eigenen Regeln, die ein Mindestalter von dreizehn Jahren vorschreiben. Im August 2019 führte ich ein Videotelefonat mit Mark Zuckerberg, der, das sei ihm zugutegehalten, auf viele Menschen zuging, auch auf Kritiker. Ich sagte ihm, dass meine Kinder zu Beginn der Middleschool berichteten, dass die meisten ihrer Klassenkameradinnen und -kameraden (zu Beginn der sechsten Klasse, also mit zehn oder elf Jahren) Instagram-Accounts hätten. Er antwortete: «Aber wir erlauben niemandem unter dreizehn, einen Account anzulegen.» Ich sagte ihm, dass ich unmittelbar vor unserem Gespräch einen Account als vorgeblich dreizehnjähriges Mädchen angelegt hätte und es keinen Versuch gegeben habe, meine Altersangabe zu verifizieren. Dazu sagte Zuckerberg: «Daran arbeiten wir.» Während ich dieses Kapitel schrieb (im August 2023), eröffnete ich ohne Probleme einen weiteren falschen Account. Es gibt immer noch keine Altersprüfung, obwohl die Techniken zur Verifikation des Alters in den letzten vier Jahren sehr viel besser geworden sind.[6] Und Kinder unter dreizehn Jahren werden auch nicht davon abgeschreckt, bei ihrer Altersangabe zu lügen.

Würde Instagram ernsthaft anfangen, zu junge Nutzer zu blockieren oder auszuschließen, würde es diese an TikTok und andere Plattformen verlieren. Jüngere Nutzerinnen und Nutzer sind besonders wertvoll, weil man Gewohnheiten, die man sich schon früh zulegt, oft lebenslang beibehält; die Unternehmen brauchen sie also, um die Nutzung ihrer Angebote auch in Zukunft sicherzustellen. Ein Verlust von Marktanteilen bei jüngeren Nutzern ist deshalb in ihren Augen eine existenzielle Bedrohung.[7] Somit sind Unternehmen, deren Angebote von Heranwachsenden genutzt werden, in einer weiteren Abwärtsspirale gefangen, nämlich dem Wettbewerb um immer jüngere Nutzerinnen und Nutzer. Von der Whistleblowerin Frances Haugen geleakte Dokumente belegen, dass Meta schon lange versucht, Kinder unter dreizehn Jahren zu erforschen und anzulocken, und sogar darüber nachgedacht hat, bereits Vierjährige zu erreichen.[8] (Dieselbe Abwärtsspirale tat sich einst im Wettbewerb der Tabakkonzerne auf, die sich in ihrer Werbung an Heranwachsende richteten, dies aber abstritten.)

Was den zweiten Grundsatz betrifft, bringen die Unternehmen ihre Nutzer unter anderem dazu, mehr Zeit mit ihren Apps zu verbringen, indem sie mithilfe von KI selektieren, was sie in deren Feed anzeigen. Je nachdem, wie lange die Nutzer diesen oder jenen Inhalt ansehen, serviert die KI ihnen mehr oder weniger Content der jeweiligen Art.[9] Darum haben Kurzvideo-Plattformen wie TikTok und Instagram Reels eine solche Suchtwirkung: Ihre Algorithmen können schnell ausmachen, was User beim Scrollen innehalten lässt, sodass bei ihnen – womöglich unbewusste – Wünsche und Interessen entstehen; Derartiges kann zum Beispiel dazu führen, dass einem Minderjährigen unangemessene sexuelle Inhalte präsentiert werden.[10]

Die Designer von Technologien wissen schon lange, dass weniger «Reibung» und weniger Aufwand die mit diesen verbrachte Zeit vermehren, darum verleiten Features wie Autoplay oder endloses Scrollen zu einem automatisierten, zombieartigen Konsum von Inhalten. Wenn man Menschen nach den Plattformen fragt, auf denen sie mehr Zeit zubringen, als sie eigentlich wollen, sind die «Gewinner» stets Social-Media-Plattformen mit genau solchen Features.[11] Neuere Videospiele wenden verschiedene Tricks an, um User im Spiel zu halten, darunter kostenlose Spielangebote, Bewertungs-Rückkopplungsschleifen, «Beutekisten» (Loot Boxes, im Grunde nichts anderes als Glücksspiel) sowie nie endende Multiplayer-Spiele.

Ihren dritten Grundsatz – das Verleiten zum Posten von immer mehr Inhalten – erreichen die Plattformen, indem sie den Umstand ausnutzen, dass Heranwachsende sehr stark auf den sozialen Status und soziale Belohnungen achten. Features wie Snapchats «Snapstreaks» verleihen der sozialen Interaktion einen Spielcharakter, indem sie Nutzer ermuntern, ihren Freunden täglich ein Foto zu schicken, damit die öffentlich sichtbare «Flamme» nicht erlischt. Solche Features setzen Kinder unter Druck, mehr Zeit für das Aufrechterhalten von Netzwerk-Kontakten aufzuwenden, als sie eigentlich wollen; somit bleibt weniger Zeit für Interaktionen in der realen Welt. Ein weiteres Beispiel ist die Voreinstellung «öffentlich» in den persönlichen Datenschutzeinstellungen, die bewirkt, dass jeder Post für die größtmögliche Zahl von Nutzern einsehbar ist.

Minderjährige müssen vor Produkten geschützt werden, die gezielt abhängig machen sollen. Ich wünschte, die Unternehmen würden Kinder und Jugendliche von sich aus fürsorglicher behandeln, doch angesichts der Marktinteressen und Geschäftsnormen müssen sie wohl per Gesetz dazu gezwungen werden.

Was Regierungen und Tech-Unternehmen tun können, um den Wettlauf in die Tiefen des Hirnstamms zu beenden

Es gibt drei vorrangige Wege, auf denen Regierungen und Technologie-Unternehmen die virtuelle Welt so verändern könnten, dass sie für Heranwachsende besser geeignet ist.

1. Erfüllung der Fürsorgepflicht sicherstellen

Im Jahr 2013 veröffentlichte die britische Filmemacherin Beeban Kidron einen Dokumentarfilm mit dem Titel *InRealLife* («Im realen Leben»), der sich mit dem Leben von Teenagern in der Online-Welt beschäftigte. Was sie dabei über die Methoden der Tech-Unternehmen erfuhr, beunruhigte sie zutiefst. Während der Arbeit an ihrem Film wurde sie als Life Peeress (Adlige auf Lebenszeit) ins britische Oberhaus berufen, was ihr neue Möglichkeiten eröffnete, sich für ihre Anliegen einzusetzen. Sie machte die Sicherheit von Kindern im Internet zu ihrem Hauptthema. Nach intensiver Vorarbeit entwickelte sie eine Liste von Design-Standards für Technologiekonzerne, die die online verbrachte Zeit für Kinder und Heranwachsende weniger schädlich machen würden. Diese Liste erhielt den Namen Age Appropriate Design Code (AADC) und wurde im Juni 2020 im Vereinigten Königreich gesetzlich verfügt.

Der Kodex war revolutionär, weil er als gegeben ansah, dass die Unternehmen eine moralische und gesetzliche Verantwortung im Umgang mit Minderjährigen tragen. Demnach sind sie verpflichtet, ihre Dienste «im besten Interesse» von Kindern zu konzipieren; dabei definiert der Kodex alle Personen unter achtzehn Jahren als Kind. Es dient beispielsweise den Interessen des Kindes, wenn alle Voreinstellungen zum Datenschutz auf den höchsten Standard gesetzt werden, während das Interesse der Unternehmen darin besteht, Posts des Kindes der größtmöglichen Zahl an Nutzern zu präsentieren. Das Gesetz fordert deshalb, dass die Voreinstellungen für Minderjährige auf «privat» oder «nicht öffentlich» gesetzt sind; das Kind muss dann seine Einstellungen bewusst und aktiv ändern, wenn seine Posts auch für Unbekannte zu sehen sein sollen. Dasselbe gilt für Standortinformationen. Die Voreinstellung sollte so sein, dass niemand anhand eines Posts oder bei Nutzung einer App den Standort eines Kindes ermitteln kann – es sei denn, das Kind entscheidet selbst, seinen Standort öffentlich einsehbar zu machen. Eine weitere Bedingung: Plattformen müssen transparent und offen darlegen, was sie tun, ihre Datenschutzrichtlinien und die Art der elterlichen Kontrollmöglichkeiten in für Kinder leicht verständlicher Sprache (oder in verständlichen Videos) erläutern.

Der Kodex gilt zwar nur für Dienste, die im Vereinigten Königreich angeboten werden, zeigt aber schon zwei bemerkenswerte Auswirkungen. Erstens sind viele Technologiekonzerne zu dem Schluss gekommen, dass es den Aufwand nicht lohnt, in unterschiedlichen Ländern unterschiedliche Dienste anzubieten, sodass sie einige der Veränderungen weltweit umsetzen. Zweitens hat sich der US-Bundesstaat Kalifornien eine Version des AADC zu eigen gemacht, die 2022 als Gesetz verabschiedet wurde; weitere Bundesstaaten haben dies inzwischen ebenfalls getan.[12] Natürlich ergibt es wenig Sinn, wenn einzelne US-Bundesstaaten ihre eigenen Gesetze im Hinblick auf etwas so Allgegenwärtiges und Ortsunabhängiges wie das Internet erlassen. Viel besser wäre es, wenn der US-Kongress tätig würde. Tatsächlich gibt es starke überparteiliche Unterstützung für mehrere wichtige Gesetze, etwa den Kids Online Safety Act (KOSA), der viele Ideen des AADC aufgreift.[13] Angesichts der dauerhaften Lähmung des US-Kongresses ist es jedoch derzeit an den einzelnen Bundesstaaten und Gouverneurinnen und Gouverneuren, nach besten Kräften die Kinder in ihren Staaten vor den gefährlichen Praktiken im Internet zu schützen.

Manche sehen solche Maßnahmen kritisch, weil sie befürchten, eine Regulierung durch die Regierung würde den Menschen im Internet letztlich vorschreiben, was sie äußern dürften und was nicht, sodass womöglich diese oder jene Seite des politischen Spektrums zensiert würde. Diese Furcht ist nicht ganz unbegründet.[14] Die meisten negativen Auswirkungen, für die die Plattformen verantwortlich sind, gehen jedoch nicht auf das zurück, was *andere Nutzer posten* (und was für die Anbieter schwer zu überwachen und einzuschränken ist),[15] sondern auf Design-Entscheidungen, die zu 100 Prozent in der Hand der Plattformen liegen und Anreize für schädigendes Verhalten bieten oder diese verstärken.[16] Neuere Gesetze wie das KOSA sind so formuliert, dass sie sich auf das Design konzentrieren, nicht auf Inhalte.

Veränderungen im Design – wie Voreinstellungen zu maximalem Datenschutz – verschaffen keiner politischen Seite Vorteile. Als TikTok die Möglichkeit der Kontaktaufnahme von Unbekannten mit Teenagern über direkte Nachrichten[17] in Reaktion auf den britischen Kodex aufhob oder als Facebook die gezielte Ansprache minderjähriger Nutzer mit personalisierter Werbung einschränkte,[18] waren diese Veränderungen «politisch neutral».[19]

2. Internet-Volljährigkeit erst mit sechzehn

Gegen Ende der 1990er-Jahre wurde das Internet allmählich Bestandteil des täglichen Lebens. Damals gab es keinen besonderen Schutz für Kinder, die online waren. Die Unternehmen konnten die Daten von Kindern sammeln und verkaufen, ohne dass die Eltern etwas davon wussten oder ihr Einverständnis geben mussten. In Reaktion darauf empfahl die US-amerikanische Federal Trade Commission dem Kongress, ein Gesetz auf den Weg zu bringen, das von Websites das Einholen des elterlichen Einverständnisses forderte, bevor sie persönliche Daten von Kindern sammeln konnten. Der Abgeordnete (heute Senator) Ed Markey aus Massachusetts entwarf ein solches Gesetz, und er definierte jede Person unter sechzehn Jahren als minderjährig im Hinblick auf das Sammeln persönlicher Daten. Die E-Commerce-Unternehmen jener Zeit stellten sich dagegen und taten sich mit Gruppen zusammen, die sich für die bürgerliche Freiheit einsetzten und befürchteten, dass Teenager aufgrund des neuen Gesetzes schwerer Zugang zu Informationen über Verhütung, Fehlgeburten und andere sensible Themen haben könnten.[20]

In den Verhandlungen über das Gesetz einigte man sich schließlich darauf, das entsprechende Alter auf dreizehn Jahre herabzusetzen. Diese Entscheidung hatte nichts mit der Entwicklung oder Reife des heranwachsenden Gehirns zu tun; sie war schlichtweg ein politischer Kompromiss. Dennoch wurde dreizehn de facto das Alter der «Internet-Volljährigkeit» für die Vereinigten Staaten und damit im Grunde für die gesamte Welt. Jede Person, die dreizehn Jahre alt ist oder das zumindest von sich behauptet, kann im Hinblick auf das Abgreifen von Daten wie eine erwachsene Person behandelt werden. Senator Markey sagte später dazu: «Es war zu jung, und ich wusste damals, dass es zu jung war. Aber mehr konnte ich nicht tun.»[21]

Das Gesetz (Children's Online Privacy Protection Act, kurz COPPA) setzte nicht nur das Alter der Internet-Volljährigkeit zu niedrig an, sondern verpflichtete die Unternehmen auch nicht, das angegebene Alter der Nutzer zu verifizieren. Sie sollten nur auf das Sammeln von Daten verzichten, wenn sie direkte Hinweise darauf hatten, dass der oder die Betreffende unter dreizehn war. Das Gesetz trat 1998 in Kraft, als das Internet noch ein ganz anderer Ort war als heute, und seither hat der Kongress keine Nachbesserungen vorgenommen (obwohl seit 2023 mehrere Gesetze verhandelt werden, unter anderem eine Aktualisierung des COPPA, mit der das Alter wieder auf sechzehn Jahre angehoben werden soll).

Durch die Festlegung der Internet-Volljährigkeit auf das Alter von dreizehn Jahren signalisierte COPPA den Eltern, dass nach Auffassung der Regierung dreizehn ein angemessenes Alter für Kinder sei, um Nutzerkonten zu eröffnen und die Dienste zu nutzen. Das erinnert ein bisschen an «FSK 12», womit die Freiwillige Selbstkontrolle der Filmwirtschaft signalisiert, dass ein Film schadlos von Zwölfjährigen angeschaut werden kann. Aber das Verständnis für eine Filmhandlung ist etwas ganz anderes als das Verständnis dafür, dass man selbstkontrolliert handeln und klug entscheiden muss, während man den süchtig machenden, Aufmerksamkeit heischenden Technologien mächtiger Konzerne ausgesetzt ist.

Welches Alter wäre für die Internet-Volljährigkeit angemessen? Wohlgemerkt, wir reden *nicht* über das Alter, in dem Kinder das Netz durchforsten oder Videos auf YouTube oder TikTok anschauen können. Wir reden nur über das Alter, ab dem eine minderjährige Person einen Vertrag mit einem Unternehmen abschließen kann, um dessen Produkte zu nutzen. Wir reden über das Alter, ab dem ein Kind einen Account bei YouTube oder TikTok eröffnen, eigene Videos hochladen und seinen eigenen, viel besuchten Feed bekommen kann, während es zugleich seine Daten an das Unternehmen abtritt, das diese nutzen und verkaufen kann, so wie es seine Nutzungsbedingungen besagen.

Selbst mit größter Anstrengung können Eltern ihre Kinder oft nicht von Instagram fernhalten, so wie die von mir in Kapitel 1 zitierte Mutter oder die Eltern von Alexis Spence aus Kapitel 6. Als ich mit der Familie Spence sprach, beschrieb Alexis' Mutter die Schwierigkeiten so: «Ich kämpfe gegen die KI, und die kann ich nicht schlagen. Ich kann keinen Computer schlagen, der schlauer ist als ich und der ihr sagt, wie sie mich austricksen kann.» Wir dürfen nicht die gesamte Last des Festlegens eines Mindestalters den Eltern aufbürden, so wenig wie wir das tun, wenn Teenager versuchen, Alkohol zu kaufen: Wir erwarten, dass auch in den entsprechenden Geschäften auf die Altersgrenze geachtet wird. Dasselbe sollten wir von den Technologiekonzernen erwarten.

Ich denke nicht, dass wir die Altersgrenze für die Internet-Volljährigkeit bis auf achtzehn Jahre hinaufsetzen sollten. Ich denke, dass

Markeys ursprüngliche Entscheidung für sechzehn Jahre richtig ist. Mit sechzehn sind Heranwachsende noch keine Erwachsenen, aber sie sind reifer und verständiger als mit dreizehn. Außerdem liegt die Phase, in der sie wohl am empfindlichsten für Schäden durch soziale Medien sind, dann gerade hinter ihnen (bei Mädchen im Alter von elf bis dreizehn, bei Jungen etwa mit vierzehn bis fünfzehn Jahren).[22]

Andererseits ist ihr frontaler Cortex dann nach wie vor in der Entwicklung begriffen, und sie sind immer noch verletzlich. Soziale Medien, Videospiele, Pornos und andere mediale Angebote, deren Konsum Suchtpotenzial birgt, fügen immer noch vielen Kindern vielerlei Schaden zu. Ich sage also nicht, dass die virtuelle Welt in ihrer gegenwärtigen Form, sozusagen ohne Leitplanken, für Sechzehnjährige *sicher* sei. Ich sage nur, dass, wenn wir denn ein Mindestalter ins Gesetz schreiben und es zu einem durchsetzbaren nationalen Standard machen wollen, dreizehn deutlich zu jung und sechzehn ein vernünftiger und haltbarer Kompromiss ist. Dieser Vorschlag bekäme mehr politische und soziale Unterstützung als der Versuch, das Alter auf achtzehn heraufzusetzen. Ich würde nur hinzufügen, dass Sechzehn- und Siebzehnjährige immer noch minderjährig sind und der Schutz durch jede Version des Age Appropriate Design Code auch immer noch für sie gelten muss. Daher glaube ich, dass der US-Kongress die 1998 von ihm begangenen Fehler beheben und das Alter für Internet-Volljährigkeit von dreizehn wieder auf sechzehn anheben sollte, wie es in der ersten Version des Gesetzes der Fall war; anschließend sollte man die Konzerne auffordern, sich dem anzuschließen.

Wie könnten diese das umsetzen?

3. Altersverifikation erleichtern

Wenn Menschen den Begriff «Altersverifikation» hören, denken viele, Nutzerinnen und Nutzer müssten einen Personalausweis oder dergleichen vorzeigen, um einen Account zu eröffnen oder Zugang zu einer bestimmten Website zu erhalten. Nun, das ist tatsächlich eine Möglichkeit, die beispielsweise im US-Bundesstaat Louisiana 2023 per

Gesetz vorgeschrieben wurde. Dieses Gesetz verlangt von allen Anbietern, deren Inhalte zu mehr als einem Drittel pornografisch sind, zu verifizieren, dass ihre Besucher älter als achtzehn Jahre sind; hierzu dient die «Digital Wallet»-App des Bundesstaats, über die die Fahrerlaubnis vorgezeigt werden kann. Natürlich sind nur wenige Besucher von Pornoseiten gewillt, der Website ihren Klarnamen zu geben, ganz zu schweigen vom Foto ihres Führerscheins. In Reaktion auf die Verfügung blockierte Pornhub einfach den Zugang für jene Personen, die offenbar in Louisiana wohnhaft sind.

Könnten Social-Media-Plattformen von allen Nutzern die Vorlage eines Ausweises verlangen, um zu prüfen, ob sie tatsächlich ein Konto eröffnen dürfen? Theoretisch ja. Die Bundesstaaten könnten recht einfach entsprechende Ausweise für junge Leute bereitstellen, die noch keinen Führerschein haben. In der Praxis aber werden Plattformen ziemlich regelmäßig gehackt, und die Inhalte ihrer Datenbanken werden an Datendiebe verkauft oder ins Netz gestellt; die Bedrohung für die Privatsphäre wäre also erheblich. Viele Menschen würden deshalb vor der Nutzung eigentlich wertvoller Dienste zurückschrecken. Ich bin nicht dafür, per Gesetz die Nutzung von staatlich ausgestellten Ausweisen vorzuschreiben, um Zugang zu Teilen des Internets zu gewähren, die von nichtstaatlichen Körperschaften betrieben werden.

Gibt es Möglichkeiten der Altersverifikation, die Menschen dennoch erlauben, eine Seite anonym zu nutzen? Ja. Ein anderer Ansatz besteht darin, dass Websites die Aufgabe an ein anderes Unternehmen übertragen, das ihnen dann lediglich die Rückmeldung gibt: ja oder nein. Alt genug, nicht alt genug. Sollte das Verifikationsunternehmen gehackt werden, würde die Welt nur erfahren, dass die Personen in seiner Datenbank ihr Alter haben verifizieren lassen, nicht dass sie Pornhub oder andere Seiten besucht haben.

Von Unternehmen wurden bisher Methoden wie diese entwickelt:

1. Bildung von Netzwerken, innerhalb derer die Teilnehmer füreinander bürgen (und Personen, die lügen, das Privileg des Bürgenkönnens verlieren).

2. Schaffung eines Blockchain-Tokens, einer Art digitalen Ausweises, mittels einer zuverlässigen Methode. Dieses dient dann als Nachweis, dass sein Inhaber oder seine Inhaberin ein gewisses Alter überschritten hat, enthält aber keine persönlichen Informationen, sodass ein Datenhack nichts enthüllen würde.
3. Biometrische Identifizierungsmethoden. CLEAR, ein Unternehmen, das eigentlich schnelle Identifikationen an Flughäfen anbietet, liefert heute eine schnelle Möglichkeit für Kunden (die zuvor ihr Alter nachgewiesen haben) zu belegen, dass sie alt genug sind, um bei Stadionveranstaltungen alkoholische Getränke zu kaufen.

Etliche Unternehmen bieten also unterschiedliche Methoden der Altersverifikation an – so viele, dass sie sich bereits in einem Verband organisiert haben.[23] Die Qualität, Zuverlässigkeit und Sicherheit dieser Methoden werden sicher im Laufe der Zeit noch zunehmen. Unternehmen, die ein Mindestalter festlegen wollen, könnten nach und nach mehrere Optionen zur Verfügung stellen, aus denen die Nutzer dann wählen.[24] Manche dieser Methoden nehmen nur wenige Sekunden in Anspruch. Gesetze wie dasjenige aus Louisiana würden viel weniger Aufwand in Sachen Datenschutz nach sich ziehen, wenn den Unternehmen gestattet würde, eine Auswahl zuverlässiger Optionen anzubieten, statt die Nutzung eines behördlich erstellen Ausweises vorzuschreiben.

Aktuell gibt es keine perfekte Methode für eine universelle Altersprüfung. Es gibt keine Methode, die sich auf jeden Nutzer und jede Nutzerin einer Seite anwenden ließe und dabei absolut zuverlässig wäre, also keine Bedenken hinsichtlich Datenschutz und bürgerlicher Freiheiten aufwerfen würde.[25] Wenn wir uns aber von dem Anspruch einer *universellen* Lösung verabschieden und uns darauf konzentrieren, Eltern zu helfen, die sich Altersbeschränkungen im Internet wünschen, die *bei ihren Kindern* funktionieren, wird ein dritter Ansatz möglich: Eltern sollten eine Möglichkeit erhalten, die Smartphones, Tablets und Laptops ihrer Kinder als Geräte von Minderjährigen zu kennzeichnen. Eine solche Markierung, entweder in der Hardware oder in der Software, würde Unternehmen mit Altersbegrenzung signalisieren: «Diese Person ist minderjährig; kein Zugang ohne elterliches Einverständnis.»

Ein einfacher Weg dafür wäre für Apple, Google und Microsoft – jene Unternehmen, mit deren Betriebssystemen fast all unsere Geräte laufen –, ihren bereits bestehenden Optionen für Eltern ein entsprechendes Feature hinzuzufügen. Bei Apples iOS richten Eltern beispielsweise schon heute Familienkonten ein und geben das korrekte Geburtsdatum ihrer Kinder an, wenn diese ihr erstes iPhone erhalten. Die Eltern können schon jetzt entscheiden, ob ihr Kind über Apples *eigene* Dienste nur altersgemäße Apps, Filme und Bücher herunterladen kann. Warum also nicht diese Möglichkeit einfach ausweiten, sodass die Entscheidung der Eltern von *allen* Plattformen akzeptiert wird, für die Altersbeschränkungen angemessen oder gesetzlich vorgegeben sind? (Eltern haben schon jetzt die Möglichkeit, bestimmte Websites zu blockieren, doch das bedeutet, dass sie wissen müssen, welche Websites und Kategorien von Websites sie blockieren wollen – was sie nicht wissen können, es sei denn, sie überwachen die Online-Aktivitäten ihres Kindes engmaschig und beobachten auch Websites und Trends kontinuierlich.)[26]

Apple, Google und Microsoft könnten ein Angebot entwickeln (nennen wir es «Age Check»), das per Voreinstellung aktiviert wird, wann auch immer ein Elternteil ein Konto für ein Kind unter achtzehn Jahren einrichtet. Der Elternteil kann entscheiden, ob er Age Check deaktiviert; ist das Feature aber per Voreinstellung aktiviert, würde es auch von der überwiegenden Mehrheit genutzt (anders als viele derzeitige Kinderschutz-Angebote für Eltern, bei denen viele gar nicht wissen, wie sie diese aktivieren können). Bleibt Age Check aktiviert, kann eine Website jedes Mal, wenn jemand mit diesem Smartphone oder Computer einen Account eröffnen oder sich einloggen will, mit dem Gerät kommunizieren und Antworten auf zwei Fragen anfordern: 1. Ist Age Check eingeschaltet? Wenn ja, dann 2. Hat die Person das für uns erforderliche Mindestalter (beispielsweise sechzehn, um einen Social-Media-Account zu eröffnen oder zu besuchen, achtzehn, um pornografische Inhalte anzuschauen)?

Eine solche an das Gerät gebundene Verifikation eröffnet eine Möglichkeit dafür, dass Eltern, Tech-Unternehmen und Plattformen die Verantwortung unter sich aufteilen. Ein solches System hätte Alexis Spence' Eltern geholfen, ihre zehnjährige Tochter von den Social-Media-Plattformen fernzuhalten, die ihr Leben kaperten. Es hätte auch den Druck durch Gleichaltrige auf Alexis reduziert, denn nur wenige ihrer Klassenkameraden wären auf Instagram vertreten gewesen. Ein solches System würde es Websites auch erlauben, bestimmte Angebote mit einer Altersgrenze zu versehen, etwa die Optionen, Videos hochzuladen oder von Unbekannten kontaktiert zu werden. Wohlgemerkt, eine an das Gerät gebundene Verifikation würde für niemanden sonst Aufwand bedeuten. Erwachsene, die eine Seite mit Altersbeschränkung besuchen, müssen nichts tun und nichts vorweisen; für sie ändert sich die Internetnutzung also nicht, und die Privatsphäre bleibt unangetastet. Eltern, die möchten, dass ihre Kinder Social-Media-Accounts eröffnen oder pornografische Websites besuchen, können einfach Age Check deaktivieren.

4. Smartphonefreie Schulen fördern

Im folgenden Kapitel zum Thema «Was Schulen tun können» werde ich dafür plädieren, dass alle Schulen, von der Grundschule bis zur Oberstufe, smartphonefrei sein sollten, nicht nur aus Gründen der mentalen Gesundheit, sondern auch, um die Lernergebnisse zu verbessern. Regierungen, ob lokal oder auf Bundesebene, könnten den Übergang dahin fördern, indem sie Gelder für die Anschaffung von Schließfächern oder abschließbaren Etuis all jenen Schulen zur Verfügung stellen, die während des Schultages Smartphones aus den Händen und Taschen ihrer Schüler und Schülerinnen verbannen wollen. Bildungsministerien könnten Forschungen zur Wirkung von smartphonefreien Schulen fördern, um zu überprüfen, ob diese Maßnahmen tatsächlich die psychische Gesundheit und den Lernerfolg von Schülerinnen und Schülern verbessern.

Wie Regierungen Anreize für mehr und bessere Erfahrungen in der realen Welt geben können

Im Sommer 2014 brachte die alleinerziehende Mutter Debra Harrell, die bei McDonald's im Schichtdienst arbeitete, ihre Tochter mit zur Arbeit, weil diese Schulferien hatte. Die neunjährige Regina verbrachte die Zeit damit, am Laptop zu spielen. Als ihnen kurz darauf der Laptop aus der Wohnung gestohlen wurde, bat Regina ihre Mutter, stattdessen auf dem beliebten Wasserspielplatz in ihrem Viertel spielen zu dürfen. Dort seien viele ihrer Freunde und deren Eltern. Es fühlte sich sicher an. Es fühlte sich nach Sommer an. Debra sagte Ja.

Doch am dritten Tag des sommerlichen Vergnügens fragte eine Frau im Spielpark Regina, wo denn ihre Mutter sei. Als diese antwortete: «Die ist arbeiten», rief die Frau den Notruf. Die Polizei bezichtigte Debra der Kindesvernachlässigung – die mit bis zu zehn Jahren Haft bestraft werden kann – und steckte sie ins Gefängnis. Regina wurde ihrer Mutter für siebzehn Tage weggenommen.[27]

Dieser Fall und viele andere verschrecken Eltern so sehr, dass sie ihre Kinder in ungesundem Ausmaß überwachen. Die spielbasierte Kindheit, die vor den 1990er-Jahren die Norm gewesen war, wird von Regierungen regelrecht kriminalisiert.

1. Keine Bestrafung von Eltern, die ihren Kindern in der realen Welt Freiheiten lassen

Debras Erlebnis und andere Geschichten von Eltern, gegen die ermittelt wurde, weil sie etwa ihre Kinder draußen spielen[28] oder allein vom Park nach Hause gehen ließen,[29] bewogen Let Grow dazu, eine Kampagne mit dem Titel «Reasonable Childhood Independence» zu starten, um Gesetze zu erwirken, die auch Kindern eine vernünftig bemessene Unabhängigkeit zugestehen. Aktuell sind Gesetze zur Kindesvernachlässigung in den meisten Bundesstaaten eher vage formuliert. Sie fordern beispielsweise, dass die Eltern «für eine angemessene Überwachung sorgen». Ja, das sollten sie natürlich, aber die Menschen haben extrem unterschiedliche Vorstellungen davon, was das bedeutet. Nur weil eine Passantin *ihre* neunjährige Tochter nicht allein draußen spielen lassen würde, heißt das nicht, dass der Staat gegen jeden ermitteln sollte, der das tut.

Eine im *Social Policy Report* veröffentlichte Studie ergab, dass die Art, wie gegenwärtig Gesetze in den Vereinigten Staaten verfasst und interpretiert werden, nur wenig Bezug zu den Altersstufen hat, in denen Kinder bestimmte Fähigkeiten entwickeln.[30] In Gesellschaften in aller Welt geht man traditionell davon aus, dass Kinder im Alter von sechs oder sieben Jahren viel verständiger und verantwortungsvoller werden; in diesem Alter überlässt man ihnen häufiger Aufgaben wie das Achtgeben auf kleinere Kinder und auf Tiere. Doch in manchen US-Bundesstaaten, etwa Connecticut, besagte das Gesetz, dass ein Kind bis zum Alter von zwölf Jahren in der Öffentlichkeit niemals unbeaufsichtigt sein dürfe; selbst Elfjährige brauchten demnach Babysitter. Tatsächlich wurde eine Mutter in Connecticut verhaftet, weil sie ihr elfjähriges Kind allein im Auto hatte warten lassen, während sie schnell in einem Laden eine Besorgung machte.[31] Das Rote Kreuz dagegen lässt schon Elfjährige eine Ausbildung zum Babysitter machen, und in genau diesem Alter begannen meine Schwestern und ich, in der Nachbarschaft als Babysitter zu arbeiten. Auch auf Betreiben von Let Grow änderte Connecticut sein Gesetz zur Kindeswohlgefährdung schließlich 2023. Die Gesetze anderer Bundesstaaten zur Kindesvernachlässigung sind jedoch noch immer uneindeutig und lassen den Behörden große Ermessensspielräume.

Der Bericht im *Social Policy Report* merkt dazu an: «Eltern, die ihren Kindern keine Gelegenheit für physische und kognitive Stimulation durch eigenständige Aktivitäten lassen, ‹vernachlässigen› diese potenziell in genau diesen Dimensionen.» Das Fehlen elterlicher Beaufsichtigung sollte also kein Maß für die Feststellung von Vernachlässigung sein. Womöglich macht sich sogar der Staat der Vernachlässigung schuldig, wenn er die Überbehütung propagiert.

Gesetze im Sinne der «Reasonable Childhood Independence» formulieren klar, wann Vernachlässigung vorliegt. Dies ist der Fall, wenn ein Elternteil in eklatanter Weise bewusst oder leichtfertig sein Kind einer Gefahr aussetzt, die so offensichtlich ist, dass kein vernünftiger Mensch dem Kind diese Aktivität gestatten würde. Anders ausgedrückt: Es ist keine Vernachlässigung, wenn man seine Kinder für eine gewisse Zeit unbeaufsichtigt lässt. Diese Klarstellung schützt Eltern, die ihrem Kind zu dessen eigenem Wohl mehr Unabhängigkeit zugestehen, ebenso wie jene, die dies aus wirtschaftlichen Gründen tun müssen, so wie Debra Harrell.

Im Jahr 2018 verabschiedete Utah als erster US-Bundesstaat ein solches Gesetz. Seitdem taten Texas, Oklahoma, Colorado, Illinois, Virginia, Connecticut und Montana es ihm gleich. Diese Gesetzentwürfe hatten meist Fürsprecher in beiden Parteien und wurden oft in Einigkeit verabschiedet. Sie sprechen Menschen im gesamten politischen Spektrum an, denn niemand möchte, dass sich der Staat ohne zwingenden Grund in das Familienleben einmischt.

Aufgabe der Regierung ist es, Kinder vor echter Vernachlässigung und Misshandlung zu schützen, nicht vor alltäglichen Aktivitäten der Kindheit. Die Bundesstaaten müssen ihre Gesetze zur Vernachlässigung der Aufsichtspflicht überarbeiten. Sie dürfen keinerlei Zwangsmittel gegen Eltern einsetzen, deren einziges Vergehen darin besteht, dass sie ihrem Kind eine vernünftig bemessene Unabhängigkeit zugestehen, die seinem Alter entspricht. Dies können Bürger nicht nur der US-Bundesstaaten, sondern auch anderer Länder bei ihren gesetzgebenden Organen einfordern.[32]

2. Mehr Spiel in Schulen fördern

Im folgenden Kapitel schildere ich, wie Schulen in den Vereinigten Staaten Kindern Spielzeit vorenthalten, um noch mehr Zeit für die akademische Ausbildung und Vorbereitung auf Prüfungen zu gewinnen; das allerdings hat den gegenteiligen Effekt, weil Kinder, die zu wenig spielen, ängstlich und unkonzentriert werden. Letztlich lernen sie weniger. Die staatliche Bildungspolitik sollte die Forschungsergebnisse zu den positiven Effekten des freien Spiels generell und Pausen im Speziellen[33] ernst nehmen und sich dann dafür einsetzen, dass Schulen davon viel mehr gewähren (auch Spielmöglichkeiten vor und nach der Schule), insbesondere Grundschulen und mittlere Schulstufen.[34]

3. Gestaltung des öffentlichen Raums mit Blick auf die Kinder

Wenn wir wollen, dass sich Kinder in der realen Welt, also nicht am Bildschirm, treffen und miteinander interagieren, dann muss die Welt mit ihren Einwohnern für sie auch zugänglich sein. Eine für das Auto konzipierte Umgebung ist für Kinder oft unzugänglich. Städte aller Größen können mehr dafür tun, dass Bürgersteige, Überwege und Ampeln Sicherheit bieten. Sie können dafür sorgen, dass der Verkehr beruhigt wird, und Bebauungspläne so gestalten, dass sich eine vielfältigere Nutzung entwickelt. Wenn Geschäfte, Erholungsflächen und Wohngebiete stärker vermischt werden, entwickelt sich mehr Aktivität auf den Straßen, und es gibt mehr Orte, die Kinder zu Fuß oder mit dem Fahrrad erreichen können. Kann aber ein Kind nur per «Elterntaxi» zu einem Geschäft, Park oder befreundeten Kind gelangen, werden immer mehr Kinder zu Hause vor einem Bildschirm landen. Eine Studie ergab, dass Kinder, die einen Spielplatz mit dem Fahrrad oder zu Fuß erreichen können, diesen mit sechsmal höherer Wahrscheinlichkeit auch aufsuchen als solche, die dorthin gefahren werden müssen.[35] Legen wir also Spielplätze verstreut in den Vierteln an, und denken wir auch darüber nach, einige davon als Abenteuerspielplätze zu gestalten (mehr dazu in Kapitel 11).

Eine innovative und kostengünstige Methode, mit der europäische Städte Kindern (und Eltern) zu mehr Miteinander verhelfen, besteht darin, die Straße vor einer Schule zu Unterrichtsbeginn und -ende jeweils für rund eine Stunde für den Autoverkehr zu sperren.[36] Auf diesen sogenannten Schulstraßen können sich Eltern treffen, die Kinder können miteinander spielen, und das alles bei weniger Stau, Luftverschmutzung und Unfallrisiko. Städte können dies fördern, indem sie die Genehmigungsverfahren für solche Sperrungen vereinfachen. In unserem Zeitalter der bröckelnden Gemeinschaften und zunehmenden Einsamkeit sollten Städte und Kommunen es ihren Einwohnern zudem erleichtern, Straßen für Nachbarschaftsfeste und andere soziale Aktivitäten zu sperren, auch als temporäre Spielstraßen (die für den Verkehr gesperrt werden und auf denen die Kinder miteinander wie in alten Zeiten spielen können).[37]

Bei der Planung von Durchgangsverkehr, dem Erstellen von Bebauungsplänen, Genehmigungen und Neubauten ist immer zu bedenken, dass Kinder menschliche Wesen sind. Sie wollen dort sein, wo etwas los ist. Leicht zugängliche Räume gemischter Nutzung, wo alle Menschen, jung und alt, sich aufhalten, sehen und gesehen werden, spielen, einkaufen, essen, flirten und, wenn sie müde werden, auf einer Bank sitzen können, bringen alle dazu, sich mehr mit der Welt jenseits der Bildschirme auseinanderzusetzen.

4. Mehr berufliche Bildung, Ausbildungen und Jugend-Förderprogramme

Das Ausbildungssystem in den Vereinigten Staaten konzentriert sich immer stärker auf eine akademische Ausbildung. Entsprechend rückläufig sind die Angebote für Kurse und Schulpraktika in den Ausbildungsberufen (*career and technical education*, kurz CTE). Solche Bildungsmöglichkeiten bieten viel praktische Erfahrungen auf Gebieten wie Einzelhandel, Automechanik, Landwirtschaft und sonstigem Gewerbe. Laut Richard Reeves befasst sich die Forschung besonders mit den Vorteilen, die es mit sich bringt, wenn Jungen auf Highschools mit dem Schwerpunkt CTE geschickt werden. Die Jungen an solchen Schulen konnten im Hinblick auf ihre Abschlussquoten und späteren Einkommen stark zulegen, wenn man sie mit ähnlichen Jungen vergleicht, die traditionelle Highschools besuchen. Bei Mädchen zeigten sich diese besonderen Vorteile nicht.[38] Auch diese Befunde unterstreichen also die Erkenntnis, dass normale Schulen Jungen oft nicht «mitnehmen» und somit ein enormes Potenzial ungenutzt lassen.

Ausbildungen helfen jungen Leuten auch, den Übergang von der

Highschool in den Beruf zu schaffen. Auf einem Arbeitsmarkt mit Menschen, die oft ihren Wohnort wechseln, ist es für Unternehmen wenig attraktiv, unausgebildete junge Leute einzustellen und in sie zu investieren, wenn diese dann anschließend wegziehen. Förderprogramme der Regierung, die die Bezahlung für einige Zeit bezuschussen, machen die Ausbildung junger Mitarbeiter für Unternehmen weniger kostspielig und steigern deren Wert für das Unternehmen oder andere zukünftige Arbeitgeber.[39]

Regierungen können auch einjährige Auszeiten zur Orientierung (Sabbatjahre oder *Gap Years*) und einjährige Freiwilligendienste fördern, besonders bei jungen Menschen, die keine feste Aussicht auf einen Collegebesuch haben. Programme wie AmeriCorps helfen jungen Leuten, neue Fähigkeiten zu erwerben und dabei örtlichen Gemeinschaften und Kommunen zu helfen. Auch Wildnis-Erlebnisprogramme sind für Heranwachsende nachweislich von großem Nutzen;[40] sie bieten ein unmittelbares «Antifragilitäts»-Training, während die jungen Leute in die Schönheiten der Natur eintauchen. Solche Programme werden meist durch gemeinnützige Organisationen oder gewinnorientierte Unternehmen angeboten; auch der US-Bundesstaat Connecticut bietet für Heranwachsende seit 1974 ein gebührenfreies Programm an.[41]

Regierungen haben die Macht und oft auch die Verantwortung dafür, Probleme kollektiven Handelns anzugehen. Schlecht erarbeitete und erratisch umgesetzte Gesetze haben einige dieser Probleme noch verschärft. Regierungen können Standards vorgeben, die das Verhalten von Unternehmen ändern. Sie können Mindestalter festsetzen, die minderjährige Nutzer vor schädlichem Konsum bewahren. Sie können es Eltern und Schulen erleichtern, Kindern und Jugendlichen mehr Freiheiten zu gewähren, wie ich in den folgenden zwei Kapiteln darlegen werde. Wenn Regierungen, Tech-Unternehmen, Schulen und Eltern sich in ihrem Handeln ergänzen, können sie gemeinsam große Probleme lösen und die psychische Gesundheit junger Menschen verbessern.

Zusammenfassung

- Regierungen von der kommunalen bis zur Bundesebene müssen politische Vorgaben ändern, die die mentale Gesundheit Heranwachsender beeinträchtigen, und politische Vorgaben fördern, die diese verbessern. In den Vereinigten Staaten sind Regierungen auf Ebene der Bundesstaaten und Kommunen teilweise für die Überbehütung von Kindern in der realen Welt verantwortlich (durch die stark übertriebene Auslegung vage formulierter Gesetze zum Kinderschutz), und die US-Bundesregierung ist zum Teil verantwortlich für den mangelnden Schutz von Kindern in der virtuellen Welt (durch die Verabschiedung eines wirkungslosen Bundesgesetzes 1998 und dessen unterlassene Aktualisierung, während die Gefahren in der virtuellen Welt immer offensichtlicher wurden).
- Bundes- und Landesregierungen sollten, um dem mangelnden Kinderschutz im Netz entgegenzuwirken, Gesetze erlassen, wie sie zuerst im Vereinigten Königreich verabschiedet wurden; diese schreiben Unternehmen vor, Minderjährige anders und mit größerer Fürsorge zu behandeln als Erwachsene. Nationalregierungen sollten zudem die Internet-Volljährigkeit auf ein Alter von sechzehn Jahren heraufsetzen.
- Technologiekonzerne können viel zur Lösung beitragen, indem sie bessere Features zur Altersverifikation entwickeln und Angebote ergänzen, mit denen Eltern die Smartphones und Computer ihrer Kinder als Geräte kennzeichnen können, über die noch kein Zugang zu Websites mit höherer Altersbegrenzung gewährt werden soll. Ein solches Feature würde vielerlei Probleme kollektiven Handelns bei Eltern, Kindern und Plattformen lösen.
- Bundes-, Landes- und Kommunalregierungen sollten Gesetze und Richtlinien zur Kindeswohlgefährdung exakter formulieren und Eltern die Gewissheit geben, dass sie ihren Kindern unüberwachte Zeit gewähren können, ohne dafür eine Haft oder staatliches Eingreifen in ihr Familienleben zu riskieren.

- Staatliche und örtliche Regierungen sollten mehr freies Spiel und mehr Pausen an Schulen fördern. Bei Bebauungsplanung und Genehmigungsverfahren sollten sie die Bedürfnisse von Kindern stärker im Blick haben, und sie sollten mehr in Ausbildungen und Programme investieren, die Heranwachsenden, insbesondere Jungen, beim Übergang ins Erwachsenenleben helfen.

KAPITEL 11

Was Schulen tun können

Im April 2023 brachte die *Washington Post* eine Geschichte mit dem Titel «One School's Solution to the Mental Health Crisis: Try Everything» («Die Lösung einer Schule für die Krise der psychischen Gesundheit: Einfach alles ausprobieren»).[1] Der Bericht handelte von einer K-12-Schule (vom Kindergarten bis zur zwölften Klasse) im ländlichen Ohio, deren Leitung mehr Therapeuten eingestellt und ein neues sozial-emotionales Lehrkonzept in Auftrag gegeben hatte, das formalen Unterricht in «Qualitäten wie Empathie und Vertrauen sowie Kompetenzen wie Aufbau von Beziehungen und Entscheidungsfindung» bot. Die Schule ermunterte bereits Kindergartenkinder dazu, im Musikunterricht ihre Emotionen singend zum Ausdruck zu bringen. Und sie schaffte Pferde herbei, die die Kinder nach der Schule streicheln und striegeln konnten, mithilfe einer Organisation, die traumasensitives erfahrungsbasiertes Lernen fördert.

Es gibt ein polynesisches Sprichwort: «Auf einem Wal stehen und kleine Fische fangen.» Manchmal ist es besser, eine große Sache zu machen als viele kleine, und manchmal bemerkt man die große Sache gar nicht, obwohl man schon darauf steht. Was das Problem der verbreiteten Ängste in der jüngeren Generation betrifft, gibt es zwei «Wale» – zwei große Dinge, die Schulen tun könnten, und das fast ohne dabei zusätzliche Ressourcen mobilisieren zu müssen. Diese zwei Dinge sind der smartphonefreie Schulbetrieb und mehr freies Spiel. Wenn beide zusammenwirken, könnten sie meines Erachtens mehr als all die anderen heute von Schulen ergriffenen Maßnahmen dazu beitragen, die psychische Gesundheit der Schülerinnen und Schüler zu verbessern.

Smartphonefreie Schulen

Die Mountain Middle School in Durango, Colorado, wurde schon 2012 handy- beziehungsweise smartphonefrei, also zu dem Zeitpunkt, als die Krise der mentalen Gesundheit einsetzte. Der Landkreis hatte die höchste Selbstmordrate unter Teenagern in Colorado, als Shane Voss die Leitung der Schule übernahm. Die Schüler und Schülerinnen litten unter heftigem Cybermobbing, Schlafmangel und ständigen sozialen Vergleichen.[2]

Voss ordnete ein Smartphoneverbot an. Während des gesamten Schultags mussten die Geräte in den Schulranzen bleiben und durften nicht in Hosentaschen oder Hände. Es gab klare Anordnungen und echte Konsequenzen, wenn während der Schulstunden ein Smartphone außerhalb des Ranzens entdeckt wurde.[3] Die Maßnahmen bewirkten eine tiefgreifende Veränderung. Die Schüler saßen nicht mehr schweigend nebeneinander und scrollten, während sie auf den Unterrichtsbeginn warteten. Sie unterhielten sich miteinander oder mit der Lehrkraft. Voss sagt, dass es für ihn, wenn er eine Schule ohne Smartphoneverbot betritt, «wie eine Zombie-Apokalypse ist, da sind all diese Kinder in den Fluren, die nicht miteinander reden. Die Stimmung da ist einfach ganz anders.»

Auch das Lernverhalten der Schülerinnen und Schüler verbesserte sich, und nach wenigen Jahren erreichten die Leistungen die beste Einstufung in Colorado. Ein Achtklässler namens Henry beschrieb die Wirkung des Smartphoneverbots. In der ersten halben Stunde des Schultags, berichtete er, denke er noch an sein Smartphone, «aber sobald der Unterricht losgeht, ist das irgendwie vergessen, und ich denke da gar nicht mehr richtig dran. Das lenkt mich also in der Schule nicht besonders ab.» Das Smartphoneverbot mildert drei der vier Grundübel der smartphonebasierten Kindheit: Fragmentierung der

Aufmerksamkeit, soziale Deprivation und Abhängigkeit. Es reduziert den sozialen Vergleich und die Verlockung durch die virtuelle Welt. Es erzeugt Gemeinschaft.

Die meisten öffentlichen Schulen in den Vereinigten Staaten geben an, dass sie Smartphones verbieten; bei einer Umfrage im Jahr 2020 waren dies 76 Prozent.[4] Das bedeutet aber meist nur, dass die Schule den Gebrauch der Smartphones *während des Unterrichts* untersagt, sodass die Schüler sie auf dem Schoß oder hinter einem Buch verstecken müssen, um sie zu benutzen. Auch wenn ein solches Verbot von übereifrigen Lehrern, die jede Sitzreihe kontrollieren, perfekt durchgesetzt würde, hieße das dennoch, dass die meisten Schülerinnen und Schüler nach Ende der Schulstunde sofort ihre Smartphones hervorziehen, ihre Nachrichten und Feeds checken und ihre Sitznachbarn ignorieren. Wenn die Schüler ihre Smartphones in den Taschen behalten dürfen, wird die Überwachung zur Vollzeitbeschäftigung, und das ist das Letzte, was die jetzt schon überlasteten Lehrkräfte brauchen. Viele von ihnen geben letztlich auf und tolerieren den offenen Gebrauch der Geräte. [5] Ein Lehrer an einer Middleschool schrieb mir: «Gebt den Lehrern eine Chance. Verbietet Smartphones.»

Ein Smartphoneverbot nur während der Unterrichtsstunden ist praktisch nutzlos. Darum sollten Schulen *den gesamten Schultag über* smartphonefrei werden. Wenn die Schülerinnen und Schüler ankommen, legen sie ihr Smartphone in ein dafür vorgesehenes Schließfach oder ein abschließbares Etui. Am Ende des Schultags nehmen sie ihr Smartphone wieder aus dem Schließfach, oder sie öffnen das Etui mithilfe eines speziellen Mechanismus. (Manche Eltern wenden hier ein, dass es stets möglich sein sollte, ihre Kinder schnell zu erreichen, falls ein Notfall eintritt, etwa eine Schießerei. Als Vater verstehe ich dieses Bedürfnis. Aber eine Schule, bei der die meisten Schüler ihre Eltern während einer Notfallsituation anrufen oder ihnen Nachrichten schicken, ist zweifellos weniger sicher als eine Schule, in der nur die Erwachsenen Smartphones haben und die Schülerschaft ihnen zuhört und auf ihre Umgebung achtgibt.)[6]

Die Belege dafür, dass Smartphones in Hosentaschen das Lernen beeinträchtigen, sind heute so eindeutig, dass die UNESCO (die Organisation der Vereinten Nationen für Bildung, Wissenschaft und Kultur) im August 2023 einen Bericht herausgab, der sich mit den negativen Auswirkungen von digitalen Technologien, insbesondere Smartphones, auf die Bildung in aller Welt beschäftigt.[7] Der Bericht benennt durchaus den Nutzen des Internets etwa bei Online-Ausbildungen oder der Bildung schwer zu erreichender Bevölkerungsgruppen, weist aber darauf hin, dass es erstaunlich wenige Belege dafür gibt, dass digitale Techniken das Lernen in einem typischen Klassenzimmer verbessern. Angemerkt wird zudem, dass der Gebrauch von Smartphones mit einem verminderten Lernerfolg und vermehrten Störungen in der Klasse einhergeht.[8]

Smartphonefreiheit ist also ein entscheidender erster Schritt. Jede Schule sollte überdies die Auswirkungen von Laptops, Chromebooks, Tablets und anderen Geräten bedenken, über die Schülerinnen und Schüler einander Nachrichten schicken, ins Internet gehen und zu digitalen Ablenkungen verlockt werden können. Der Wert einer smartphonefreien, ja sogar bildschirmfreien Bildung zeigt sich in der Wahl der Schulen, auf die viele Tech-CEOs ihre eigenen Kinder schicken, darunter die Waldorf School of the Peninsula im Silicon Valley, in der alle digitalen Geräte – Smartphones, Laptops, Tablets – verboten sind. Das steht in starkem Kontrast zu vielen öffentlichen Schulen, die oftmals Eins-zu-eins-Technologieprogramme vorantreiben, damit jedes Kind ein eigenes Gerät erhält.[9]

Weitere Belege dafür, dass Smartphones die Bildung in den Vereinigten Staaten stören, finden sich im National Assessment of Educational Progress (auch bekannt als das «Zeugnis der Nation») von 2023, das seit der COVID-19-Pandemie deutliche Rückgänge bei den Testergebnissen verzeichnete, was viele Jahre der Verbesserungen zunichtemachte. Schaut man sich die Daten genauer an, wird klar, dass das schlechtere Abschneiden bei Tests schon früher begann.[10] Die Ergebnisse waren recht kontinuierlich seit den 1970er-Jahren angestiegen, 2012 dann kehrte sich das Ganze um. Die Pandemieauflagen und das sogenannte Homeschooling trugen das Ihrige dazu bei, besonders in

Mathematik, doch der Abfall ab 2012 bis zum Beginn der Pandemie war erheblich. Diese Umkehr erfolgte ungefähr zu dem Zeitpunkt, als Teenager ihre normalen Handys gegen Smartphones austauschten, was zu einer viel stärkeren Fragmentierung der Aufmerksamkeit während des gesamten Schultags führte. Es war jedoch nicht wie bei Kurt Vonneguts egalitärer Dystopie, bei der die besten Schüler eine Art Ohrring tragen müssen, der ihre Gedanken unterbricht. Es waren die Schüler im unteren Leistungsviertel, deren Ergebnisse zwischen 2012 und 2020 am stärksten einbrachen. Diese Schülerinnen und Schüler stammten ganz überwiegend aus Haushalten mit geringem Einkommen. Schwarze und Latino-Schülerinnen und -Schüler waren überrepräsentiert.

Studien belegen, dass Kinder aus Familien mit geringem Einkommen sowie Schwarzen und Latino-Familien im Schnitt mehr Zeit an Bildschirmen verbringen und in ihrer Nutzung elektronischer Geräte weniger überwacht werden als Kinder aus wohlhabenden und aus weißen Familien. (Und in allen Gruppen verbrachten Kinder mit alleinerziehenden Elternteilen mehr unbeaufsichtigte Zeit am Bildschirm.)[11] Das lässt darauf schließen, dass Smartphones die Bildungsungleichheit sowohl im Hinblick auf den sozialen Stand als auch auf die Bevölkerungsgruppe noch verstärken. Die «digitale Kluft» besteht nicht mehr darin, dass arme Kinder und ethnische Minderheiten weniger *Zugang* zum Internet haben, wie man es zu Beginn der 2000er-Jahre befürchtete; sie besteht vielmehr darin, dass sie dort weniger *Schutz* genießen.

Doch Smartphones beeinträchtigen nicht nur das Lernen, sie beeinträchtigen auch soziale Beziehungen. In Kapitel 1 habe ich gezeigt, dass Schülerinnen und Schüler in aller Welt nach 2012 plötzlich häufiger Aussagen wie «Ich fühle mich in der Schule zugehörig» nicht mehr zustimmten. Da die Heranwachsenden heute ein starkes Bedürfnis nach Gemeinschaft haben, werden smartphonefreie Schulen sehr wahrscheinlich das Sozialleben der Schüler und ihre mentale Gesundheit rapide verbessern.[12]

Natürlich ist das Internet an sich ein Segen für die Bildung, man denke nur an die weltweite positive Auswirkung einer Plattform wie der Khan Academy. Diese nutzt heute sogar KI, um jedem Schüler und jeder Schülerin eine persönliche Tutorin zur Seite zu stellen und jeder Lehrerin und jedem Lehrer einen persönlichen Assistenten.[13] Schüler brauchen das Internet auch, um selbst zu recherchieren, und Lehrkräfte brauchen es für vielerlei innovative Unterrichtseinheiten, Demonstrationen und Videos. Schulen sollten Schülerinnen und Schülern dabei helfen zu lernen, wie sie Technologien programmieren und nutzen, die ihre Fähigkeiten erweitern, von Statistiksoftware über Grafikdesign bis hin zu ChatGPT.

Ich würde also niemals sagen, dass wir internetfreie Schulen oder Schüler brauchen. Es sind die persönlichen Geräte, die Schülerinnen und Schüler den ganzen Schultag lang mit sich herumtragen, welche das schlechteste Kosten-Nutzen-Verhältnis haben. Die Smartphones der Schüler stecken voller Apps, die dafür konzipiert sind, die Aufmerksamkeit junger Menschen zu erregen und diese mit Benachrichtigungs-Pings aus dem Klassenzimmer in die virtuelle Welt zu locken. Das ist der größte Störfaktor für Lernen und Beziehungen. Jede Schule, deren Leitung von sich sagt, Zugehörigkeitsgefühl, Gemeinschaft und mentale Gesundheit lägen ihr am Herzen, die aber noch keine Smartphonefreiheit eingeführt hat, steht auf einem Wal und fängt kleine Fische.

Mehr Spiel

Kevin Stinehart, ein Lehrer der vierten Klasse an der Central Academy of the Arts, einer Grundschule im ländlichen South Carolina, wurde irgendwann bewusst, dass er immer wieder dieselben Gespräche mit Lehrern und Eltern führte. Die Schülerinnen und Schüler taten sich schwer, viele hatten offenbar nur eine geringe Resilienz, wenig Durchhaltevermögen und konnten schlecht mit anderen zusammenarbeiten. Die Erwachsenen redeten alle von der Fragilität der Schüler, aber niemand hatte eine Idee, was man dagegen tun konnte. Auch Kevin wusste nicht weiter, bis er an einer Konferenz an der nahen Clemson

University teilnahm, deren Thema die Vorteile von etwas ziemlich Grundlegendem waren: dem freien Spiel. Mit dem Segen seiner Schule und der Hilfe von Let Grow begann Kevin, mehr freies Spiel in das Leben der Schülerinnen und Schüler zu integrieren. Dafür nahm er drei Veränderungen vor:

1. Längere Pausen mit wenig Intervention durch Erwachsene.
2. Öffnung des Schulhofs eine halbe Stunde vor Unterrichtsbeginn, sodass die Kinder vor dem Unterricht spielen können.
3. Angebot eines «Spielclubs». Die Schule hat einen bis fünf Tage die Woche für freies Spiel mit «losen Teilen» (Dingen wie Bällen, Malkreide, Springseilen) in gemischten Altersgruppen, meist auf dem Schulhof, bei schlechtem Wetter in der Turnhalle. (Wenn die Schule auch andere Räume, etwa den Kunstraum, öffnen kann, umso besser!) Von halb drei bis halb fünf nachmittags – je nach Stundenplan – verbrachten Kinder Zeit mit gemeinsamem Spiel, statt nach Hause zu gehen (wo sie meist an einem Gerät spielten oder einer von Erwachsenen angeleiteten Aktivität nachgingen). Im Club herrscht Smartphoneverbot! Die Kinder genießen fast vollständige Unabhängigkeit. Es gibt nur zwei Regeln: Niemand schlägt absichtlich jemand anderen, und niemand geht nach Hause, ohne der verantwortlichen Person Bescheid zu sagen. Diese erwachsene Person organisiert keine Spiele und löst auch keine kleinen Streitigkeiten. Wie ein Rettungsschwimmer greift er oder sie nur im Notfall ein. (Let Grow bietet auf seiner Website eine frei verfügbare Handreichung für die Einrichtung eines solchen Spielclubs an.)

Schon im ersten Halbjahr, in dem diese Veränderungen vorgenommen wurden, bemerkte Kevin einen Wandel bei seinen Schülerinnen und Schülern:

> Unsere Schüler sind fröhlicher, freundlicher, haben weniger Verhaltensprobleme, haben mehr Freundschaften geschlossen, haben mehr das Gefühl, über ihren Tag und ihr Leben selbst zu

> bestimmen, und haben in manchen Fällen einen dramatischen Wandel vollzogen, von rabaukenhaftem Verhalten und häufigem Zur-Schulleitung-Zitiertwerden hin zu verträglichem Verhalten und keinerlei Tadel.[14]

Im darauffolgenden Halbjahr bot er den Spielclub zweimal die Woche an, weil «die positiven Auswirkungen einfach zu groß waren, um sie zu übersehen». Wie groß? Im Vergleich zum Vorjahr sank die Zahl der Fälle von Schulschwänzen von vierundfünfzig auf dreißig, und die Fälle von Vandalismus im Schulbus gingen von fünfundachtzig auf einunddreißig zurück. «Bis dahin wurden in jedem Schuljahr ungefähr zweihundertfünfundzwanzig Mal Schüler zur Schulleitung zitiert», so Kevin. «Jetzt, wo so viel gespielt wird, passiert das nur noch ungefähr fünfundvierzig Mal.»

Kevin glaubt, dass der Spielclub diese Veränderungen bewirkt hat, und zwar aus folgenden Gründen:

> Unstrukturiertes freies Spiel zielt direkt darauf ab, Freundschaften zu schließen, Empathie zu entwickeln, zu lernen, die eigenen Emotionen zu regulieren, und zwischenmenschliche Fähigkeiten zu fördern, und es macht Schüler viel stärker, weil es ihnen hilft, einen guten Platz in der Schulgemeinschaft zu finden. Und das alles, während sie dabei noch die für ihr Leben wichtigsten Fähigkeiten trainieren, wie Kreativität, Innovation, kritisches Denken, Zusammenarbeit, Selbstbestimmtheit, Durchhaltevermögen und soziale Fertigkeiten.

Die Lehrer selbst erkannten einen so enormen Wandel, dass dreizehn von ihnen sich freiwillig meldeten, um den Spielclub zu beaufsichtigen – unter ihnen die Schulleitung und ihre Stellvertretung.

Es sei darauf hingewiesen, dass im freien Spiel viele der sozial-emotionalen Lernziele erreicht wurden, die von jener Schule in Ohio angestrebt wurden, die «alles versuchte». An der Schule in Ohio wird sozial-emotionales Lernen durch Erwachsene vermittelt, als ein weiteres strukturiertes Lernfach. Das freie Spiel an der Central Academy of the Arts dagegen erbrachte schnelle Lerneffekte, weil es die Art der Natur ist, eben diese Fertigkeiten zu lehren, während die Kinder tun, was sie am liebsten mögen: miteinander spielen.

Das also sind die zwei «Wale»: smartphonefrei werden und viel Raum für freies Spiel geben. Eine Schule ohne Smartphones und mit viel Spiel investiert in die Prävention. Sie reduziert die Überbehütung in der realen Welt, was Kindern dabei hilft, Antifragilität zu kultivieren. Zugleich lockert sie den Griff der virtuellen Welt und ermöglicht damit besseres Lernen und bessere Beziehungen in der realen Welt. Eine Schule, die weder das eine noch das andere umsetzt, wird viel mit starken Ängsten in der Schülerschaft zu kämpfen haben und viel Geld investieren müssen, um den zunehmenden Disstress der Schüler zu behandeln.

Im Folgenden noch ein paar weitere Anregungen für Maßnahmen, die den Weg zur Smartphonefreiheit und zu freiem Spiel begleiten können.[15]

Das Let-Grow-Projekt

Viele amerikanische Kinder, selbst solche auf der Middleschool (also der sechsten bis achten, manchmal sogar der neunten Klasse), durften noch nie allein um den Block gehen oder sich in einem großen Geschäft weiter als ein paar Gänge von ihren Eltern entfernen. Lenore hat Siebtklässler (zwölf und dreizehn Jahre alt) kennengelernt, die noch nie selbst ihr Fleisch schneiden durften, weil scharfe Messer gefährlich sind.

Darum empfehlen Lenore und ich, dass Schulen, zusätzlich zur Einrichtung eines Spielclubs, Verlängerung der Pausen und Öffnung des Schulhofs vor Unterrichtsbeginn, das Let-Grow-Projekt als Aufgabe stellen.[16] Dieses besteht in folgender Hausaufgabe für Schülerinnen und Schüler aller Klassenstufen: «Geh nach Hause und mache etwas, das du noch nie gemacht hast. Drehe eine Runde mit dem Hund. Koche ein Essen. Erledige einen Botengang.» Die Schüler besprechen sich dann mit ihren Eltern, und beide Generationen einigen sich darauf, was ihr Projekt sein soll.

Wenn das Kind damit Erfolg hat – was letztlich fast alle haben –, beginnen Beziehungen und Identitäten, sich zu verändern. Die Eltern sehen ihre Kinder als kompetenter an, und die Kinder sich selbst ebenfalls. Indem es Eltern sanft dahin bringt, ihren Kindern ein bisschen mehr Unabhängigkeit (und damit Verantwortung) zu gewähren, geht das Projekt ein spezifisches Problem an. Viele Eltern wissen schlichtweg nicht, ab wann sie Kinder Dinge allein erledigen lassen können, darum lassen sie es einfach bleiben. Früher gingen schon fünfjährige Kinder allein zur Schule. Ihre Schülerlotsen waren zehn Jahre alt und hatten mit ihren Warnwesten die volle Macht, den Verkehr anzuhalten. Doch diese Meilensteine der Unabhängigkeit verschwanden allmählich aufgrund einer immer weiter zunehmenden, von Medien befeuerten Furcht.

Wir sollten Menschen nicht dafür verurteilen, dass sie «helikoptern». Wir sollten aber eine Kultur verurteilen – und verändern –, die den Eltern sagt, dass sie helikoptern *müssen*. Es gibt Schulen, da dürfen die Kinder nicht aus dem Schulbus aussteigen, wenn kein Erwachsener auf sie wartet, mit dem sie nach Hause gehen können.[17] Manche Büchereien erlauben Kindern unter zehn Jahren nicht, sich außer Sichtweite ihrer Eltern zu begeben.[18] Und es wurden schon Eltern dafür verhaftet, dass sie einfach ihre Kinder draußen spielen oder zum Laden gehen ließen. Wenn Eltern ihre Kinder ständig im Blick haben und Kinder keinen Schritt allein gehen können, entsteht eine Doppelhelix aus Angst und Zweifel. Viele Kinder fürchten sich davor, etwas Neues auszuprobieren, und ihre Eltern trauen ihnen nicht zu, etwas Neues zu machen, was zu noch mehr Überbehütung führt, was zu noch mehr Ängsten führt.

Das bekam Lenore zu hören, als sie einen Gesundheitskurs einer siebten Klasse in Suffolk County, New York, besuchte. Die erfahrene Lehrerin Jodi Maurici sagte, «ihre Eltern haben ihnen einfach vor allem Angst gemacht». Die Schülerinnen und Schüler in dieser Klasse waren süß und freundlich, fürchteten aber, dass alles, was sie allein versuchten, womöglich in einem Desaster enden würde. Viele sagten, dass sie Angst vor dem Kochen hätten, weil sie nicht das Essen (oder das ganze Haus) verbrennen wollten. Einige sagten auch, dass sie Angst hätten, mit dem Hund spazieren zu gehen, denn was wäre, wenn er auf die Straße liefe? Einige Kinder hatten Angst, etwas zu einer Kellnerin zu sagen, weil sie es «vermasseln» könnten – ein Begriff, den sie wieder und wieder benutzten. Der Alltag war ein Minenfeld potenziellen Versagens und potenzieller Schmach. (Ein bisschen wie die sozialen Medien.) Deshalb stellte Jodi das Let-Grow-Projekt als Aufgabe.

Jodi machte sich sogar solche Sorgen über das Ausmaß der Ängste bei ihren Schülern, dass sie jeden und jede im Laufe des Schuljahres zwanzig Let-Grow-Projekte umsetzen ließ. Sie gab ihnen dafür eine lange Liste mit Dingen, unter denen sie wählen konnten: in die Stadt gehen, die Wäsche machen, mit dem Bus fahren ... Und natürlich durften sie eigene Ideen beisteuern. Gegen Ende des Schuljahres beobachtete Jodi dann einen so deutlichen Rückgang bei den Ängsten ihrer Schüler, dass sie Lenore einlud, einen Nachmittag lang mit den Kindern über ihre Projekte zu sprechen.

Ein Mädchen erzählte Lenore, dass es zum ersten Mal ohne seine Eltern mit einigen Freundinnen in den Park gegangen war. «Das hat *so* einen Spaß gemacht!» Ein Junge, der ein Vier-Gänge-Abendessen gekocht und dafür sogar einen Kuchen gebacken hatte, fühlte sich ungeheuer versiert. Ein Mädchen, das noch nie irgendwelchen Sport getrieben hatte, versuchte es bei der Schwimm-Mannschaft und schaffte die Aufnahme. Die Kinder gingen Pizza holen, fuhren mit dem Fahrrad zum Laden, arbeiteten als Babysitter und empfanden etwas vollkommen Neues. Das war mehr als nur ein Gefühl von Selbstvertrauen. Es war ein neues Gefühl davon, wer sie waren.

Ein Mädchen erklärte dies, ohne sich dessen bewusst zu sein. Sein Lieblingsprojekt von den zwanzig in jenem Jahr war es, als ihr erlaubt wurde, eines Morgens ohne ihre Eltern zu Hause zu bleiben und die fünfjährige Schwester für die Schule fertig zu machen.

Nachdem sie das kleine Mädchen angezogen, mit Essen versorgt und in den Bus gesetzt hatte, sagte die Siebtklässlerin: «Ich fühlte mich schon so groß!» Aber es war nicht nur das. «Es erscheint wenig. Doch als ich sie dann in den Bus einsteigen und wegfahren sah, fühlte ich, dass ich wirklich wichtig für sie war, wichtig für jemanden.» Das war für sie so neu. Jetzt also fühlte sie nicht nur, dass sie jemanden brauchte, sondern auch, dass jemand sie brauchte.

Wenn wir Kindern vertrauen, dann wachsen sie. Ihren Kindern zuzutrauen, in die Welt hinauszugehen, ist vielleicht das Transformativste, was Erwachsene tun können. Vielen Eltern fällt es jedoch schwer, solange sie damit allein sind. Wenn Ihre Tochter in den Park geht und keine anderen Kinder da sind, wird sie sofort wieder nach Hause kommen. Wenn Ihr Sohn der einzige Achtjährige in Ihrer Kleinstadt ist, den man je ohne Aufpasser herumlaufen sieht, könnte jemand die Polizei rufen.

Die Wieder-Normalisierung der kindlichen Unabhängigkeit erfordert kollektives Handeln, und kollektives Handeln kann besonders leicht an örtlichen Schulen erfolgen. Wenn eine gesamte Klasse, Schule oder sogar ein ganzer Schulbezirk Eltern ermuntert, die Zügel locker zu lassen, verändert das die Kultur in dieser Stadt oder in diesem Landkreis. Die Eltern fühlen sich weder schuldig noch seltsam, wenn sie ihre Kinder gehen lassen. Was soll's, das ist eben die Hausaufgabe, und alle anderen Eltern machen es auch. Schon bald wird es wieder Kinder geben, die allein an Halloween Süßigkeiten sammeln, einkaufen gehen oder zur Schule kommen.

Unsere Kinder können so viel mehr als das, was wir ihnen erlauben. Unsere Kultur der Angst hat diese Tatsache für uns überdeckt. Sie sind alle wie Rennpferde, die im Stall stehen. Zeit, sie hinauszulassen.

Bessere Pausen und Schulhöfe

Es gibt drei vorrangige Möglichkeiten, wie man Pausen verbessern kann: Man gebe den Kindern mehr davon, auf besseren Schulhöfen, mit weniger Regeln.

Wir sollten uns alle vor Augen halten, dass die durchschnittlichen US-amerikanischen Grundschülerinnen und -schüler gerade einmal siebenundzwanzig Minuten Pause pro Tag haben.[19] In Hochsicherheitsgefängnissen in den Vereinigten Staaten werden den Insassen zwei Stunden an der frischen Luft gewährt – jeden Tag. Als ein Filmemacher einige Gefangene fragte, wie sie sich fühlen würden, wenn ihr Hofgang auf eine Stunde verkürzt würde, reagierten sie sehr negativ. «Ich glaube, das würde noch mehr Ärger verursachen», sagte einer. «Das wäre Folter», ein anderer. Als sie erfuhren, dass die meisten Kinder auf der Welt weniger als eine Stunde Draußen-Spielzeit pro Tag haben, waren sie schockiert.[20]

Die Zahl und Länge der Pausen – und die Zeit unstrukturierten Spiels außerhalb der Schule – sind schon seit Veröffentlichung eines folgenreichen Berichts von 1983 mit dem Titel *A Nation at Risk* («Eine Nation in Gefahr») rückläufig. Der Bericht warnte, dass amerikanische Kinder allmählich in Tests und akademischen Fähigkeiten den Kindern anderer Länder hinterherhinken würden.[21] Er empfahl, sich ausführlicher mit akademischen Fächern auseinanderzusetzen und das Schuljahr beträchtlich zu verlängern. Und die Schulen reagierten. Die Zeit für Pausen, Sport, Kunst und Musik wurde überall zusammengestrichen, um Platz für mehr Mathematik, Naturwissenschaften und Englisch zu lassen.

Der Bericht rief zwar nicht dazu auf, sich nur noch auf Testergebnisse zu konzentrieren, aber in der Praxis lief es genau darauf hinaus. In kürzester Zeit wurden bessere Testergebnisse zur nationalen Obsession; Reformen bestraften oder belohnten Schulen auf der Basis von Testergebnissen. Der Druck auf Schulen, noch bessere Testergebnisse zu liefern, stieg noch einmal nach Verabschiedung des *No Child Left Behind Act* auf Bundesebene sowie in jüngerer Zeit nach Veröffentlichung der *Common Core State Standards.*[22] (Der Druck war so immens, dass manche Schulbezirke einfach die Testergebnisse ihrer Schüler fälschten, um die vorgegebenen Ziele zu erreichen.)[23] Die Spielzeit der Kinder ließ sich am leichtesten opfern, um Raum für mehr Pauken und Prüfungsvorbereitungen zu schaffen. Das Schuljahr wurde verlängert (auf Kosten der Sommerferien), es wurden mehr Hausaufgaben aufgegeben (und das auch schon in niedrigeren Klassenstufen), und Pausen wurden verkürzt oder ganz gestrichen.

Als Professor bin ich natürlich für Reformen, die akademische Leistungen verbessern, aber der absolute Fokus auf Testergebnissen bewirkte, dass das Bildungssystem vielem zuwiderlief, was wir über kindliche Entwicklung, die Vorteile freien Spiels und den Wert von draußen verbrachter Zeit wissen. Die American Academy of Pediatrics veröffentlichte 2013 einen Bericht mit dem Titel «The Crucial Role of Recess in School» («Die wichtige Rolle von Pausen in der Schule»). Darin beschrieben die Autoren die vielen positiven Auswirkungen des freien Spiels für die soziale und kognitive Entwicklung und merkten dann an: «Ironischerweise wirkt sich das Verringern oder Streichen von Pausenzeiten möglicherweise sogar negativ auf die akademischen Leistungen aus, da eine wachsende Zahl von Ergebnissen darauf hindeutet, dass Pausen nicht nur die physische Gesundheit und soziale Entwicklung fördern, sondern auch die kognitive Leistung.»[24] Diese fördernde Wirkung ist womöglich bei Jungen besonders ausgeprägt,[25] was auf einen weiteren Grund dafür schließen lässt, warum sich Jungen seit den 1970er-Jahren immer stärker von der Schule losgemacht haben.

Wollen Schulen die Pausen verbessern, sollten sie den Schülern als erste Maßnahme mehr davon gewähren. Bis zum Ende der Middleschool (also bis zur achten oder neunten Klasse) sollten Pausen großzügig bemessen sein, und auch in den höheren Jahrgängen sollte es Pausen geben (so die Empfehlung der US-Gesundheitsbehörde CDC).[26] Laut der American Academy of Pediatrics sollten Schulen zudem Fehlverhalten nicht bestrafen, indem sie Pausenzeiten streichen, unter anderem weil gerade die verhaltensauffälligen Kinder die Pausen am dringendsten benötigen. Ihr Bericht empfiehlt auch eine Pause vor dem Mittagessen, entgegen der gängigen Praxis, Mittagessen und Pause als kurze Zeitphase zu kombinieren, in der die Kinder ihr Essen herunterschlingen, um die wenigen Minuten des freien Spiels noch ein wenig auszudehnen.

Die zweite Möglichkeit, die Pausenqualität zu verbessern, ist die

Aufwertung des Schulhofs. Ein typischer Schulhof in den Vereinigten Staaten besteht, vor allem in den großen Städten, meist aus einer asphaltierten Fläche mit einer Handvoll Metall- oder Kunststoffgeräten, die im Hinblick auf Haltbarkeit und Sicherheit konstruiert wurden. Oft gibt es auch ein Spielfeld mit Grasbewuchs. Die Europäer aber sind weltweit führend in der Gestaltung sogenannter *Abenteuerspielplätze*, die für phantasiereiches Spiel konzipiert sind. Ein Typus davon sind Bauspielplätze, voller Dinge wie Baumaterial, Seile und «Gerümpel» sowie oft auch Werkzeuge, die Kinder geradezu magnetisch anziehen.

New York City ist mit einem solchen Spielplatz auf Governors Island gesegnet, dem besten Spielplatz, den meine Kinder, wie sie sagen, je erlebt haben.[27] Rund um den Spielplatz stehen Schilder, die Eltern auffordern, sich nicht einzumischen (siehe Abbildung 11.1). Als Vater weiß ich, dass das nicht immer leicht ist. Wenn man sieht, dass ein

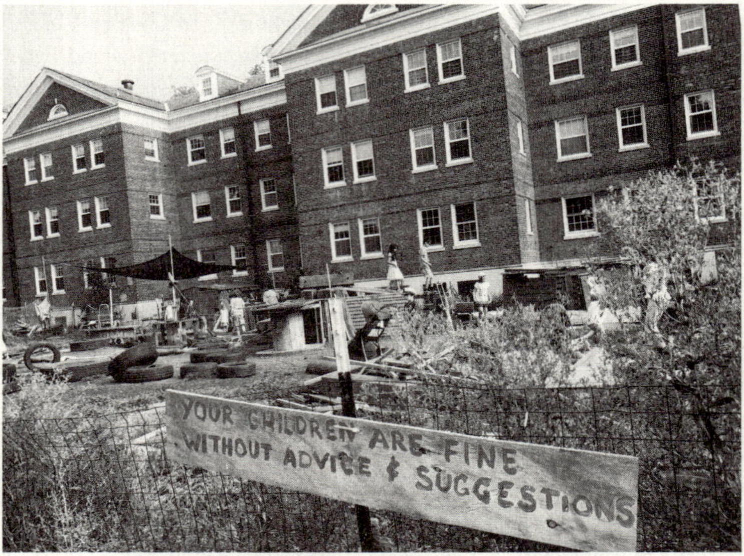

Abbildung 11.1: Der «Gerümpel-Spielplatz» auf Governors Island, New York City; konzipiert und betrieben von play:groundNYC.[28]

Kind sich schwertut oder ein Risiko eingeht, möchte man helfen oder einschreiten. Das ist normal. Und doch ist es immens wichtig, dass wir Kindern Zeiten gewähren, in denen sie *ohne* Elternteil, Lehrende oder Coaches aktiv sind. Dies sind für sie fast die einzigen Zeiten, in denen sie auf sich gestellt handeln müssen und erkennen, wie viel sie können.

Auf Abenteuer- oder Bauspielplätzen arbeiten Kinder zusammen, um Türme, Hütten und Burgen zu bauen, und sind komplett vertieft in gemeinsame Aktivitäten. Bei einem Besuch sah ich, wie sich ein Junge mit dem Hammer auf den Daumen schlug, doch er lief nicht zu einem Erwachsenen. Er schüttelte einfach kurz seine Hand und hämmerte dann weiter Nägel ein. (Es gibt Erwachsene vor Ort, die auf größere Sicherheitsrisiken achtgeben.)

Nun, Schulen müssen ihre Schulhöfe nicht zu Abenteuerspielplätzen machen, aber sie können durchaus auch «Gerümpel» zur Verfügung stellen. Nicht unbedingt Hämmer und Sägen, aber Dinge wie Reifen, Eimer und lose Bretter. Rusty Keeler, Autor des Buches *Adventures in Risky Play* («Abenteuer erleben beim riskanten Spiel»), empfiehlt außerdem Dinge wie Strohballen und Sandsäcke. Diese sind so groß und schwer, dass das Herumschleppen und -ziehen «ganz nebenbei den Oberkörper kräftigt».[29] Und da ein Kind allein einen Ballen nicht bewegen kann, arbeiten die Kinder letztlich zusammen, sodass soziale Entwicklung und Zusammenarbeit nahtlos in die Pausen eingebaut werden. Entscheidend ist bei Abenteuerspielplätzen, dass die Kinder die Kontrolle über ihre Umwelt haben. Sie zeigen Agency, sie handeln eigenständig. Spielplätze mit fest verbauten Strukturen halten die Aufmerksamkeit von Kindern nur für eine bestimmte Zeit. Frei herumliegende Dinge aber fesseln die Kinder stundenlang, denn mit ihnen können sie nicht nur Burgen aufbauen, sondern auch Konzentration, Kompromissfähigkeit, Teamwork und Kreativität.

Eine zweite Kategorie von Abenteuerspielplätzen sind die Naturspielplätze (wie in Abbildung 11.2), die mit natürlichen Materialien, vor allem Holz, Steinen und Wasser, eine Umgebung schaffen, die die bereits in Kapitel 8 beschriebene «Biophilie»-Reaktion erzeugen, also die Liebe für alles, was lebt.

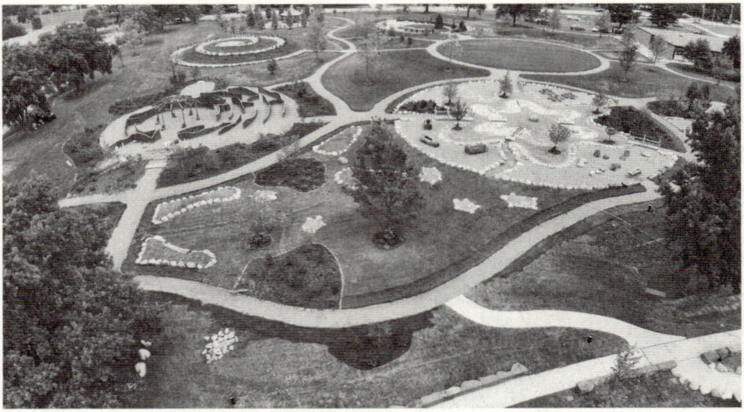

Abbildung 11.2: Der moderne Naturspielplatz der Colene Hoose Elementary School in Normal, Illinois, kurz vor seiner Eröffnung.[30]

Die menschliche Kindheit entwickelte sich in Savannen und Wäldern, an Bächen und Seen. In einer natürlichen Umgebung beginnen Kinder instinktiv, die Umgebung zu erkunden und spontan Spiele zu erfinden. Zahllose Untersuchungen zeigen, dass Zeit, die Kinder in einer natürlichen Umgebung verbringen, ihre soziale, kognitive und emotionale Entwicklung fördern,[31] und diese positiven Wirkungen sind heute umso wichtiger, als sich junge Menschen zunehmend in der virtuellen Welt aufhalten und immer mehr Ängste zeigen. Eine Übersichtsarbeit zu Studien betreffend die Wirkung von Naturspielplätzen kommt zu folgendem Schluss:

> Wenn man jungen Menschen Gelegenheit gibt, eine Verbindung zur Natur aufzubauen, kann dies insbesondere im Rahmen von Bildungseinrichtungen kognitive Fähigkeiten fördern. Schulen tun gut daran, dringend benötigte «grüne» Bildungsräume und Erlebnisse zu schaffen, um kognitive Überfrachtung und Stress abzubauen und Wohlbefinden und Lernen zu verbessern.[32]

Die dritte Möglichkeit, die psychische Gesundheit durch bessere Pausen zu fördern, besteht darin, weniger Regeln vorzugeben und mehr Vertrauen zu schenken. Im Grunde sollten Schulen genau das Gegenteil von dem machen, was die in Kapitel 3 beschriebene Schule im kalifornischen Berkeley gemacht hat. Jene Schule hatte ja exakt vorgegeben, wie Kinder Fangen, Four Square (ein einfaches Ballspiel) und Touch Football (eine sanftere Art des Football) zu spielen haben, inklusive der Auflage, dass sie nur dann Touch Football spielen dürfen, wenn eine erwachsene Person als Schiedsrichter fungiert. Ein positives Beispiel ist dagegen die «Pause ohne Regeln» («No Rules Recess») der Swanson Primary School in Neuseeland.[33] Vor deren Einführung war es den Schülerinnen und Schülern nicht erlaubt, auf Bäume zu klettern, mit dem Fahrrad zu fahren oder sonst irgendetwas zu tun, das ein gewisses Risiko barg. Dann aber nahm die Schule an einer Studie teil, bei der die Forschenden acht Schulen darum baten, in den Pausen weniger Regeln vorzugeben und mehr Gelegenheiten für «Risiken und Herausforderungen» zu geben, während acht andere Schulen ihre Pausenregularien beibehalten sollten. Swanson war eine der acht Schulen, die mehr Freiheiten geben sollten, und Direktor Bruce McLachlan beschloss, aufs Ganze zu gehen: Er hob *sämtliche* Regeln auf und ließ die Kinder nach eigenem Ermessen handeln.

Und das Ergebnis? Mehr Chaos, mehr Aktivität, mehr Schubsen und Schieben auf dem Schulhof, aber auch mehr Fröhlichkeit und mehr physische Sicherheit. Verletzungen, Vandalismus und Drangsalierungen beziehungsweise Mobbing gingen allesamt zurück,[34] ganz so, wie Mariana Brussoni und andere Spielforscherinnen und -forscher es voraussagten.[35] Kinder übernehmen Verantwortung für ihre eigene Sicherheit, wenn sie tatsächlich für ihre eigene Sicherheit *verantwortlich sind* und sich nicht auf erwachsene Aufpasser verlassen können.[36]

Könnten Grundschulen in den Vereinigten Staaten dem Beispiel der Swanson Primary School folgen? Augenblicklich nur wenige. An vielen Schulen ist das Risiko, Gerichtsverfahren und elterliche Proteste auf sich zu ziehen, einfach zu groß. Die Furcht, dass derlei Maßnahmen die Vorbereitung auf Prüfungen beeinträchtigen könnte, ist zu ausgeprägt. Darum handelt es sich hier um ein Problem kollektiven Handelns: Schüler und Schülerinnen wären insgesamt gesünder, glücklicher und gebildeter (bei geringeren Verletzungsraten und weniger Ängsten), wenn Schulen die Zügel lockerer lassen und Kinder auf natürlichere Weise spielen lassen könnten. Doch dahin gelangen wir nur, wenn Schulen, Eltern und Regierungen einen Weg finden, hier zusammenzuarbeiten.

Die Jungen wieder einbinden

Seit den 1970er-Jahren nehmen die Erfolge von Jungen und jungen Männern nach bestimmten Maßstäben kontinuierlich ab. In Kapitel 7 habe ich die Vermutung geäußert, dass dies durch ihre schrittweise Entfremdung von der realen Welt (aufgrund verschiedenster struktureller Kräfte) bedingt ist, während sie gleichzeitig durch immer «bessere» Technologien, die die Bedürfnisse von Jungen ansprechen, in die virtuelle Welt gelockt werden. Richard Reeves hat belegt, dass Jungen in ihren akademischen Leistungen, Abschlussraten, Hochschulabschlüssen und in praktisch allen Bildungszielen hinterherhinken. Schulen funktionieren für immer mehr Jungen einfach nicht.

Reeves schlägt eine Reihe von politischen Reformen vor, die bei der Umkehr dieses Trends helfen würden, darunter mehr berufliche Bildung und Ausbildungen, wie im vorigen Kapitel beschrieben. Außerdem fordert er dringend, mehr männliche Lehrkräfte einzustellen. Er merkt an, dass der Anteil von Männern unter den K-12-Lehrkräften (also vom Kindergarten bis zur zwölften Klasse) in den Vereinigten Staaten bei gerade einmal 24 Prozent liegt; 1980 waren es immerhin noch 33 Prozent. In Grundschulen sind sogar nur 11 Prozent der Lehrer männlich. Reeves beschreibt, wie das die Entfremdung der Jungen beschleunigt. Erstens gibt es solide wissenschaftliche Belege dafür, dass Jungen bessere akademische Leistungen erbringen, wenn sie (besonders im Englischunterricht beziehungsweise in ihrer Muttersprache) eine männliche Lehrkraft haben.[37] Das mag auf eine Vorbildfunktion zurückgehen, da Jungen oft nur wenige männliche Vorbilder an der Schule haben. Eine progressive Bildungsanalytikerin schrieb dazu: «Wenn es sowohl männliche als auch weibliche Lehrkräfte gibt, ist das wahrscheinlich aus denselben Gründen gut für die Schüler und Schülerinnen, aus denen sie von einem Lehrerkollegium profitieren, das ein möglichst diverses Abbild der Gesellschaft bietet.»[38] Ohne positive männliche Leitfiguren suchen sich viele Jungen ihre Vorbilder online, und dort geraten sie leicht in zwielichtige Communitys, die oftmals dazu beitragen, dass sie sich radikalisieren.

Das Ungleichgewicht der Geschlechter in den Kollegien schadet Jungen auch deshalb, weil es ihnen – vor allem in den Grundschulen – vermittelt, dass Berufe auf den Gebieten der Bildung und Betreuung eher etwas für Frauen sind. So entwickeln sie von vornherein kaum ein Interesse daran. Wie aber Reeves anmerkt, sind es genau diese Berufe, in denen das Stellenangebot seit Jahrzehnten zunimmt und noch weiter zunehmen wird, während die eher «typisch männlichen» Berufe, die körperliche Kraft voraussetzen, immer weniger werden. Nach Reeves' Meinung sollten und können Schulen Jungen stärker hin zu den von ihm so genannten «HEAL»-Berufen lenken (Health, Education, Administration und Literacy, also Berufe auf den Gebieten Gesundheit, Bildung, Verwaltung sowie Schriftwesen und Kommunikation).[39] Solange aber Jungen nur selten Männer als Lehrer oder Verwaltungskraft in den Schulen erleben, wird ihr Interesse an solchen Berufen gering bleiben.

Das Bildungsexperiment, das wir am dringendsten brauchen

Im Mai 2019 wurde ich eingeladen, einen Vortrag an meiner alten Highschool am Stadtrand von New York City zu halten. Vorher traf ich mich mit dem Schulleiter und seinen wichtigsten Mitarbeitern. Wie ich hörte, kämpfte die Schule (wie die meisten Highschools in den Vereinigten Staaten) seit Kurzem mit einem massiven Anstieg der psychischen Probleme bei ihren Schülerinnen und Schülern. Die häufigsten Diagnosen lauteten auf Depression und Angststörungen; Selbstverletzungen nahmen zu, und Mädchen waren besonders betroffen. Man sagte mir, dass die psychischen Probleme schon verfestigt seien, wenn die Schülerinnen und Schüler mit der neunten Klasse auf die Schule kämen: Viele brächten ihre Ängste und Depressionen bereits aus der Middleschool mit. Und viele seien außerdem abhängig von ihren Smartphones.

Zehn Monate später lud mich meine alte Middleschool dazu ein, einen Vortrag zu halten. Auch hier traf ich mich vorher mit der Schulleiterin und ihren wichtigsten Mitarbeitern, und zu hören bekam ich genau dasselbe: Die psychischen Probleme hatten seit Kurzem stark zugenommen. Viele Schülerinnen und Schüler der sechsten Klasse, die also gerade aus der Grundschule gekommen waren, zeigten bereits Angststörungen und Depressionen. Und manche waren schon von ihren Smartphones abhängig.[40]

Wir müssen früh mit der Prävention ansetzen, in der Grundschule und den mittleren Klassenstufen, *bevor* unsere Kinder anfangen dahinzuwelken. Maßnahmen wie Smartphoneverbote und mehr freies Spiel lassen sich in diesen Klassenstufen leicht implementieren und kosten wenig Geld, besonders wenn man sie mit der gängigen Herangehensweise – dem Einstellen von Therapeuten und der Beauftragung neuer Lehrkonzepte – vergleicht.[41]

Überprüfen wir doch einmal diese beiden «Wale» in einem Versuch, um herauszufinden, ob diese Ansätze funktionieren und welche Varianten die besten sind. Dabei sollten wir die Änderungen auf komplette Schulen anwenden und nicht nur auf einzelne Kinder oder Schulklassen, damit wir sehen können, ob und wie sich die Schulkultur verändert.[42]

Und so könnte es ablaufen: Eine Person mit Einfluss auf mindestens ein paar Dutzend Grund- und Mittelschulen (in den Vereinigten Staaten etwa ein staatlicher Bildungskommissar oder eine Gouverneurin) könnte einen Pool aus an der Teilnahme interessierten Schulen zusammenstellen. Diese würden dann nach dem Zufallsprinzip[43] einer von vier Versuchsgruppen zugeteilt: 1. ohne Smartphones, 2. mit viel freiem Spiel (also Spielclub plus Extrapausen), 3. ohne Smartphone und mit viel freiem Spiel sowie 4. Kontrollgruppen, bei denen die bisher an der Schule geltenden Regularien unverändert weiter gelten, auch hinsichtlich Smartphones und Pausen.[44] In nur zwei Jahren ließe sich herausfinden, ob diese Maßnahmen funktionieren, ob eine wirksamer ist als die andere und ob der Nutzen noch größer wird, wenn man sie kombiniert.

Es gibt viele Varianten dieses Grundlagenexperiments, bei denen etwa bestimmte Bedingungen ergänzt oder gestrichen oder Regelwerke unterschiedlich umgesetzt werden.[45] Bei den Gruppen mit viel freiem Spiel ließe sich das Let-Grow-Projekt einbauen, weil es Selbstständigkeit, das Eingehen von Risiken und Unabhängigkeit erfordert und verstärkt, die das freie Spiel fördert. Eine Studie könnte aber auch einfach Schulen, die das Let-Grow-Projekt umsetzen, mit solchen vergleichen, die das nicht tun.

Seit den 2010er-Jahren kommen ängstliche und depressive Schülerinnen und Schüler von den Middleschools auf die Highschools, und die Highschools ringen (genau wie die Universitäten) um den richtigen Umgang damit. Dagegen müssen wir etwas tun. Wenn es uns gelingt, Smartphones komplett aus Grund- und Mittelschulen zu verbannen und zugleich mehr Raum für freies Spiel und Selbstständigkeit zu schaffen, werden die Schüler beim Eintritt in die höheren Klassenstufen gesünder und glücklicher sein. Wenn Schulen diese Schritte gehen – gemeinsam mit den Eltern, die zu Hause ähnlich vorgehen, und Regierungen, die diese Maßnahmen mit Gesetzen unterstützen –, dann können wir, so glaube ich, die Flutwelle des Leidens zurückdrängen, die seit den frühen 2010er-Jahren die Heranwachsenden überrollt.

Zusammenfassung

- An den Middle- und Highschools der Vereinigten Staaten ist seit den frühen 2010er-Jahren eine Zunahme der psychischen und mentalen Leiden unter Schülerinnen und Schülern zu verzeichnen. Viele Schulen reagieren darauf mit unterschiedlichen Maßnahmen.

- Eine polynesische Redewendung lautet: «Auf einem Wal stehen und kleine Fische fangen.» Manchmal findet sich das, was wir suchen, direkt unter unseren Füßen, und es ist besser als alles, was wir in der Ferne finden könnten. Ich schlage zwei potenzielle «Wale» vor, die Schulen mit wenig oder gar keinem finanziellen Aufwand sofort implementieren könnten: das Verbannen von Smartphones und die Förderung und Ausweitung des freien Spiels.
- Die meisten Schulen sagen zwar, dass sie Smartphones verbieten, doch bezieht sich dieses Verbot meist nur auf die Unterrichtsstunden. Das ist uneffektiv, denn es motiviert Schüler, ihre Smartphones während des Unterrichts unter dem Tisch zu verstecken und nach der Stunde verstärkt zu benutzen; das erschwert ihnen das Schließen von Freundschaften mit den Mitschülerinnen und Mitschülern.
- Besser ist es, Smartphones für den gesamten Schultag zu verbieten. Bei der Ankunft in der Schule können die Schüler ihre Geräte in ein dafür vorgesehenes Schließfach oder verschließbares Etui stecken.
- Der zweite «Wal» ist die Förderung und Ausweitung des freien Spiels. Die einfache Einrichtung eines «Spielclubs» nach dem Modell von Let Grow als Nachmittagsangebot, ohne Smartphones, mit vielen «losen Dingen» und minimaler Beaufsichtigung durch Erwachsene, kann die Entwicklung sozialer Kompetenzen fördern und Ängste besser reduzieren als jedes Bildungsprogramm, denn genau so werden in der Natur diese Ziele erreicht: im freien Spiel.
- Schulen können das Spiel fördern, indem sie die Pausen auf drei Arten verbessern: mehr Pausenzeit auf besseren Schulhöfen (etwa mit beweglichen Dingen und «Gerümpel» und / oder natürlichen Elementen) und mit weniger Regeln.
- Das Let-Grow-Projekt ist eine Maßnahme, die ganz offensichtlich Ängste reduzieren kann. Dabei wird den Kindern als Hausaufgabe aufgegeben, etwas zu tun, das sie «noch nie vorher allein gemacht haben»; was das sein soll, vereinbaren die Kinder mit ihren Eltern.

Das Umsetzen solcher Projekte steigert die Wahrnehmung der eigenen Kompetenz bei den Kindern ebenso wie die Bereitschaft der Eltern, ihren Kindern zu vertrauen und ihnen mehr Autonomie zu gewähren.

- Wenn alle Familien eines Ortes, eines Viertels oder einer Straße ihren Kindern mehr freies Spiel und Unabhängigkeit gewähren, löst dies das Problem kollektiven Handelns: Die Eltern haben keine Angst mehr davor, ihre Kinder freier und unabhängiger unbeaufsichtigt spielen zu lassen, und die Kinder überwinden normale kindliche Ängste und entwickeln sich zu gesunden jungen Erwachsenen.
- Schulen können viel dafür tun, Jungen wieder stärker einzubinden und ihre im Vergleich zu Mädchen abnehmenden akademischen Erfolge wieder zu steigern. Mehr Werkunterricht, berufliche Bildung und technische Ausbildung sowie die vermehrte Einstellung männlicher Lehrkräfte bewirken allesamt eine wieder bessere Einbindung der Jungen. (So wie es in niedrigeren Klassenstufen die verbesserten Pausen tun.)
- Prävention ist unendlich viel wirksamer als eine Behandlung im Nachhinein. Wenn Schulen bis einschließlich der achten Klasse frei von Smartphones und voll des Spiels sind und möglichst auch das Let-Grow-Projekt umsetzen, leisten sie damit umfangreiche Präventionsarbeit und reduzieren den Zustrom von Schülerinnen und Schülern mit Depressionen und Angststörungen an die höheren Schulen.

KAPITEL 12

Was Eltern tun können

In ihrem Buch *The Gardener and the Carpenter* (deutsch etwa «Gärtner und Zimmerleute») verweist die Entwicklungspsychologin Alison Gopnik darauf, dass der Begriff *parenting*, «Elternschaft», erst in den 1950er-Jahren in Gebrauch kam und erst in den 1970er-Jahren populär wurde. Den allergrößten Teil der Menschheitsgeschichte über lebten Menschen in Umgebungen, wo sie viele andere Menschen dabei beobachten konnten, wie sie sich um viele Kinder kümmerten. Es war viel kollektives Wissen vorhanden, und niemand brauchte Experten für Elternschaft.

In den 1970er-Jahren jedoch veränderte sich das Familienleben. Die Familien wurden kleiner und mobiler; die Menschen verbrachten mehr Zeit bei der Arbeit und in der Schule; viele wurden später, oft erst in ihren Dreißigern, Eltern. Die neuen Eltern verloren den Zugang zum kollektiven Wissen und fingen an, sich mehr auf Experten zu verlassen. Dabei fiel es leicht, sich dem Elternsein mit derselben Einstellung zu nähern, die ihnen auch in Schule und Beruf zu Erfolg verholfen hatte: Wenn ich nur die richtige Ausbildung bekomme, kann ich den Job gut erledigen und werde ein besonders gutes Produkt hervorbringen.

Die Eltern fingen an, wie Zimmerleute zu denken, so Gopnik. Sie hatten eine klare Vorstellung von dem, was sie erreichen wollten. Zimmerleute schauen sich die Materialien, mit denen sie arbeiten müssen, genau an, und ihre Aufgabe besteht darin, diese Materialien zu einem fertigen Produkt zusammenzufügen, das von allen nach klaren Standards beurteilt werden kann: Sind die rechten Winkel auch ganz gerade? Schließt die Tür gut? Gopnik merkt an, dass «Unordnung und Vielfalt (...) die Feinde der Zimmerleute sind; Präzision und Kontrolle sind ihre Freunde. Miss zweimal, schneide einmal.»[1]

Gopnik zufolge ist es besser, sich dem Großziehen von Kindern wie Gärtner zu nähern. Unsere Aufgabe ist es, «einen geschützten und nährenden Ort zu schaffen, an dem die Pflanzen gedeihen können». Das erfordert einiges an Arbeit, aber man muss auch nicht perfektionistisch sein. Unkraut jäten, gießen – danach kann man einen Schritt zurücktreten, und die Pflanzen erledigen ihren Teil, unvorhersagbar und oft mit erfreulichen Überraschungen. Gopnik fordert uns dringend auf, die Unordnung und Unvorhersehbarkeit beim Großziehen von Kindern mit offenen Armen anzunehmen:

> Unsere Aufgabe als Eltern besteht nicht darin, eine bestimmte Sorte Kind hervorzubringen. Unsere Aufgabe ist vielmehr, einen geschützten Raum der Liebe, Sicherheit und Stabilität zu bieten, in dem Kinder vieler unvorhersehbarer Sorten gedeihen können. Unsere Aufgabe besteht nicht darin, den Geist unserer Kinder zu formen, sondern darin, ihn alle Möglichkeiten erforschen zu lassen, die die Welt zulässt. Unsere Aufgabe besteht nicht darin, Kindern zu sagen, wie sie spielen sollen, sondern darin, ihnen Spielzeug zu geben. (...) Wir können Kinder nicht dazu bringen zu lernen, aber wir können sie lernen lassen.

In diesem Buch habe ich dargelegt, warum ich der Ansicht bin, dass wir unsere Kinder in der realen Welt ohne wirklichen Grund enorm überbehüten. Um in Gopniks Bild zu bleiben: Viele von uns haben sich eine zu stark kontrollierende Zimmerleute-Mentalität angeeignet, die unsere Kinder in ihrer Entwicklung beeinträchtigt. Gleichzeitig beschützen wir unsere Kinder in der virtuellen Welt viel zu wenig, indem wir sie an ihren Geräten allein lassen und kaum «Unkraut jäten». Wir lassen zu, dass Internet und soziale Medien den Garten übernehmen. Wir lassen junge Leute in digitalen sozialen Netzwerken aufwachsen statt in Gemeinschaften, in denen sie Wurzeln ausbilden können. Aber dann sind wir überrascht, dass unsere Kinder einsam sind und nach realen zwischenmenschlichen Bindungen lechzen.

Wir müssen in beiden Welten wohlüberlegt gärtnern. Auf den folgenden Seiten machen Lenore und ich einige konkrete Vorschläge, wie wir dabei vorgehen könnten, sortiert nach Alter des Kindes (wobei einige Vorschläge auf mehrere Altersgruppen anwendbar sind).[2]

Für Eltern mit Kindern von null bis fünf Jahren

In den ersten Lebensjahren entwickeln Kinder ihre grundlegenden perzeptuellen und kognitiven Systeme (wie Sehen, Hören und Sprachverarbeitung) und erlernen grundlegende Fähigkeiten (Gehen, Sprechen, Feinmotorik sowie komplexe Bewegungsabläufe wie Klettern und Laufen). In der frühen Kindheit sind die Möglichkeiten der Eltern, überdurchschnittliche Ergebnisse herbeizuführen, begrenzt – jedenfalls solange die Umgebung des Kindes «gut genug» ist (mit guter Ernährung, liebevollen Eltern und ausreichend Zeit, um zu spielen).[3] Kleinkinder brauchen viel Zeit der Interaktion mit ihren Eltern, anderen liebevollen Erwachsenen, anderen Kindern und der realen Welt. Besonders in diesen Jahren (und besonders in den Vereinigten Staaten) ist die Fürsorge für ein Kind oft ein enormes und verzwicktes Geduldsspiel. Doch wir sollten dabei die im Folgenden aufgeführten übergeordneten Ziele im Blick behalten.

Mehr (und bessere) Erlebnisse in der realen Welt

Wie ich bereits in Kapitel 3 erläutert habe, sagt uns die Bindungstheorie, dass Kinder eine sichere Basis brauchen – einen zuverlässigen, liebevollen Erwachsenen, der für sie da ist, wenn sie ihn brauchen. Diese Basis fungiert aber als Ausgangspunkt für Abenteuer jenseits der Basis, bei denen die wichtigsten Dinge gelernt werden. Viele der besten Abenteuer werden mit anderen Kindern im freien Spiel erlebt. Und wenn an diesem Spiel Kinder verschiedener Altersgruppen beteiligt sind, wird das Erlernte noch weiter vertieft, denn Kinder lernen am besten, wenn sie etwas versuchen, das ihre gegenwärtigen Fähigkeiten ein wenig übersteigt, kurzum: etwas, das ein etwas älteres Kind macht. Ältere Kinder können ebenfalls von der Interaktion mit Jüngeren profitieren, indem sie die Rolle eines Lehrers oder älteren Geschwisterkinds einnehmen. Das Beste, was wir für unsere Kinder tun können, ist also, ihnen viel Zeit zum Spielen zu geben (am besten mit Kindern unterschiedlichen Alters) sowie eine sichere, liebevolle Basis, von der aus sie sich auf spielerische Abenteuer begeben können.

Ihre Interaktionen mit Ihrem Kind müssen nicht «optimiert» werden. Sie müssen nicht jede Sekunde besonders oder lehrreich machen – dies ist eine Beziehung, kein Unterricht. Doch das, was Sie *tun*, hat viel mehr Wirkung als das, was Sie *sagen*; achten Sie also auf Ihren eigenen Umgang mit dem Smartphone. Seien Sie ein gutes Vorbild, das seine Aufmerksamkeit nicht ständig zwischen dem Smartphone und dem Kind aufteilt.

Vertrauen Sie auch dem tiefen Wunsch kleiner Kinder, Ihnen zu helfen. Schon mit zwei oder drei Jahren können sie die Gabeln auf die Tischsets legen oder dabei helfen, die Waschmaschine zu befüllen. Wenn man Kinder im Haus mit Aufgaben betraut, fühlen sie sich wie ein wichtiger Teil der Familie; überträgt man ihnen mehr Verantwortung, wenn sie größer werden, bietet das einen gewissen Schutz davor, dass sie sich später nutzlos fühlen. Tatsächlich stimmen nämlich immer mehr Heranwachsende heute der Aussage «Mein Leben ist nicht besonders nützlich» zu.[4]

Weniger (und bessere) Erlebnisse an Bildschirmen

Smartphones, Tablets, Computer und Fernseher sind nichts für sehr junge Kinder. Im Vergleich zu anderen Gegenständen und Spielzeugen vermitteln diese Geräte eine intensive und fesselnde Stimulation. Gleichzeitig aber fördern sie eher passives Verhalten und passiven Informationskonsum, was Lerneffekte verlangsamen kann. Darum empfehlen die meisten Fachleute, in den ersten beiden Lebensjahren gar keine Bildschirme in den Alltag zu integrieren und dies dann bis zum Alter von rund sechs Jahren auch nur selten zu tun.[5] Das Gehirn des Kindes «erwartet», sich in einer dreidimensionalen, alle fünf Sinne ansprechenden Welt der Menschen und Dinge zu verdrahten.

Eine spezielle Art von Bildschirmnutzung kann jedoch in Maßen wertvoll sein: die Interaktion mit Familienmitgliedern via FaceTime, Zoom oder andere Video-Plattformen. Eine wichtige Erkenntnis aus Forschungen zu Kleinkindern und Bildschirmen ist, dass *aktive*, synchrone virtuelle Interaktionen mit anderen Menschen (das, was die meisten von uns als Videotelefonat bezeichnen) den Spracherwerb und Bindungen fördern können, während das *passive*, asynchrone Anschauen eines zuvor aufgenommenen Videos nur wenig Nutzen hat und in manchen Fällen sogar den Spracherwerb beeinträchtigt, vor allem bei Kindern unter zwei Jahren.[6]

Die Empfehlungen von Fachleuten zum Thema Bildschirme sind eindeutig und decken sich in der westlichen Welt weitgehend.[7] Eine repräsentative Liste von Empfehlungen, die mir vernünftig erscheinen, bietet etwa die American Academy of Child & Adolescent Psychiatry:[8]

- Beschränken Sie den Bildschirmgebrauch bis zum Alter von achtzehn Monaten auf Videotelefonate mit einem Erwachsenen (etwa einem Elternteil, der verreist ist).
- Zwischen achtzehn und vierundzwanzig Monaten sollte die Bildschirmzeit nur Bildungssendungen vorbehalten sein, die gemeinsam mit einer Sorgeperson angeschaut werden.
- Beschränken Sie die Bildschirmzeit für Sendungen ohne Bildungswert auf eine Stunde an Werktagen und drei Stunden an den Wochenendtagen.
- Bei Kindern ab sechs Jahren sollten Sie gesunde Angewohnheiten fördern und Aktivitäten, die mit Bildschirmgebrauch einhergehen, begrenzen.
- Schalten Sie während gemeinsamer Mahlzeiten und bei Ausflügen alle Bildschirme ab.[9]

- Informieren Sie sich über Kindersicherungen bei Bildschirmgeräten und nutzen Sie diese.
- Verwenden Sie Bildschirme nicht zur Beruhigung, als Babysitter oder um Wutanfälle zu beenden.
- Schalten Sie Bildschirme dreißig bis sechzig Minuten vor dem Schlafengehen aus und entfernen Sie diese aus Schlafräumen.

Ich weiß sehr gut, wie schwer es ist, Kleinkinder großzuziehen, ohne sie gelegentlich vor dem Bildschirm zu parken, damit sie beschäftigt und ruhig sind und man das Mittagessen zubereiten oder ein berufliches Telefonat führen oder einfach eine Pause einlegen kann. Meine Frau und ich benutzten die *Teletubbies*, um unsere Kinder vom Baby- bis zum Kleinkindalter zu «hypnotisieren» und zu beruhigen. Aus heutiger Perspektive würden wir das sehr viel seltener tun.

Für Eltern mit Kindern von sechs bis dreizehn Jahren

Sobald in der frühen Kindheit die grundlegenden Fähigkeiten erlernt sind, müssen Kinder losziehen und sich größeren Anforderungen stellen, auch sozialen. Sie beginnen nun, sich mehr um soziale Normen zu kümmern und darum, was Gleichaltrige von ihnen denken. Im Vergleich zu den Vorschuljahren werden Scham und Verlegenheit häufiger und schmerzlicher empfunden.[10] Kinder und Jugendliche in dieser Altersspanne durchlaufen sensitive Phasen des kulturellen Lernens und der Risikoabschätzung. Während der Grundschulzeit beginnen Kinder, die in Kapitel 2 beschriebenen Lernmechanismen in vollem Umfang anzuwenden: Konformitäts-Bias (mach das, was alle anderen machen) und Prestige-Bias (imitiere diejenigen, zu denen alle anderen aufschauen). Da Kinder begierig auf soziales Lernen sind, ist es wichtig, dass Eltern sich Gedanken darüber machen, welche Personen gesunde Lernvorbilder abgeben und wie diese Teil des Lebens ihres Kindes werden können.

Mehr (und bessere) Erlebnisse in der realen Welt

Damit diese Phase des sozialen Lernens gut verläuft, sollten Kinder und junge Heranwachsende viele Erfahrungen sammeln, indem sie Dinge gemeinsam (etwa im Spiel) tun oder mit Erwachsenen in ihren Gemeinschaften in der realen Welt, statt zu Hause allein Videos anzuschauen, auf Mobilgeräten Spiele zu spielen oder online Posts von anderen zu lesen.

Die folgenden von Lenore formulierten Anregungen sollen helfen, die Überbehütung in der realen Welt zu reduzieren und mehr produktive Abenteuer jenseits der «Basis» zu fördern:

1. **Lassen Sie Ihre Kinder öfter einmal aus den Augen, ohne dass sie Sie erreichen können.** Wenn Sie beispielsweise Essen für Freunde kochen, könnten Sie Ihre und die Kinder Ihrer Freunde zusammen zum Supermarkt schicken, um noch etwas Knoblauch zu kaufen (selbst wenn Sie den gar nicht brauchen). Nur indem Sie Ihre Kinder ohne Verbindung außer Sicht lassen, werden Sie feststellen, dass dies möglich und ziemlich großartig ist. (Wahrscheinlich durften Sie selbst das in dem Alter auch.) Diese Übung hilft Ihnen, sich besser darauf vorzubereiten, den Kindern mehr Unabhängigkeit zuzugestehen *und* ihnen kein Smartphone mitzugeben, weil Sie die Erfahrung gemacht haben, dass sie wunderbar ohne eines auskommen. Geben Sie den Kindern einfach einen Zettel mit, den Sie Erwachsenen zeigen können und auf dem steht, dass sie mit Ihrer Erlaubnis allein unterwegs sind. Sie können darauf Ihre Telefonnummer notieren.
2. **Fördern Sie Übernachtungsbesuche und mischen Sie sich nicht zu viel ein.** Bringt der Freund oder die Freundin allerdings ein Smartphone mit, nehmen Sie es an sich, bis er oder sie wieder geht; andernfalls wird es eine smartphonebasierte Übernachtung.
3. **Ermuntern Sie Ihre Kinder, in der Gruppe zu Fuß zur Schule zu gehen.** Das kann schon in der ersten Klasse erfolgen, wenn der

Schulweg unkompliziert ist und ein älteres Kind dabei ist, das aufpasst. Verschiedene Institutionen geben Tipps, wie der sicherste Weg zur Schule gefunden und eingeübt werden kann.[11]
Ist die Schule zu weit entfernt, um zu Fuß oder mit dem Fahrrad dorthin zu gelangen, praktizieren Sie «drive to five»: Setzen Sie Ihre Kinder an einer Stelle ab, die fünf Minuten zu Fuß von der Schule entfernt ist und an der sie sich mit anderen Kindern treffen. Lassen Sie die Kinder diese letzte Strecke allein gehen. (Schulen können bei der Organisation helfen. So wird auch der Stau durch «Elterntaxis» in Schulnähe verringert.)

4. **Nach der Schule ist Zeit für freies Spiel.** Versuchen Sie nicht, die meisten Nachmittage mit von Erwachsenen überwachten «bereichernden» Aktivitäten zu füllen. Finden Sie Wege, wie Ihre Kinder einfach mit anderen Kindern zusammen sein können, etwa in einem Spielclub (siehe Kapitel 11) oder indem sie einander nach der Schule besuchen. Der Freitag ist besonders gut für freies Spiel geeignet, weil die Kinder sich dann für das Wochenende verabreden können. Betrachten Sie diesen Tag als «Freispiel-Freitag».
5. **Gehen Sie campen.** Beim Camping streifen Kinder meist freier umher als zu Hause. Das hat verschiedene Gründe. Erstens finden ihre regelmäßigen Aktivitäten nicht statt. Zweitens wohnen sie auf beengtem Raum mit ihren Eltern zusammen – da lockt das Draußen! Und drittens wird von Kindern auf Campingplätzen geradezu erwartet, dass sie mit anderen Kindern umherstreifen. Wenn Sie nicht campen möchten, planen Sie doch Ihre nächste Reise gemeinsam mit einer Familie, die Ihre Vorstellungen von Unabhängigkeit teilt, sodass die Kinder zusammen spielen können.
6. **Buchen Sie eine Ferienfreizeit ohne Smartphones und ohne Sicherheitskult.** Viele Sommercamps beziehungsweise Ferien- oder Zeltlager bieten Kindern und Jugendlichen die Möglichkeit, für einige Zeit in der Natur unterwegs zu sein, ohne Geräte und Internet. Unter diesen Bedingungen schenken die jungen Menschen einander ungeteilte Aufmerksamkeit, sie schließen Freundschaften und unternehmen moderat riskante, aufregende Outdoor-Aktivitäten,

die oft eine feste Bindung zwischen ihnen entstehen lassen. Meiden Sie Camps oder Jugendreisen, die im Grunde eine Sommerschule sind, mit Lernzielen und Internetzugang, oder solche, die Kindern keine Verantwortung in der Gemeinschaft übertragen. Versuchen Sie eine Ferienfreizeit zu finden, die Werte wie Unabhängigkeit und Verantwortung betont.[12]

Schicken Sie Ihr Kind ab etwa der dritten bis zur achten oder neunten Klasse möglichst jeden Sommer in solch ein Camp, oder auch noch in höherem Alter, wenn es selbst Betreuungsaufgaben übernehmen möchte.[13]

Bonuspunkte gibt es für Camps, die *nicht* jeden Tag aktuelle Fotos auf ihrer Website posten. Eine Sommerfreizeit ist eine wunderbare Gelegenheit für Eltern und Kinder, sich den permanenten Kontakt ein wenig abzugewöhnen; Eltern können dabei auch lernen, sich nicht ständig zu vergewissern, dass ihre Kinder wohlauf sind.

7. **Machen Sie Ihre Nachbarschaft kinder- und spielfreundlich.** Auch wenn Ihr Viertel oder Ihre Straße im Augenblick eher unbelebt wirkt, bedeutet das nicht, dass das so bleiben muss. Wenn Sie eine andere Familie finden, die mitmacht, können Sie einfache Schritte unternehmen, die gemeinsame Bestrebungen in der Nachbarschaft aktivieren und eine Straße oder ein Viertel wiederbeleben. Organisieren Sie ein Nachbarschafts- oder Straßenfest mit einigen Aktivitäten für Kinder. Machen Sie aus Ihrer Nachbarschaft eine «playborhood» (in Anlehnung an das englische *neighborhood*, «Nachbarschaft»).[14]

   Diesen Begriff prägte Mike Lanza, ein Vater aus dem Silicon Valley, der seinen Garten in einen Spieltreff für die Kinder der Nachbarschaft verwandelte. Wenn Sie das auch machen möchten, so schlägt Lanza vor, laden Sie doch einige Nachbarn in Ihren Garten zum Mittagessen ein und legen Sie einige Dinge für die Kinder bereit, etwa einen großen Karton oder Hula-Hoop-Reifen. Sie werden sofort anfangen, damit zu spielen. Teilen Sie den Nachbarn mit, dass die Kinder gerne jeden Freitagnachmittag (oder wann immer es Ihnen passt) zum Spielen zu Ihnen kommen dürfen. Entscheidend ist die Regelmäßigkeit: Die Kinder werden kommen, wenn sie wissen, dass auch andere da sind.[15]

Eine andere Option wäre, dass Eltern sich darin abwechseln, einen Nachmittag in der Woche draußen zu sitzen. Familien können ihre Kinder dann zum Spielen vorbeischicken und wissen, dass für alle Fälle eine erwachsene Person vor Ort ist.

Als ich ihr Buch *Free-Range Kids* zum ersten Mal las, war mir als Psychologe völlig klar, dass Lenore mit ihren Ratschlägen recht hatte. Doch wann immer meine Frau Jayne und ich in den Jahren danach ihrem Rat folgten, mussten wir unsere Angst überwinden. Als wir unseren Sohn Max in der vierten Klasse erstmals allein zur Schule gehen ließen (nachdem ich ihn einige Tage lang im Abstand von zwanzig Metern «beschattet» hatte), hielten wir den Atem an, während wir sahen, wie er als kleiner blauer Punkt an der viel befahrenen Seventh Avenue anhielt und sie dann überquerte. (Wir gaben ihm ein iPhone, als er anfing, allein zur Schule zu gehen. Mit unserem Wissen von heute hätten wir ihm eine Smartwatch oder ein einfaches Handy gegeben.) Das erste Mal, als unsere Tochter mir Mittagessen ins Büro brachte, war sie sechs Jahre alt. Sie musste eine Straße überqueren, was mir Angst machte, für sie aber sehr spannend war. Sie schaute fünf Mal in jede Richtung (ich lugte dabei um die Ecke des Bürogebäudes), rannte dann in die Lobby und hüpfte dabei so fröhlich herum, dass mein Lunch fast aus der Tasche flog.

Die richtige Art, solche elterlichen Ängste zu behandeln, besteht darin, sich ihnen auszusetzen. Erleben Sie diese Ängste einige Male und nehmen Sie bewusst wahr, dass Ihre schlimmsten Befürchtungen nicht eintreten, dann werden Sie begreifen, dass Ihr Kind mehr kann, als Sie dachten. Die Angst wird mit jedem Mal kleiner. Nachdem unser Sohn fünf Tage lang zur Schule gelaufen war, hörten wir auf, ihm hinterherzuschauen. Wir vertrauten immer mehr darauf, dass er sich in der Stadt zurechtfand und bald auch mit der U-Bahn.

Tatsächlich wäre es zu einem entscheidenden Ereignis in seiner Entwicklung nie gekommen, wenn wir nicht schon Jahre zuvor Lenores Rat befolgt hätten. Im Alter von zwölf Jahren interessierte sich Max sehr für Tennis, und ich war mit ihm zu den U. S. Open in Queens gefahren. Dazu mussten wir von unserer Wohnung aus vierzig Minuten mit der U-Bahn fahren und einmal umsteigen. Im nächsten Jahr, also mit dreizehn Jahren, wollte er gern ein bestimmtes Match am Abend besuchen, und zwar allein. Jayne und ich zögerten, aber Max versicherte uns, dass er das schaffen würde, und tatsächlich kannte er sich mit der U-Bahn besser aus als wir. Wir dachten also an Lenore und erlaubten es ihm.

Max genoss das Match, das sich bis um elf Uhr abends hinzog. Anschließend lief er einfach mit der ausgelassenen Menschenmenge zur nächsten U-Bahn-Station. Doch beim Umsteigen gab es ein Problem: Die Bahn, die Max für das letzte Stückchen bis nach Hause nehmen musste, fuhr an diesem Abend nicht. Max war nervös, aber er improvisierte. Er lief die Treppen hinauf, hielt auf der Straße ein Taxi an (was ich ihm beigebracht, er aber noch nie selbst getan hatte) und kam um ein Uhr nachts sicher zu Hause an. Von jenem Tag an war er ein anderer, selbstbewusster, und von jenem Tag an behandelten wir ihn anders und ließen ihm noch mehr Unabhängigkeit. Jayne und ich hätten ihn nicht allein zum Match fahren lassen, wenn wir ihn nicht schon Jahre zuvor allein zur Schule gehen und ihn vertrauensvoll aus unseren Augen gelassen hätten.

Weniger (und bessere) Erlebnisse an Bildschirmen

In der Grundschule und den mittleren Klassenstufen lernen Kinder sehr viel, und bildschirmbasierte Aktivitäten können dabei eine wichtige Rolle spielen. Bei vielen Kindern aber dehnt sich die an Bildschirmen verbrachte Zeit wie ein Gasballon immer weiter aus, bis sie jeden verfügbaren Augenblick einnimmt, und das enthaltene Gas besteht fast ausschließlich aus Unterhaltung, nicht aus Lerninhalten. Es genügt also nicht, mit dem ersten Smartphone bis zur achten oder neunten Klasse zu warten; Eltern müssen gänzlich bildschirmbasierte Aktivitäten begrenzen, weil diese hohe Opportunitätskosten haben

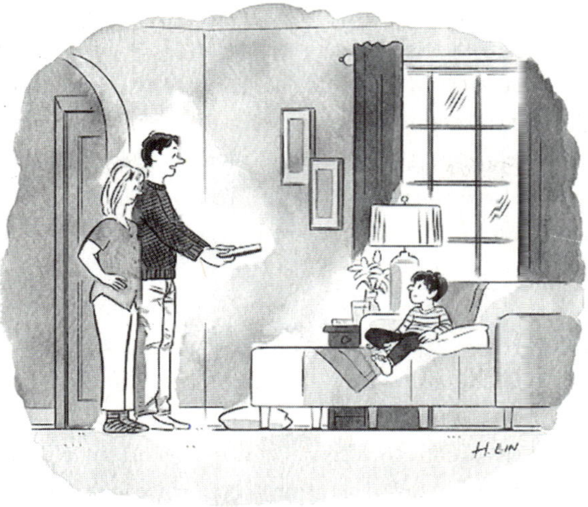

«Es war sehr nett, in den letzten sechs Jahren mit dir zu interagieren. Hiermit übergeben wir dir nun dein erstes Gerät.»

Abbildung 12.1: *The New Yorker.*[17]

und nachteilige Gewohnheiten schaffen. Eltern sollten sich in ihrem Verhalten auch ihrer Vorbildfunktion bewusst sein.[16]

Die Acht- bis Zwölfjährigen verbringen heute vier bis sechs Stunden täglich mit Freizeitaktivitäten am Bildschirm, oder genauer: an verschiedenen Bildschirmen.[18] Darum empfehlen die meisten Gesundheitsbehörden und -organisationen, dass Eltern die Freizeit-Bildschirmzeit von Kindern dieser Altersgruppe begrenzen. Die Regierung der kanadischen Provinz Québec etwa formuliert kompakte repräsentative Richtlinien mit dem richtigen Maß an Flexibilität:

> **Für Sechs- bis Zwölfjährige:** Generell werden nicht mehr als zwei Stunden täglich für Freizeitaktivitäten an Bildschirmen empfohlen. Dies ist jedoch abhängig vom Inhalt (soziale Medien, Videospiele, Chats, TV usw.), dem Kontext (Tageszeit, Multitasking usw.) und den individuellen Eigenschaften des jungen

Menschen (Alter, physische und psychische Gesundheit, analytische Fähigkeiten, kritisches Denken usw.). Die Überwachung durch die Eltern muss sich also an diesen Kriterien ausrichten. Besonders bei kleinen Kindern sollte der Inhalt lehrreich sein, und die Geräte sollten in Gemeinschaftsräumen benutzt werden, wo Erwachsene den Inhalt kontrollieren können, nicht im Kinderzimmer.

Ausgehend von verschiedenen Listen mit Empfehlungen sowie den Forschungsarbeiten, die ich in früheren Kapiteln vorgestellt habe, möchte ich folgende weitere Anregungen geben:

1. **Lernen Sie, wie Sie auf allen digitalen Geräten in Ihrem Haushalt Kindersicherungseinstellungen und Content-Filter nutzen.** Sie möchten, dass Ihre Kinder eigenständige, selbstbestimmte Menschen werden, die mit achtzehn Jahren nicht mehr unter elterlicher Überwachung stehen, doch das bedeutet nicht, dass Sie ihnen schon heute in der Online-Welt alle Freiheiten lassen, bevor ihr frontaler Cortex dem gewachsen ist. Technologie-Unternehmen bedienen sich Mechanismen, die Kinder an den Haken nehmen, stellen Sie sich dem also mit elterlicher Kontrolle entgegen. Und wenn es für Ihre Familie sinnvoll ist, setzen Sie Zeitlimits für Freizeitaktivitäten am Bildschirm. Solche Limits sind oft schwer einzuhalten und manchmal kontraproduktiv, wenn sie zu hoch angesetzt sind (das Kind wird dann versuchen, die komplette ihm zustehende Zeit «aufzubrauchen»).[19]
   Wenn Sie aber gar kein Limit setzen, werden die Plattformen immer mehr Zeit beanspruchen, auch Schlafenszeit. Manche Eltern benutzen Kontrollprogramme, mit denen sie die Nachrichten und sonstige Kommunikation ihrer Kinder mitlesen können. Dies mag in manchen Fällen nötig sein, doch im Allgemeinen denke ich, dass man private Konversationen eher nicht überwachen und sich lieber darauf konzentrieren sollte, den Zugang zu nicht altersgemäßen Websites und Apps zu blockieren sowie Zeiten festzulegen, in

denen die Geräte genutzt oder nicht genutzt werden dürfen. Überbehütung ist auch in der virtuellen Welt möglich, besonders wenn diese in Überwachung umschlägt, manchmal ohne Wissen des Kindes. Auf CommonSenseMedia.com finden Sie Anleitungen für die Nutzung von Kindersicherungsfunktionen.[20]

2. **Konzentrieren Sie sich mehr auf möglichst viel persönliche Kontakte und auf Schlaf statt auf Bildschirmzeiten.** Der größte Schaden der meisten Bildschirmaktivitäten besteht in den Opportunitätskosten, was wiederum zwei der vier grundlegenden, in Kapitel 5 beschriebenen Schadwirkungen fördert: soziale Deprivation und Schlafmangel. Wenn Ihre Kinder viel Zeit gemeinsam mit Freunden verbringen, etwa beim Sport, im freien Spiel oder beim Kinder- oder Jugendtreff, wenn sie viel Schlaf bekommen und keine Anzeichen von Abhängigkeit oder problematischer Nutzung eines Geräts zeigen, dürfen Sie die Bildschirmzeiten durchaus erweitern. Zudem ist das gemeinsame Spielen von Videospielen mit einem Freund oder einer Freundin (in Maßen) besser, als allein im eigenen Zimmer zu spielen. Leonard Sax, Autor von *Boys Adrift* (deutsch *Jungs im Abseits*), empfiehlt nicht mehr als vierzig Minuten abends an Schultagen und nicht mehr als eine Stunde täglich am Wochenende.[21]

   In vielen Familien gibt es die Regel, dass längere Zeiten erlaubt sind, jedoch nur am Wochenende. Wie bei der Nutzung von sozialen Medien sind Limits nur schwer durchsetzbar, wenn Sie die einzige Familie sind, die sie setzt; versuchen Sie also, sich mit den Familien der Freunde Ihres Kindes abzusprechen. Wenn viele Familien ähnliche Limits setzen, überwinden sie die Probleme kollektiven Handelns, und allen geht es damit besser.

3. **Strukturieren Sie den Tag und die Woche.** Wie wir in Kapitel 8 erfahren haben, ist eine zeitliche und räumliche Strukturierung die Vorbedingung für Rituale und andere gemeinschaftliche Aktivitäten, die das Zugehörigkeitsgefühl in einer Gemeinschaft stärken – selbst wenn diese nur in einer Zwei-Personen-Familie besteht. Gemeinsame Mahlzeiten sollten smartphonefrei sein, sodass die

Familienmitglieder einander Aufmerksamkeit schenken. Ein regelmäßiger Familien-Filmabend ist eine gute Sache. Überlegen Sie sich gut, ob Sie bei jüngeren Kindern Geräte in den Schlafräumen erlauben, doch wenn Sie das tun, entfernen Sie diese allesamt zu einer festen Zeit, mindestens dreißig Minuten vor dem Schlafengehen.[22] Denken Sie über einen «digitalen Sabbat» pro Woche nach, einen Tag, an dem keinerlei Bildschirmgeräte genutzt werden. Denken Sie über eine bildschirmfreie Woche pro Jahr nach, etwa während eines Urlaubs in schöner Natur.

4. **Achten Sie auf Anzeichen für Abhängigkeit oder problematische Nutzung.** Bildschirmbasierte Aktivitäten machen Spaß, und besonders Videospiele sind bei fast allen Kindern dieser Altersklasse beliebt. Wie ich in Kapitel 7 dargestellt habe, sind Videospiele in Maßen offenbar für die meisten Kinder nicht schädlich, doch gibt es eine relativ große Gruppe von Kindern und Heranwachsenden (schätzungsweise 7 Prozent), die entweder eine echte Sucht entwickeln oder Anzeichen sogenannter problematischer Nutzung zeigen, bei denen die Aktivitäten also andere Lebensbereiche beeinträchtigen. Bei Pornografie, sozialen Medien und Videospielen ist die Wahrscheinlichkeit problematischer Nutzung besonders groß. Jahrelange problematische Nutzung kann dazu führen, dass sich dauerhafte Veränderungen einstellen, wie bei Chris, der in Kapitel 7 von sich sagte, er fühle sich wie ein «Betriebssystem ohne Inhalt». Die American Psychological Association bietet die unten aufgeführten Richtlinien zur Erkennung von «problematischer Nutzung der sozialen Medien» an, die recht gut auf alle bildschirmbasierten Aktivitäten übertragen werden können.

   Ihr Kind nutzt die sozialen Medien womöglich in problematischer Weise, wenn

   - die Nutzung tägliche Routinen und Verpflichtungen beeinträchtigt, wie Schule, Arbeit, Freundschaften und außerschulische Aktivitäten.
   - Ihr Kind das starke Verlangen verspürt, die sozialen Medien zu checken.

- Ihr Kind lügt oder Sie täuscht, um Zeit online zu verbringen.
- Ihr Kind oft soziale Medien echten sozialen Interaktionen vorzieht.
- die Nutzung verhindert, dass Ihr Kind mindestens acht Stunden guten Schlaf pro Nacht bekommt oder
- es weiterhin soziale Medien nutzt, obwohl es damit aufhören möchte.

Wenn Ihre Kinder eines oder mehrere der genannten Anzeichen erkennen lassen, sollten Sie mit ihnen sprechen. Wenn sie ihr Verhalten nicht sofort selbst korrigieren können oder mehrere der Anzeichen zeigen, entziehen Sie ihnen eine Zeit lang den Zugang, damit eine «digitale Entgiftung» und ein «Dopamin-Neustart» einsetzen können. Holen Sie sich Rat hinsichtlich Abhängigkeit von Videospielen und sozialen Medien.[23]

5. **Warten Sie mit der Einrichtung eines Social-Media-Accounts, bis Ihr Kind sechzehn ist.** Lassen Sie Ihre Kinder erst mit fortgeschrittener Pubertät, also nach den frühen Jahren der größten Vulnerabilität, mit machtvollen Sozialisierungsfaktoren wie TikTok oder Instagram umgehen. Das bedeutet nicht, dass sie vorher keinerlei Inhalte dieser Seiten zu Gesicht bekommen können; solange sie an einen Webbrowser kommen, gelangen sie auch auf die Plattformen. Es gibt aber einen Unterschied zwischen dem *Anschauen* von TikTok-Videos auf einem Browser und dem *Eröffnen eines Accounts* bei TikTok, das in jeder freien Minute über die App auf dem Smartphone aufgerufen wird. Das Eröffnen eines Accounts ist ein großer Schritt, bei dem Heranwachsende der Plattform persönliche Daten preisgeben, sich in einen Strom personalisierter Inhalte begeben, die ein Algorithmus mit dem Ziel maximaler Aktivität auswählt, und damit beginnen, selbst Inhalte zu posten. Warten Sie mit diesem folgenreichen Schritt, bis Ihr Kind die höheren Klassenstufen erreicht hat.
6. **Sprechen Sie mit Ihren Kindern über die Risiken, und hören Sie sich an, was sie denken.** Auch ohne Social-Media-Account werden alle Kinder online auf nicht altersgemäße Inhalte stoßen. Es ist so

gut wie sicher, dass sie Pornografie zu Gesicht bekommen. Sprechen Sie mit Ihren Kindern darüber, welche Risiken es birgt, Inhalte öffentlich zu posten oder persönliche Informationen online zu teilen, und auch über Sexting und Cybermobbing. Fragen Sie sie, welche Probleme sie bei den Online-Gewohnheiten ihrer Altersgenossen sehen, und fragen Sie sie auch, wie sie solche Probleme selbst vermeiden können.[24]

Letztlich müssen Sie online loslassen. Wenn Sie aber in dieser langen Phase der Kindheit und beginnenden Adoleszenz (sechs bis dreizehn Jahre) die Quantität der online verbrachten Zeit niedrig und die Qualität höher halten können, schaffen Sie Raum für mehr Aktivität in der realen Welt, und Sie geben dem Gehirn Ihres Kindes Zeit, eine bessere Selbstkontrolle und weniger fragmentierte Aufmerksamkeit zu entwickeln.

Für Eltern mit Teenagern von dreizehn bis achtzehn Jahren

In dem Bild vom Weg des Kindes hin zum Erwachsenwerden stellt der Übergang in die höheren Klassenstufen einen Meilenstein dar, mit dessen Erreichen die Jugendlichen mehr Freiheiten und mehr Verantwortung sowohl in der realen als auch in der virtuellen Welt bekommen.

Mehr (und bessere) Erlebnisse in der realen Welt

Praktisch alle Jugendlichen der neunten Klasse befinden sich in der Pubertät, und dies ist die Phase, in der die Zahl der Depressionen und Angststörungen steiler ansteigt. In vorangegangenen Kapiteln habe ich ausgeführt, dass es für die soziale und emotionale Entwicklung junger Menschen entscheidend ist, ihnen dazu zu verhelfen, sich nützlich und mit Gemeinschaften in der realen Welt verbunden zu fühlen. Darum ist es wichtig, dass Jugendliche, wie Erwachsene, einige Herausforderungen an- und Verantwortung übernehmen. Auch Rollenvorbilder jenseits der eigenen Eltern sind in dieser Phase besonders wertvoll.

1. **Steigern Sie die Mobilität Ihrer Kinder.** Lassen Sie Ihre Teenager mit den Verkehrsmitteln unterwegs sein, die an Ihrem Wohnort sinnvoll sind: Fahrrad, Bus, U-Bahn, Zug oder was auch immer. Mit zunehmendem Alter sollte sich auch ihr Aktionsradius vergrößern. Ermuntern Sie sie, so früh wie möglich einen Führerschein zu erwerben, und fördern Sie danach die Nutzung Ihres Autos, sofern vorhanden. Fördern Sie mehr und bessere Ausflüge mit Freunden fernab der «Basis». Lassen Sie Ihre Teenager andere Treffpunkte aufsuchen als die Schule oder das Zuhause, wie Jugendtreffs, Einkaufszentren, Parks, Restaurants – also Orte, an denen sie von Erwachsenen unbeaufsichtigt mit ihren Freunden zusammen sein können. Andernfalls bleibt ihnen als einziger Ort, wo sie sich frei sozialisieren können, die Online-Welt.
2. **Lassen Sie sich zu Hause von Ihrem Kind unterstützen.** Teenager können kochen, saubermachen und mit dem Fahrrad oder öffentlichen Verkehrsmitteln Besorgungen erledigen. Wenn Sie die Hilfe Ihres Kindes in Anspruch nehmen, dient das nicht nur der Vermittlung einer gewissen Arbeitsmoral. Es wirkt auch dem unter Teenagern der Generation Z um sich greifenden Empfinden entgegen, ihr Leben sei nutzlos. Eine Dreizehnjährige erzählte Lenore, dass sie, sobald sie mehr Dinge eigenständig erledigte (auch Besorgungen für ihre Mutter) und Orte selbstständig aufsuchte, statt sich fahren zu lassen, erkannte, wie viel Zeit ihre Mutter mit langweiligen, undankbaren Dingen wie Fahrgemeinschaften oder dem Herumsitzen in der Kälte während Fußballspielen verbracht hatte. Und sobald sie anfing, Empathie für ihre Mutter zu empfinden (und ihr mehr zu helfen), stritten sich die beiden viel weniger, denn sie spielten nun sozusagen in derselben Mannschaft.
3. **Ermuntern Sie Ihr Kind, sich einen Aushilfsjob zu suchen.** Eine Chefin oder einen Chef zu haben, die oder der kein Elternteil ist,

ist für Teenager eine großartige (wenn auch nicht immer angenehme) Erfahrung. Sogar einmalige Einsätze sind gut. Schneeschaufeln auf der Einfahrt der Nachbarn erfordert das Gespräch mit einem Erwachsenen, das Aushandeln einer Vergütung und das Ausführen der Aufgabe. Sein eigenes Geld zu verdienen und selbst zu entscheiden, wofür man es ausgibt, ist ein erhebendes Gefühl für einen jungen Menschen.

4. **Finden Sie Möglichkeiten für Ihr Kind, für andere zu sorgen oder diese anzuleiten.** Jeder Job, bei dem es sich um jüngere Kinder kümmert oder diese anleitet, ist ideal, etwa als Babysitter, Betreuer im Feriencamp oder Trainingsassistentin. Auch wenn Teenager selbst Mentoren brauchen, können sie sich als Mentoren für jüngere Kinder betätigen. Es scheint sozusagen einen Empathie-Schalter umzulegen und ein Führungsgen zu aktivieren, wenn Teenager jüngeren Kindern helfen. Lenore beobachtete so etwas zum ersten Mal, als ihr jüngerer Sohn mit elf Jahren zu einem Pfadfinderausflug mit Übernachtung ging. Er war furchtbar aufgeregt. Und er war auch furchtbar schlecht ausgestattet, denn er vergaß, seinen Schlafsack mitzunehmen. Er weinte fürchterlich, als er das bemerkte, und fürchtete, nach Hause geschickt zu werden. Doch dann sagte ein älterer Pfadfinder, ein Schüler von der Highschool, zu ihm: «Mach dir keinen Kopf! Ich bringe immer einen zusätzlichen Schlafsack mit, genau für solche Situationen!» Lenores Sohn war dankbar, und das war auch Lenore, als sie die Geschichte hörte. Und noch dankbarer war sie, als sie Jahre später erfuhr, dass der ältere Pfadfinder keineswegs einen Extra-Schlafsack mitgenommen hatte – er hatte selbst auf dem harten, kalten Fußboden geschlafen. So zeigt man wahre Größe.
5. **Informieren Sie sich über Austauschprogramme.** Derlei gibt es schon sehr lange. Im Jahr 1500 schrieb ein Besucher in England: «Jedermann, wie vermögend er auch sein mag, schickt seine Kinder in die Häuser von anderen, während er im Gegenzug die Kinder von Fremden in seines aufnimmt.»[25] Auch im England des späten Mittelalters wussten die Menschen also, dass ihr Kind durch eine sol-

che Erfahrung viel dazulernen würde. Manchmal ist es für ein Kind auch einfacher, auf jemanden zu hören, der nicht der eigene Vater oder die Mutter ist. In den Vereinigten Staaten bietet sich etwa das American Exchange Project an.[26] Es vermittelt Schülerinnen und Schülern der zwölften Klasse aus dem ganzen Land die Möglichkeit, eine Woche bei einer Familie in einem anderen Bundesstaat zu verbringen, was unter anderem den Zusammenhalt in dem doch recht gespaltenen Land stärken soll. Das Ganze ist kostenlos. Der American Field Service wiederum schickt Schülerinnen und Schüler der oberen Klassenstufen seit Jahrzehnten in alle Welt.[27]

Die Teenager leben in einer Familie und besuchen die örtliche Schule. Alternativ dazu können Sie einen Schüler oder eine Schülerin aus dem Ausland aufnehmen.[28]

CISV International, einst gegründet von der Kinderpsychologin Doris Allen, fördert die internationale Freundschaft durch Austausch- und andere Programme ab einem Alter von elf Jahren. Heute ist die Non-Profit-Organisation in mehr als sechzig Ländern weltweit vertreten.[29]

6. **Spannende Naturerlebnisse.** Lassen Sie Ihre Teenager größere, längere Abenteuer erleben, mit Freunden oder in einer Gruppe: Rucksackreisen, bei denen sie klettern, Kanu fahren, wandern und schwimmen können, Reisen, die sie in die Natur führen und spannende Erlebnisse in der realen Welt verschaffen, die Kinder staunen lassen und ihre Kompetenz stärken. In den Vereinigten Staaten bieten Organisationen wie Outward Bound und die National Outdoor Leadership School mehrwöchige Programme an, die Eigenständigkeit, soziale Verantwortung, Selbstbewusstsein und Kameradschaft stärken sollen (und keine Outdoor-Erfahrung voraussetzen). Es gibt auch einige kostenfreie oder bezuschusste Programme,[30] wie in Kapitel 10 angesprochen. Kurt Hahn, Gründer von Outward Bound, sagt dazu:

> In uns steckt mehr, als wir wissen. Wenn wir dazu gebracht werden können, das zu erkennen, werden wir uns vielleicht

für den Rest unseres Lebens nicht mehr mit weniger zufriedengeben. In jedem Menschen steckt eine große Leidenschaft, eine seltsame Abenteuerlust, das Bedürfnis, unser Leben kühn und intensiv zu leben.

7. **Orientierungsjahr nach dem Schulabschluss.** Viele junge Leute gehen nach der Schule direkt in die Ausbildung oder treten ihr Studium an, ohne zu wissen, was es sonst noch da draußen gibt. Wie sollen sie wissen, was sie mit ihrem Leben anfangen sollen, oder ob ein Studium überhaupt das Beste für sie ist? Lassen wir die jungen Leute doch mehr über ihre Interessen und die Welt herausfinden. Sie können sich einen Job suchen und Geld sparen. Reisen. Einen Freiwilligendienst leisten. Damit schaden sie nicht ihren Aussichten auf das Studium; vielmehr verbessern sie ihre Chance, einen Weg einzuschlagen, den sie weiterverfolgen wollen, und auf jedem Weg erweitern sie ihre Fähigkeiten. Ein Orientierungsjahr (Gap Year) soll den Übergang ins Erwachsenendasein nicht verzögern, sondern ihn vielmehr beschleunigen. In diesem Jahr werden Verantwortung und Unabhängigkeit weiter ausgebildet. Unter gapyearassociation.org finden Sie eine Liste von Organisationen, die Teenagern in den Vereinigten Staaten bei der Planung eines Orientierungsjahrs helfen können.[31] Oft gibt es auch Stipendien oder Zuschüsse.[32]

Der Gedanke hinter all diesen Vorschlägen besteht darin, Teenager selbstbewusster und kompetenter zu machen, indem sie sich mit der realen Welt auseinandersetzen. Fördern Sie Aktivitäten, die sie aus ihrer Komfortzone herausbringen – und aus Ihrer! Natürlich ist es dumm, ohne guten Grund eine schwere Verletzung zu riskieren. Aber ein bisschen Risiko gehört zu jeder Heldengeschichte dazu, und es birgt auch viele Risiken, eine Reise nicht anzutreten.

Weniger (und bessere) Erlebnisse an Bildschirmen

Die Teenagerjahre sollten eine Zeit sein, in der Restriktionen nach und nach gelockert werden, denn in diesem Alter reifen die Jugendlichen heran und erwerben eine größere Impuls- und Selbstkontrolle. Der frontale Cortex ist zwar erst mit etwa Mitte zwanzig voll entwickelt, aber einem sechzehnjährigen Heranwachsenden sollte doch deutlich mehr Autonomie und Selbstbestimmtheit gewährt werden als einem zwölfjährigen.

Wann auch immer Sie bei Ihren Teenagern den Übergang vom einfachen Handy zum Smartphone vollziehen, sollten Sie mit ihnen darüber sprechen und beobachten, wie sich der Übergang gestaltet. Sie sollten auch weiterhin Grenzen setzen, innerhalb derer ihre Kinder eine gewisse Autonomie haben, beispielsweise Regeln für die ganze Familie bezüglich der Frage, wann Geräte benutzt werden dürfen und wann nicht. Schülerinnen und Schüler der oberen Klassenstufen leiden mit noch größerer Wahrscheinlichkeit unter Schlafmangel als solche der mittleren Klassenstufen; helfen Sie also Ihren Kindern dabei, eine gute Routine für den Abend zu entwickeln, bei der das Smartphone um eine bestimmte Zeit aus dem Schlafraum verschwindet. Die meisten meiner Studenten berichten mir, dass sie abends als Letztes vor dem Einschlafen noch schnell ihre Nachrichten und Social-Media-Accounts checken und dies am Morgen auch als Erstes tun. Sie sollten verhindern, dass sich Ihre Kinder diese Angewohnheit zulegen.

Wann auch immer Sie Ihre Kinder einen Social-Media-Account einrichten lassen, sollten Sie auf Anzeichen für problematisches Nutzungsverhalten oder Abhängigkeit achten. Fragen Sie sie, wie ihr Leben online ihnen dabei hilft, ihre Ziele zu erreichen – oder sie daran hindert. Erklären Sie ihnen, wie die sozialen Medien funktionieren und wie diese viele Nutzerinnen und Nutzer an den Haken nehmen und ihnen schaden; hilfreiche Informationen darüber bieten das «Youth Toolkit» und andere Inhalte beim Center for Humane Technology.[33]

Auf einen Punkt möchte ich noch hinweisen. Er betrifft die Veränderung, die Smartphones in der Beziehung zwischen Eltern und Kindern bewirkt haben. Um 2012, als immer mehr Jugendliche Smartphones bekamen (und die Zahl der Angststörungen zunahm), geschah noch etwas anderes: Ihre Eltern schafften sich ebenfalls Smartphones an. Diese Geräte verliehen den Eltern eine neue Superkraft, die sie im Zeitalter der einfachen Handys nicht hatten – die Möglichkeit, jede Bewegung ihrer Kinder konstant zu überwachen. Lenore machte mich darauf aufmerksam, dass dies einer der Gründe für die zunehmende Angst und das schwindende Selbstvertrauen sein könnte. Die Eltern begannen, ihre Kinder überall zu überwachen, ob auf dem Weg zur Schule oder beim Treffen mit ihren Freunden am Nachmittag. Machte etwas einen ungewöhnlichen Eindruck, konnten die Eltern direkt schreiben oder anrufen oder aber das Kind ausfragen, sobald es nach Hause kam. Wir können uns das Smartphone als die «längste Nabelschnur der Welt» oder als «unsichtbaren Zaun» vorstellen; jedenfalls war die kindliche Unabhängigkeit so gut wie passé, als die Kinder anfingen, die Geräte bei sich zu tragen. Selbst wenn die Eltern nur selten auf den Tracker schauen, und selbst wenn ein Kind niemals Mama anruft, um abgeholt zu werden, wenn seine Fahrradkette gerissen ist: Allein die Tatsache, dass dies jederzeit möglich ist, lässt das Empfinden, allein, mit dem Zutrauen der Eltern und kompetent unterwegs zu sein, bei Kindern und Jugendlichen schwinden. Und sie macht es Eltern schwerer loszulassen.

Lenore und ich diskutieren seit Jahren über das Für und Wider von Trackern. Jayne und ich begannen mit dem Tracking, sobald wir unseren Kindern Smartphones gegeben hatten. Damit fiel es uns einfach leichter, sie hinauszulassen, damit sie als Kinder frei in New York City umherstreifen konnten. Doch als Lenore mir beschrieb, dass die Überwachung von Kindern und die computergestützte Kontrolle ihrer Lernerfolge (manchmal mit direkten Benachrichtigungen über Noten und tagesaktuellen Informationen über das Betragen in der Klasse) immer mehr um sich griffen, beschlich mich ein sehr ungutes Gefühl. Und obwohl das Tracking Jayne und mir dabei half, Zutrauen in unsere

Kinder zu haben, als sie noch kleiner waren, und uns heute dabei hilft, die Familienlogistik zu stemmen (wann kommen alle zum Abendessen nach Hause?), bleibt doch die Frage: Werden wir es jemals abstellen? Sollten wir es tun? Darauf weiß ich keine Antwort.

Zusammenfassung

- Es ist immer eine Herausforderung, Eltern zu sein, umso mehr in unserem Zeitalter der rasanten sozialen und technologischen Veränderungen. Dennoch können Eltern viel dafür tun, bessere «Gärtner» zu sein, die einen Raum schaffen, in dem ihre Kinder lernen und wachsen können – anders als bei «Zimmerleuten», die versuchen, ihre Kinder direkt in eine gewünschte Form zu bringen.
- Die wohl beste Möglichkeit, als Eltern bessere «Gärtner» in der realen Welt zu sein, besteht darin, Kindern viel mehr Zeit für unüberwachtes freies Spiel einzuräumen, so wie Sie es vermutlich selbst in diesem Alter genossen haben. Das bedeutet, ihnen eine längere und bessere, spielbasierte Kindheit zu schenken, mit immer mehr Unabhängigkeit und Verantwortung.
- Die wohl beste Möglichkeit, als Eltern bessere «Gärtner» in der virtuellen Welt zu sein, besteht darin, Kinder erst später komplett in die smartphonebasierte Kindheit eintreten zu lassen, indem Sie ihnen erst später das erste Smartphone (oder sonstige «smarte» Geräte) geben. Geben Sie ihnen bis zur achten oder besser neunten Klasse nur ein einfaches Handy und verabreden Sie sich diesbezüglich möglichst mit anderen Eltern, sodass Ihre Kinder nicht das Gefühl haben, die Einzigen auf ihrer Schule ohne Smartphone zu sein.
- Es gibt viele weitere Möglichkeiten, um die Interaktion Ihrer Kinder mit der realen Welt und ihre Eingebundenheit in Gemeinschaften zu fördern, etwa indem Sie sie in smartphonefreie Ferienlager schicken, mit ihnen zum Camping fahren oder ihnen dabei helfen, andere Orte zu finden, wo sie sich mit anderen Kindern ohne Smartphones treffen können.

- Mit zunehmendem Alter sollten Sie Ihren Kindern zu mehr Mobilität verhelfen und sie ermuntern, sich einen Job zu suchen und von anderen Erwachsenen zu lernen. Weitere Ideen sind Austauschprogramme, Naturfreizeiten oder ein Orientierungsjahr.
- Eine Kindheit, in der die Kinder frei umherstreifen dürfen, bringt mit größerer Wahrscheinlichkeit selbstsichere, kompetente junge Erwachsene mit weniger Ängsten hervor als eine Kindheit, die von Sicherheitskult, Furcht und ständiger Überwachung durch Erwachsene geprägt ist. Größtes Hindernis ist die Angst der Eltern davor, ihr Kind aus den Augen zu lassen, ohne Überwachung durch einen Erwachsenen. Dazu braucht es Übung, doch das wunderbare Gefühl, seinem Kind vertrauen zu können, wiegt die zeitweiligen Ängste des Loslassens allemal auf.
- Die meisten Fachleute empfehlen in den ersten achtzehn bis vierundzwanzig Lebensmonaten kaum oder gar keine (abgesehen von Videotelefonaten mit Familienangehörigen) und bis zum Alter von fünf oder sechs Jahren nur eine begrenzte Bildschirmzeit.
- Bei Grundschulkindern und solchen der mittleren Klassenstufen sollten Sie Kindersicherungseinstellungen nutzen, klare Limits setzen und bestimmte Zeiten und Orte für gerätefrei erklären. Achten Sie auf Anzeichen für problematische Nutzung oder Abhängigkeit.
- Ihr Vorgehen als Eltern kann dazu beitragen, die Probleme kollektiven Handelns zu lösen. Wenn Sie Ihrem Kind erst später ein Smartphone geben, fällt es anderen Eltern leichter, dies auch zu tun. Wenn Sie Ihrem Kind mehr Unabhängigkeit gewähren, fällt es anderen Eltern leichter, dies auch zu tun. Wenn Sie diese Dinge gemeinsam mit anderen Familien tun, fällt alles noch leichter und macht zudem noch mehr Freude.

SCHLUSS

Lasst uns die Kinder zurück auf die Erde bringen

Ich hatte eigentlich nicht vor, dieses Buch zu schreiben. Ende 2021 begann ich, ein Buch darüber zu schreiben, wie die sozialen Medien die amerikanische Demokratie beschädigen. Mein Plan war, mit einem Kapitel über die Auswirkungen der sozialen Medien auf die Generation Z zu beginnen und zu zeigen, wie diese Medien ihr Sozialleben zerstört und zu einem Anstieg psychischer Erkrankungen geführt haben. Der verbleibende Teil des Buches sollte analysieren, wie die sozialen Medien die Gesellschaft auf breiterer Front negativ beeinflussten. Ich wollte zeigen, wie sie den öffentlichen Diskurs, den Kongress, den Journalismus, die Universitäten und andere grundlegende demokratische Institutionen fragmentierten.

Aber nachdem ich dieses erste Kapitel beendet hatte – das zu Kapitel 1 dieses Buches wurde –, erkannte ich, dass die Geschichte über die psychische Gesundheit der Heranwachsenden so viel größer war, als ich zunächst angenommen hatte. Es war nicht nur eine amerikanische Story, sondern sie spielte sich in vielen westlichen Nationen ab. Es ging nicht nur um Mädchen, sondern auch um Jungen. Und es ging nicht nur um soziale Medien. Es ging um eine radikale Transformation der Kindheit in etwas Inhumanes: eine smartphonebasierte Kindheit.

Als Zach und ich Studien in einem Dutzend Review-Dokumenten zusammenstellten – darunter auch eines, in dem wir Belege für all die *anderen* Theorien über mögliche Ursachen für die Krise der psychischen Gesundheit sammelten[1] –, wuchs unsere Überzeugung, dass der Hauptschuldige die rasche Transformation der Kindheit war, die zwischen 2010 und 2015 stattfand. Zu den Herausforderungen für die psychische Gesundheit, denen sich die Generation Z in den Vereinigten Staaten gegenübersah, trugen viele weitere Faktoren bei, aber keine andere Theorie konnte erklären, warum ähnliche Schwierigkeiten für die Generation Z zur gleichen Zeit in anderen Nationen auftraten. So lange, bis jemand eine chemische Substanz findet, die Anfang der 2010er-Jahre in Nordamerika, Europa, Australien und Neuseeland ins Trinkwasser oder in die Nahrungskette gelangte, eine Substanz, die heranwachsende Mädchen am stärksten trifft und sich auf die Gesundheit von über Dreißigjährigen kaum auswirkt, ist die Große Neuverdrahtung die einleuchtendste Theorie.

Ich entschloss mich, das Buch, das ich gerade schrieb, in zwei Bücher zu teilen und das vorliegende Buch zuerst zu schreiben, denn die Krise um die psychische Gesundheit ist so akut und es gibt so viel, was wir heute tun können, um das Ruder herumzureißen. Als Sozialwissenschaftler, als Lehrender und als Vater zweier Teenager-Töchter will ich nicht warten. Ich will, dass wir aktiv werden. Wenn die smartphonebasierte Kindheit tatsächlich eine der Hauptursachen für die internationale Epidemie psychischer Erkrankungen ist, dann gibt es einige klare und machtvolle Maßnahmen, die Eltern, Lehrkräfte und auch Vertreter der Generation Z ergreifen können, um die smartphonebasierte Kindheit wieder zurückzudrängen.

In Teil IV habe ich Dutzende von Vorschlägen gemacht, doch die vier grundlegenden Reformen sind diese:

1. Kein Smartphone vor der Highschool.
2. Keine sozialen Medien vor einem Alter von sechzehn Jahren.
3. Smartphonefreie Schulen.
4. Viel mehr unüberwachtes Spiel und Unabhängigkeit in der Kindheit.

Diese Reformen sind grundlegend, weil sie zahlreiche Probleme des gemeinsamen Handelns lösen. Jeder Elternteil, der aktiv wird, erleichtert es anderen Eltern in der Gemeinschaft, ebenfalls aktiv zu werden.

Jede Schule, die wirklich smartphonefrei wird, ermöglicht all ihren Schülerinnen und Schülern, besser miteinander zu kommunizieren. Wenn eine Gemeinschaft alle vier Reformen umsetzt, wird sie sehr wahrscheinlich innerhalb von zwei Jahren deutliche Verbesserungen bei der psychischen Gesundheit von Kindern und Heranwachsenden feststellen.[2]

Was die Realisierung dieser Reformen angeht, beende ich dieses Buch mit zwei Vorschlägen: *Den Mund aufmachen* und *Sich verbünden.*

Den Mund aufmachen

In einem klassischen sozialpsychologischen Experiment luden Bibb Latane und John Darley 1968 Studierende der Columbia University ins Labor ein, wo sie an einer Diskussion über Probleme des städtischen Lebens teilnehmen sollten; zumindest dachten das die Studierenden.[3] Das wahre Experiment fand jedoch im Warteraum statt, während die Studierenden einige vorbereitende Fragebögen ausfüllten. Nach wenigen Minuten begann durch einen Kamin ein seltsamer Rauch in den Raum zu dringen. Würden die Studierenden aufstehen und jemanden suchen, um davon zu berichten, oder würden sie nur passiv dasitzen und weiterhin ihren Fragebogen ausfüllen?

In der Kontrollanordnung waren die Studierenden im Warteraum allein. In dieser Situation wurden 75 Prozent aktiv, wobei die Hälfte der Versuchspersonen das Zimmer innerhalb von zwei Minuten nach Auftreten des Rauchs verließ, um den Versuchsleiter zu finden. (Die Versuchsleiter beobachteten und filmten alles durch einen Einwegspiegel.)

In einer anderen Versuchsanordnung wurden drei Versuchspersonen eine nach der anderen in den Warteraum geführt und an verschiedenen Schreibtischen platziert. Die Experimentatoren wollten wissen: Würde die Tatsache, dass mehrere Personen den Rauch sahen, die Wahrscheinlichkeit erhöhen oder senken, dass *irgendjemand* aktiv wurde? Die Antwort: Die Wahrscheinlichkeit sank. Nur drei der vierundzwanzig Studierenden standen unter dieser Bedingung auf und meldeten den Rauch, und nur eine / einer tat dies in den ersten vier Minuten, obgleich der Rauch mittlerweile jedermanns Sicht zu beeinträchtigen begann.

Ich sollte darauf hinweisen, dass es sich bei dem Rauch nicht um den Rauch eines Feuers handelte; es war Titandioxid, wie man es für eine Nebelwand verwendet.[4] Das ist entscheidend: Niemand in dem Zimmer verstand, was da vor sich ging. Wenn eine Situation unklar oder mehrdeutig ist, schauen Menschen andere Menschen an, um zu sehen, wie diese reagieren. Solche Hinweise helfen, die Situation zu klären. Handelt es sich um einen Notfall? Wenn alle anderen einfach sitzen bleiben, dann kommt jeder Einzelne zu der Schlussfolgerung: Nein, kein Notfall.

Das Vordringen digitaler Technologie in das Leben von Kindern ist wie Rauch, der in unser Zuhause eindringt. Wir alle sehen, dass etwas Seltsames geschieht, aber wir verstehen es nicht. Wir befürchten, dass der Rauch schädlich für unsere Kinder ist, doch wenn wir uns umschauen, tut niemand viel dagegen.

Die wichtigste Lehre hier ist, den Mund aufzumachen. Wenn Sie der Meinung sind, die smartphonebasierte Kindheit sei schlecht für Kinder, und sich eine Rückkehr zur spielbasierten Kindheit wünschen, dann sagen Sie dies. Die meisten Menschen teilen Ihren Verdacht, sind sich aber nicht sicher, was sie dagegen tun sollen. Sprechen Sie mit Ihren Freundinnen und Freunden, mit Ihren Nachbarn, Ihren Arbeitskollegen, Ihren Social-Media-Followern und Ihren Abgeordneten.

Wenn Sie den Mund aufmachen und die vier grundlegenden Reformen unterstützen, werden Sie viele andere inspirieren, sich Ihnen anzuschließen. Wenn Sie zur Generation Z gehören, dann braucht die Gesellschaft dringend Ihre Stimme. Sie wird die wirkmächtigste von allen sein.

Verbünden Sie sich

Wenn Sie eine Mutter oder ein Vater sind, verbünden Sie sich mit anderen Eltern, denen eine spielbasierte Kindheit und mehr Freiheit in der Kindheit am Herzen liegen. Es gibt viele ausgezeichnete Organisationen, die Eltern zusammenbringen, die sich so etwas wünschen, darunter Let Grow, Outsideplay und Fairplay.[5] Es gibt überdies viele ausgezeichnete Organisationen, die Eltern zusammenbringen und Ideen sowie Ressourcen anbieten, um die smartphonebasierte Kindheit hinauszuschieben oder sie weniger schädlich zu machen, beispielsweise Fairplay, das Center for Humane Technology, Common Sense Media, Screen Strong und andere, die ich in der Online-Ergänzung aufliste.[6] Reden Sie mit den Eltern aus dem Freundeskreis Ihrer Kinder. Höchstwahrscheinlich teilen sie Ihre Besorgnis, und wenn Sie zusammenarbeiten, um Smartphones und soziale Medien hinauszuzögern, wird es einfacher für Sie und Ihre Kinder sein, die smartphonebasierte Kindheit zurückzuweisen und sich stattdessen für eine Gemeinschaft in der wirklichen Welt zu entscheiden.

Wenn Sie Kinder in der Schule haben, tun Sie sich mit anderen Eltern zusammen und wenden Sie sich gemeinsam direkt an die Schulleitung. Drängen Sie sie, die großen Ideen in Kapitel 12 umzusetzen: Ausschluss von Smartphones, Ermutigung zu mehr Unabhängigkeit und Verantwortung sowie Ermöglichung von viel mehr freiem Spiel. Ich kann Ihnen versichern, dass die meisten Schulleitungen, Schulverwaltungen und Lehrkräfte Smartphones hassen, doch sie alle brauchen sehr viel Unterstützung von Eltern, bevor sie eine solche Veränderung durchsetzen können.

Wenn Sie zum Lehrkörper gehören und das von Smartphones sowie sozialen Medien verursachte soziale Chaos und die Lernunterbrechungen satt sind, sprechen Sie mit Ihren Kolleginnen und Kollegen und drängen Sie die Schulleitung zu überlegen, nicht nur Smartphones, sondern alle Geräte zu untersagen, mit denen Schüler einander Textnachrichten zukommen lassen oder die sozialen Medien checken können, während sie im Unterricht sitzen – Sie sollten nicht mit dem gesamten Internet um die Aufmerksamkeit Ihrer Klasse konkurrieren müssen. Überlegen Sie, ob Ihre Schule nicht eine entsprechende Botschaft an die Eltern schicken kann, um sie mit ins Boot zu holen. Wenn die ganze Schule mit einer Stimme spricht und die Eltern auffordert, bei der Erziehung ihrer Kinder mitzuhelfen, stehen die Chancen für einen Erfolg sehr gut.

Wenn Sie zur Generation Z gehören, denken Sie darüber nach, einer der von Vertretern Ihrer Generation gegründeten Organisationen beizutreten, die etwas verändern wollen. Schauen Sie sich zum Beispiel die Zusammenarbeit bei Design It For Us[7] an. Es handelt sich um einen von jungen Leuten geführten Zusammenschluss, der sich für politische Reformen einsetzt, um Kinder, Teenager und junge Erwachsene online zu schützen. Wie die Co-Vorsitzende Emma Lembke meint: «Auch wenn sich unsere Geschichten unterscheiden mögen, teilen wir das frustrierende Schicksal, als passive Opfer von Big Tech hingestellt zu werden. Wir sind bereit, aktive Agenten der Veränderung zu sein und neue und sichere Online-Räume für die nächste Generation zu schaffen.»[8]

Ich habe dieses Buch mit einer phantasievollen Geschichte über einen Tech-Unternehmer eröffnet, der Kinder ohne Erlaubnis ihrer Eltern von der Erde zum Mars transportiert, wo sie aufwachsen sollen. Es ist unvorstellbar, dass wir so etwas jemals zulassen würden. Aber in gewisser Weise haben wir es dennoch getan. Unsere Kinder sind vielleicht nicht auf dem Mars, aber sie sind auch nicht völlig hier bei uns.

Die Menschheit hat sich auf der Erde entwickelt. Die Kindheit war eine evolutionäre Entwicklungsphase, geprägt von körperlichem Spiel, Erkundung und Abenteuer. Kinder gedeihen, wenn sie in Gemeinschaften der wirklichen Welt verwurzelt sind, nicht in körperlosen virtuellen Netzwerken. Das Aufwachsen in der virtuellen Welt fördert Angst, Anomie und Einsamkeit. Die Große Neuverdrahtung der Kindheit von einer spielbasierten zu einer smartphonebasierten Kindheit war ein katastrophaler Fehler.

Es ist Zeit, das Experiment zu beenden. Lassen Sie uns unsere Kinder nach Hause holen.

Um mehr zu erfahren

Wenn Sie mehr über die in diesem Buch angesprochenen Themen erfahren möchten, biete ich Ihnen drei Hauptquellen an:

1. AnxiousGeneration.com

Das ist die Hauptquelle in Bezug auf *Generation Angst*. Es gibt separate Seiten, auf denen ich Forschungsergebnisse und Ratschläge für Eltern, für Schulen, für Angehörige der Generation Z und für Leser sammele, die sich für die spirituellen Praktiken interessieren, die ich in Kapitel 8 beschrieben habe. Es gibt auch Links zu den folgenden beiden Quellen.

2. Die Online-Ergänzung

Zach Rausch und ich führen für jedes Kapitel in diesem Buch ein separates Google-Doc-Dokument. Wir zeigen viele zusätzliche Grafiken, die sich in diesem Buch nicht unterbringen ließen. Wir aktualisieren diese Seiten mit neuen Forschungsergebnissen, und ich berichte über alle Fehler, die ich gemacht habe, oder Themen, bei denen ich meine Meinung geändert habe. Zach liefert Links zu den Datensätzen, die er verwendet hat, um die meisten Grafiken in diesem Buch zu erstellen. Man kann sie alle in der Online-Ergänzung unter anxiousgeneration.com/supplement finden.

3. Das After-Babel-Substack

Ich hätte in diesem Buch gern noch so viel mehr gesagt. Es gibt so viele andere Kapitel, die ich zu schreiben gedachte. Kurzversionen dieser Kapitel werde ich auf meinem Substack *After Babel* veröffentlichen.

Bitte melden Sie sich unter www.afterbabel.com an. Die Anmeldung ist kostenlos. Ich werde zu diesen Themen und vielen weiteren posten:

Advice from Gen Z for Gen Z
Growing Up Under Constant Surveillance
What Universities Can Do Now
What Employers Can Do Now
How Social Media Affects Boys
How Pornography Affects Girls
How the Great Rewiring Changed Romantic Life
Why Were Religious Conservatives Less Affected by the Great Rewiring?
Limbic Capitalism: How market forces have incentivized addiction for hundreds of years

Neue Technologien werden unser Leben Jahr um Jahr mit stetig zunehmender Geschwindigkeit durcheinanderbringen. Bitte schließen Sie sich mir auf *After Babel* an, um herauszufinden, was da eigentlich passiert, was all das mit uns macht und wie wir inmitten dieser Verwirrung glückliche und mental gefestigte Kinder aufziehen können.

Dank

Dieses Buch war eine Teamleistung, daher lassen Sie mich drei Teammitgliedern ganz besonders danken.

Mein erster spezieller Dank gilt Zach Rausch, einem jungen Mann, den ich 2020 als meinen Forschungsassistenten eingestellt habe. Zach teilt meine Passion dafür, die Sozialpsychologie auf komplexe soziale Probleme anzuwenden. Er übernahm die Führung bei zwei Fragen, auf die ich Antworten suchte: Was geschieht international? Und was geschieht mit den Jungen? Als ich im Herbst 2022 begann, dieses Buch zu schreiben, war Zach zu meinem Lektor und Partner geworden, mit dem ich mich zu meinen Gedanken austauschte. Vierzehn Monate lang haben wir intensiv zusammengearbeitet. Er opferte viele Nachtstunden und Wochenenden, um etwas fertigzustellen, von dem wir anfangs dachten, es würde ein kurzes Buch werden. In dieser Zeit entwickelte sich Zach von einem Psychologiestudenten im zweiten Jahr zu einem erstklassigen Forscher und Intellektuellen. Ich hätte dieses Buch nicht ohne ihn schreiben können.

Mein zweiter spezieller Dank geht an Lenore Skenazy. Seitdem ich ihr Buch *Free-Range Kids* gelesen habe, ist Lenore meine pädagogische Muse und wurde überdies zu einer engen Freundin. Ich bat Lenore um Unterstützung, als es um die Frage ging, was ich Eltern in diesem Buch vermitteln sollte. Sie füllte ein Google-Doc-Dokument mit so vielen großartigen Ideen, dass ich sie einlud, Kapitel 12 mit mir gemeinsam zu schreiben. Und dann Kapitel 11 über Schulen. Und dann auch Kapitel 10 darüber, was Regierungen tun können. Wenn dieses Buch Schulen, Eltern und Gesetzgeber überzeugt, Kindern mehr Unabhängigkeit zu gewähren, dann gebührt das Verdienst dafür der langjährigen Arbeit, die Lenore als Präsidentin von *Let Grow* auf diesem Gebiet geleistet hat, und ihrem enormen Beitrag zu Teil IV dieses Buches.

Mein dritter spezieller Dank geht an meine Lektorin bei Penguin Press, Virginia Smith. Ginny lenkt und verbessert das, was ich schreibe, seit 2016, als Greg Lukianoff und ich bei *The Coddling of the American Mind* unsere Zusammenarbeit mit ihr begannen. Ginny hat jedes Kapitel von *The Anxious Generation* gründlich lektoriert, und zusammen mit ihrer Co-Lektorin, Caroline Sydney, schaffte sie es, das Buch unter Dach und Fach zu bringen – und das trotz meiner Schwierigkeiten mit Abgabeterminen.

Darüber hinaus möchte ich vielen weiteren Mitgliedern des Teams danken, die eine entscheidende Rolle bei der Entstehung dieses Buches gespielt haben. Eli George ist ein Gen-Z-Autor und Intellektueller, der während des ganzen Projekts eng mit mir zusammengearbeitet und qualitative Forschung, kreative Ideen und wunderbare Lektoratsarbeit beigesteuert hat. Ravi Iyer, mein Freund und langjähriger Mitarbeiter bei YourMorals.org, beriet mich im Hinblick auf mehrere wichtige Abschnitte in Kapitel 10 über das, was Tech-Unternehmen und Regierungen tun können. Chris Saitta bearbeitete alle Anmerkungen und half uns zu verstehen, was Jungen durchmachen. Cedric Warny unterstützte Zach bei der Entwicklung der für dieses Buch notwendigen Datenbanken. Dave Cicirelli, mein cooler Künstlerfreund, von dem die Illustrationen für mein Buch *All Minus One* stammen, zauberte erneut und schuf das Cover für die amerikanische Ausgabe dieses Buches.

Ich habe das Manuskript im Sommer 2023 an Dutzende Freunde und Kollegen geschickt mit der Bitte, Fehler und holprige Passagen zu finden. Viele von ihnen arbeiteten sich durch und verbesserten das Buch auf tausenderlei Weise.

Ich danke: Trevor Agatsuma, Larry Amsel, Mary Aviles, John Austin, Michael Bailey, Barbara Becker, Arturo Bejar, Uri Bilmes, Samantha Boardman, Dave Bolotsky, Drew Bolotsky, Maria Bridge, Ted Brugman, Mariana Brussoni, Maline Bungum, Rowan Byrne, Camille Carlton, Haley Chelemedos, Carissa Chen, Jim Coan, Grace Coll, Jackson Davenport, Samantha Davenport, Michael Dinsmore, Ashlee Dykeman, Lucy Farey, Ariella Feldman, Chris Ferguson, Brian Gallagher, Peter Gray, Ben Haidt, Francesca Haidt, Max Haidt, Jennifer Hamilton, Melanie Hempe, Alexandra Hudson, Freya India, Andrea Keith, Nicole Kitten, Sena Koleva, Bill Kuhn, Elle Laub, Anna Lembke, Meike Leonard, John Lee, Lisa Littman, Julia Lombard, Sergio A. Lopez, McKenzie Love, Greg Lukianoff, Joy McGrath, Caroline Mehl, Carrie Mendoza, Jamie Neikrie, Evan Oppenheimer, Pamela Paresky, Yejin Park, Robbie Pennoyer, Maria Petrova, Kyle Powell, Matt Pulford, Fernando Rausch, Richard Reeves, Jayne Riew, Jeff Robinson, Tobias Rose-Stockwell, Arthur Rosen, Nima Rouhanifard, Sally Satel, Leonard Sax, Rikki Schlott, David Sherrin, Yvette Shin, Bennett Sippell, Daniel Shuchman, Mark Shulman, Ben Spaloss, David Stein, Max Stossel, Jonathan Stray, Alison Taylor, Jules Terpak, Jean Twenge, Cedric Warny und Keith Winsten.

Einige auf dieser langen Liste entpuppten sich als Superlektoren, die jede Seite detailliert kommentierten: Larry Amsel, Grace Coll, Brian Gallagher, Nicole Kitten, Michael Dinsmore, McKenzie Love, Maria Petrova, Jayne Riew, Mark Shulman und Ben Spaloss.

Ich habe das Glück, Professor an der Stern School of Business der New York University zu sein. Der Dekan Raghu Sundaram und meine Fachbereichsvorsitzende, Batia Wiesenfeld, haben mich in schwierigen Zeiten unerschütterlich unterstützt. Das dortige Business and Society Program ist ein spannender Ort, um zu untersuchen, auf welche Weise das Geschäftsleben die Gesellschaft beeinflusst und manchmal auch auf den Kopf stellt.

Mein größter Dank gilt meiner Frau, Jayne Riew, mit der ich zunächst von Kindern träumte und nun die Freude teile, zweien von ihnen dabei zuzusehen, wie sie ihre Umgebung immer mutiger erkunden.

Anmerkungen

EINLEITUNG
Aufwachsen auf dem Mars

1 Hamm et al. (1998); Milder et al. (2017).

2 Grigoriev und Egorov (1992); Strauss, M. (2016, 30. November). We may finally know why astronauts get deformed eyeballs. *National Geographic.* www.nationalgeographic.com/science/article/nasa-astronauts-eyeballs-flattened-blurry-vision-space-science.

3 Siehe beispielsweise Metas Antwort auf Frances Haugens Enthüllungen in den Facebook Files: Zuckerberg, M. (2021, 5. Oktober). Facebook. www.facebook.com/zuck/posts/10113961365418581. Siehe auch meine Zurückweisung von Mark Zuckerbergs Behauptung, die Forschung zeige, dass die Nutzung von Instagram durch Kinder und Jugendliche «generell positiv für ihre geistige Gesundheit» sei: Fridman, L. (2022, 4. Juni). Jonathan Haidt: The case against social media. Lex Fridman Podcast #291 (Video). YouTube. www.youtube.com/watch?v=f0un-l1L8Zw&ab_channel=LexFridman.

4 Waren die Jungen alt genug, führten andere Unternehmen das böse Spiel fort, darunter Plattformen für Sportwetten und Dating-Apps.

5 Zu COPPA siehe Jargon, J. (2019, 18. Juni). How 13 became the internet's age of adulthood. *Wall Street Journal.* www.wsj.com/articles/how-13-became-the-internets-age-of-adulthood-11560850201. Zuletzt gab es ein großes überparteiliches Interesse daran, Kinder vor sozialen Medien zu schützen, vor allem in Kalifornien und Utah. Eine Reihe von Gesetzesvorlagen wurde in den US-Kongress eingebracht, die ich in Kapitel 10 diskutiere.

6 Thorn & Benenson Strategy Group (2021); Canales (2021, 13. Mai). 40 Prozent der Kinder unter dreizehn Jahren nutzen bereits Instagram, und einige erleben dort, wie ein Bericht festhält, Missbrauch und sexuelle Forderungen. Währenddessen denkt ein der Tech-Giant darüber nach, eine Instagram-App für Kids aufzubauen. *Business Insider.* www.businessinsider.com/kids-under-13-use-facebook-instagram-2021-5.

7 In Kapitel 10 setze ich mich mit dem britischen Age Appropriate Design Code auseinander, von dem eine Version auch in Kalifornien Gesetzeskraft erlangte. Meh-

rere US-Bundesstaaten beschlossen 2013 ebenfalls verpflichtende Altersüberprüfungen und andere Regulierungen.

8 Drum, K. (2016). Lead: America's real criminal element. *Mother Jones.* www.motherjones.com/environment/2016/02/lead-exposure-gasoline-crime-increase-children-health/; Kovarik, B. (2021, 8. Dezember). A century of tragedy: How the car and gas industry knew about the health risks of leaded fuel but sold it for 100 years anyway. *Conversation.* theconversation.com/a-century-of-tragedy-how-the-car-and-gas-industry-knew-about-the-health-risks-of-leaded-fuel-but-sold-it-for-100-years-anyway-173395. Beide Artikel schildern die Geschichte des verbleiten Benzins und seine Auswirkungen auf Gehirnentwicklung und spätere Kriminalität. Farben und Wasserleitungen waren zusätzliche Quellen für Bleivergiftungen.

9 Pew Research nennt 1997 als das erste Jahr der Generation Z, doch ich halte das für ein wenig zu spät; die neuen Verhaltensweisen waren bei Studenten, die 2014 an die Universität kamen, klar erkennbar. Jean Twenge wählte 1995 als das erste Jahr von «iGen». Ich dividiere die Differenz zwischen beiden und wähle 1996 als das erste Jahr der Generation Z. Natürlich lassen sich Generationen nicht durch einen breiten Strich trennen; dennoch unterscheiden sie sich, wie Twenge in ihrem 2023 erschienenen Buch *Generations* zeigt; Parker und Igielnik (2020).

10 Natürlich sieht es so aus, als würde Künstliche Intelligenz alles verändern, daher werden wir vermutlich eine neue Generation erleben, die in den 2020er-Jahren beginnt. Aber da KI Kinder wahrscheinlich noch weiter aus der wirklichen Welt herauszieht, nehme ich an, dass sie zu noch mehr Ängsten führen wird, wenn wir nicht jetzt handeln und die Große Neuverdrahtung der Kindheit rückgängig machen.

11 Twenge erklärt dies in ihrem Buch *Generations* (Twenge, 2023a). Siehe auch ihr früheres Buch *iGen* (Twenge, 2017).

12 Siehe dazu Haidt, J., und Rose-Stockwell, T. (2019). The dark psychology of social networks. *Atlantic.* www.theatlantic.com/magazine/archive/2019/12/social-media-democracy/600763/. Tumblr hat 2007 ein reblog-Feature eingeführt, doch sein Effekt war klein im Vergleich zu Twitters Share/Retweet 2009.

13 Steinberg (2023, Introduction).

14 Beispiele sind die Zunahme von Triggerwarnungen, Safe Spaces (geschützten Räumen) und Bias-Response-Teams, die alle im dem *Atlantic*-Artikel diskutiert wurden.

15 Twenge, Martin und Campbell (2018).

16 Siehe meine Zusammenfassung der Forschung: Haidt (2023, Februar).

17 Durocher, A. (2021, 2. September). The general history of car seats: Then and now. *Safe Ride 4 Kids.* saferide4kids.com/blog/the-general-history-of-car-seats/.

18 Food and Drug Administration (2010).

19 Die Online-Ergänzung zu diesem Buch findet sich hier: anxiousgeneration.com/supplement.

20 https://www.projekt-gutenberg.org/epiktet/moral/chap002.html.

21 https://www.regensburger-tagebuch.de/2016/09/verschwende-deine-zeit-nicht-mit.html.

22 Es ist in den Vereinigten Staaten, Kanada, Großbritannien und Australien seit 2010 zu einem allgemeinen Anstieg der Selbstmordrate unter Erwachsenen gekommen (Alter fünfzig Jahre und darüber), doch diese Veränderungen sind – relativ gesehen – kleiner als die Veränderungen unter jüngeren Bevölkerungsgruppen. Wichtig dabei ist, dass den Zunahmen, die wir in den 2010er-Jahren bei Erwachsenen sehen, oft Jahrzehnte mit fallenden Raten, etwa in den 1980ern und 1990ern, vorangingen. Siehe Rausch und Haidt (2023, Oktober).

23 Siehe den Aufsatz von Eric Schmidt und mir darüber, wie KI die vier bereits existierenden Probleme mit sozialen Medien verschlimmern wird: Haidt, J., und Schmidt, E. (2023, 5. Mai). Die KI ist dabei, die sozialen Medien (noch viel) toxischer zu machen. *Atlantic.* www.theatlantic.com/technology/archive/2023/05/generative-ai-social-media-integration-dangers-disinformation-addiction/673940/.

KAPITEL 1
Anstieg des Leidens

1 Name und unwichtige Details sind verändert, um die Privatsphäre der Betroffenen zu schützen.

2 Die Ausnahme bildet die Selbstmordrate amerikanischer Teenager. Sie nahm Anfang der 2000er generell ab und erreichte 2007 ihren Tiefpunkt; seit 2008 steigt sie wieder an, aber bis nach 2010 erreichte sie nicht das Niveau Anfang der 2000er-Jahre. Ich werde in einem späteren Abschnitt auf Selbstmordraten zurückkommen. Wenn wir zeitlich weiter zurückblicken, sehen wir, dass die Raten von Depressionen, Angsterkrankungen und anderen Störungen seit den 1950er-Jahren bei Jugendlichen gestiegen sind – mit gewissen Fluktuationen. Es gibt jedoch nichts, was dem «Hockeyschläger-Anstieg» zu Beginn der 2010er-Jahre vergleichbar wäre, dem Sie in diesem Kapitel und das ganze Buch hindurch begegnen werden. Siehe Twenge et al. (2010).

3 Daten bis 2021: Substance Abuse and Mental Health Services Administration (2023). Dieses und viele andere Diagramme finden Sie in der Online-Ergänzung, die ein separates Google.doc-Dokument für jedes Kapitel dieses Buches hat. Siehe anxiousgeneration.com/supplement.

4 Eine Bemerkung zur demografischen Variation: Seit 2010 ist ein sich verschärfender Trend bei psychischen Erkrankungen quer über alle Gruppen in den Vereinigten Staaten offensichtlich, ob wir uns Geschlecht, Rasse, sexuelle Orientierung oder soziale Klasse anschauen. Insgesamt wiesen Schwarze Teenager, was Angst, Depressionen, Selbstverletzungen und Selbstmord anging, lange geringere Raten auf als ihre weißen Altersgenossen, doch bei beiden Gruppen kam es seit 2020 zu einem steilen Anstieg, wobei die absoluten Zahlen bei weißen Teens stärker stiegen, die relativen Zahlen (Prozentzahlen) hingegen bei Schwarzen Teens (weil sie

von einer niedrigeren Grundlinie starteten). Daten, die sich auf die soziale Klasse beziehen, sind rar, doch Depressionen folgen über Klassengrenzen hinweg ähnlichen Trends, mit einem steilen Anstieg ab 2010. Verglichen mit heterosexuellen Teens berichten LGBT-Teens bei allen obigen Problemen über signifikant höhere Raten. Was die Zunahme von Selbstverletzungen und Selbstmordraten unter LGBT-Teens seit 2010 angeht, sind die Befunde jedoch uneindeutig. Zu Quellen für diese Statistiken und zusätzliche Informationen siehe die Online-Ergänzung zu diesem Buch und insbesondere den Link zu *Adolescent Mood Disorders Since 2010: A Collaborative Review.*

5 2019 erstellte ich gemeinsam mit Jean Twenge ein «collaborative review document». Das war ein öffentlich einsehbares Google.doc, in dem wir alle Studien, Erhebungen und Datensätze versammelten, die wir finden konnten und die Licht darauf warfen, wie sich die psychische Gesundheit von Teenagern in den Vereinigten Staaten und Großbritannien von Anfang der 2000er-Jahre bis heute verändert hatte. Wir luden andere Forscherinnen und Forscher ein, Artikel zum Dokument beizutragen oder Kritik anzubringen. (Sie können dieses Dokument und andere, die ich in diesem Buch noch erwähnen werde, unter www.anxiousgeneration.com/reviews einsehen.)

6 Zahn-Waxler et al. (2008).

7 Askari et al. (2021).

8 Die ACHA hat nur Daten von Universitäten gesammelt, die mittels eines standardisierten, von der ACHA entwickelten Erhebungsbogens repräsentative Stichproben durchgeführt haben. Der genaue Wortlaut der Frage lautete: «Sind Sie innerhalb der letzten zwölf Monate von einem Experten mit einer der folgenden Erkrankungen diagnostiziert oder behandelt worden?»

9 Die Anzahl aller in Abbildung 1.2 aufgeführten Diagnosen steigt, aber nur die drei internalisierenden Störungen um mehr als 100 Prozent. (Die Essstörung Anorexia nervosa ist mit Angst verwandt und wird daher als internalisierende Störung klassifiziert.)

10 American College Health Association (n. d.). Sie finden die Daten für Studentinnen und Studenten getrennt in der Online-Ergänzung. Die Muster sind die gleichen, aber die Raten und Zunahmen bei Frauen sind viel größer, sowohl bei Angststörungen als auch bei Depressionen.

11 Der genaue Wortlaut der Frage war: «Wie oft haben Sie sich in den letzten dreißig Tagen ängstlich gefühlt?» Die hier visualisierten Zahlen zeigen den Prozentsatz derjenigen, die eine der beiden höchsten von fünf Optionen wählten: «die ganze Zeit» oder «die meiste Zeit». Diese Frage wurde nur denjenigen Highschoolschülern gestellt, die achtzehn Jahre oder älter waren. U. S. National Survey on Drug Use and Health, aus Goodwin et al., 2020, verändert.

12 American Psychiatric Association (2022, S. 215).

13 Parodi et al. (2022). Die national repräsentative NSDUH-Erhebung kam zu ähnlichen Ergebnissen: Die Rate bei achtzehn- bis fünfundzwanzigjährigen Mädchen stieg von 26,13 Prozent im Jahr 2010 auf 40,03 Prozent im Jahr 2021, diejenige bei Jungen von 17,35 Prozent auf 20,26 Prozent.

14 Die entsprechenden Zahlen für Depression waren 16 Prozent für «immer» oder «die meiste Zeit», 24 Prozent für «etwa die Hälfte der Zeit» und 60 Prozent für «weniger als die Hälfte der Zeit» oder «nie».

15 LeDoux (1996) zeigte, dass visuelle Informationen zwei Wege durchs Gehirn nehmen, wobei im einen Fall neuronale Signale praktisch sofort zur Amygdala und zum Hypothalamus geschickt werden, während die Information im anderen zur Sehrinde (visueller Cortex) im Hinterhauptslappen wandert, wo sie bewusst verarbeitet wird.

16 Zu Reviews über Angst und Angststörungen siehe Wiedemann (2015) und Szuhany und Simon (2022).

17 Meine Beschreibung einer klinischen Depression stammt vorwiegend aus dem Kapitel über depressive Störungen im DSM-5-TR der American Psychiatric Association (2022).

18 Friedman, R. (2018, 7. September). The big myth about teenage anxiety. *New York Times.*
www.nytimes.com/2018/09/07/opinion/sunday/teenager-anxiety-phones-social-media.html.

19 U. S. Centers for Disease Control, National Center for Injury Prevention and Control. Erstmals stieß ich auf eine Version dieser Grafik in Mercado et al. (2017). Ich habe die Originalquelle zugrunde gelegt, um die Daten aus jüngeren Jahren zu ergänzen.

20 Sie können sich Diagramme all dieser Trends in der Online-Ergänzung ansehen. Die Rate für alle Frauen über 24 ging in diesem Zeitabschnitt um 25 Prozent zurück.

21 Das Diagramm für ältere Teens sieht ganz ähnlich aus und kann zusammen mit vielen anderen Visualisierungen in der Online-Ergänzung eingesehen werden.

22 Mädchen leiden stärker unter Depressionen und unternehmen mehr Suizidversuche, tendieren aber zu Methoden, die reversibel sind, wie sich das Handgelenk aufzuschneiden oder eine Überdosis Schlaftabletten einzunehmen. Jungen unternehmen weniger Versuche, doch wenn sie es tun, wählen sie Methoden, die irreversibel sind, wie sich zu erschießen oder von einem hohen Gebäude zu springen.

23 Centers for Disease Control and Prevention (n. d.).

24 Ortiz-Ospina, E. (2019, 18. September). The rise of social media. Our World in Data. ourworldindata.org/rise-of-social-media.

25 Man beachte, dass die Anzahl der liberalen Demokratien rund um die Welt in diesem Jahrzehnt ihren Gipfel erreichte, womit ich mich in meinem nächsten Buch, *Life After Babel*, auseinandersetzen werde.

26 In Kapitel 2, 5 und 6 werden die vielen Mechanismen erklärt, durch die soziale Medien die psychische Gesundheit schädigen.

27 Lenhart (2012).

28 Lauricella et al. (2016).

29 Rideout (2021).

30 Der Bericht konstatiert: «Ein Großteil dieses wahnsinnigen Runs auf einen Zugang wird durch Mobilgeräte erleichtert.» (Lenhart, 2015).

31 Die Aufmerksamkeit von Teenagern konzentrierte sich auf fünf Plattformen: YouTube, TikTok, Instagram, Snapchat und Facebook. Tatsächlich erklärten 35 Prozent aller amerikanischen Teenager, sie seien «fast ständig» auf zumindest einer dieser Plattformen unterwegs (Vogels et al., 2022).

32 Turkle (2015, S. 3).

33 Samsung hatte 2009 Smartphones für das Betriebssystem Android eingeführt.

34 Systrom, K. (2013, 5. Februar). Introducing your Instagram feed on desktop. Instagram.
about.instagram.com/blog/announcements/introducing-your-instagram-feed-on-desktop.

35 Protalinski, E. (2012, 1. Mai). Instagram passes 50 million users. ZDNET. www.zdnet.com/article/instagram-passes-50-million-users/; Iqbal, M. (2023, May 2). Instagram revenue and usage statistics (2023). Business of Apps.
www.businessofapps.com/data/instagram-statistics/.

36 Der Amoklauf an der Sandy-Hook-Grundschule war einer der schlimmsten der vielen Amokläufe an amerikanischen Schulen. Ein psychisch gestörter junger Mann drang in eine Grundschule in Newtown, Connecticut, ein und erschoss zwanzig Kinder zwischen sechs und sieben Jahren sowie sechs Erwachsene.

37 Vermeulen (2021).

38 U. S. Bureau of Labor Statistics (n. d.). Die Daten über Depressionen stammen von der Substance Abuse and Mental Health Services Administration (2023). National Survey on Drug Use and Health.

39 Dies war eine von Émile Durkheims Erkenntnissen in seinem Meisterwerk *Der Selbstmord* (1897/1973). Sie wurde durch spätere Forschungen bestätigt, siehe zum Beispiel Rojcewicz (1971) und Lester (1993).

40 Bauer et al. (2016).

41 Klar und Kasser (2009). Das Zitat stammt aus Petré, R. (2010, 12. Mai). Smile, you're an activist! *In These Times.* inthesetimes.com/article/smile-youre-an-activist.

42 Conner, Crawford und Galiotor (2023); Latkin et al. (2022).

43 Belsie, L. (2011). Why Canada didn't have a banking crisis in 2008. National Bureau of Economic Research. www.nber.org/digest/dec11/why-canada-didnt-have-banking-crisis-2008.

44 Siehe mein Review-Dokument, The Coddling of the Canadian Mind? A Collaborative Review, www.anxiousgeneration.com/reviews/; insbesondere Garriguet (2021, S. 9, Tabelle 6).

45 Garriguet (2021). Portrait of youth in Canada: Data report.

46 Siehe Online-Ergänzung. Seit 2010 sind die Suizidraten bei weiblichen kanadischen Heranwachsenden gestiegen, nicht aber bei männlichen. Bei Jungen ist das ein Muster, das ich in vielen Ländern sehe: In der Regel sind die Raten von Depressionen und Angststörungen miteinander gekoppelt, während Suizidraten etwas variabler sind. Bei Mädchen sind üblicherweise die Raten von Angststörungen, Depressionen sowie Selbstverletzungen und Suizidraten miteinander gekoppelt. Und bei Mädchen sind die Suizidraten in allen fünf englischsprachigen Ländern gestiegen. Man beachte, dass Suizid komplex und selten ist; er wird von vielen Fak-

toren beeinflusst, wie dem Zugang zu Schusswaffen zu Hause, dem Zugang zu psychiatrischer Versorgung in Notfallsituationen und dem Niveau sozialer Integration (wie Émile Durkheim gezeigt hat). Suizid ist das bei Weitem schwerwiegendste Resultat einer psychischen Störung, aber nicht der zuverlässigste Indikator für die psychische Gesundheit der Bevölkerung insgesamt.

47 Siehe mein Review-Dokument, Adolescent Mood Disorders Since 2010: A Collaborative Review, das in der Online-Ergänzung verlinkt ist. Es umfasst Dutzende von Studien über Trends in Großbritannien und den Vereinigten Staaten. Siehe insbesondere Cybulski et al. (2021).

48 Anders als in den Vereinigten Staaten steigt in Großbritannien die Rate bei den Jungen, relativ gesehen, stärker als bei den Mädchen, in absoluten Zahlen allerdings weit geringer. Anzumerken ist, dass die Suizidraten in England und Wales seit den 1980er-Jahren insgesamt gefallen waren und die frühen 2000er-Jahre hindurch relativ konstant blieben. Vor diesem Hintergrund eines Rückgangs ist die Selbstmordrate seit den 2010er-Jahren langsam, aber beständig gestiegen, wobei der Anstieg bei Teenagern, ob Jungen oder Mädchen, besonders rasch erfolgte (ebenso bei erwachsenen Männern in ihren 50ern und 60ern). Und wieder ist die relative Zunahme für weibliche Teenager (15 bis 19 Jahre) größer als für irgendeine der anderen Gruppen.

49 Ich habe die Daten neu zusammengestellt, um Mädchen und Jungen in derselben Abbildung darzustellen. Die Kurven für die anderen Altersgruppen finden sich in der Online-Ergänzung. Cybulski et al. (2021). Ich danke Lukasz Cybulski für die Zusammenfassung der Daten.

50 Rausch und Haidt (2023, 29. März). Siehe auch die internationalen Review-Dokumente, die Zach Rausch und ich für viele Länder kuratiert haben: www.anxiousgeneration.com/reviews.

51 Australian Institute of Health and Welfare (2022). Während diese Datenbasis erst 2007 beginnt, zeigen andere Daten im Zusammenhang mit psychischer Gesundheit (z. B. Selbsteinschätzungen von psychologischem Disstress) Anfang der 2000er-Jahre keinen Anstieg, und Zunahmen setzen erst um 2010 ein. Siehe Online-Ergänzung für weitere Informationen.

52 Zu Zachs vollständiger Analyse der Veränderungen der psychischen Gesundheit in den nordischen Ländern siehe Rausch und Haidt (2023, 19. April). Für ein hohes Disstress-Niveau in Abbildung 1.11 stehen diejenigen, die von mindestens drei psychischen Problemen mindestens einmal die Woche im Lauf der letzten sechs Monate berichteten. Die Leiden wurden aus einer Liste von vier Leiden ausgewählt.

53 Health Behaviour in School-Aged Children (HBSC) (2002–2018). Kurven und Daten von Thomas Potrebny und Zach Rausch.

54 Es gibt nur wenige globale Erhebungen, die Trends der psychischen Gesundheit von Heranwachsenden im Verlauf der Jahre und Jahrzehnte untersuchen, wobei die PISA-Studie und die Health Behaviour in School-Aged Children Study (HBSC) die entscheidenden Quellen sind. Die HBSC-Studie, die 1983 aus der Taufe gehoben wurde, beschäftigt sich überwiegend mit Teenagern in Europa und Nordame-

rika. Bei Auswertung der HBSC-Studie fanden Cosma et al. (2020) geringfügige Abnahmen im psychischen Wohlbefinden von Teenagern seit 2002. Diese negativen Tendenzen waren jedoch in Nord- und Westeuropa und in Kanada stärker ausgeprägt.

55 Ich danke Oliver Hartwich von der New Zealand Initiative, der mich darauf aufmerksam machte.

56 Twenge et al. (2021).

57 Twenge et al. (2021). Daten aus PISA. 2006 und 2009 wurden keine Daten über Schulentfremdung erhoben. Die PISA-Daten kann man herunterladen unter: Organization for Economic Cooperation and Development (OECD). PISA survey [Data sets]. www.oecd.org/pisa/data/.

58 Zach und ich haben lange nach alternativen Erklärungen gesucht. Gibt es neben der Einführung des Smartphones und der sozialen Medien noch etwas anderes, das sich auf Teenager rund um die Welt zur gleichen Zeit auswirken könnte, beispielsweise eine neue chemische Verbindung, die um 2012 weltweit in Gebrauch kam? Oder vielleicht etwas, das Mitte der 1990er-Jahre geschah und die Babys im Mutterleib beeinflusst hatte? Wir zogen einige solcher Möglichkeiten in unserem Übersichtsartikel in Betracht, siehe Alternative Hypotheses to the Adolescent Mental Illness Crisis: A Collaborative Review, www.anxiousgeneration.com/reviews.

59 Wir sammeln internationale Daten, und Zach ist dabei, eine Reihe von Substack-Posts zu verfassen, in denen es um Trends bei der psychischen Gesundheit in der ganzen Welt geht. Sie finden Links zu diesen Posts mit Updates über unsere internationalen Erkenntnisse in der Online-Ergänzung für dieses Kapitel.

KAPITEL 2
Was Kinder in der Kindheit brauchen

1 Belege für einen raschen Rückgang der mit Freunden verbrachten Zeit bieten Twenge, Spitzberg und Campbell (2019).

2 Walker et al. (2006).

3 Tanner (1990).

4 Es gibt einige dokumentierte Fälle von Schimpansen-«Kultur», in deren Rahmen Vorgehensweisen beim Sammeln oder bei der Verarbeitung von Nahrung innerhalb einer Gemeinschaft weitergegeben werden. Solche Fälle sind jedoch dünn gesät; kulturelles Lernen scheint bei Schimpansen keine wichtige Form des sozialen Lernens zu sein. Einen Überblick bietet Tomasello (1994), S. 301–317.

5 Dieser Satz wird oft dem großen Entwicklungspsychologen Jean Piaget zugeschrieben oder der Reformpädagogin Maria Montessori, die eine pädagogische Bewegung begründete, welche Kindern sehr viel Raum für freies Spielen lässt. Soweit ich weiß, findet sich das Zitat nicht in Piagets oder Montessoris Schriften, doch es passt zur Philosophie von beiden.

6 Siehe die Arbeiten von Peter Gray, insbesondere Gray et al. (2023); siehe auch mein

Review-Dokument Free Play and Mental Health: A Collaborative Review, www.anxiousgeneration.com/reviews.

7 Gray (2018).

8 Gray (2011, S. 444).

9 Brussoni et al. (2012).

10 Gray (2013).

11 Siehe Artikel 7. Child Rights International Network (1959, 20. November). UN declaration on the rights of the child (1959). archive.crin.org/en/library/legal-database/un-declaration-rights-child-1959.html.

12 Der Wortlaut wurde 2018 geändert, sodass entsprechende Daten für die darauffolgenden Jahre nicht verfügbar sind. Die Erhebung bot fünf Antwortmöglichkeiten dafür an, wie oft die Schüler «zwanglos mit Freunden zusammenkommen»; sie reichten von «niemals» bis «fast jeden Tag». Siehe dazu auch Twenge, Spitzberg und Campbell (2019).

13 Anmerkung zur Forschungsmethode: Das ganze Buch hindurch präsentiere ich eine Reihe von Diagrammen, die Zach Rausch und ich mit Daten der «Monitoring the Future (MTF)»-Erhebung erstellt haben (wie Abbildung 2.1). MTF befragt Acht-, Zehnt- und Zwölftklässler jedes Jahr zu zahlreichen Einstellungen und Verhaltensweisen. Gewöhnlich zeige ich Kurven, die den Durchschnitt aller drei Klassen darstellen, um ein möglichst umfassendes Bild von der Situation amerikanischer Teenager zu geben. Fast immer trage ich die Daten für Mädchen und Jungen getrennt auf. MTF begann bereits 1976, Daten über Zwölftklässler zu sammeln, aber erst 1991, auch solche von Acht- und Zehntklässlern zu erheben, und einige Variablen wurden erst später eingeführt; so kam die Frage nach der wöchentlichen Nutzung sozialer Netzwerke 2013 hinzu. In manchen Fällen zeige ich ausschließlich die Daten von Zwölftklässlern, um unsere historische Perspektive bis in die 1970er-Jahre auszudehnen. Ich lasse die meisten Kurven ganz bewusst 2019 enden, obwohl Daten bis 2021 vorliegen, weil die COVID-19-Pandemie die Antworten in einer Weise «herumspringen» ließ, die oft von dem ablenken, was während der Großen Neuverdrahtung (2010 bis 2015) geschah. Zudem waren die Stichproben 2020 und 2021 viel kleiner und die Daten daher weniger zuverlässig. Alle Kurven zeigen Daten mit der empfohlenen Gewichtung und in Zweijahresgruppen zusammengefasst (beispielsweise wird der Durchschnitt aus den Daten für 2018 und 2019 gebildet). Das tue ich, weil das Plotten eines jeden einzelnen Jahres oft zu Spitzen führt, die den zugrundeliegenden Trend verdecken; wenn man Jahrespaare nimmt, glättet sich die Kurve, und Trends werden deutlicher sichtbar. Um meine Daten jedoch komplett darzustellen, zeige ich in der Online-Ergänzung auch Versionen jeder Kurve, in denen jedes einzelne Jahr eingetragen ist und die bis 2021 durchlaufen. Bei Kurven, bei denen ich im Text nur auf Zwölftklässler eingehe, finden sich die Kurven mit den drei gepoolten Klassen in der Ergänzung, wenn es Daten für die niedrigeren Klassen gibt. Sie können die MTF-Daten herunterladen, zusammen mit allen anderen Daten, die in dieses Buch Eingang fanden: gihub.com/AfterBabel.

14 Sherman et al. (2009).

15 Cohn und Tronick (1987); Beebe et al. (2010); Wass et al. (2020).
16 Auxier et al. (2020, 28. Juli 28).
17 National Institute of Play (o.J.). Attunement Play. www.nifplay.org/what-is-play/types-of-play/attunement-play/.
18 Ehrenreich (2006); McNeill (1995).
19 Durkheim (1912/2007).
20 Wiltermuth und Heath (2009).
21 Siehe zum Beispiel GlobalWebIndex (2018), der 2018 für die Altersgruppe der Sechzehn- bis Vierundzwanzigjährigen drei Stunden pro Tag schätzte. 2021 gab GlobalWebIndex an, dass die Generation Z Social-Media-Plattformen drei bis vier Stunden pro Tag nutzt, und zwar in allen Weltregionen mit Ausnahme des asiatisch-pazifischen Raums; die Befragungen amerikanischer Teenager durch Common Sense Media (2021) ergab geringere Zahlen: Von denjenigen, die angaben, soziale Medien zu nutzen, berichteten Jungen über eine durchschnittliche Nutzungsdauer von 1 Stunde, 42 Minuten pro Tag, Mädchen hingegen von 2 Stunden, 42 Minuten (Rideout et al., 2022).
22 George und Haidt (2023).
23 Richerson und Boyd (2004). Die Theorie der Koevolution von Genen und Kultur wurde von Boyd und Richerson (1985) entwickelt; Joe Henrich war Boyds Student und entwickelte die Theorie weiter.
24 In Kapitel 5 biete ich eine Definition für soziale Medien an. Auch wenn Streaming-Plattformen wie Netflix und Hulu zur Sozialisierung beitragen, machen einzigartige Elemente wie soziale Validierung, häufige Verstärkung von Verhaltensweisen, öffentliche Zurschaustellung von Followern und Likes sowie Profile kontaktfreudiger Gleichaltriger, die nur wenig älter als die User sind, die sozialen Medien zu einer noch stärkeren Macht.
25 Henrich verfasste seinen ersten Artikel über den Prestige-Bias zusammen mit Francisco Gil-White (2001). In vielen späteren Arbeiten entwickelte Henrich seine Argumentation weiter, auch in seinem Buch *The Secret of Our Success* (2015).
26 Sean Parker in *Axios*: Allen, M. (2017, 9. November). Sean Parker schreibt auf Facebook: «Gott allein weiß, was das mit dem Gehirn unserer Kinder macht.» *Axios.* www.axios.com/2017/12/15/sean-parker-unloads-on-facebook-god-only-knows-what-its-doing-to-our-childrens-brains-1513306792.
27 Wikipedia zufolge wurde diese Redewendung erstmals von dem britischen Journalisten Malcolm Muggeridge verwendet, als er 1967 schrieb: «Wenn jemand in der Vergangenheit berühmt oder berüchtigt war, dann für etwas – als Schriftsteller, als Schauspielerin oder als Krimineller, wegen irgendeines Talents oder Rufs oder irgendeiner Abscheulichkeit. Heute ist man berühmt dafür, berühmt zu sein. Menschen, die einen auf der Straße oder öffentlichen Plätzen ansprechen und behaupten, einen zu kennen, sagen fast immer: ‹Ich habe Sie im Fernsehen gesehen.›»
28 Black et al. (1998).
29 McCabe (2019).
30 McAvoy, T. D. (1955). Foto von Konrad Lorenz, der angeborene Verhaltensweisen von Enten und Gänsen erforschte. Shutterstock.

31 Zum Thema «sensible Phasen» siehe Zeanah et al. (2011).

32 Johnson und Newport (1989).

33 Minoura (1992).

34 Minoura (1992, S. 327).

35 Orben et al. (2022). Überraschenderweise trat bei beiden Geschlechtern auch im Alter von etwa neunzehn Jahren eine sensible Phase auf, doch vermutlich war dies eher den Lebensumständen geschuldet, weil Teenager in diesem Alter oft das Elternhaus verlassen.

36 Siehe auch ein Forschungsprojekt von Sapien Labs, bei dem 2023 Zigtausende junger Erwachsener in aller Welt befragt wurden. Die Forscher fanden eine direkte lineare Beziehung zwischen dem Alter, in dem die jungen Erwachsenen ihr erstes Smartphone erhalten hatten, und ihrer psychischen Gesundheit als Erwachsene: Diejenigen, deren Eltern länger warteten, waren psychisch fast in jeder Hinsicht gesünder als diejenigen, die ihr Smartphone bereits in der Grundschule oder Mittelschule bekommen hatten. Diese Studie über Smartphone-Erwerb fand keine spezielle sensible Phase, sondern einen kumulativen schädlichen Effekt die ganze Kindheit hindurch (Sapien Labs, 2023).

KAPITEL 3
Entdeckungsmodus und die Notwendigkeit riskanter Spiele

1 Ingraham, C. (2015, 14. April). There's never been a safer time to be a kid in America. *Washington Post.* www.washingtonpost.com/news/wonk/wp/2015/04/14/theres-never-been-a-safer-time-to-be-a-kid-in-america/; Let Grow (2022, 16. Dezember). Let Grow takes a look at crime statistics. letgrow.org/crime-statistics/.

2 Bowles, N., und Keller, M. H. (2019, 7. Dezember). Video games and online chats are «hunting grounds» for sexual predators. *New York Times.* www.nytimes.com/interactive/2019/12/07/us/video-games-child-sex-abuse.html.

3 Horwitz, J., und Blunt, K. (2023, 7. Juni). Instagram connects vast pedophile network. *Wall Street Journal.* www.wsj.com/articles/instagram-vast-pedophile-network-4ab7189.

4 Richerson und Boyd (2004).

5 Die BIS-BAS-Theorie wurde ursprünglich von Gray (1982) vorgeschlagen. Eine aktuellere Übersicht bieten Bijttebier et al. (2009).

6 Ich entnehme die Begriffe «Entdeckungsmodus» und «Verteidigungsmodus» aus Caroline Webbs exzellentem, 2016 erschienenem Buch *How to Have a Good Day.*

7 Eine erste Version dieser Grafik erschien im *Wall Street Journal:* Belkin, D. (2018, 4. Mai). Colleges bend the rules for more students, give them extra help. *Wall Street Journal.* www.wsj.com/articles/colleges-bend-the-rules-for-more-students-give-them-extra-help-1527154200. Zach Rausch und ich besorgten uns die Daten von HERI, erstellten die Grafik neu und fügten zusätzliche Jahre hinzu. Higher Education Research Institute (HERI, 2023).

8 Siehe zum Beispiel Petersen, A. (2016, 10. Oktober). Students flood college mental-health centers. *Wall Street Journal.* www.wsj.com/articles/students-flood-college-mental-health-centers-1476120902.

9 Zu den britischen Universitäten siehe Beispiele in *The Coddling of the American Mind* (2018), und siehe auch Gosden, E. (2016, 3. April). Student accused of violating university «safe space» by raising her hand. *Telegraph.* www.telegraph.co.uk/news/2016/04/03/student-accused-of-violating-university-safe-space-by-rai sing-he. Zu den kanadischen Universitäten siehe mein Review-Dokument, The Coddling of the Canadian Mind? A Collaborative Review, www.anxiousgeneration.com/reviews.

10 Taleb (2012).

11 Gilbert, D. (2004). The suprising science of happiness. TED.www.ted.com/talks/dan_gilbert_the_suprising_science_of_happiness.

12 Phelan (2010).

13 Raudino et al. (2013); Shoebridge und Gowers (2000). Reviews und eine aktualisierte Liste finden Sie in Abschnitt 7 von Free Play and Mental Health: A Collaborative Review, www.anxiousgeneration.com/reviews.

14 Sandseter und Kennair (2010). Siehe auch den aktuelleren Artikel: Sandseter et al. (2023).

15 Poulton und Menzies (2002a, 2002b).

16 Sandseter et al. (2023).

17 Videospiele sind sicherlich herausfordernd und aufregend, doch sie bieten nicht den antiphobischen Nutzen von riskanten Spielen (auch wenn sich die virtuelle Realität im Rahmen der Expositionstherapie bei der Behandlung spezieller Typen von Phobien als nützlich erwiesen hat). Siehe Botella et al. (2017).

18 Eine Sammlung von Fotos finden Sie hier: The dangerous playgrounds of the past through vintage photographs, 1880s–1940s (2023, 29. Januar). Rare Historical Photos. rarehistoricalphotos.com/dangerous-playgrounds-1900s.

19 Mit freundlicher Genehmigung der Sammlungen der Dallas History & Archives Division, Dallas Public Library.

20 Kitzman, A. (2023). Merry go round [Photograph]. Shutterstock.

21 Siehe Studien über «Abenteuerspielplätze», beschrieben von Rosin, H. (2014, April). The overprotected kid. *Atlantic.* www.theatlantic.com/magazine/archive/2014/04/hey-parents-leave-those-kids-alone/358631/. Siehe auch Barry, H. (2018, 10. März). In Britain's playgrounds, «bringing in risk» to build resilience. *New York Times.* www.nytimes.com/2018/03/10/world/europe/britain-playgrounds-risk.html; Whipple, T. (2019, 25. Januar). Taking risk out of children's lives is putting them in danger. *Times.* www.thetimes.co.uk/article/taking-risk-out-of-children-s-lives-is-putting-them-in-danger-v7fzcs8b7.

22 Sagdejev, I. (2009). *Hampton forest apartment homes playground* [Photograph]. Wikimedia Commons. commons.wikimedia.org/wiki/File:2009-04-21_Hampton_Forest_Apartment_Homes_playground.jpg.

23 Foto von Jayne Riew.

24 Nauta et al. (2014).

25 Siehe Brussonis Video und ihr Projekt unter outsideplay.ca/.

26 Brussoni et al. (2012, S. 3134).

27 Zu den Vereinigten Staaten siehe Hofferth und Sandberg (2001); Kemple et al. (2016). Zu Kanada siehe Tremblay, M. S., und Brussoni, M. (2019, 16. Dezember). If in doubt, let them out–children have the right to play. *Conversation.* theconversation.com/if-in-doubt-let-them-out-children-have-the-right-to-play-128780. Siehe auch den Rückgang beim Fußweg zur Schule (Buliung et al., 2009); kanadische Eltern und Gesetzgeber sollten die Arbeiten von Mariana Brussoni lesen: spph.ubc.ca/faculty/mariana-brussoni/. Zu Großbritannien siehe O'Brien und Smith (2002); Dodd et al. (2021); Shaw et al. (2015).

28 Dank an Eli Finkel, der die Kurve für sein Buch *The All-or-Nothing Marriage* aus der Originalquelle (Ramey und Ramey, 2009) rekonstruierte und mir dann die Datenpunkte zur Verfügung stellte, sodass ich meine eigene Kurve erstellen konnte.

29 Hofferth und Sandberg (2001).

30 Mullan (2018, 2019).

31 Dieser Fokus auf eine zunehmende Konkurrenz und Ungleichheit ist auch die These von Doepke et al. (2019).

32 Lareau (2003).

33 DeLoache et al. (2010).

34 Ishizuka (2018).

35 Siehe zum Beispiel Putnam (2000).

36 Gemmel et al. (2023). Kleinere Familien bedeuteten überdies, dass es weniger Kinder als Spielkameraden gab.

37 Furedi (2001). Greg und ich haben ein Kapitel in *The Coddling of the American Mind*, das von Furedi beeinflusst war, mit «Paranoid Parenting» betitelt. Zu unserem großen Bedauern haben wir es versäumt, Furedi direkt anzuführen oder zu zitieren.

38 Siehe die Zusammenfassung in Tiffany, K. (2021, 9. Dezember). The great (fake) child-sex-trafficking epidemic. *Atlantic.* www.theatlantic.com/magazine/archive/2022/01/children-sex-trafficking-conspiracy-epidemic/620845/.

39 Einen Überblick über die Tagesstätten-Sexskandal-Panik und die falschen Anschuldigungen, die sie erzeugten, liefert Casey, M. (2015, 31. Juli). How the daycare child abuse hysteria of the 1980s became a witch hunt. *Washington Post.* www.washingtonpost.com/opinions/a-modern-witch-unt/2015/07/31/057effd8-2f1a-11e5-8353-1215475949f4_story.html. Siehe auch Day-care sex-abuse hysteria (2023, 23. Juni). en.wikipedia.org/wiki/Day-care_sex-abuse_hysteria.

40 Furedi (2001, S. V).

41 Hillman et al. (1990).

42 Coughlan, S. (2014, 23. Dezember). Childhood in the US «safer than in the 1970s». BBC. www.bbc.com/news/education-30578830.

43 Ein empörendes aktuelles Beispiel findet sich bei Skenazy, L. (2022, 16. November). Suburban mom handcuffed, jailed for making 8-year-old son walk half a mile home. *Reason.* reason.com/2022/11/16/suburban-mom-jailed-handcuffed-cps-son-walk-home/.

44 Eine Übersicht über Studien, die dafür sprechen, dass ein Mangel an Spiel und Autonomie das Risiko für Angststörungen erhöhen kann, bieten Gray et al. (2023).
45 Haslam (2016).
46 Siehe Online-Ergänzung.
47 Haefeli, W. (2004). We've Created a Safe poster. *The New Yorker* © Condé Nast.
48 Edmondson (1999).
49 Lukianoff und Haidt (2018, S. 27). Wir danken Pamela Paresky für die Erfindung des Begriffs.
50 Foto von Robert Strand.
51 Siehe Pew Research Center (2015, S. 50–51). Die Altersangaben der Eltern werden davon beeinflusst, für wie sicher sie ihre Nachbarschaft halten, aber nicht sehr stark. Eltern, die angeben, ihre Nachbarschaft sei ein ausgezeichneter oder sehr guter Ort, um Kinder großzuziehen, machen Altersangaben, die nur ein Jahr unter denjenigen liegen, die ich im Text genannt habe. Ähnliche Ergebnisse beschreiben Grose, J., und Rosin, H. (2014, 6. August). The shortening leash. *Slate.* www.slate.com/articles/life/family/2014/08/slate_childhood_survey_results_kids_today_have_a_lot_less_freedom_than_their.html.
52 Fay, D. (2013). Diagram of a secure attachment. In *Becoming safely attached: An exploration for professionals in embodied attachment.* dfay.com/archives/3134. Den Kasten und den Text rechts habe ich selbst hinzugefügt.
53 Siehe Kapitel 7 von Ames' und Ilgs 1979 erschienenem Buch, *Your Six-Year-Old: Loving and Defiant*, das die Dinge auflistet, die ein sechsjähriges Kind zu Beginn der ersten Klasse können sollte. Darunter: «Kann er/sie allein in der Nachbarschaft (4–8 Blocks) zu einem Geschäft, zur Schule, zum Spielplatz oder zum Haus eines Freundes gehen?»

KAPITEL 4
Pubertät und der blockierte Übergang ins Erwachsensein

1 Hebb (1949).
2 Die Zementanalogie übertreibt das Bild vom «Einrasten». Tatsächlich bleibt das Gehirn das ganze Leben hindurch weiter formbar, in dem Sinne, dass es neue Synapsen bildet, und es gibt zerebrale Bereiche, in denen auch im Erwachsenenalter noch neue Neurone gebildet werden. Erwachsene lernen beständig weiter, und wenn man lernt, verändert sich das Gehirn in irgendeiner Weise. Die strukturelle Veränderung fällt jedoch weit begrenzter aus, nachdem Areale in der Pubertät umgestaltet wurden.
3 Steinberg (2023); Fuhrmann et al. (2015).
4 Steinberg (2023, S. 26).
5 Siehe beispielsweise Hara Maranos 2008 erschienenes Buch *A Nation of Wimps*. Belege dafür, dass die Millennials eine wachsende Kontrollüberzeugung entwickelten, bieten Twenge et al. (2004).
6 Obwohl Twenge (2023b) gezeigt hat, dass es zu einem kleineren Anstieg bei den

Millennials kam, der ein bis zwei Jahre *nach* der Welle bei Generation Z einsetzte. Zudem haben Gray et al. (2023) argumentiert, dass die Unabhängigkeit von Kindern schon seit den 1940er-Jahren zurückging und einige psychopathologische Messwerte ebenfalls seit damals langsam anstiegen. Ich erkenne das an, aber da die Raten in der Regel gering waren oder sich in den 1990er- und frühen 2000er-Jahren sogar verringerten, konzentriere ich mich auf die Frage, warum es zu einer Welle psychischer Erkrankungen kam, die Anfang der 2010er-Jahre einsetzte.

7 Die Fähigkeit, rasch aufblitzende Bilder und schriftliche Botschaften zu verarbeiten, während man an mehreren Bildschirmen Multitasking betreibt, war in der evolutionären Entwicklung nie mit Selektionsdruck verbunden, daher muss sie nicht in der Kindheit geübt werden. Selbst wenn die heutigen Kinder dies als Erwachsene werden tun müssen, bereitet man sie nicht besser auf die Zukunft vor, wenn man sie früh in diese Welt eintauchen lässt.

8 Brown (1991).

9 Bei der Beschreibung des Sonnenaufgangstanzes habe ich mich auf Markstrom (2010) und Marks, T. (1999), gestützt: Apache female puberty sunrise ceremony. Web Winds. ww.webwinds.com/yupanqui/apachesunrise.htm.

10 Lacey (2006).

11 Diese Klarstellung verdanke ich Uri Bilmes, einem ausgebildeten Rabbiner: «Es ist wichtig zu beachten, dass die Altersschwellen fürs Erwachsensein aus einer anderen Zeit und Gesellschaft stammen. So listet eine berühmte Passage in den rabbinischen Corpus-Listen verschiedene Alter und ihre entsprechenden idealen Entwicklungsstadien folgendermaßen auf: ‹Alter 5 Jahre Bibelstudium; Alter 10 Jahr Mishna-Studium; Alter 13 Jahre Pflichten durch die Gebote, Alter 15 Jahre Talmud-Studium, Alter 18 Jahre Heirat ...› In der Welt des Mit-13-Jahren-Erwachsenseins sollte die Heirat nicht jenseits der 18 stattfinden. In unserer heutigen Gesellschaft ist die Ansicht, ein Siebtklässler sei ein ‹Mann› (dessen Mutter ihm immer noch das Butterbrot einpackt), fast ein Anachronismus, vielleicht sogar lustig.»

12 Markstrom (2011, S. 157).

13 Zu Initiationsriten bei Straßengangs siehe Descormiers und Corrado (2016).

14 Nuwer (1999); Kim, Y. (2018, 10. Juli). 8 girls get real about their crazy sorority experiences. *Seventeen.* www.seventeen.com/life/real-girl-stories/a22090500/craziest-sorority-hazing-stories/.

15 Aus den Monitoring-the-Future-Daten, siehe Online-Ergänzung; dazu auch Burge (2021).

16 Natürlich verschwammen die Altersbeschränkungen in der Praxis. Kinder konnten schon in Filme gehen, bevor sie dreizehn waren, und in Bars, bevor sie achtzehn waren, wenn sie einen falschen Ausweis hatten. Ein gewisses Risiko war damit jedoch verbunden – und eine gewisse Furcht, wenn man dem Barmann oder dem Türsteher den falschen Ausweis aushändigte.

17 Drei der Punkte stammen aus dem Monitoring-the-Future-Datensatz: Alkoholkonsum – «Haben Sie jemals Bier, Wein oder Schnaps getrunken?»; Arbeit – «Über

das Schuljahr gemittelt, wie viele Stunden pro Woche arbeiten Sie in einem bezahlten oder unbezahlten Job?»; Führerschein – «Haben Sie einen Führerschein?». Der letzte Punkt, Sex, stammt aus der Erhebung CDC Youth Risk Behavior Survey: «Hatten Sie schon einmal Geschlechtsverkehr?»

18 Rideout et al. (2022) berichten, dass 18 Prozent der Acht- bis Zwölfjährigen inzwischen täglich soziale Medien nutzen, überwiegend Snapchat und Instagram. Wenn wir diesen Befund auf Elf- bis Zwölfjährige begrenzen könnten, wäre der Prozentsatz weitaus höher.

19 Wie Ron Lieber in seinem 2015 erschienenen exzellenten Buch *The Opposite of Spoiled* schreibt: «Jede Unterhaltung über Geld dreht sich auch um Werte. Bei Taschengeld geht es auch um Geduld ... bei Arbeit um Durchhaltevermögen.» Er empfiehlt überdies, dass «Taschengeld spätestens ab dem ersten Schuljahr» gezahlt werden sollte, also mit etwa sechs Jahren.

20 Ich persönlich denke, das Alter für das erste Smartphone sollte bei sechzehn Jahren liegen, aber angesichts der heutigen Situation und der so wichtigen Aufgabe, Smartphones und soziale Medien völlig aus dem Leben von Mittelschulschülerinnen und -schülern zu verbannen, schlage ich vor, dass wir den Übergang zur Highschool mit rund vierzehn Jahren zur groben Richtlinie machen, an der sich eine neue Norm verankern lässt.

KAPITEL 5
Die vier Grundübel: Soziale Deprivation, Schlafmangel, Fragmentierung der Aufmerksamkeit und Abhängigkeit

1 Thorndike (1898).

2 John Schroter (8. Oktober 2021). *Steve Jobs introduces iPhone in 2007* [Video]. YouTube. www.youtube.com/watch?v=MnrJzXM7a6o (Stelle 2:14); Jobs' original vision for the iPhone: No third-party native apps (21. Oktober 2011). 9to5Mac. 9to5mac.com/2011/10/21/jobs-original-vision-for-the-iphone-no-third-party-nativeapps.

3 Silver, S. (10. Juli 2018). The revolution Steve Jobs resisted: Apple's App Store marks 10 years of third-party innovation. *AppleInsider.* appleinsider.com/articles/18/07/10/the-revolution-steve-jobs-resisted-apples-app-store-marks-10-years-ofthird-party-innovation.

4 Turner, A. (2023). How many apps in Google Play Store? (August 2023). *BankMyCell.* www.bankmycell.com/blog/number-of-google-play-store-apps.

5 Um die Größe dieses um Werbung kreisenden Modells zu erfassen, muss man sich vergegenwärtigen, dass 2019 rund 3,3 Milliarden Menschen soziale Medien auf einem Mobilgerät benutzten. Und allein 2019 machte Werbung 98 Prozent von Metas Einnahmen aus, die sich auf mehr als 69 Milliarden Dollar beliefen. Dasselbe werbebasierte Geschäftsmodell verwenden auch TikTok, Snapchat und die meisten anderen großen Social-Media-Plattformen. Ihre enormen Einnahmen sind davon abhängig, wie gut sie ihre Kunden – die Auftraggeber der Werbung –

bedienen, nicht die mehr als 3 Milliarden Nutzer. Siehe Kemp (2019). Diese Zahl stieg 2023 auf 4,9 Milliarden; siehe Wong und Bottorff (2023).

6 Lenhart (2015).

7 Zur Geschichte der Definitionen für soziale Medien seit 1994 siehe Aichner et al. (2021).

8 Brady et al. (2017).

9 Pew Research Center (2021).

10 Siehe Halldorsdottir et al. (2021), Verduyn et al. (2015) und Kim et al. (2020), was Belege für die negativen Auswirkungen auf die psychische Gesundheit bei passiver Nutzung sozialer Medien angeht.

11 Meine Zahlen für die Gesamt-Bildschirmzeit stammen aus Rideout und Robb (2019): rund 5 Stunden pro Tag nichtschulische Bildschirmmedien bei Kindern im Alter von 8 bis 12; 7 bis 8 Stunden pro Tag bei älteren Teenagern. Die Ergebnisse von Nagata, Ganson et al. (2022) passen zu diesen Zahlen: Kinder im Alter von 9 bis 10 verbrachten vor COVID-19 4 Stunden pro Tag vor dem Bildschirm. Nagata, Cortez et al. (2022) berichten, dass Dreizehnjährige in der ABCD-Studie 2021 eher 8 Stunden pro Tag vor dem Bildschirm verbrachten. Und das American College of Pediatricians (2020) fand ähnliche Zahlen: rund 5 Stunden pro Tag für 8- bis 12-Jährige, fast 7,5 Stunden für Teenager. All diese Studien lassen die Bildschirmnutzung für Schule oder Hausaufgaben unberücksichtigt; in allen geht es lediglich um Freizeitnutzung; daher spreche ich von rund 40 Stunden pro Woche für Tweens (Kinder zwischen 9 und 12 Jahren) und mehr als 50 Stunden pro Woche für Teenager. Ähnliche Zahlen werden aus Großbritannien gemeldet: Hiley, C. (13. September 2022). Screen time report 2022. *Uswitch*. www.uswitch.com/mobiles/screentime-report.

12 Twenge, Martin und Spitzberg (2019) analysieren Daten aus Monitoring the Future.

13 Über Trends bei der Technologienutzung asiatischstämmiger Amerikaner gibt es weniger Daten. Die Ergebnisse sind widersprüchlich: Einige Studien berichten über eine geringere Bildschirmzeit im Vergleich zu weißen, Schwarzen und Hispanischen Teenagern (siehe Nagata, Ganson et al. [2022]; Nagata et al. 2023), während andere zeigen, dass die Bildschirmnutzung derjenigen von Schwarzen und Hispanischen Teenagern vergleichbar ist (siehe Rideout et al. 2011).

14 In früheren Jahrzehnten hat die digitale Kluft zu sozioökonomischen Ungleichheiten geführt: Reichere Familien akzeptierten neue Technologien wie Computer, Laptops und Fernseher rascher und hatten besseren Zugang zu ihnen. Zwar existiert diese digitale Kluft noch, doch sie äußert sich in den Vereinigten Staaten oft auf unerwartete Weise. Beispielsweise gilt: Obwohl 57 Prozent aller amerikanischen Erwachsenen mit einem Einkommen von weniger als 30 000 Dollar Highspeed-Breitband haben (im Vergleich zu 83 Prozent derjenigen mit einem Verdienst zwischen 30 000 und 100 000 Dollar), stützen sich Familien mit geringerem Einkommen zunehmend auf Smartphones fürs Internet, was zu einem stärkeren Smartphone-Gebrauch führt. Insbesondere unterscheidet sich der Smartphone-Besitz unter Tweens (Acht- bis Zwölfjährigen) und Teenagern (Dreizehn- bis

Achtzehnjährigen) in den sozialen Klassen nicht signifikant, auch wenn es die am Bildschirm verbrauchte Zeit tut. Tweens aus Familien mit geringerem Einkommen (weniger als 35 000 Dollar im Jahr) verbringen rund drei Stunden mehr pro Tag am Bildschirm als ihre reicheren Gleichaltrigen, ärmere Teenager rund zwei Stunden mehr. Zudem schicken viele Tech-Vorstände, einschließlich derjenigen im Silicon Valley, ihre Kinder auf Privatschulen wie die Waldorf School of the Peninsula, wo Bildschirmgebrauch untersagt ist. Das steht im Gegensatz zu vielen öffentlichen Schulen, die 1:1-Technologieprogramme vorantreiben und versuchen, jedem Kind ein eigenes Gerät zu geben. Zudem haben viele ärmere Eltern mehrere Jobs gleichzeitig, und die Wahrscheinlichkeit ist größer, dass ein Kind in einem Haushalt mit nur einem Elternteil aufwächst; da bleibt weniger Zeit und Energie, um Qualität und Quantität der Bildschirmnutzung des Kindes zu überprüfen. Die sozioökonomische Variation bei der Bildschirmnutzung ist auch in anderen Ländern gefunden worden, siehe zum Beispiel Pedersen (2022) für Dänemark. Was die Ethnie angeht, so besitzen Schwarze und Hispanische Jugendliche mit höherer Wahrscheinlichkeit ein Smartphone als ihre weißen Altersgenossen. Schwarze Tweens verbringen rund zwei Stunden mehr pro Tag vor dem Schirm als weiße Tweens. Bei Latino-Tweens ist der Unterschied noch größer; sie verbringen rund 2,5 Stunden mehr vor dem Bildschirm als weiße Tweens. LGBTQ-Teenager berichten ebenfalls, rund drei Stunden mehr vor dem Bildschirm zu verbringen als ihre cis-heterosexuellen Altersgenossen. Quellen siehe Vogels (2021); Rideout et al. (2022); Atske und Perrin (2021); Rideout und Robb (2019); Nagata et al. (2023); Assari (2020); Pulkki-Råback et al. (2022); Bowles, N. (16. Oktober 2018). The digital gap between rich and poor kids is not what we expected. *New York Times.* www.nytimes.com/2018/10/26/style/digital-divide-screensschools.html.

15 Vogels et al. (2022): «Across these five platforms, 35 % of all U. S. teens say they are on at least one of them almost constantly.»

16 Thoreau (1910, S. 39).

17 Gray (2023).

18 Kannan und Veazie (2023).

19 American Time Use Survey. Zach Rausch dankt Dr. Viji Kannan dafür, ihm die Daten aus Kannan und Veazie (2023) überlassen zu haben, mit deren Hilfe wir diese Abbildung erstellt haben.

20 Twenge (2017, Kapitel 3). Siehe auch Twenge, Spitzberg und Campbell (2019). In Kapitel 6 werde ich zeigen, dass es sich nicht nur um Korrelationen handelt; Experimente belegen, dass Kausalbeziehungen vorliegen, insbesondere bei sozialen Medien.

21 Barrick et al. (2022).

22 Przybylski und Weinstein (2012). Eine Übersicht bieten Garrido et al. (2021).

23 *Highlights* (14. Oktober 2014). National survey reveals 62 % of kids think parents are too distracted to listen. PR Newswire. www.prnewswire.com/news-releases/national-surveyreveals-62-of-kids-think-parents-are-too-distracted-to-listen-278525821.html.

24 Pew Research Center (2020).

25 Dank an Jacob Silliker dafür, dass er seine Erkenntnisse mit mir geteilt und mir erlaubt hat, sie hier wiederzugeben.

26 Hummer und Lee (2016).

27 Tarokh et al. (2016); Lowe et al. (2017).

28 Wolfson und Carskadon (2003); Perez-Lloret et al. (2013).

29 Dahl (2008); Wheaton et al. (2016).

30 Owens et al. (2014); Garbarino et al. (2021).

31 Paruthi et al. (2016).

32 James Maas, zitiert in Carpenter, S. (Oktober 2001). Sleep deprivation may be undermining teen health. *Monitor on Psychology*, 32. www.apa.org/monitor/oct01/sleepteen.

33 National Addiction & HIV Data Archive Program (n. d. a, n. d. b). *Monitoring the Future.*

34 Alonzo et al. (2021).

35 Perrault et al. (2019). Siehe auch Garrison und Christakis (2012) sowie Mindell et al. (2016).

36 Zu Videospielen siehe Peracchia und Curcio (2018). Zu E-Readern siehe Chang et al. (2014). Zu Computern siehe Green et al. (2017). Zu sozialen Medien siehe Rasmussen et al. (2020). Einige wenige Studien berichten über kaum oder gar keine Auswirkungen von Bildschirmnutzung auf den Schlaf. Siehe Przybylski (2019).

37 Hisler et al. (2020).

38 Zu diesem Thema gibt es viele Studien. Um einige internationale Ergebnisse hinzuzufügen: Eine große Studie (Khan et al., 2023) analysierte die Resultate einer Umfrage unter Teenagern in 38 Ländern und fand, dass intensive Nutzer aller digitaler Medien mehr Schlafprobleme hatten als mäßige Nutzer, wobei die Effekte bei mehr als zwei Stunden pro Tag für jeden Medientyp einsetzten und sich bei mehr als vier Stunden pro Tag verstärkten (was erneut für eine Beteiligung von Sucht an diesen Effekten spricht). Die Effekte waren bei Mädchen generell stärker ausgeprägt. Ich sollte erwähnen, dass die Effekte von «passiver Bildschirmzeit» – weitgehend Fernsehen und Videos – erst bei einer täglichen Bildschirmzeit von mehr als vier Stunden auftraten. Das ist ein beständiges Resultat. Fernsehen, eine passive Tätigkeit, ist nicht so schädlich wie soziale Medien oder Videospiele, die rasche Verhaltensreaktionen verlangen, die durch Belohnungen verstärkt werden und dadurch stärker abhängig machen.

39 Guo et al. (2022); Ahmed et al. (2022); Kristensen et al. (2021); Alimoradi et al. (2019).

40 Wie zitiert in Hern, A. (18. April 2017). Netflix's biggest competitor? Sleep. *Guardian.* www.theguardian.com/technology/2017/apr/18/netflix-competitor-sleep-uber-facebook.

41 Goldstone et al. (2020).

42 Statista (18. April 2023). *Weekly notifications from social apps to U. S. Gen Z mobile users 2023.* www.statista.com/statistics/1245420/usnotificationstosocial-app-ios-users. Die meisten Teenager benutzen nicht alle hier angeführten dreizehn Apps, auch wenn der durchschnittliche Teenager Accounts auf sieben bis

acht Social-Media-Plattformen hat; Kemp, S. (26. Januar 2023). DataReportal. datareportal.com/reports/digital-2023-deep-dive-time-spentonsocial-media. Natürlich wissen die meisten Teenager, wie sie die Benachrichtigungen einiger Apps zeitweilig ausschalten können. Doch meine Studierenden geben zu: Ihre Smartphones unterbrechen sie den ganzen Tag hindurch ständig.

43 James (1890, Kapitel 11).

44 Carr (2012, S. 7).

45 Ich plädiere für smartphonefreie Schulen in Haidt, J. (6. Juni 2023). Get phones out of school now. *Atlantic.* www.theatlantic.com/ideas/archive/2023/06/ban-smartphones-phone-free-schools-social-media/674304.

46 Siehe etwa Kim et al. (2019).

47 Madore und Wagner (2019).

48 Ward et al. (2017). Angemerkt sei, dass ein Versuch, diese Studie zu replizieren, nicht ergab, dass die Lage des Smartphones die Leistung beeinflusste (Ruiz Pardo und Minda, 2022). Wie jedoch andere Studien zeigten, wirken sich Smartphones, wenn sie sichtbar sind, störend aus. Siehe Dwyer et al. (2018); Tanil und Young (2020); Skowronek et al. (2023).

49 Weitere Quellen über die Beziehung zwischen ADHS und Bildschirmzeit liefern Boer et al. (2019); Liu et al. (2023); Santos et al. (2022); Tamana et al. (2019).

50 Boer et al. (2020).

51 Baumgartner et al. (2018).

52 Es existiert eine Korrelation zwischen starker oder problematischer Social-Media-Nutzung und weniger ausgeprägten exekutiven Funktionen; siehe Reed (2023). Es ist jedoch schwierig, experimentell nachzuweisen, ob eine Langzeitnutzung negative Effekte hat, weil es ethisch nicht vertretbar wäre, junge Leute nach dem Zufallsprinzip einer Versuchsgruppe mit starker Social-Media-Nutzung zuzuordnen.

53 Siehe Alavi et al. (2012) und Grant et al. (2010), was Klassifikation, Ähnlichkeiten und Unterschiede zwischen Verhaltens- und Substanzabhängigkeiten angeht.

54 Siehe zum Beispiel Braun, A. (13. November 2018). Compulsion loops and dopamine hits: How games are designed to be addictive. *Make Tech Easier.* www.maketecheasier.com/why-games-are-designed-addictive.

55 Ich danke Eyal für die Erlaubnis, diese Abbildung wiederzugeben. Eyal hat 2019 auch ein Buch mit dem Titel *Indistractable: How to Control Your Attention and Choose Your Life* (deutsch: *Die Kunst, sich nicht ablenken zu lassen*) veröffentlicht, das Strategien liefert, um schlechte Tech-Gewohnheiten zu durchbrechen.

56 Spence et al. v. Meta Platforms Inc., No. 3:22cv03294, N. D. Cal. (San Francisco, 2022), Dokument 1, S. 24 f., Abs. 32. socialmediavictims.org/wpcontent/uploads/2022/06/Spence-Complaint-6_6_22.pdf.

57 Lembke (2021, S. 57).

58 American Psychiatric Association (Januar 2023). Siehe auch Marcelline, M. (12. Dezember 2022). Canada judge authorizes Fortnite addiction lawsuit. *PCMag.* www.pcmag.com/news/canada-judge-authorizes-fortnite-addiction-lawsuit.

59 Chang et al. (2014).

60 Lembke (2021, S. 1).
61 Siehe insbesondere Maza et al. (2023).
62 U.S. Department of Health and Human Services (2023).
63 Vogels und Gelles-Watnick (2023).
64 Nesi et al. (2023).
65 Berger et al. (2022); Berger et al. (2021); Nagata et al. (2023).
66 Siehe Social Media and Mental Health: A Collaborative Review, das Zach Rausch, Jean Twenge und ich kuratiert haben. Nur sehr wenige Studien finden Vorteile. Verfügbar unter www.jonathanhaidt.com/reviews.
67 YouTube ist technisch gesehen eine Spielart sozialer Medien, wird aber meist als Informationsquelle genutzt. Die Plattform ist zwar nicht unschuldig, wenn es um Radikalisierung und viele andere soziale und psychische Probleme geht, doch wenn Nutzer die Vor- und Nachteile von Plattformen bewerten, gehört YouTube stets zu denjenigen mit den positivsten Bewertungen, siehe beispielsweise Royal Society for Public Health (2017).
68 Und hier ein weiterer Grund für Skepsis: Viele der Studien, die herangezogen werden, um Behauptungen über die sozialen und edukativen Vorteile von sozialen Medien zu stützen, berichten tatsächlich über Studien, in denen es um Internetnutzung geht, und einige wurden vor 2012 durchgeführt, also bevor Instagram, Snapchat und TikTok populär wurden. Einen Überblick über die Vorteile geben Uhls et al. (2017). Sie beziehen sich auf viele Studien vor 2012 und schließen Studien ein, die sich auf die Internetnutzung konzentrieren, wie Borca et al. (2015).
69 Nesi et al. (2023).
70 Vogels (2022).

KAPITEL 6
Warum soziale Medien Mädchen mehr schaden als Jungen

1 Spence et al. v. Meta Platforms Inc., No. 3:22-cv- 03294, N. D. Cal. (San Francisco, 2022), Dokument 1, S. 110 f., Abs. 187. socialmediavictims.org/wp-content/uploads/2022/06/Spence-Complaint-6_6_22.pdf. Zeichnung abgedruckt mit freundlicher Genehmigung von Alexis' Eltern. Ich arbeite mit der Anwaltskanzlei zusammen, die die Spences vertritt.
2 Mehrere Studien haben Verbindungen zwischen der Nutzung sozialer Medien und Suizidgedanken gefunden, und zwar bei Mädchen, nicht aber bei Jungen. Siehe Coyne et al. (2021) oder auch Brailovskaia, Krasavtseva et al. (2022). Letztere sahen sich nur Frauen in Russland an. Sie kamen zu dem Ergebnis, dass «die problematische Nutzung von sozialen Medien die Verbindung zwischen täglicher Stressbelastung und suizidbezogenen Ergebnissen signifikant verstärkte», doch das galt nur für jüngere Frauen (unter 29 Jahren), nicht für ältere Frauen.
3 Siehe Rausch und Haidt (29. März 2023).
4 Forschungsnotiz: In den Grafiken in diesem Kapitel geht es vorwiegend um amerikanische Teenager, denn über sie gibt es ausgezeichnetes Datenmaterial, das in

einigen Studien bis in die 1970er-Jahre zurückreicht, vor allem die «Monitoring the Future»-Studie. Ich bin mir sicher, dass diese Trends in anderen Ländern des angelsächsischen Raums ähnlich sind. Und ich gehe davon aus – auf Grundlage einiger großer internationaler Studien und vieler Zuschriften von Betroffenen –, dass diese Trends in einem Großteil von Europa und Lateinamerika ähnlich sind. Über die Trends in Asien oder Afrika weiß ich nur wenig. Es mag sein, dass die isolierenden, Einsamkeit induzierenden Auswirkungen einer raschen technologischen Veränderung der sozialen Beziehungen in stärker kollektiv orientierten, religiösen und familienorientierten Gesellschaften abgeschwächt werden. Quellen: Rausch (März 2023); dazu die internationalen Übersichtsartikel, die Zach Rausch und ich kuratieren, verfügbar unter www.anxiousgeneration.com/reviews.

5 Orben und Przybylski (2019).

6 Twenge, Haidt et al. (2022). Wir haben die Datensätze, die Orben und Przybylski (2019) verwendet hatten, erneut analysiert und uns auch mit einigen anderen Problemen beschäftigt, die wir in dieser Studie sahen. So kontrollierten wir zum Beispiel die psychologischen Variablen, die mit der psychischen Gesundheit in Zusammenhang stehen, statt nur wie üblich die demografischen Variablen zu prüfen. Wir fanden zwischen der Nutzung sozialer Medien und psychischer Gesundheit Korrelationen um $r = 0{,}20$, was in diesen Datensätzen mit Komasaufen vergleichbar ist, nicht mit dem Verzehr von Kartoffeln.

7 In den letzten Jahren hat es eine überraschende Konvergenz hinsichtlich der Höhe der Korrelation zwischen der Nutzung sozialer Medien und internalisierenden Störungen (vor allem Angststörungen und Depressionen) gegeben. Jean Twenge und ich haben ermittelt, dass diese Korrelation bei etwa $r = 0{,}20$ liegt, wenn man die Analyse auf Mädchen und soziale Medien beschränkt (wobei r der «Pearson-Korrelationskoeffizient» ist, der von $r = -1{,}0$ für eine perfekte negative Korrelation über $r = 0$ für ein völliges Fehlen jedweder Korrelation bis zu $r = 1{,}0$ für eine perfekte positive Korrelation reicht). Orben und Przybylski (2019) fanden eine Korrelation von $r < 0{,}04$, was wirklich vernachlässigbar wäre, doch um es nochmals zu sagen: Das bezog sich auf *sämtliche* digitalen Aktivitäten und *sämtliche* Teenager. Als Amy Orben (2020) zahlreiche andere Studien durchsah, die sich auf soziale Medien beschränkten (statt alle digitalen Medien einzubeziehen), stellte sie fest, dass die Korrelation mit dem Allgemeinbefinden von $r = 0{,}10$ bis $r = 0{,}15$ reichte, und das für Mädchen und Jungen kombiniert. Die Effekte sind bei Mädchen gewöhnlich größer, sodass dies den r-Wert für die Beziehung zwischen sozialen Medien und schlechter psychischer Gesundheit für Mädchen auf über $r = 0{,}15$ steigen lässt. Das kommt dem Wert, den Twenge und ich ermittelt haben, sehr nahe. Jeff Hancock, ein anderer prominenter Forscher, der der Behauptung, dass soziale Medien der psychischen Gesundheit von Teenagern schaden, skeptisch gegenübersteht, führte eine Metaanalyse von Studien durch (Hancock et al., 2022). Er und seine Co-Autoren fanden, dass die auf sozialen Medien verbrachte Zeit mit den meisten gesundheitlichen Variablen nicht substanziell verknüpft war, mit Ausnahme von Angststörungen und Depressionen. Für diese Zusammenhän-

ge lagen die Korrelationen erneut zwischen $r = 0{,}10$ und $r = 0{,}15$, und das wieder bei gemeinsamer Betrachtung von Mädchen und Jungen. Daher steuert die wissenschaftliche Gemeinschaft auf den Konsens zu, dass grobe Messungen der Social-Media-Nutzung mit groben Messungen von Angststörungen und Depressionen korreliert sind, deren Korrelationskoeffizient bei Mädchen um oder über $r = 0{,}15$ liegt. (Wenn die Messung der beiden Variablen genauer wäre, wäre die Korrelation höher.) Ist $r = 0{,}15$ vernachlässigbar klein? Nicht, wenn es um die allgemeine Gesundheit geht (siehe Götz et al., 2022).

8 Angemerkt sei, dass in Twenge, Haidt et al. (2022) sowie anderen Studien «Internetnutzung» oft ähnlich hohe Korrelationen mit schlechter psychischer Gesundheit aufweist, vor allem bei Mädchen. Ebenso, dass einige Studien Moderatorvariablen finden – das heißt Variablen, die einige Mädchen mehr oder weniger anfällig für Schäden durch soziale Medien machen. Zu diesen Moderatoren zählen eine frühe Pubertät, ein hoher Medienkonsum und bereits bestehende Angststörungen oder Depressionen. Siehe Abschnitt 2 von Social Media and Mental Health: A Collaborative Review.

9 Eine Übersicht über diese Studien findet sich in meinem Substack-Post: Social Media Is a Major Cause of the Mental Illness Epidemic in Teen Girls. Here's the Evidence (Haidt, 23. Februar 2023).

10 Denworth, L. (1. November 2019). Social media has not destroyed a generation. *Scientific American*. www.scientificamerican.com/article/social-media-has-not-destroyed-a-generation.

11 Millennium Cohort Study. Analysiert von Kelly et al. (2018). Neu geplottet von Zach Rausch.

12 Einige Studien finden tatsächlich, dass sich Heranwachsende, die bereits an Depressionen leiden, mit höherer Wahrscheinlichkeit sozialen Medien zuwenden. Viele Studien zeigen jedoch, dass eine starke Nutzung sozialer Medien zu Depressionen führt, und einige der Längsschnittstudien belegen darüber hinaus, dass ein zunehmender Social-Media-Konsum zum Zeitpunkt 1 stärkere Depressionen zu Zeitpunkt 2 vorhersagt. Siehe z.B. Primack et al. (2020); Shakya und Christakis (2017).

13 Hunt et al. (2018, S. 751).

14 Kleemans et al. (2018).

15 In dem Übersichtsdokument Social Media and Mental Health, das Jean Twenge, Zach Rausch und ich gemeinsam kuratieren, sammeln wir die Abstracts von Hunderten von Studien über soziale Medien, danach geordnet, ob sie Belege für Schädigungen finden oder nicht. Während ich dies 2023 schreibe, haben wir 20 RCT-Studien in das Dokument aufgenommen, von denen 14 (70 Prozent) Belege für Schädigungen fanden. Bei den 6 Experimenten, die keine Hinweise auf Schädigungen fanden, ist anzumerken, dass 4 davon ihre Probanden aufgefordert hatten, die Nutzung sozialer Medien nur für kurze Zeit auszusetzen – eine Woche oder weniger. Meines Erachtens sollte man nicht annehmen, es brächte etwas, Süchtige aufzufordern, ihre Droge für kurze Zeit aufzugeben: Sie brauchen mindestens drei Wochen, damit sich ihr Gehirn neu einstellen kann und über die

Entzugserscheinungen hinwegkommt. Von den 14 Studien, die einen Effekt fanden, verwendeten nur 2 ein Zeitintervall von einer Woche oder weniger. Wenn wir daher die 6 Studien mit den kurzen Abstinenzzeiten eliminieren, erhalten wir ein Verhältnis von 12:2 oder 86 Prozent an Studien, die einen signifikanten Effekt zeigen.

16 Das ist als *Metcalfes Gesetz* bekannt: Der finanzielle Wert oder Einfluss eines Telekommunikationsnetzwerks verhält sich proportional zum Quadrat der Anzahl miteinander verbundener User des Systems. Metcalfe's law (27. Juni 2023). Wikipedia. Abgerufen am 10. Juli 2023, en.wikipedia.org/wiki/Metcalfe%27s_law.

17 Das sagen mir Lehrer, und das sehe ich selbst bei MBA-Studierenden an der NYU Stern. Wenn Schulen verlangen, dass Smartphones während der Schulzeit weggeschlossen werden, nehmen Gespräche und Gelächter zu, wie allseits berichtet wird; siehe Cook, H. (20. Februar 2018). Noise levels dialed up as school's total phone ban gets kids talking. *Age*. www.theage.com.au/national/victoria/noise-levels-dialled-up-as-school-s-total-phone-ban-gets-kids-talking-20180220-p4z0zq.html.

18 Siehe Twenge, Spitzberg und Campbell (2019), wo dieser Punkt belegt und erläutert wird.

19 Diese Studien werden manchmal als «Quasi-Experimente» bezeichnet, weil die Forscher sich die natürliche Variation in der Welt zunutze machen, als handele es sich um eine zufällige Zuordnung. Sie finden sie in Abschnitt 4 von Social Media and Mental Health: A Collaborative Review, www.anxiousgeneration.com/reviews.

20 Braghieri et al. (2022, S. 3660). Eine Kritik dieser Studie findet sich bei Stein (2023). Meiner Ansicht nach ist das grundlegende «Unterschied-in-Unterschieden»-Konzept solide; es läuft auf den relevanten Vergleich ganzer Colleges hinaus, an denen die meisten Leute gleichzeitig auf Facebook gingen, im Gegensatz zu Colleges, wo dieser Prozess langsamer ablief.

21 Arenas-Arroyo et al. (2022, S. 3). Die Studie fand eine besonders große Beeinträchtigung von Vater-Tochter-Beziehungen, auch wenn sich der Effekt auf solche Beziehungen beschränkte, die schon zuvor angespannt waren.

22 Siehe Social Media and Mental Health: A Collaborative Review, www.anxiousgeneration.com/reviews.

23 Angemerkt sei, dass mehrere prominente Forscher mir in diesen Punkten nicht zustimmen. Sie behaupten nicht, dass soziale Medien harmlos sind, meinen aber, dass die bislang gesammelten wissenschaftlichen Daten noch nicht ausreichend belegen, dass soziale Medien Angststörungen, Depressionen und andere negative psychische Auswirkungen haben. Links zu den Einwänden dieser Forscher finden Sie zusammen mit meinen Entgegnungen auf meinem Substack. Siehe meinen Post: Why Some Researchers Think I'm Wrong About Social Media and Mental Illness (17. April 2023).

24 Lenhart (2015).

25 Royal Society for Public Health (2017).

26 Forschungsnotiz: Es ist für die Befragten sehr schwierig, auf solche Fragen nach

Zeitschätzungen eine präzise Antwort zu geben, und einige Forscher haben die Brauchbarkeit solcher auf Eigenangaben basierender Daten infrage gestellt; siehe Sewall et al. (2020). Das Muster einer zunehmenden Extremnutzung wird jedoch durch den Anstieg bestätigt, den Pew bei dem Prozentsatz von amerikanischen Teenagern findet, die angeben, sie seien «fast ständig» online (Perrin und Atske, 2021).

27 Einem Common-Sense-Report 2023 zufolge sieht die durchschnittliche tägliche Nutzung bei elf- bis fünfzehnjährigen Mädchen, die die erwähnten Plattformen aktiv nutzen, wie folgt aus: TikTok 2 Stunden, 39 Minuten, YouTube 2 Stunden, 23 Minuten, Snapchat 2 Stunden und Instagram 1 Stunde, 32 Minuten. Siehe Nesi et al. (2023).

28 Die in der Umfrage 2013 und 2015 gestellte Frage lautete: «Wie viele Stunden pro Woche ungefähr verbringst du auf Social-Networking-Websites wie Facebook?» 2017 wurde die Frage erweitert: «Wie viele Stunden pro Woche ungefähr verbringst du auf Social-Networking-Websites wie Facebook, Twitter, Instagram etc.?»

29 Chen et al. (2019). Siehe auch Eagly et al. (2020), die amerikanische Meinungsumfragen zwischen 1946 und 2018 analysierten und feststellten, dass die Befragten im Lauf dieser Jahre Frauen zunehmend als liebevoller und emotionaler (Communion-Merkmale) ansahen, während die Sicht auf Männer als ehrgeizig und mutig (Agency-Merkmale) unverändert blieb.

30 Guisinger und Blatt (1994).

31 Hsu et al. (2021).

32 Siehe Maccoby und Jacklin (1974); Tannen (1990) zum Thema Genderunterschiede beim Sprachgebrauch; Todd et al. (2017).

33 Kahlenberg und Wrangham (2010); Hassett et al. (2008).

34 «Jealousy, Jealousy» von Olivia Rodrigo ist auf YouTube verfügbar.

35 Fiske (2011, S. 13).

36 Leary (2005).

37 Ich danke @JosephineLivin für das Erstellen dieses Bildes und die Erlaubnis zum Abdruck.

38 Josephs, M. (26. Januar 2022). 7 teens on Instagram filters, social media, and mental health. *Teen Vogue*. www.teenvogue.com/story/7-teens on-instagram-filters-social-media-and-mental-health.

39 Curran und Hill (2019) haben Studien über Perfektionismus aus den Vereinigten Staaten, Großbritannien und Kanada seit 1989 analysiert. Sie stellten fest, dass selbstorientierter (SOP), anders orientierter (other-oriented, OOP) und sozial vorgeschriebener (socially prescribed) Perfektionismus (SPP) in diesem Zeitraum linear zugenommen hatten, ohne Krümmung oder Beschleunigung in der Trendkurve. Zach und ich bemerkten jedoch, dass die Datenpunkte für sozial vorgeschriebenen Perfektionismus, auf denen die Trendkurve basierte, offenbar eine Krümmung mit einem starken Anstieg um 2010 aufwies. Wir fragten den Autor danach, und Dr. Curran antwortete: «Sie weisen zu Recht darauf hin, dass der Trend in unserem Artikel von 2017 quadratisch erscheint. In der Tat habe ich die

Daten mit den aktuellsten SPP-Scores für mein Buch erneut analysiert und das quadratische Modell laufen lassen, das besser passte als das lineare.» Die aktualisierte quadratische Darstellung mit der Aufwärtskrümmung 2010 können Sie in der Online-Ergänzung einsehen.

40 Torres, J. (13. Januar 2019). How being a social media influencer has impacted my mental health. *HipLatina.* hiplatina.com/being-a-social-media-influencer-has-impacted-my-mental-health.

41 Chatard et al. (2017). Siehe auch Joiner et al. (2023), die feststellten, dass junge Frauen, die dünnen Frauen beim Tanzen auf TikTok zusahen, ihren eigenen Körper negativer wahrnahmen, während junge Frauen, die dickeren Frauen beim Tanzen auf TikTok zusahen, ihren eigenen Körper positiver wahrnahmen.

42 iamveronika (10. August 2021). Suicidal because of my looks [Online forum post]. Reddit. www.reddit.com/r/offmychest/comments/p22en4/suicidal_because_of_my_looks.

43 Hobbs, T. D., Barry, R., und Koh, Y. (17. Dezember 2021). «The corpse bride diet»: How TikTok inundates teens with eating-disorder videos. *Wall Street Journal.* www.wsj.com/articles/how-tiktok-inundates-teens-with-eating-disorder-videos-11639754848.

44 Wells, G., Horwitz, J., und Seetharaman, D. (14. September 2021). Facebook knows Instagram is toxic for teen girls, company documents show. *Wall Street Journal.* www.wsj.com/articles/facebook-knows-instagram-is-toxic-for-teen-girls-company-documents-show-11631620739.

45 Archer (2004).

46 Crick und Grotpeter (1995); Archer (2004).

47 Kennedy (2021).

48 Der Prozentsatz der Mädchen, die berichteten, in den letzten zwölf Monaten Opfer von Cypermobbing geworden zu sein, ist von 17 Prozent im Jahr 2006 auf 27 Prozent im Jahr 2012 gestiegen. Schneider et al. (2015).

49 Kennedy (2021).

50 Lorenz, T. (10. Oktober 2018). Teens are being bullied «constantly» on Instagram. *Atlantic.* www.theatlantic.com/technology/archive/2018/10/teens-face-relentless-bullying-instagram/572164.

51 India, F. (22. Juli 2022). Social media's not just making girls depressed, it's making us bitchy too. *New Statesman.* www.newstatesman.com/quickfire/2022/07/social-media-making-young-girls-depressed-bitchy.

52 Siehe den Fall Molly Russell in Großbritannien, deren Suizid, wie sich herausstellte, überwiegend von Mobbing auf Social-Media-Plattformen ausgelöst worden war. Siehe auch den Artikel einer jungen Person über die Effekte dieser Plattformen: Gevertz, J. (10. Februar 2019). Social media was my escape as a teenager – now it's morphed into something terrifying. *Independent.* www.independent.co.uk/voices/facebook-twitter-young-people-mental-health-suicide-molly-russell-a8772096.html.

53 Siehe Fowler und Christakis (2008).

54 Siehe Rosenquist et al. (2011).

55 Tierney und Baumeister (2019).

56 Boss (1997). Sie verwendete den Ausdruck «epidemische Hysterie». Ich habe ihn durch «soziogene Epidemie» ersetzt, weil dieser Begriff die Situation durch den Hinweis auf soziale Ursachen besser beschreibt und «Hysterie» oft in einer Weise benutzt wurde, die Frauen herabsetzt.

57 Waller (2008).

58 Eine akademische Darstellung findet sich bei Wessely (1987), einen journalistischen Bericht über die beiden Varianten und die gewöhnlich beobachteten Geschlechterunterschiede liefert Morley, C. (29. März 2015). Carol Morley: «Mass hysteria is a powerful group activity.» *Guardian.* www.theguardian.com/ film/2015/mar/29/carol-morley-the-falling-mass-hysteria-is-a-powerful-group-activity.

59 Ein trauriges Beispiel liefert Gurwinders Porträt von Nicholas Perry, einem jungen Mann, der durch *audience capture* dazu verleitet wurde, bis zur extremen Fettleibigkeit zu essen. Gurwinder (30. Juni 2022). The perils of audience capture. *The Prism.* Gurwinder.substack.com/p/the-perils-of-audience-capture.

60 Jargon, J. (13. Mai 2023). TikTok feeds teens a diet of darkness. *Wall Street Journal.* www.wsj.com/articles/tiktok-feeds-teens-a-diet-of-darkness-8f350507.

61 Müller-Vahl et al. (2022).

62 Einen journalistischen Bericht dieser Fälle liefert Browne, G. (9. Januar 2021). They saw a YouTube video. Then they got Tourette's. *Wired.* www.wired.co.uk/article/tourettes-youtube-jan-zimmermann.

63 Hier können Sie ihre TikTok-Videos sehen: Field, E. M. [@thistrippyhippie]. TikTok. www.tiktok.com/@thistrippyhippie?lang=en.

64 Das DSM-5 schätzt die 12-Monats-Prävalenz von DID unter erwachsenen US-Amerikanern auf 1,5 Prozent (American Psychiatric Association, März 2022). Diese Populationsschätzungen sind jedoch umstritten; Studien zeigen eine gewisse Variationsbreite, wenn die Werte auch im Allgemeinen zwischen 1 und 1,5 Prozent der US-Bevölkerung liegen. Siehe Dorahy et al. (2014); Mitra und Jain (2023). Zum Teil liegt diese Spannbreite (manchmal werden auch höhere Werte als 1,5 Prozent angegeben) auch daran, dass Psychiater seit Langem darüber streiten, ob es sich um eine echte Störung handelt. Einige halten DID für eine Form der Posttraumatischen Belastungsstörung, eine Reaktion auf ein Trauma, das so schwerwiegend ist, dass der Geist zur Bewältigung multiple Persönlichkeiten ausbildet. Andere glauben, dass das Auftreten von DID stark von Suggestion wie auch von einer Prädisposition für Phantastisches und Beeinflussbarkeit abhängig ist, die im Gefolge eines echten Traumas auftreten können. Eine Diskussion der «Mythen» rund um DID findet sich bei Brand et al. (2016).

65 Rettew, D. (17. März 2022). The TikTok-inspired surge of dissociative identity disorder. *Psychology Today.* www.psychologytoday.com/gb/blog/abcs-child-psychiatry/202203/the-tiktok-inspired-surge-dissociative-identity-disorder.

66 Lucas, J. (6. Juli 2021). Inside TikTok's booming dissociative identity disorder community. *Inverse.* www.inverse.com/input/culture/dissociative-identity-disorder-did-tiktok-influencers-multiple-personalities.

67 Styx, L. (27. Januar 2022). Dissociative identity disorder on TikTok: Why more teens

are self-diagnosing with DID because of social media. *Teen Vogue.* www.teenvogue.com/story/dissociative-identity-disorder-on-tiktok.

68 American Psychiatric Association (2022, S. 515, 518); bezüglich einer Schätzung von 1 Prozent der Jugendlichen in den Vereinigten Staaten siehe Turban und Ehrensaft (2018).

69 Block (2023); Kauffman (2022); Thompson et al. (2022). Wie Turban et al. (2022) auf der Basis von YRBS-Daten festhalten, nahm die Anzahl der Jugendlichen, die sich als transgender und genderdivers identifizierten, zwischen 2017 und 2019 ab.

70 Aitken et al. (2015); de Graaf et al. (2018); Wagner et al. (2021); Zucker (2017). Einige Forscher argumentieren jedoch, dass sich die Situation nicht umgekehrt habe und das Verhältnis von ihrem körperlichen Geschlecht nach männlichen Personen zu ihrem körperlichen Geschlecht nach weiblichen Personen inzwischen 1,2 zu 1 betrage; siehe Turban et al. (2022).

71 Haltigan et al. (2023); Littman (2018); Marchiano (2017).

72 Coleman et al. (2022); Littman (2018); Littman (2021).

73 Coleman et al. (2022); Kaltiala-Heino et al. (2015); Zucker (2019).

74 Siehe Buss' 2021 erschienenes Buch *When Men Behave Badly* («Wenn Männer sich schlecht benehmen»). Jedes Kapitel beschäftigt sich mit Elementen der männlichen Psychologie, die offenbar einen längeren Zeitraum der menschlichen Evolution hindurch adaptiv waren. Dabei geht es um eine Periode, in der die meisten Männer niemals die Chance zur Fortpflanzung erhielten; daher war die Konkurrenz unter Männern intensiv, und Gewalt zahlte sich in evolutionärer Hinsicht manchmal aus, auch wenn sie nur zu einem einzigen Paarungsakt führte. Buss betont mehrfach, dass der evolutionäre Rahmen sexuelle Gewalt in keiner Weise entschuldigt oder impliziert, dass eine Veränderung nicht möglich ist. Vielmehr kann die Evolutionspsychologie helfen zu verstehen, warum sexuelle Aggression unter Männern deutlich weiter verbreitet ist als unter Frauen und wie wir diese Aggression effektiv reduzieren können.

75 Kultur und Sozialisation können vom Einsatz solcher Taktiken abschrecken und Männer beschämen, die sie einsetzen; tatsächlich hat die feministische Bewegung von den 1970er-Jahren bis #MeToo solche Veränderungen bewirkt. Und dennoch, während die Gesellschaft in Millionen Online-Communitys zerfällt, fördern einige dieser Communitys den Konkurrenzkampf von Männern um Prestige, indem sie immer drastischere Haltungen befürworten, sodass diese Taktiken wieder zulässig erscheinen.

76 Siehe Mendez, M., II. (6. Juni 2022). The teens slipping through the cracks on dating apps. *Atlantic.* www.theatlantic.com/family/archive/2022/06/teens-minors-using-dating-apps-grindr/661187.

77 Siehe Thorn & Benenson Strategy Group (2021); Bowles, N., und Keller, M. H. (7. Dezember 2019). Video games and online chats are «hunting grounds» for sexual predators. *New York Times.* www.nytimes.com/interactive/2019/12/07/us/video-games-child-sex-abuse.html.

78 Sales (2016, S. 110).

79 Sales (2016, S. 49 f.).

80 Sales (2016, S. 216).

81 Siehe deBoer, F. (7. März 2023). Some Reasons Why Smartphones Might Make Adolescents Anxious and Depressed. *Freddie deBoer.* https://freddiedeboer.substack.com/p/some-reasons-why-smartphones-might.

82 Damour (2016).

83 Der gepoolte Mittelwert für Acht-, Zehnt- und Zwölftklässler zeigt ein ähnliches Muster wie das der Zwölftklässler. Die gepoolten Daten beginnen erst 1997. Siehe Online-Ergänzung.

KAPITEL 7
Und was geschieht mit den Jungs?

1 Hari (2022), S. 10 (deutsch zitiert aus: Abgelenkt: Wie uns die Konzentration abhandenkam und wie wir sie zurückgewinnen. Übs. von Simone Fischer. München: riva, 2022, S. 10).

2 Siehe die Ausführungen zu Suiziden in Kapitel 1 sowie in Rausch und Haidt (30. Oktober 2023).

3 National Addiction & HIV Data Archive Program (n. d.). *Monitoring the Future.*

4 Zach Rausch ist mein Co-Autor bei diesem Kapitel. Er führt ein gemeinsames Übersichtsdokument, in dem er Forschungsergebnisse zu Jungen sammelt, und hat zudem detailliert zeitlich dokumentiert, welche Veränderungen die Technologie seit den 1970er-Jahren durchlaufen hat und wie diese die Jungs in ihren Bann zogen. In der Online-Ergänzung finden Sie Links zu beiden Dokumenten. Die in diesem Kapitel erzählte Geschichte haben wir gemeinsam erarbeitet.

5 The American Institute for Boys and Men.

6 Ein robuster Unterschied ist der Aspekt «Dinge versus Menschen», nach dem sich Männer mehr für Dinge interessieren als Frauen und Frauen sich mehr für Menschen interessieren als Männer (Su et al., 2009).

7 Das Zitat stammt aus ihrem TED Talk über das Buch: Rosin, H. (Dezember 2010). New data on the rise of women [Video]. TED. www.ted.com/talks/hanna_rosin_new_data_on_the_rise_of_women/transcript.

8 Rosin (2012, S. 4; deutsch zitiert aus: Das Ende der Männer und der Aufstieg der Frauen. Übs. von Heike Schlatterer und Helmut Dierlamm. Berlin: Berlin-Verlag, 2. Auflage 2020, S. 21).

9 Siehe Parker (2021). Dasselbe gilt für weiterführende Abschlüsse (Statista Research Department 2023). Dieses Kapitel bezieht sich vornehmlich auf die umfangreichen Statistiken, die für die Vereinigten Staaten vorliegen; Reeves zufolge zeigen sich diese Trends aber in der gesamten westlichen Welt.

10 Siehe Reeves und Smith (2021) sowie Reeves et al. (2021).

11 Reeves, R. (22. Oktober 2022). The boys feminism left behind. *Free Press.* www.thefp.com/p/the-boys-feminism-left-behind.

12 In vielfacher Hinsicht ist das Leben für Jungen auch besser geworden. Die Intoleranz gegenüber LGBTQ-Jugendlichen ist stark zurückgegangen, ebenso seit den

1980er-Jahren sämtliche Formen von Gewalt. Die Behandlungen für psychische Leiden ist besser geworden und weniger stigmatisiert, als es früher besonders für Jungen und Männer der Fall war. Wie Steven Pinker (2011) darlegt, ist das Leben in den letzten Jahrhunderten in vielen Bereichen für fast jeden Menschen ein besseres, dank Fortschritten in der Wissenschaft und tiefgreifenden Veränderungen in der Rechtsprechung. Dennoch bewirkt eine Kombination verschiedener Kräfte, dass sich immer mehr Jungen von Schule, Arbeit und Familie abwenden.

13 Reeves (2022, S. xi; deutsch zitiert aus: Von Jungen und Männern: Warum der moderne Mann Probleme hat, warum das wichtig ist und was man dagegen tun kann. Übs. von Wolfgang Sohst. Berlin: xenomoi verlag, 2023, S. 12).

14 Die Veränderungen hinsichtlich psychischer Erkrankungen bei Jungen seit den frühen 2010er-Jahren habe ich in Kapitel 1 eingehender beschrieben.

15 Siehe Rausch und Haidt (2023, April); Rausch und Haidt (2023, März).

16 Siehe Abb. 6.6 zu engen Freunden (Kap. 6), 6.7 zu Einsamkeit (Kap. 6) und 7.6 zur Bedeutungslosigkeit (Kap. 7).

17 Pew Research Center (2019). Siehe dazu die Grafiken in der Online-Ergänzung.

18 U. K. Office for National Statistics (2022).

19 Cai et al. (2023).

20 Reeves und Smith (2020).

21 Einem Bericht des japanischen Ministeriums für Gesundheit, Arbeit und Wohlfahrt zufolge sind Hikikomori junge Leute, die mehr als sechs Monate lang kein Interesse an ihrer persönlichen Entwicklung oder an Freundschaften zeigen, aber nicht die Kriterien für Schizophrenie oder andere psychische Leiden erfüllen (Ministry of Health, Labor, and Welfare 2003).

22 Teo und Gaw (2010).

23 Natürlich weisen Forschungsarbeiten kleine Unterschiede auf, und auch individuelle Verschiedenheiten sind zu berücksichtigen. Dennoch haben Jungen, die keine riskanten Spiele spielen (wie Raufen oder Spiele, bei denen sie sich verlaufen könnten), in der Regel eher Schwierigkeiten mit der emotionalen Regulation, sozialen Kompetenz und mentalen Gesundheit. Siehe dazu Flanders et al. (2012); Brussoni et al. (2015); Angaben zur Prävalenz riskanten Spiels bei den Geschlechtern bieten Sandseter, Kleppe und Sando (2020).

24 Askari et al. (2022), mit Daten von Monitoring the Future. Ich danke Melanie Askari für die Erlaubnis, diese Grafiken wiederzugeben. Zach hat die graue Schattierung und die Bezeichnungen der Linien ergänzt. Die y-Achse transformiert Skalenwerte in z-Werte, die angeben, wie hoch oder niedrig ein Wert im Hinblick auf die Standardabweichung ist.

25 Twenge (2017) bietet hierzu eine Übersicht.

26 National Addiction & HIV Data Archive Program (o. J.). *Monitoring the Future.*

27 Der Zustimmungswert ging bei den Jungen von 49,7 Prozent im Jahr 2010 auf 40,8 Prozent im Jahr 2019 zurück. Bei den Mädchen fiel er von 36,4 Prozent auf 32,4 Prozent. Grafiken zu ähnlichen Themen finden Sie in der Online-Ergänzung.

28 Centers for Disease Control (n. d.). Diese Daten reichen nur bis ins Jahr 2000 zurück.

29 Eine einzige Ausnahme gibt es von der Regel, dass die virtuelle Welt Jungen von den Risiken in der realen Welt fernhält: Die sozialen Medien bringen Jungen manchmal dazu, sich und andere in Gefahr zu bringen, um sich in den sozialen Medien Ansehen zu erwerben. So beinhalten virale TikTok-Challenges oft gefährliche Aktionen, etwa die «Cha Totok Slide»-Challenge. Bei dieser ahmen die Teilnehmenden die Tanzkommandos des Songs während des Autofahrens nach und schlingern dabei erratisch in den Gegenverkehr. Bei der «Skull Breaker»-Challenge werden arglose Heranwachsende dazu gebracht hochzuspringen, um ihnen dann im Sprung die Füße wegzutreten, was bereits zu schweren Kopfverletzungen und sogar Todesfällen geführt hat. Die «Devious Lick»-Challenge ermuntert Heranwachsende, Aufnahmen von sich selbst zu streamen, während sie ihre Schultoiletten verwüsten. Zu den bislang tödlichsten Challenges zählt die «Blackout»-Challenge, bei der sich die Teilnehmenden mit dem Handy filmen, während sie sich mit einem Seil oder sonstigen Haushaltsartikel bis zur Bewusstlosigkeit strangulieren. Hinterher posten sie das Video ihrer Ohnmacht und ihres Wiedererwachens – wenn sie denn wieder erwachen. Einem Bericht der *Bloomberg Businessweek* zufolge starben innerhalb eines achtzehnmonatigen Zeitraums in den Jahren 2021 und 2022 mindestens fünfzehn Kinder unter zwölf Jahren sowie andere, die schon älter waren, allein infolge dieser Challenge: Carville, O. (30. November 2022). Die viralen TikTok-Challenges locken bis heute junge Kinder in den Tod. *Bloomberg.* www.bloomberg.com/news/features/20221130_is-tiktok-responsible-if-kids-die-doing-dangerous-viral-challenges. Diese gefährlichen Challenges werden meist von Jungen angenommen.

30 Orces und Orces (2020).

31 Wie in Kapitel 3 dargelegt, gibt es einige Hinweise darauf, dass Depressionen und Angststörungen bei Heranwachsenden schon seit den 1940er-Jahren langsam zugenommen hatten.

32 Zendle und Cairns (2019); King und Delfabbro (2019); Bedingfield, W. (28. Juli 2022). It's not just loot boxes: Predatory monetization is everywhere. *Wired.* www.wired.com/story/loot-boxes-predatory-monetization-games.

33 Ich konzentriere mich hier auf die Dynamik bei heterosexuellen Jungen, weil sie es sind, die die Technologien aus dem Gleichklang bringen und weit von dem Geschlecht wegzerren, zu dem sie sich hingezogen fühlen. Pornos sind genauso beliebt bei Jungen, die nicht heterosexuell sind; allerdings könnten die Auswirkungen auf ihre sexuelle Entwicklung andere sein. Böthe et al. (2019) bieten eine Übersicht der Literatur zu LGBTQ-Heranwachsenden und Pornos und vermerken unter anderem: «Der Pornokonsum von LGBTQ-Heranwachsenden scheint nicht mit negativeren Folgen einherzugehen als bei heterosexuellen Heranwachsenden; LGBTQ-Heranwachsende scheinen somit durch pornografische Inhalte nicht stärker gefährdet zu sein als heterosexuelle Heranwachsende.»

34 Ogas und Gaddam (2011). Die Autoren merken an, dass die Zahl später zurückging, da im Internet eine immer größere Vielfalt und Komplexität der Websites entstand.

35 Donevan et al. (2022).

36 Pizzol et al. (2016).
37 Böthe et al. (2020).
38 Donevan et al. (2022).
39 Albright (2008); Szymanski und Stewart-Richardson (2014); Sun et al. (2016). Dazu sei angemerkt, dass manche Studien diesen Zusammenhang nicht bestätigen (siehe Balzarini et al., 2017). Der Zusammenhang zwischen Pornografiekonsum und Beziehungsqualität ist überdies recht komplex. Manche Studien ergaben beispielsweise, dass eine Diskrepanz in der Menge der von Partnern in Liebesbeziehungen konsumierten Pornos ein Anzeichen für Beziehungskonflikte sein kann, die sich dann durch den Pornokonsum noch verstärken. Siehe dazu Willoughby et al. (2016).
40 Vaillancourt-Morel et al. (2017); Dwulit und Rzymski (2019).
41 Wright et al. (2017).
42 Tolentino, D. (12. Mai 2023). Snapchat influencer launches an AIpowered «virtual girlfriend» to help «cure loneliness». NBC News. www.nbcnews.com/tech/aipowered-virtual-girlfriend-caryn-marjorie-snapchat-influencer-rcna84180.
43 Siehe Taylor, J. (21. Juli 2023). Uncharted territory: Do AI girlfriend apps promote unhealthy expectations for human relationships? *Guardian.* www.theguardian.com/technology/2023/jul/22/ai-girlfriend-chatbot-apps-unhealthy-chatgpt; Murkett, K. (12. Mai 2023). Welcome to the lucrative world of AI girlfriends. *UnHerd.* unherd.com/thepost/welcome-to-the-lucrative-world-of-ai-girlfriends; Brooks, R. (21. Februar 2023). I tried the Replika AI companion and can see why users are falling hard. The app raises serious ethical questions. *Conversation.* theconversation.comi-tried-the-replika-ai-companion-and-can-see-why-users-are-falling-hard-the-app-raises-serious-ethical-questions-200257. Siehe auch India, F. (2023). We can't compete with AI girlfriends. *Girls.* www.freyaindia.co.uk/p/we-cant-compete-with-ai-girlfriends.
44 Fink, E., Segall, L., Farkas, J., Quart, J., Hunt, R., Castle, T., Hottman, A. K., Garst, B., McFall, H., Gomez, G., und BFD Productions (n. d.). Mostly human: I love you, bot. CNN Money. money.cnn.com/mostly-human/i-love-you-bot/.
45 Su et al. (2020).
46 Belege dafür, dass das Spielen brutaler Videospiele unter den Nutzenden weder Aggression noch Gewalt auslöst, liefern Elson und Ferguson (2014); Markey und Ferguson (2017). Andere Forschende wiederum haben Zusammenhänge zwischen Videospielen und Aggression gefunden, wobei die Effektstärke bei ungefähr $\beta = 0{,}1$ liegt. Siehe Bushman und Huesman (2014); Prescott, Sargent und Hull (2016). Siehe auch Anderson et al. (2010).
47 Alanko (2023) bietet eine umfangreiche Übersicht zu den sozialen und psychologischen Effekten von Videospielen bei Heranwachsenden.
48 Kovess-Masfety et al. (2016); Sampalo, Lázaro und Luna (2023).
49 Russoniello et al. (2013).
50 Granic et al. (2014); Greitemeyer und Mügge (2014).
51 Heranwachsende mit bestimmten bereits bestehenden psychischen Leiden entwickeln beispielsweise mit größerer Wahrscheinlichkeit ein problematisches

Nutzungsverhalten als jene, die bereits unter Angststörungen und / oder einer Depression leiden. Siehe Lopes et al. (2022).

52 Pallavicini et al. (2022).

53 Die Belege dafür, dass problematisches Videospiel letztlich die Einsamkeit verschlimmern kann, werden noch debattiert. Auch hier ist oft entscheidend, welche Rolle das Videospiel im Leben einer Person einnimmt und um welche Art von Spiel es sich handelt. Siehe Luo et al. (2022).

54 Charlton und Danforth (2007); Lemmens et al. (2009); Brunborg et al. (2013).

55 Young (2009).

56 BBC News (9. Dezember 2022). Children stopped sleeping and eating to play Fortnite – lawsuit. BBC News. www.bbc.com/news/worlduscanada-63911176.

57 Siehe Zastrow (2017); Ferguson et al. (2020).

58 Stevens et al. (2021).

59 Wittek et al. (2016).

60 Brunborg et al. (2013); Fam (2018).

61 The *DSM-5-TR* (American Psychiatric Association, 2022); zur Diagnose wird weiter geforscht. Siehe American Psychiatric Association (Januar 2023).

62 Chris Ferguson, Autor von *Moral Combat*, untersucht die Auswirkungen von Videospielen auf die mentale Gesundheit seit Jahrzehnten und merkt an, dass das Ermitteln der Prävalenz unter anderem deshalb schwierig ist, weil es «keine allgemein anerkannte Liste von Symptomen für problematisches Spielverhalten gibt und auch kein Maß dafür, sodass stets nur geschätzt werden kann».

63 Männikkö et al. (2020) liefern Nachweise für die Auswirkungen problematischen Spielverhaltens auf die psychische Gesundheit. Siehe auch Brailovskaia, Meier-Faust et al. (2022), die in einem Experiment herausfanden, dass eine zweiwöchige Abstinenz von Videospielen Stress, Ängstlichkeit und andere Symptome der Internet-Spielsucht bei einer Gruppe deutscher Erwachsener reduzierte, die zuvor mindestens drei Stunden pro Woche gespielt hatten. Siehe auch Ferguson, Coulson und Barnett (2011), die argumentieren, dass die Belege für einen Zusammenhang zwischen der mit Videospielen verbrachten Zeit und der mentalen Gesundheit sehr unterschiedlich sind und möglicherweise ihren Ursprung in zugrundeliegenden Problemen der psychischen Gesundheit haben.

64 Rideout und Robb (2019). Ähnliche Ergebnisse erbrachte eine Studie mit norwegischen Heranwachsenden (Brunborg et al., 2013), bei der die durchschnittliche Spielzeit pro Woche bei Mädchen 5 Stunden, bei Jungen 15 Stunden und 42 Minuten betrug. Bei den abhängigen Spielern lag die durchschnittliche wöchentliche Spielzeit bei 24 Stunden.

65 Mädchen spielen ebenfalls Videospiele, aber es sind durchschnittlich weniger, und sie spielen nicht so lange, andere Spiele und mit weniger Vergnügen als Jungs. Der Common Sense Report von 2019 ergab, dass 70 Prozent der acht- bis achtzehnjährigen Jungen «sehr gern» mit der Spielkonsole spielten, aber nur 23 Prozent der Mädchen (Rideout und Robb, 2019). Die Raten beim mobilen Spielen sind höher, hier berichten 35 Prozent der Mädchen und 48 Prozent der Jungen, dass sie dies sehr gern tun. Der Bericht zeigt auch, dass Mädchen ungefähr 47 Minuten täg-

lich spielen, überwiegend auf ihren Smartphones. Sie spielen zumeist auch andere Arten von Spielen als Jungen und interessieren sich mehr für soziale, Rate- bzw. Karten-, Musik- bzw. Tanz-, Wissens- bzw. Edutainment- sowie Simulationsspiele (siehe Phan et al., 2012; siehe auch Lucas und Sherry, 2004; Lang et al., 2021). In den letzten Jahren nimmt überdies die Beliebtheit von Videogame-Streamerinnen rasant zu, die Massen an (meist männlichen) Followern anziehen. Siehe Patterson, C. (4. Januar 2023). Most-watched female Twitch streamers in 2022: Amouranth dominates, VTubers rise up. *Dexerto.* www.dexerto.com/entertainment/most-watched-female-twitch-streamers-in-2022-amouranth-dominates-vtubers-rise-up2023110.

66 Peracchia und Curcio (2018).

67 Cox (2021).

68 Durkheim (1897/1973, S. 213).

KAPITEL 8
Gewinn und Verlust an Spiritualität

1 DeSteno (2021).

2 DeStenos Forschung bestätigt die Erkenntnis des Existenzphilosophen Søren Kierkegaard aus dem 19. Jahrhundert (1847/2009): «Die Funktion des Gebets besteht nicht darin, Gott zu beeinflussen, sondern vielmehr darin, die Natur des Betenden zu verändern.»

3 Vergleiche dazu meine Beschreibung eines Footballspiels an der University of Virginia in Kapitel 11 von *The Righteous Mind* (Haidt, 2012).

4 Nicht demselben Zeitplan zu folgen wie andere oder sich nicht «zeitlichen Normen» zu unterwerfen, bewirkt Studien zur Zeiteinteilung zufolge, dass man mit seinem Leben weniger zufrieden ist: Kim (2023).

5 Siehe meine Darstellung der «Schwarm-Psychologie» in Kapitel 10 von *The Righteous Mind*, in dem ich auch viele wissenschaftliche Literaturverweise biete.

6 Einen Überblick zur Synchronitätsforschung (auch zu DeStenos eigener Arbeit) liefert das Einführungskapitel von DeSteno (2021).

7 DeSteno (2021) geht ausführlich auf die Bedeutung des gemeinsamen Essens bei religiösen Ritualen und an Festtagen ein.

8 Die Aussage, dass sich der Mensch als religiöses Wesen entwickelt hat, ist durchaus umstritten. In *The Righteous Mind* erkläre ich, wie Religion, Moral und neuronale Schaltkreise für Synchronizität und Selbstvergessenheit koevoluierten, wobei ich mich auf die Arbeit von David Sloan Wilson (2002) und vielen anderen berufe. Andere Forschende, darunter Richard Dawkins (2006), lehnen diese Aussage dagegen ab.

9 Eime et al. (2013); Pluhar et al. (2019). Siehe auch Hoffmann et al. (2022). Dieser Zusammenhang kann allerdings teilweise auch umgekehrt zustande kommen – vielleicht entscheiden sich geselligere Kinder einfach eher für Teamsportarten.

10 Davidson und Lutz (2008).

11 Goyal et al. (2014).
12 Economides et al. (2018).
13 Buchholz (2015); Kenge et al. (2011).
14 Zitiert nach Maezumi und Cook (2007).
15 Natürlich werden diese Vorwürfe schon geäußert, seit es Radio und Fernsehen gibt. Doch Smartphones und soziale Medien verlangen mehr Aufmerksamkeit und erzeugen mehr Suchtverhalten, als es tragbare Radios und Kassettenrekorder (wie der Walkman) je getan haben.
16 Filipe et al. (2021).
17 Hamilton et al. (2015).
18 Siehe Keltner (2022, S. 37) und Carhart-Harris et al. (2012). Van Elk et al. (2019) weisen in ihrer Studie nach, dass Ehrfurcht die DMN-Aktivität verringert.
19 Keltner (2022, S. 37).
20 Siehe Wang et al. (2023), die fanden, dass «individuelle Variationen der *Fear of missing out* [kurz FOMO, die Angst, etwas zu verpassen] mit der strukturellen Architektur im rechten Precuneus assoziiert sind, einem entscheidenden Schaltzentrum innerhalb eines größeren funktionalen Netzwerks, das dem DMN ähnelt und an sozialen und selbstreferenziellen Prozessen beteiligt ist». Maza et al. (2023) führten eine fMRT-Längsschnittstudie mit Heranwachsenden in der Pubertät durch und kamen zu dem Ergebnis, dass sich die Gehirne intensiver Nutzerinnen und Nutzer sozialer Medien im Laufe der Zeit anders entwickelten als die von gelegentlichen Nutzerinnen und Nutzern. Ihre Gehirne wurden sensitiver (reaktiver) im Hinblick auf Informationen über anstehende soziale Belohnungen oder Bestrafungen.
21 Hier berufe ich mich auf Minoura (1992) sowie auf Forschungen zum Zweitspracherwerb.
22 Berkovitch et al. (2021).
23 Matthäus 7:1–2. (Deutsch zitiert aus: Die Bibel nach der Übersetzung Martin Luthers. Stuttgart: Dt. Bibelgesellschaft, 1985.)
24 Matthäus 7:3. (Deutsch zitiert aus: Die Bibel nach der Übersetzung Martin Luthers. Stuttgart: Dt. Bibelgesellschaft, 1985.)
25 Seng-ts'an, *Hsin hsin ming*. In Conze (1954). Deutsch: Sengcan / Shôdô Harada: Die Inschrift vom Vertrauen in den Geist (Xinxinming / Shinjinmei). Deutsch von Guido Keller nach der engl. Übersetzung von Sabine ShoE Huskamp. Frankfurt: Angkor-Verlag, 2019.
26 Levitikus 19:18. (Deutsch zitiert aus: Die Bibel nach der Übersetzung Martin Luthers. Stuttgart: Dt. Bibelgesellschaft, 1985.)
27 M. L. King (1957/1997).
28 Dhammapada (Roebuck, 2010). (Deutsch zitiert aus: Dhammapada: Die Weisheitslehren des Buddha. Übs. von Munish B. Schiekel. Freiburg: Herder, 1998. Kap. 1: Die Wahl, Vers 5.)
29 Emerson (1836). (Deutsch zitiert aus: Emerson, R. W.: Natur. Zürich: Diogenes, 1988. S. 16 f.)
30 Keltner und Haidt (2003). Es gibt viele weitere Wahrnehmungen oder Einschätzungen, die Ehrfurcht in all ihren Spielarten hervorrufen, darunter Bedrohlich-

keit (wie bei einem Gewitter oder einer zürnenden Gottheit), Schönheit, Außergewöhnlichkeit oder übermenschliche Fähigkeiten, Tugend und übernatürliche Ursachen.

31 Tippett, K. (Gastgeberin). (2. Februar 2023). Dacher Keltner – the thrilling new science of awe [Audio-Podcast-Folge]. *The On Being Project.* onbeing.org/programs/dacher-keltner-the-thrilling-new-science-of-awe.

32 Monroy und Keltner (2023).

33 Wilson (1984).

34 Grassini (2022); Lee et al. (2014).

35 Das eigentliche Zitat lautet so: «Was predigt uns denn dies heiße Verlangen und dieses Unvermögen, was anders als, daß es einstmals im Menschen ein wahres Glück gab, von welchem ihm jetzt nichts übrig ist als die Erinnerung und die ganz leere Spur, die er vergebens mit allem, was ihn umgiebt, aus zu füllen unternimmt, indem er in den Dingen, die nicht da sind, die Hilfe sucht, welche er von den gegenwärtigen nicht erhält und welche weder die einen noch die andern im Stande sind ihm zu geben, weil dieser unendliche Abgrund nur ausgefüllt werden kann durch einen unendlichen und unveränderlichen Gegenstand?» (nämlich Gott selbst). Aus Pascal (1966, S. 75). (Deutsch zitiert aus: Gedanken über die Religion. Berliner Ausgabe 2013, 2. Auflage. Nach der Übersetzung von Karl Adolf Blech [Berlin: Wilhelm Besser, 1840], S. 124 [Zweiter Theil: Gedanken, welche sich unmittelbar auf die Religion beziehen, Fünfter Abschnitt: Die wahre Religion bewiesen durch die Widersprüche im Menschen und durch die Erbsünde, Kap. 3]. Abgerufen unter http://www.zeno.org/Lesesaal/N/9781484049679?page=0.

36 Darwin (1871/1998); Wilson (2002).

37 Dhammapada (Roebuck, 2010). (Deutsch zitiert aus: Dhammapada: Die Weisheitslehren des Buddha. Übs. von Munish B. Schiekel. Freiburg: Herder, 1998. Kap. 1: Die Wahl, Vers 1.)

38 Marcus Aurelius (2. Jh. / 2002, S. 59). (Deutsch zitiert aus: Marc Aurel: Selbstbetrachtungen. Stuttgart: Reclam, 2023. 5. Buch, Kap. 16. S. 66.)

KAPITEL 9
Vorbereitungen für kollektives Handeln

1 So wie es die Bloggerin und Autorin Lenore Skenazy 2008 tat, was ihr den Spitznamen *America's Worst Mom*, «Amerikas schlechteste Mutter», einbrachte.

2 Skenazy (2009).

3 Outsideplay.ca beispielsweise ist «ein Tool für die Neubewertung von Risiken für Sorgepersonen und Erziehende für Kleinkinder, um mit ihren Ängsten umzugehen und einen Plan zu entwickeln, sich zu verändern, sodass ihre Kinder mehr Gelegenheit für riskantes Spiel haben». Und play:groundNYC will «die Stadt durch Spiel verändern». Die Organisation betreibt einen wunderbaren «Schrott-Spielplatz» auf Governors Island, den meine Kinder sehr gern mochten.

4 Melden Sie sich unter www.afterbabel.com an.

KAPITEL 10
Was Regierungen und Tech-Unternehmen tun können

1 Pandey, E. (9. November 2017). Sean Parker: Facebook was designed to exploit human «vulnerability». *Axios.* www.axios.com/2017/12/15/sean-parker-facebook-was-designed-to-exploit-human-vulnerability-1513306782.

2 Roser et al. (2019) beschreiben die rückläufigen Entwicklungen bei der Mortalität unter Kindern und Kleinkindern.

3 Sie finden Harris' Präsentation unter www.minimizedistraction.com.

4 Ein Beispiel für eine solche Abwärtsspirale ist das Kurzvideo-Format bei TikTok, das sich als höchst wirksam erwies, um junge Leute dauerhaft an den Haken zu nehmen, und deshalb rasch von Instagram und Facebook Reels YouTube Shorts und dem Spotlight-Feature von Snapchat kopiert wurde. Harris spricht in diesem Zusammenhang von der TikTokisierung der sozialen Medien. Ich danke Jamie Neikrie für dieses Beispiel.

5 Harris, T. Abgerufen unter www.commerce.senate.gov/services/files/96E3A739-DC8D-45F1-87D7-EC70A358371D.

6 Siehe den Abschnitt zur Altersverifizierung in Social Media Reforms: A Collaborative Review, verfügbar unter https://jonathanhaidt.com/reviews/.

7 Heath, A. (15. Oktober 2021). Facebook's lost generation. *Verge.* www.theverge.com/22743744/facebook-teen-usage-decline-frances-haugen-leaks.

8 Wells, G., und Horwitz, J. (28. September 2021). Facebook's effort to attract preteens goes beyond Instagram kids, documents show. *Wall Street Journal.* www.wsj.com/articles/facebook-instagram-kids-tweens-attract-11632849567.

9 Meta (29. Juni 2023). Instagram Reels Chaining AI system. www.transparency.fb.com/features/explaining-ranking/ig-reels-chaining/?referrer=1.

10 Hanson, L. (11. Juni 2021). Asking for a friend: What if the TikTok algorithm knows me better than I know myself? *GQ Australia.* www.gq.com.au/success/opinions/asking-for-a-friend-what-if-the-tiktok-algorithm-knows-me-better-than-i-know-myself/news-story/4eea6d6f23f9ead544c2f773c9a13921; Barry, R., Wells, G., West, J., Stern, J., und French, J. (8. September 2021). How TikTok serves up sex and drug videos to minors. *Wall Street Journal.* www.wsj.com/articles/tiktok-algorithm-sex-drugs-minors-11631052944.

11 The Data Team (18. Mai 2018). How heavy use of social media is linked to mental illness. *The Economist.* www.economist.com/graphic-detail/2018/05/18/how-heavy-use-of-social-media-is-linked-to-mental-illness.

12 Dennoch wird das Gesetz wohl auf Jahre hinaus nicht greifen. Die Plattformen blockieren die Implementierung von Design-Codes in vielen Bundesstaaten mit Gerichtsverfahren, in denen sie behaupten, die meisten Vorgaben des AADC würden gegen den ersten Zusatzartikel der Verfassung der Vereinigten Staaten verstoßen. Im Grunde argumentieren die Plattformen, dass sie nicht reguliert werden könnten, weil jegliche Regulierung die Beiträge auf den Plattformen beeinflussen würde.

13 Zach und ich arbeiten gemeinsam mit dem Center for Humane Technology daran,

die vielen von Regierungen und Gesetzgebern in den USA und anderen Staaten vorgeschlagenen oder implementierten Ansätze zusammenzustellen und zu analysieren. Den Link dazu finden Sie unter http://jonathanhaidt.com/reviews/. Siehe auch Rausch und Haidt (November 2023).

14 Newton, C. (4. August 2023). How the kids online safety act puts us all at risk. *The Verge.* www.theverge.com/2023/8/4/23819578/kosa-kids-online-safety-act-privacy-danger. Ein weiteres Beispiel bietet The Free Press (15. Dezember 2022). Twitter's secret blacklists. The Free Press. www.thefp.com/p/twitters-secret-blacklists.

15 Eine ausgiebigere Darstellung der Grenzen von Content-Moderation bietet Iyer, R. (7. Oktober 2022). Content moderation is a dead end. *Designing Tomorrow*, Substack. psychoftech.substack.com/p/content-moderation-is-a-dead-end.

16 Mehr zum Design von Plattformen (inklusive einiger Beispiele) bei Howell, J. P., Jurecic, Q., Rozenshtein, A. Z., und Iyer, R. (27. März 2023). Ravi Iyer on how to improve technology through design. *The Lawfare Podcast.* www.lawfaremedia.org/article/lawfare-podcast-ravi-iyer-how-improve-technology-through-design.

17 Evans, A., und Sharma, A. (12. August 2021). Furthering our safety and privacy commitments for teens on TikTok. TikTok. newsroom.tiktok.comen-us/furthering-our-safety-and-privacy-commitments-for-teens-on-tiktok-us.

18 Instagram (27. Juli 2021). Giving young people a safer, more private experience. Instagram. about.instagram.com/blog/announcements/giving-young-people-a-safer-more-private-experience.

19 Sie sind auch sprachlich neutral, während Anweisungen zu mehr Content-Moderation in den Hunderten von Sprachen, die Facebook unterstützt, wohl eher nicht gleichermaßen gut implementiert werden. Frances Haugen äußert sich eingehend zum Wert von Design-Veränderungen, die sich leicht in allen Sprachen umsetzen lassen.

20 Jargon, J. (18. Juni 2019). How 13 became the internet's age of adulthood. *Wall Street Journal.* www.wsj.com/articles/how-13-became-the-internets-age-of-adulthood-11560850201.

21 Siehe ebd.

22 Orben et al. (2022).

23 The Age Verification Providers Association, avpassociation.com.

24 Zu den Optionen zur Altersverifikation, die Meta inzwischen seinen Nutzern anbietet: Meta (23. Juni 2022). Introducing new ways to verify age on Instagram. *Meta.* www.about.fb.com/news/2022/06/new-ways-to-verify-age-on-instagram.

25 Die nächste Internet-Generation kann und sollte so konzipiert sein, dass Menschen über ihre Daten selbst verfügen und entscheiden können, wie diese genutzt werden. Eine Vision davon finden Sie unter ProjectLiberty.io.

26 Eltern können mit ihrem heimischen Router gekoppelte Kontroll- und Filterprogramme verwenden, um solche Blocks durchzuführen. Mehr zu solchen Programmen werde ich in meinem Substack erläutern. Dies sind jedoch relativ komplizierte Schritte, die Eltern gehen müssen, und das bedeutet, dass sie nur von relativ wenigen Eltern wahrgenommen werden. Ich schlage Grundeinstellungen vor, die

automatisch greifen, es sei denn, die Eltern ändern die Grundeinstellungen gezielt.

27 Skenazy, L. (14. Juli 2014). Mom jailed because she let her 9-year-old daughter play in the park unsupervised. *Reason.* www.reason.com/2014/07/14/mom-jailed-because-she-let-her-9-year-ol.

28 Skenazy, L. (8. Dezember 2022). CPS: Mom can't let her 3 kids– ages 6, 8, and 9– play outside by themselves. *Reason.* www.reason.com/2022/12/08/emily-fields-pearsiburg-virginia-cps-kids-outside-neglect.

29 St. George, D. (22. Juni 2015). «Free range» parents cleared in second neglect case after kids walked alone. *Washington Post.* www.washingtonpost.com/local/education/free-range-parents-cleared-in-second-neglect-case-after-children-walked-alone/2015/06/22/82283c24-188c-11e5-bd7f-4611a60dd8e5_story.html.

30 Flynn et al. (2023).

31 Mom issued misdemeanor for leaving 11-year-old in car. (9. Juli 2014). *NBC Connecticut.* www.nbcconnecticut.com/news/local/mom-issued-misdemeanor-for-leaving-11-year-old-in-car/52115.

32 Für Menschen, die ihr Land oder Bundesland dazu anregen wollen, ein Gesetz im Sinne der «Reasonable Childhood Independence» zu formulieren, bietet Let Grow auf seiner Website frei verfügbare Informationen und Vorlagen für Gesetzesinitiativen an: www.letgrow.org/legislative-toolkit.

33 Siehe dazu *Free Play and Mental Health: A Collaborative Review* unter www.jonathanhaidt.com/reviews.

34 Die US-Gesundheitsbehörde Centers for Disease Control (CDC) empfiehlt Pausen für alle Klassenstufen, auch die der Highschool. Siehe dazu Centers for Disease Control (o. d.). Recess. CDC Healthy Schools. www.cdc.gov/healthyschools/physicalactivity/recess.htm.

35 Young et al. (2023).

36 Sanderson, N. (30. Mai 2019). What are school streets? 880 Cities. www.880cities.org/what-are-school-streets.

37 Städte können auch kinderfreundlicher werden, indem sie den öffentlichen Personennahverkehr für Kinder attraktiv machen. Tim Gill, Autor des Buches *Urban Playground: How Child-Friendly Planning and Design Can Save Cities*, weist beispielsweise darauf hin, dass Kinder im Alter von fünf bis zehn Jahren in London ohne erwachsene Begleitung umsonst mit U-Bahnen und Bussen fahren dürfen.

38 Reeves (2022, Kapitel 10) bietet einen Überblick über Forschungen zum Thema.

39 Ein Beispiel: Der US-amerikanische National Apprenticeship Act von 2023 sieht vor, über fünf Jahre rund 3,5 Milliarden Dollar zu investieren, um fast eine Million Ausbildungsplätze für junge Leute zu schaffen.

40 Bowen et al. (2016); Gillis et al. (2016); Bettmann et al. (2016); Wilson und Lipsey (2000); Beck und Wong (2022); Davis-Berman und Berman (1989); Gabrielsen et al. (2019); Stewart (1978).

41 The DCF Wilderness School, portal.ct.gov/DCF/Wilderness-School/Home. Andere US-Bundesstaaten bieten ähnliche Programme an. Siehe The Montana Wilderness School, www.montanawildernessschool.org.

KAPITEL 11
Was Schulen tun können

1 St. George, D. (28. April 2023). One school's solution to the mental health crisis: Try everything. *Washington Post.* www.washingtonpost.com/education/2023/04/28/school-mental-health-crisis-ohio.

2 Brundin, J. (5. November 2019). This Colorado middle school banned phones 7 years ago. They say students are happier, less stressed, and more focused. Colorado Public Radio. www.cpr.org/2019/11/05/this-colorado-middle-school-banned-phones-seven-years-ago-they-say-students-are-happier-less-stressed-and-more-focused.

3 Die Handy- beziehungsweise Smartphone-Regeln lauten wie folgt: «Beim ersten Mal, wenn ein Smartphone außerhalb des Schulranzens entdeckt wird, gibt es eine Verwarnung. Beim zweiten Regelverstoß wird das Gerät konfisziert, und die Eltern müssen kommen und es abholen. Beim dritten Mal muss der Schüler das Smartphone zu Beginn des Schultags abgeben und es am Ende wieder abholen, und das für eine bestimmte Zeitdauer.»

4 Walker, T. (3. Februar 2023). Cellphone bans in school are back. How far will they go? *NEA Today.* www.nea.org/advocating-for-change/new-from-nea/cellphone-bans-school-are-back-how-far-will-they-go.

5 Im Jahr 2023 brachte die American Federation of Teachers einen Bericht heraus, der die sozialen Medien anprangerte, weil sie «das Lernen im Unterricht torpedieren, dem Schulsystem zusätzliche Kosten verursachen und eine der entscheidenden Ursachen für die landesweite Krise der psychischen Gesundheit bei Kindern und Jugendlichen» sind. Siehe American Federation of Teachers (20. Juli 2023). New report calls out social media platforms for undermining schools, increasing costs, driving youth mental health crisis. www.aft.org/press-release/new-report-calls-out-social-media-platforms-undermining-schools-increasing-costs.

6 Siehe das Zitat von Ken Trump in diesem Essay: Walker, T. (3. Februar 2023). Cellphone bans in school are back. How far will they go? *NEA Today.* www.nea.org/advocating-for-change/new-from-nea/cellphone-bans-school-are-back-how-far-will-they-go. Relevant ist auch, dass die Middleschool in Newton, Connecticut, an deren Grundschulzweig 2012 eine entsetzliche Schießerei stattfand, 2022 beschloss, dass die Schülerinnen und Schüler ihre Smartphones den ganzen Schultag lang in ein Schließfach geben müssen. Von Elternseite wurde ich auf das dortige Eltern-Handbuch hingewiesen: Newtown Public School District (n. d.). Newtown middle school, 2022–2023 student/parent handbook. nms.newtown.k12.ct.us/_theme/files/2022-2023/2022-2023%20Student_Parent%20Handbook_docx.pdf.

7 Siehe UNESCO (2023). Technology in education: A tool on whose terms? www.unesco.org/gem-report/en/technology. Eine Zusammenfassung der Empfehlungen bezüglich Smartphones bieten Butler, P., und Farah, H. (2023, July 25). «Put learners first»: Unesco calls for global ban on smartphones in schools. *Guardian.* www.theguardian.com/world/2023/jul/26/put-learners-first-unesco-calls-for-global-ban-on-smartphones-in-schools.

8 Zach Rausch und ich sammeln die Belege zum Thema smartphonefreie Schulen in einem gemeinschaftlichen Übersichtsdokument, das unter www.jonathanhaidt.com/reviews verfügbar ist.

9 Richtel, M. (22. Oktober 2011). A Silicon Valley school that doesn't compute. *New York Times.* www.nytimes.com/2011/10/23/technology/at-waldorf-school-in-silicon-valley-technology-can-wait.html; Bowles, N. (26. Oktober 2018). The digital gap between rich and poor kids is not what we expected. *New York Times.* www.nytimes.com/2018/10/26/style/digital-divide-screens-schools.html.

10 Siehe die Grafiken in der Online-Ergänzung oder hier: National Center for Education Statistics (n. d.). Der Abfall bei den Ergebnissen des akademischen Jahres 2020 (gemessen vor den COVID-Lockdowns) bis zum akademischen Jahr 2022 betrug neun Punkte in Mathematik und vier Punkte im Lesen. Der Abfall von 2012 bis 2020 betrug fünf Punkte in Mathematik und drei Punkte im Lesen.

11 Twenge, Wang et al. (2022). Siehe auch Nagata, Singh et al. (2022)

12 Mit ist kein Schulbezirk bekannt, der diese Hypothese experimentell überprüft hätte, indem für zufällig ausgewählte Middleschools Smartphonefreiheit angeordnet wurde und für andere nicht. Genau eine solche Studie halte ich für entscheidend, um der Krise der psychischen Gesundheit zu begegnen. Wie eine solche Studie konzipiert sein müsste, beschreibe ich eingehender in dem Dokument Social Media and Mental Health: A Collaborative Review, das in der Online-Ergänzung verfügbar ist.

13 Siehe dazu «Khanmingo», den persönlichen Assistenten der Khan Academy: Khan Academy (n. d.). World-class AI for education. www.khanacademy.org/khan-labs.

14 Stinehart, K. (23. November 2021). Why unstructured free play is a key remedy to bullying. *eSchool News.* www.eschoolnews.com/sel/2021/11/23/why-unstructured-free-play-is-a-key-remedy-to-bullying.

15 Eine ausführlichere Liste mit Vorschlägen sowie Updates für diese Liste finden Sie in der Online-Ergänzung.

16 Alle Materialien von Let Grow sind kostenlos. Siehe www.letgrow.org/program/the-let-grow-project.

17 Soave, R. (20. November 2014). Schools to parents: Pick up your kids from the bus or we'll sic child services on you. *Reason.* reason.com/2014/11/20/child-services-will-visit-parents-who-le.

18 Skenazy, L. (7. November 2016). Local library will call the cops if parents leave their kids alone for 5 minutes. *Reason.* reason.com/2016/11/07/local-library-will-call-the-cops-if-pare.

19 Centers for Disease Control and Prevention (2015, S. 134).

20 Siehe Martinko, K. (17. Oktober 2018). Children spend less time outside than prison inmates. *Treehugger.* www.treehugger.com/children-spend-less-time-outside-prison-inmates-4857353. Zu Forschungen, die diese Behauptung stützen, siehe Edelman, R. (4. April 2016). Dirt is good: The campaign for play. *Edelman.* www.edelman.co.uk/insights/dirt-good-campaign-play.

21 Der Bericht wurde durch die U. S. National Commission on Excellence in Education herausgegeben. Siehe Gray et al. (2023).

22 Der *No Child Left Behind Act*, ein Bundesgesetz, verstärkte massiv den Fokus auf Testergebnissen. Die *Common Core State Standards* wurden 2009 erarbeitet, 2010 veröffentlicht und rasch von fünfundvierzig Bundesstaaten und dem District of Columbia übernommen. Fünf dieser Bundesstaaten setzten die Standards jedoch später wieder außer Kraft oder ersetzten sie. Siehe dazu Common Core implementation by state. *Wikipedia*. en.wikipedia.org/wiki/Common_Core_implementation_by_state.

23 Atlanta public schools cheating scandal. Wikipedia. en.wikipedia.org/wiki/Atlanta_Public_Schools_cheating_scandal.

24 Murray und Ramstetter (2013). Siehe auch Singh et al. (2012) bezüglich Forschungen zum Zusammenhang zwischen körperlicher Aktivität und schulischer Leistung.

25 Haapala et al. (2016).

26 Centers for Disease Control (Januar 2017). Strategies for recess in schools. U. S. Department of Health and Human Services. www.cdc.gov/healthyschools/physicalactivity/pdf/2019_04_25_SchoolRecess_strategies_508tagged.pdf.

27 Brooklyn Bridge Parents (7. Mai 2017). A look inside the junk yard playground on Governors Island. brooklynbridgeparents.com/a-look-inside-the-junk-yard-playground-on-governors-island.

28 Foto: Jonathan Haidt.

29 Keeler (2020).

30 Ich danke Adam Bienenstock für dieses Foto. Er baute den Spielplatz nach einem Konzept des dänischen Spielplatzarchitekten Helle Nebelong.

31 Fyfe-Johnson et al. (2021).

32 Vella-Brodrick und Gilowska (2022).

33 Lahey, J. (28. Januar 2014). Recess without rules. *Atlantic*. www.theatlantic.com/education/archive/2014/01/recess-without-rules/283382; siehe auch Saul, H. (28. Januar 2014). New Zealand school bans playground rules and sees less bullying and vandalism. *Independent*. www.independent.co.uk/news/world/australasia/new-zealand-school-bans-playground-rules-and-sees-less-bullying-and-vandalism-9091186.html.

34 Siehe ebd.

35 Brussoni et al. (2017).

36 Gesundes Spiel tut manchmal weh. Raufereien und Beschimpfungen, Kratzer und blaue Flecken sind Bestandteile des natürlichen Spiels und notwendig, damit das Spiel seine Antifragilitätswirkung entfalten kann. Eliminiert man diese Faktoren aus Pausen, damit die Kinder «sicher» sind, ist das so, als würde man dem Weizen alle Nährstoffe nehmen und Kinder nur mit Weißbrot ernähren. Ich sage nicht, dass wir Drangsalierungen und Mobbing hinnehmen sollten. Mobbing ist ein Verhalten, das mehr als einen Tag lang wiederholt wird und mit dem ein Kind einem anderen gezielt wehtun will. Eine wichtige Aufgabe von Erwachsenen besteht darin, Regeln aufzustellen, die Mobbing reduzieren, und darauf zu reagieren, wenn es auftritt. Die große Mehrheit aller Konflikte und Streitereien aber sind kein Mobbing; Erwachsene sollten diese also nicht sofort unterbinden.

37 Dee (2006); Mullola et al. (2012).

38 Partelow (2019, S. 3).

39 Siehe Reeves (September 2022); Casey und Nzau (2019); Torre (2013).

40 Diese beiden Absätze habe ich einem Essay entnommen, den ich für *The Atlantic* geschrieben und in dem ich smartphonefreie Schulen propagiert habe: Haidt, J. (6. Juni 2023). Get phones out of schools now. *Atlantic*. www.theatlantic.com/ideas/archive/2023/06/ban-smartphones-phone-free-schools-social-media/674304.

41 Ich erkenne an, dass Schulen sich dabei mit erhöhten Haftungsrisiken und Versicherungskosten konfrontiert sehen. Ich hoffe, dass Regierungen Reformen umsetzen, die Schulen wieder die Freiheit geben, sich auf die Bildung zu konzentrieren, statt sich mit Rechtsstreitigkeiten auseinandersetzen zu müssen. Howard (2014) legt dar, wie dabei vorgegangen werden könnte.

42 Das würde einen der bedeutendsten Mängel in der wissenschaftlichen Literatur ausgleichen: den Fokus auf Wirkungen auf individueller Ebene. Es liegen praktisch keine Forschungsarbeiten zu kompletten Schulen vor, die smartphonefrei geworden sind oder freies Spiel und Autonomie stark ausgeweitet haben. Machen wir uns daran, die emergenten Wirkungen dieser Maßnahmen auf Ebene der Gruppen zu erfassen.

43 Bei einer großen Anzahl teilnehmender Schulen funktioniert die Einteilung nach dem Zufallsprinzip gut. Wenn aber beispielsweise nur sechzehn Middleschools teilnehmen und diese im Hinblick auf vertretene Bevölkerungsgruppen und soziale Hintergründe sehr unterschiedlich sind, ist es klüger, ähnliche Schulen unterschiedlichen Gruppen zuzuteilen, damit jede der vier Gruppen mit den anderen möglichst gut vergleichbar ist. In diesem Fall könnte zunächst die Gruppenbildung erfolgen, um dann die Zuordnung zu bestimmten Versuchsbedingungen nach dem Zufallsprinzip vorzunehmen, etwa indem Zahlen gezogen werden.

44 Vor Beginn des Experiments werden Kriterien und Instrumente vereinbart, um die Hauptvariablen zu messen, auf die es der Schule ankommt, wie akademische Leistungen, Behandlung aufgrund psychischer Probleme, Berichte der Schüler über ihre psychische Gesundheit und ihre Bindung an die Schule, Maßnahmen gegen Mobbing und Verhaltensprobleme sowie Lehrerberichte zur Kultur im Klassenzimmer, auch zur Fähigkeit der Schüler, bei einer Aufgabe zu bleiben und sich aktiv am Unterricht zu beteiligen. Die Messungen dafür werden nach Möglichkeit monatlich erhoben, mindestens aber drei Mal im Verlauf des Schuljahrs.

45 In Grundschulen spielen Smartphones wahrscheinlich noch keine große Rolle; hier könnte man vereinfachte Varianten des Experiments mit nur zweierlei Versuchsbedingungen umsetzen: Spielclub / kein Spielclub oder Let-Grow-Projekt / kein Let-Grow-Projekt. Experimente wie diese sollten in unterschiedlichen Regionen und Ländern durchgeführt werden, um die Auswirkungen unter verschiedenen Bedingungen zu überprüfen.

KAPITEL 12
Was Eltern tun können

1 Gopnik (2016, S. 18).

2 Lenore Skenazy verfasste einige Abschnitte dieses Kapitels mit mir zusammen und ließ dabei ihre Erfahrungen als Präsidentin des Projekts LetGrow.org einfließen, das wir 2017 gemeinsam mit Peter Gray und Daniel Shuchman gegründet haben. Eine umfassendere Liste mit Vorschlägen sowie Updates dazu finden Sie in der Online-Ergänzung zu diesem Kapitel sowie unter www.letgrow.org.

3 Scarr (1992).

4 Zu der ansteigenden Zahl von Zwölftklässlern in den USA, die glauben, dass ihr «Leben nicht besonders nützlich» sei, siehe die Online-Ergänzung.

5 Zusammenfassungen und Links zu solchen Empfehlungen finden Sie in meinem kollaborativen Übersichtsdokument: The Impact of Screens on Infants, Toddlers, and Preschoolers, http://jonathanhaidt.com/reviews/.

6 Myers et al. (2017); Kirkorian und Choi (2017); Roseberry et al. (2014).

7 Zumindest sind die Empfehlungen von Medienfachleuten in den Vereinigten Staaten (Council on Communications and Media, 2016), Kanada (Ponti et al., 2017) und Australien (Joshi und Hinkley, 2021) übereinstimmend. Im Vereinigten Königreich sieht man die Sache etwas lockerer (Viner et al., 2019).

8 Diese Aufzählung zitiere ich direkt von der American Academy of Child & Adolescent Psychiatry (2020).

9 Dazu möchte ich anmerken, dass ich das Anschauen von Sendungen und Filmen während langer Autofahrten oder Flüge bei Kindern über zwei oder drei Jahren in Ordnung finde.

10 Harris (1989).

11 Hier einige Links für den deutschen Kontext (Ergänzung der Übersetzerinnen): https://www.dvr.de/aktuelle-infos/sicher-zur-schule; https://vcoe.at/service/fragen-und-antworten/sicherer-schulweg; https://fussverkehr.ch/unsere-themen/verkehrssicherheit/schulwege/; https://www.schulwege.ch/; https://www.mobilekids.net/de/schulweg.

12 Auch Naturschutzorganisationen bieten entsprechende Freizeiten für Kinder und Jugendliche an. Eine beispielhafte Liste mit Sommercamps in den USA und Kanada, die das freie Umherstreifen von Kindern unterstützen, finden Sie bei Skenazy, L. (14. August 2023). Phone-free camps. Let Grow. www.letgrow.org/resource/phone-free-camps.

13 Vergewissern Sie sich, dass die Leitung die Smartphones auch tatsächlich während des Aufenthalts unter Verschluss hält; viele Camps bezeichnen sich zwar als «handy-» beziehungsweise «smartphonefrei», doch wie auch in vielen Schulen bedeutet das oft lediglich: «Lass dich nicht von einem Erwachsenen erwischen, wenn du dein Smartphone aus der Tasche ziehst.»

14 Das Konzept der *playborhoods* beschreibt Thernstrom, M. (16. Oktober 2016). The anti-helicopter parent's plea: Let kids play! *New York Times*. www.nytimes.com/2016/10/23/magazine/the-anti-helicopter-parents-plea-let-kids-play.html.

Siehe auch Mike Lanzas Buch «Playborhood: Turn Your Neighborhood Into A Place For Play» und seine Website www.playborhood.com.

15 Manche Eltern haben Sorge, dass sie haftbar gemacht werden könnten, wenn sich ein fremdes Kind bei ihnen verletzt. Die Angst vor einer Anzeige kann lähmend sein. Mike Lanza berichtet jedoch, dass er sich gegen Verzichtserklärungen oder eine Zusatzversicherung entschieden hat. Stattdessen entfernte er alle offensichtlichen Gefahrenquellen aus seinem Garten, ergänzte einige Spielgeräte (er empfiehlt Dinge wie Schaukeln, ein Spielhaus sowie eine Kreativecke) und vertraute darauf, dass seine Nachbarn ihn nicht vor Gericht zerren. Und es funktionierte. Die Kinder lernen in einer solchen Umgebung, wie sich eine spielbasierte Kindheit anfühlt. Unkostenfrei und mit weniger Risiko, haftbar gemacht zu werden, ist eine Variante, bei der die Eltern reihum in einem örtlichen Park oder Spielplatz anwesend sind, sodass die Familien wissen, dass eine erwachsene Person vor Ort ist, die jedoch nur in Notfällen eingreift.

16 Kinder in diesem Alter registrieren das Verhalten von Erwachsenen und imitieren es, daher ist es wichtig, ihnen einen gesunden Umgang mit Technologien vorzuleben. Sie müssen nicht perfekt sein, aber versuchen Sie, Ihren Kindern zu zeigen, wie man gesunde Grenzen zieht; sie sehen dann, dass Sie sich bemühen, Bildschirmen ihren angemessenen Platz zuzuweisen und vollkommen aufmerksam zu sein, wenn vollkommene Aufmerksamkeit erforderlich ist. Praktische Hinweise zur vorbildhaften Nutzung von Technologien als Eltern gibt Nelson (28. September 2023). How Parents Can Model Appropriate Digital Behavior for Kids. www.brightcanary.io/parents-digital-role-model.

17 Lin, H. (2023). Your First Device. *The New Yorker* © Condé Nast.

18 Rideout (2021).

19 Nesi (2023).

20 Insbesondere Knorr, C. (9. März 2021). Parents' ultimate guide to parental controls. Common Sense Media. www.commonsensemedia.org/articles/parents-ultimate-guide-to-parental-controls.

21 Siehe Sax, L. (7. September 2022). Is your son addicted to video games? Institute for Family Studies. ifstudies.org/blog/is-your-son-addicted-to-video-games. Sax schlägt auch vor, dass Eltern sich bei Common Sense Media über die Spiele informieren, die ihre Kinder spielen. Gibt man auf der Seite dieser Organisation den Namen des Spiels ein, liefert sie eine Zusammenfassung des Spiels und die Altersklasse, für die es geeignet ist.

22 Melanie Hempe von ScreenStrong rät Eltern dringend davon ab, Geräte in Schlafräumen zu erlauben. Sie sagte mir: «Die meisten Aktivitäten bei gedimmtem Bildschirm finden hinter geschlossenen Kinderzimmertüren statt.»

23 Informative Websites sind beispielsweise www.healthygamer.gg, www.gamequitters.com und www.screenstrong.org.

24 Siehe das Screen Time Action Network from FairPlay, www.screentimenetwork.org.

25 Kremer, W. (23. März 2014). What medieval Europe did with its teenagers. BBC. www.bbc.com/news/magazine-26289459.

26 American Exchange Project, americanexchangeproject.org/about-us.

27 American Field Service, www.afsusa.org/study-abroad.

28 Die Online-Ergänzung bietet dazu weitere Links sowie Hinweise auf Programme mit Sitz außerhalb der USA.

29 CISV International, cisv.org/about-us/our-story (deutsche Website: https://www.cisv.de/).

30 Weitere Anbieter für Outdoor-Expeditionen für Teenager in den Vereinigten Staaten sind der YMCA (siehe ycamp.org/wilderness-trips und www.ymcanorth.org/camps/camp_menogyn/summer_camp), Wilderness Adventures (www.wildernessadventures.com), Montana Wilderness School (www.montanawildernessschool.org), NOLS (nols.edu/en) und Outward Bound (www.outwardbound.org).

31 Ergänzung der Übersetzerinnen: Einige Infos für Deutschland finden sich unter https://www.arbeitsagentur.de/bildung/zwischenzeit oder https://portal.by.aok.de/orientierungsjahr.

32 Weitere Websites dieser Art liste ich in der Online-Ergänzung.

33 Siehe Center for Humane Technology (n. d.). Youth toolkit. www.humanetech.com/youth. Siehe auch Screensense unter www.screensense.org sowie Screen Time Action Network from Fairplay unter www.screentimenetwork.org.

SCHLUSS
Lasst uns die Kinder zurück auf die Erde bringen

1 Siehe Alternative Hypotheses to the Adolescent Mental Illness Crisis: A Collaborative Review, abrufbar unter www.anxiousgeneration.com/reviews.

2 Angesichts der Tatsache, dass diese vier Reformen den Alltag spielerischer und geselliger sowie weniger smartphonebasiert machen, sollten Middleschools innerhalb von zwei Jahren substanzielle Verbesserungen feststellen. In Highschools wird es für Eltern schwierig sein, Schüler und Schülerinnen von den sozialen Medien «loszueisen», wenn sie einmal dabei sind. Highschools werden sicherlich in mancher Hinsicht rasch von einem smartphonefreien Schulalltag profitieren. Die größten Verbesserungen werden jedoch vielleicht erst nach einigen Jahren deutlich werden, wenn neue Schülerinnen und Schüler aus den Middleschools und aus Familien auf die Highschool kommen, die die smartphonebasierte Kindheit bis zur Highschool hinausgezögert haben.

3 Latane und Darley (1968). Es gab eine dritte Versuchsanordnung, in der sich die echte Versuchsperson mit zwei weiteren Personen im Wartezimmer befand, die mit den Versuchsleitern zusammenarbeiteten. Ihre Aufgabe war es, nur dazusitzen und weiterhin ihre Fragebögen auszufüllen. In dieser Versuchssituation standen nur 10 Prozent der Versuchspersonen auf, um den Rauch zu melden. Dies ist das Ergebnis, das gewöhnlich bei Diskussionen dieser Studie präsentiert wird, doch meiner Ansicht nach ist die Versuchsanordnung mit den echten drei Versuchspersonen die wichtigste.

4 Titandioxid verursacht eine ganze Reihe von Schäden; dieses Experiment würde

heute nicht mehr durchgeführt werden. (Damals wussten die Forscher wahrscheinlich nichts von den negativen Effekten der Substanz.)

5 Siehe www.letgrow.org, www.outsideplay.ca, www.fairplayforkids.org und andere, die ich in der Online-Ergänzung unter www.anxiousgeneration.com/supplement aufliste. Ich bewundere den Ansatz von www.waituntil8th.org, doch meiner Ansicht nach sollte die Organisation ihren Namen in WaitUntil9th.org ändern.

6 Siehe www.humanetech.com, www.commonsense.org, www.screenstrong.org, www.screensense.org; weitere Adressen in der Online-Ergänzung.

7 Siehe www.designitforus.org und andere Organisationen, die ich in der Online-Ergänzung aufliste.

8 Keaggy, D. T. (14. Februar 2023). Lembke sagt vor dem Senatskomitee über Online-Sicherheit aus. *The Source – Washington University in St. Louis*. Abgerufen unter www.source.wustl.edu/2023/02/lembke-testifies-before-senate-committee-on-online-safety.

Literatur

Ahmed, G. K., Abdalla, A. I., Mohamed, A. W., Mohamed, L. K., und Shamaa, H. A. (2022). Relationship between time spent playing internet gaming apps and behavioral problems, sleep problems, alexithymia, and emotion dysregulations in children: A multicentre study. *Child and Adolescent Psychiatry and Mental Health*, 16, Artikel 67. doi.org/10.1186/s13034-022-00502-w.

Aichner, T., Grünfelder, M., Maurer, O., und Jegeni, D. (2021). Twenty-five years of social media: A review of social media applications and definitions from 1994 to 2019. *Cyberpsychology, Behavior, and Social Networking*, 24(4), 215–222. doi.org/10.1089/cyber.2020.0134.

Alanko, D. (2023). The health effects of video games in children and adolescents. *Pediatrics In Review*, 44(1), S. 23–32. doi.org/10.1542/pir.2022-005666.

Aitken, M., Steensma, T. D., Blanchard, R., VanderLaan, D. P., Wood, H., Fuentes, A., und Zucker, K. J. (2015). Evidence for an altered sex ratio in clinic-referred adolescents with gender dysphoria. *The Journal of Sexual Medicine*, 12(3), S. 756–763. doi.org/10.1111/jsm.12817.

Alavi, S. S., Ferdosi, M., Jannatifard, F., Eslami, M., Alaghemandan, H., und Setare, M. (2012). Behavioral addiction versus substance addiction: Correspondence of psychiatric and psychological views. *International Journal of Preventive Medicine*, 3(4), S. 290–294.

Albright, J. M. (2008). Sex in America online: An exploration of sex, marital status, and sexual identity in internet sex seeking and its impacts. *Journal of Sex Research*, 45(2), S. 175–186. doi.org/10.1080/00224490801987481.

Alimoradi, Z., Lin, C.-Y., Broström, A., Bülow, P. H., Bajalan, Z., Griffiths, M. D., Ohayon M. M., und Pakpour, A. H. (2019). Internet addiction and sleep problems: A systematic review and meta-analysis. *Sleep Medicine Reviews*, 47, 51–61. doi.org/10.1016/j.smrv.2019.06.004

Alonzo, R., Hussain, J., Stranges, S., und Anderson, K. K. (2021). Interplay between social media use, sleep quality, and mental health in youth: A systematic review. *Sleep Medicine Reviews*, 56, 101414. doi.org/10.1016/j.smrv.2020.101414.

American Academy of Child and Adolescent Psychiatry (Februar 2020). *Screen time and children.* www.aacap.org/AACAP/Families_and_Youth/Facts_for_Families/FFF-Guide/Children-And-Watching-TV-054.aspx.

American College Health Association (n.d.). *National College Health Assessment.*

www.acha.org/ NCHA/About_ACHA_NCHA/Survey/NCHA/About/Survey.aspx?hkey=7e9f6752-2b47-4671-8ce7-ba7a529c9934.

American College of Pediatricians (Mai 2020). *Media use and screen time–its impact on children, adolescents, and families.* acpeds.org/position-statements/media-use-and-screen-time-its-impact-on-children-adolescents-and-families.

American Psychiatric Association (März 2022). Diagnostic and statistical manual of mental disorders (5th ed., text rev.). doi.org/10.1176/appi.books.9780890425787.

American Psychiatric Association (Januar 2023). Internet gaming. www.psychiatry.org/patients-families/internet-gaming.

Anderson, C. A., Shibuya, A., Ihori, N., Swing, E. L., Bushman, B. J., Sakamoto, A., Rothstein, H. R., und Saleem, M. (2010). Violent video game effects on aggression, empathy, and prosocial behavior in Eastern and Western countries: A meta-analytic review. *Psychological Bulletin*, 136(2), S. 151–173. doi.org/10.1037/a0018251.

Ames, L. B., und Ilg, F. L. (1979). *Your six-year-old: Defiant but loving.* Delacorte Press.

Archer, J. (2004). Sex differences in aggression in real-world settings: A meta-analytic review. *Review of General Psychology*, 8(4), S. 291–322. doi.org/10.1037/1089-2680.8.4.291.

Arenas-Arroyo, E., Fernández-Kranz, D., und Nollenberger, N. (2022). High speed internet and the widening gender gap in adolescent mental health: Evidence from hospital records. IZA *Discussion Papers*, No. 15728. www.iza.org/publications/dp/15728/high-speed-internet-and-the-widening-gender-gap-in-adolescent-mental-health-evidence-from-hospital-records.

Askari, M. S., Rutherford, C., Mauro, P. M., Kreski, N. T., und Keyes, K. M. (2022). Structure and trends of externalizing and internalizing psychiatric symptoms and gender differences among adolescents in the US from 1991 to 2018. *Social Psychiatry and Psychiatric Epidemiology*, 57(4), S. 737–748. doi.org/10.1007/s00127-021-02189-4.

Assari, S. (2020). American children's screen time: Diminished returns of household income in Black families. *Information*, 11(11), S. 538. doi.org/10.3390/info11110538.

Atske, S., und Perrin, A. (16. Juli 2021). Home broadband adoption, computer ownership vary by race, ethnicity in the U. S. Pew Research Center. www.pewresearch.org/short-reads/2021/07/16/home-broadband-adoption-computer-ownership-vary-by-race-ethnicity-in-the-u-s/.

Australian Institute of Health and Welfare (2022). *Australia's health snapshots 2022: Mental health of young Australians.* www.aihw.gov.au/getmedia/ba6da461-a046-44ac-9a7f-29d08a2bea9f/aihw-aus-240_Chapter_8.pdf.aspx.

Auxier, M., Anderson, M., Perrin, A., und Turner, E. (28. Juli 2020). Parenting children in the age of screens. Pew Research Center. www.pewresearch.org/internet/2020/07/28/parenting-children-in-the-age-of-screens/.

Balzarini, R. N., Dobson, K., Chin, K., und Campbell, L. (2017). Does exposure to erotica reduce attraction and love for romantic partners in men? Independent replications of Kenrick, Gutierres, and Goldberg (1989) study 2. *Journal of Experimental Social Psychology*, 70, S. 191–197. doi.org/10.1016/j.jesp.2016.11.003.

Barrick, E. M., Barasch, A., und Tamir, D. I. (2022). The unexpected social consequences of diverting attention to our phones. *Journal of Experimental Social Psychology*, 101, 104344. doi.org/10.1016/j.jesp.2022.104344.

Bauer, M., Blattman, C., Chytilová, J., Henrich, J., Miguel, E., und Mitts, T. (2016). Can war foster cooperation? *Journal of Economic Perspectives*, 30(3), S. 249–274. doi.org/10.1257/jep.30.3.249.

Baumgartner, S. E., van der Schuur, W. A., Lemmens, J. S., und te Poel, F. (2018). The relationship between media multitasking and attention problems in adolescents: Results of two longitudinal studies. *Human Communication Research*, 44(1), S. 3–30. doi.org/10.1093/hcre.12111.

Beck, N., und Wong, J. S. (2022). A meta-analysis of the effects of wilderness therapy on delinquent behaviors among youth. *Criminal Justice and Behavior*, 49(5), S. 700–729. doi.org/10.1177/00938548221078002.

Berger, M. N., Taba, M., Marino, J. L., Lim, M. S. C., Cooper, S. C., Lewis, L., Albury, K., Chung, K. S. K., Bateson, D., und Skinner, S. R. (2021). Social media's role in support networks among LGBTQ adolescents: A qualitative study. *Sexual Health*, 18(5), S. 421–431. doi.org/10.1071/SH21110.

Berger, M. N., Taba, M., Marino, J. L., Lim, M. S. C., und Skinner, S. R. (2022). Social media use and health and well-being of lesbian, gay, bisexual, transgender, and queer youth: Systematic review. *Journal of Medical Internet Research*, 24(9), Artikel e38449. doi.org/10.2196/38449.

Bettmann, J. E., Gillis, H. L., Speelman, E. A., Parry, K. J., und Case, J. M. (2016). A meta-analysis of wilderness therapy outcomes for private pay clients. *Journal of Child and Family Studies*, 25(9), S. 2659–2673. doi.org/10.1007/s10826-016-0439-0.

Bijttebier, P., Beck, I. M., Claes, L., und Vandereycken, W. (2009). Gray's reinforcement sensitivity theory as a framework for research on personality–psychopathology associations. *Clinical Psychology Review*, 29(5), S. 421–430. doi.org/10.1016/j.cpr.2009.04.002.

Black, J. E., Jones, T. A., Nelson, C. A., und Greenough, W. T. (1998). Neuronal plasticity and the developing brain. In *Handbook of Child and Adolescent Psychiatry*, Bd. 6, S. 31–53.

Block, J. (2023). Gender dysphoria in young people is rising – and so is professional disagreement. *BMJ*, S. 380, 382. doi.org/10.1136/bmj.p382.

Boer, M., Stevens, G., Finkenauer, C., und van den Eijnden, R. (2019). Attention deficit hyperactivity disorder-symptoms, social media use intensity, and social media use problems in adolescents: Investigating directionality. *Child Development*, 91(4), S. 853–865. doi.org/10.1111/cdev.13334.

Borca, G., Bina, M., Keller, P. S., Gilbert, L. R., und Begotti, T. (2015). Internet use and developmental tasks: Adolescents' point of view. *Computers in Human Behavior*, 52, S. 49–58. doi.org/10.1016/j.chb.2015.05.029.

Boss, L. P. (1997). Epidemic hysteria: A review of the published literature. *Epidemiologic Reviews*, 19(2), S. 233–243. doi.org/10.1093/oxfordjournals.epirev.a017955.

Botella, C., Fernández-Álvarez, J., Guillén, V., García-Palacios, A., und Baños, R. (2017). Recent progress in virtual reality exposure therapy for phobias: A systematic review. *Current Psychiatry Reports*, 19(7), Artikel 42. doi.org/10.1007/s11920-017-0788-4.

Böthe, B., Vaillancourt-Morel, M.-P., Bergeron, S., und Demetrovics, Z. (2019). Problematic and non-problematic pornography use among LGBTQ adolescents: A systematic literature review. *Current Addiction Reports*, 6, S. 478–494. doi.org/10.1007/s40429-019-00289-5.

Böthe, B., Vaillancourt-Morel, M.-P., Girouard, A., Štulhofer, A., Dion, J., und Bergeron, S. (2020). A large-scale comparison of Canadian sexual / gender minority and heterosexual, cisgender adolescents' pornography use characteristics. *Journal of Sexual Medicine*, 17(6). doi.org/10.1016/j.jsxm.2020.02.009.

Bowen, D. J., Neill, J. T., und Crisp, S. J. R. (2016). Wilderness adventure therapy effects on the mental health of youth participants. *Evaluation and Program Planning*, 58, S. 49–59. doi.org/10.1016/j.evalprogplan.2016.05.005.

Boyd, R., und Richerson, P. J. (1985). *Culture and the evolutionary process.* University of Chicago Press.

Brady, W. J., Wills, J. A., Jost, J. T., Tucker, J. A., und Van Bavel, J. J. (2017). Emotion shapes the diffusion of moralized content in social networks. *Proceedings of the National Academy of Sciences of the United States of America*, 114(28), S. 7313–7318. doi.org/10.1073/pnas.1618923114.

Braghieri, L., Levy, R., und Makarin, A. (2022). Social media and mental health. *American Economic Review*, 112(11), S. 3660–3693. doi.org/10.1257/aer.20211218.

Brailovskaia, J., Krasavtseva, Y., Kochetkov, Y., Tour, P., und Margraf, J. (2022). Social media use, mental health, and suicide-related outcomes in Russian women: A cross-sectional comparison between two age groups. *Women's Health*, 18. doi.org/10.1177/17455057221141292.

Brailovskaia, J., Meier-Faust, J., Schillack, H., und Margraf, J. (2022). A two-week gaming abstinence reduces internet gaming disorder and improves mental health: An experimental longitudinal intervention study. *Computers in Human Behavior*, 134. doi.org/10.1016/j.chb.2022.107334.

Brand, B. L., Sar, V., Stavropoulos, P., Krüger, C., Korzekwa, M., Martínez-Taboas, A., und Middleton, W. (2016). Separating fact from fiction: An empirical examination of six myths about dissociative identity disorder. *Harvard Review of Psychiatry*, 24(4), S. 257–270. doi.org/10.1097/hrp.0000000000000100.

Brown, D. (1991). *Human universals.* McGraw-Hill.

Brunborg, G. S., Mentzoni, R. A., Melkevik, O. R., Torsheim, T., Samdal, O., Hetland,J., Andreassen, C. S., und Palleson, S. (2013). Gaming addiction, gaming engagement, and psychological health complaints among Norwegian adolescents. *Media Psychology*, 16(1), S. 115–128. doi.org/10.1080/15213269.2012.756374.

Brussoni, M., Gibbons, R., Gray, C., Ishikawa, T., Sandseter, E. B. H., Bienenstock, A., Chabot, G., Fuselli, P., Herrington, S., Janssen, I., Pickett, W., Power, M., Stanger, N., Sampson, M., und Tremblay, M. S. (2015). What is the relationship between risky outdoor play and health in children? A systematic review. *International Journal of Environmental Research and Public Health*, 12(6), S. 6423–6454. doi.org/10.3390/ijerph120606423.

Brussoni, M., Ishikawa, T., Brunelle, S., und Herrington, S. (2017). Landscapes for play: Effects of an intervention to promote nature-based risky play in early childhood centres. *Journal of Environmental Psychology*, 54, S. 139–150. doi.org/10.1016/j.jenvp.2017.11.001.

Brussoni, M., Olsen, L. L., Pike, I., und Sleet, D. A. (2012). Risky play and children's safety: Balancing priorities for optimal child development. *International Journal of Environmental Research and Public Health*, 9(9), S. 3134–3148. doi.org/10.3390/ijerph9093134.

Buchholz, L. (2015). Exploring the promise of mindfulness as medicine. *JAMA*, 314(13), S. 1327–1329. doi.org/10.1001/jama.2015.7023.

Buliung, R. N., Mitra, R., und Faulkner, G. (2009). Active school transportation in the Greater Toronto Area, Canada: An exploration of trends in space and time (1986–2006). *Preventive Medicine*, 48(6), S. 507–512. doi.org/10.1016/j.ypmed.2009.03.001.

Bushman, B. J., und Huesmann, L. R. (2014). Twenty-five years of research on violence in digital games and aggression revisited. *European Psychologist*, 19(1), S. 47–55. doi.org/10.1027/1016-9040/a000164.

Buss, D. M. (2021). *When men behave badly: The hidden roots of sexual deception, harassment, and assault.* Little, Brown Spark.

Cai, J. Y., Curchin, E., Coan, T., und Fremstad, S. (30. März 2023). Are young men falling behind young women? The NEET rate helps shed light on the matter. *Center for Economic and Policy Research.* cepr.net/report/are-young-men-falling-behind-young-women-the-neet-rate-helps-shed-light-on-the-matter/

Carhart-Harris, R. L., Erritzoe, D., Williams, T., Stone, J. M., Reed, L. J., Colasanti, A., Tyacke, R. J., Leech, R., Malizia, A. L., Murphy, K., Hobden, P., Evans, J., Feilding, A., Wise, R. G., und Nutt, D. J. (2012). Neural correlates of the psychedelic state as determined by fMRI studies with psilocybin. *Proceedings of the National Academy of Sciences*, 109(6), S. 2138–2143. doi.org/10.1073/pnas.1119598109.

Carr, N. (2012). *The shallows: What the internet is doing to our brains.* W. W. Norton. (Deutsch: *Surfen im Seichten: Was das Internet mit unserem Hirn anstellt.* Pantheon, 2013.)

Casey, M., und Nzau, S. (11. September 2019). The differing impact of automation on men and women's work. Brookings Institution. www.brookings.edu/articles/the-differing-impact-of-automation-on-men-and-womens-work/.

Centers for Disease Control and Prevention (n.d.). *WISQARS fatal and nonfatal injury reports* [Datensatz]. wisqars.cdc.gov/reports/.

Centers for Disease Control and Prevention (2015). *School health policies and practices study 2014.* www.cdc.gov/healthyyouth/data/shpps/pdf/shpps-508-final_101315.pdf.

Chang, A.-M., Aeschbach, D., Duffy, J. F., und Czeisler, C. A. (2014). Evening use of light-emitting eReaders negatively affects sleep, circadian timing, and next-morning alertness. *Proceedings of the National Academy of Sciences of the United States of America*, 112(4), S. 1232–1237. doi.org/10.1073/pnas.1418490112.

Charlton, J. P., und Danforth, I. D. W. (2007). Distinguishing addiction and high engagement in the context of online game playing. *Computers in Human Behavior*, 23(3), S. 1531–1548. doi.org/10.1016/j.chb.2005.07.002.

Chatard, A., Bocage-Barthélémy, Y., Selimbegović, L., und Guimond, S. (2017). The woman who wasn't there: Converging evidence that subliminal social comparison affects self-evaluation. *Journal of Experimental Social Psychology*, 73, S. 1–13. doi.org/10.1016/j.jesp.2017.05.005.

Chen, X., Li, M., und Wei, Q. (2019). Agency and communion from the perspective of self versus others: The moderating role of social class. *Frontiers in Psychology*, 10. doi.org/10.3389/fpsyg.2019.02867.

Cohn, J. F., und Tronick, E. Z. (1987). Mother–infant face-to-face interaction: The sequence of dyadic states at 3, 6, and 9 months. *Developmental Psychology*, 23(1), S. 68–77. doi.org/10.1037/0012-1649.23.1.68.

Coleman, E., Radix, A. E., Bouman, W. P., Brown, G. R., De Vries, A. L., Deutsch, M. B., und Arcelus, J. (2022). Standards of care for the health of transgender and gender diverse people, version 8. *International Journal of Transgender Health*, 23 (sup. 1), S. 1–259. doi.org/10.1080/26895269.2022.2100644.

Common Sense Media (n.d.). *Parenting, media, and everything in between.* Common Sense Media. www.commonsensemedia.org/articles/social-media.

Conner, J. O., Crawford, E., und Galioto, M. (2023). The mental health effects of student activism: Persisting despite psychological costs. *Journal of Adolescent Research*, 38(1), S. 80–109. doi.org/10.1177/07435584211006789.

Conze, E. (1954). *Buddhist texts through the ages.* Philosophical Library.

Cosma, A., Stevens, G., Martin, G., Duinhof, E. L., Walsh, S. D., Garcia-Moya, I., Költő, A., Gobina, I., Canale, N., Catunda, C., Inchley, J., und de Looze, M. (2020). Cross-national time trends in adolescent mental well-being from 2002 to 2018 and the explanatory role of schoolwork pressure. *Journal of Adolescent Health*, 66(6), S. 50–58. doi.org/10.1016/j.jadohealth.2020.02.010.

Council on Communications and Media (2016). Media and young minds. *Pediatrics*, 138(5), Artikel e20162591. doi.org/10.1542/peds.2016-2591.

Cox, D. A. (29. Juni 2021). Men's social circles are shrinking. *Survey Center on American Life*. www.americansurveycenter.org/why-mens-social-circles-are-shrinking/.

Coyne, S. M., Hurst, J. L., Dyer, W. J., Hunt, Q., Schvanaveldt, E., Brown, S., und Jones, G. (2021). Suicide risk in emerging adulthood: Associations with screen time over 10 years. *Journal of Youth and Adolescence*, 50, S. 2324–2338. doi.org/10.1007/s10964-020-01389-6.

Crick, N. R., und Grotpeter, J. K. (1995). Relational aggression, gender, and socialpsychological adjustment. *Child Development*, 66(3), S. 710–722. doi.org/10.2307/1131945.

Curran, T., und Hill, A. P. (2019). Perfectionism is increasing over time: A meta-analysis of birth cohort differences from 1989 to 2016. *Psychological Bulletin*, 145(4), S. 410–429. doi.org/10.1037/bul0000138.

Cybulski, L., Ashcroft, D. M., Carr, M. J., Garg, S., Chew-Graham, C. A., Kapur, N., und Webb, R. T. (2021). Temporal trends in annual incidence rates for psychiatric disorders and self-harm among children and adolescents in the UK, 2003–2018. *BMC Psychiatry*, 21(1). doi.org/10.1186/s12888-021-03235-w.

Dahl, R. E. (2008). Biological, developmental, and neurobehavioral factors relevant to adolescent driving risks. *American Journal of Preventive Medicine*, 35(3), S. 278–284. doi.org/10.1016/j.amepre.2008.06.013.

Damour, L. (2016). *Untangled: Guiding teenage girls through the seven transitions into adulthood.* Random House.

Darwin, C. (1998). *The descent of man and selection in relation to sex.* Originalausgabe 1871. Amherst, N. Y.: Prometheus Books. (Deutsch: *Die Entstehung der Arten.* Nikol, 2008.)

Davidson, R. J., und Lutz, A. (2008). Buddha's brain: Neuroplasticity and meditation. *IEEE Signal Processing Magazine*, 25(1), S. 176–174. doi.org/10.1109/msp.2008.4431873.

Davis-Berman, J., und Berman, D. S. (1989). The wilderness therapy program: An empirical study of its effects with adolescents in an outpatient setting. *Journal of Contemporary Psychotherapy*, 19(4), S. 271–281. doi.org/10.1007/BF00946092.

Dawkins, R. (2006). *The God delusion.* Houghton Mifflin. (Deutsch: *Der Gotteswahn.* Ullstein, 2016.)

De Graaf, N. M., Giovanardi, G., Zitz, C., und Carmichael, P. (2018). Sex ratio in children and adolescents referred to the Gender Identity Development Service in the UK (2009–2016). *Archives of Sexual Behavior*, 47, S. 1301–1304. doi.org/10.1007/s10508-018-1204-9.

Dee, T. S. (2006). The why chromosome. How a teacher's gender affects boys and girls. *Education Next*, 6(4), S. 68–75. eric.ed.gov/?id=EJ763353.

DeLoache, J., Chiong, C., Sherman, K., Islam, N., Vanderborght, M., Troseth, G., Strouse, G. A., und O'Doherty, K. (2010). Do babies learn from baby media? *Psychological Science*, 21(11), S. 1570–1574. doi.org/10.1177/0956797610384145.

Descormiers, K., und Corrado, R. R. (2016). The right to belong: Individual motives and youth gang initiation rites. *Deviant Behavior*, 37(11), S. 1341–1359. doi.org/1.1080/01639625.2016.1177390.

DeSteno, D. (2021). *How God works: The science behind the benefits of religion.* Simon & Schuster.

Diaz, S., und Bailey, J. M. (2023). Rapid onset gender dysphoria: Parent reports on 1655 possible cases. *Archives of Sexual Behavior*, 52(3), S. 1031–1043. doi.org/10.1007/s10508-023-02576-9.

Dodd, H. F., FitzGibbon, L., Watson, B. E., und Nesbit, R. J. (2021). Children's play and independent mobility in 2020: Results from the British children's play survey. *International Journal of Environmental Research and Public Health*, 18(8), 4334. doi.org/10.3390/ijerph18084334.

Doepke, M., Sorrenti, G., und Zilibotti, F. (2019). The economics of parenting. *Annual Review of Economics*, 11, S. 55–84. doi.org/10.1146/annurev-economics-080218-030156.

Donevan, M., Jonsson, L., Bladh, M., Priebe, G., Fredlund, C., und Svedin, C. G. (2022). Adolescents' use of pornography: Trends over a ten-year period in Sweden. *Archives of Sexual Behavior*, 51, S. 1125–1140. doi.org/10.1007/s10508-021-02084-8.

Dorahy, M. J., Brand, B. L., Şar, V., Krüger, C., Stavropoulos, P., Martínez-Taboas, A., Lewis-Fernández, R., und Middleton, W. (2014). Dissociative identity disorder: An empirical overview. *Australian and New Zealand Journal of Psychiatry*, 48(5), S. 402–417. doi.org/10.1177/0004867414527523.

Durkheim, É. (1951). *Suicide, a study in sociology* (Übs. von J. A. Spaulding and G. Simpson). Originalausgabe 1897. Free Press. (Deutsch: *Der Selbstmord.* Übs. von Sebastian und Hanne Herkommer. Neuwied/Berlin, 1973.)

Durkheim, É. (2008). *The elementary forms of religious life* (Übs. von C. Cosman). Originalausgabe veröffentlicht 1912. Oxford University Press. (Deutsch: *Die elementaren Formen des religiösen Lebens.* Verlag der Weltreligionen, 2007.)

Dwulit, A. D., und Rzymski, P. (2019). The potential associations of pornography use with sexual dysfunctions: An integrative literature review of observational studies. *Journal of Clinical Medicine*, 8(7), S. 914. doi.org/10.3390/jcm8070914.

Dwyer, R. J., Kushlev, K., und Dunn, E. W. (2018). Smartphone use undermines enjoyment of face-to-face social interactions. *Journal of Experimental Social Psychology*, 78, S. 233–239. doi.org/10.1016/j.jesp.2017.10.007.

Eagly, A. H., Nater, C., Miller, D. I., Kaufmann, M., und Sczesny, S. (2020). Gender stereotypes have changed: A cross-temporal meta-analysis of U. S. public opinion polls from 1946 to 2018. *American Psychologist*, 75(3), S. 301–315. doi.org/10.1037/amp0000494.

Economides, M., Martman, J., Bell, M. J., und Sanderson, B. (2018). Improvements in stress, affect, and irritability following brief use of a mindfulness-based smartphone app: A randomized controlled trial. *Mindfulness*, 9(5), S. 1584–1593. doi.org/10.1007/s12671-018-0905-4.

Edmondson, A. (1999). Psychological safety and learning behavior in work teams. *Administrative Science Quarterly*, 44(2), S. 350–383. doi.org/10.2307/2666999.

Ehrenreich, B. (2006). *Dancing in the streets: A history of collective joy.* Metropolitan Books / Henry Holt.

Eime, R. M., Young, J. A., Harvey, J. T., Charity, M. J., und Payne, W. R. (2013). A systematic review of the psychological and social benefits of participation in sport for children and adolescents: Informing development of a conceptual model of health through sport. *International Journal of Behavioral Nutrition and Physical Activity*, 10(1), Artikel 98. doi.org/10.1186/1479-5868-10-98.

Elson, M., und Ferguson, C. J. (2014). Twenty-five years of research on violence in digital games and aggression: Empirical evidence, perspectives, and a debate gone astray. *European Psychologist*, 19(1), S. 33–46. doi.org/10.1027/1016-9040/a000147.

Emerson, R. W. (1836). *Nature.* James Munroe. (Deutsch: *Natur.* Diogenes, 2003.) archive.vcu.edu/english/engweb/transcendentalism/authors/emerson/nature.html.

Epictetus (1890). The Enchiridion (Übs. von G. Long). Originalausgabe ca. 125 n. Chr. George Bell and Sons. (Deutsch: Epiktet: *Handbüchlein der Moral.* Reclam, 2014.)

Eyal, N. (2014). *Hooked: How to build habit-forming products.* Portfolio. (Deutsch: *Wie Sie Produkte erschaffen, die süchtig machen.* Redline, 2014.)

Eyal, N. (2019). *Indistractable: How to control your attention and choose your life.* BenBella Books. (Deutsch: *Die Kunst, sich nicht ablenken zu lassen.* Redline, 2019.)

Fam, J. Y. (2018). Prevalence of internet gaming disorder in adolescents: A meta-analysis across three decades. *Scandinavian Journal of Psychology*, 59(5), S. 524–531. doi.org/10.1111/sjop.12459.

Ferguson, C. J., Bean, A. M., Nielsen, R. K. L., und Smyth, M. P. (2020). Policy on unreliable game addiction diagnoses puts the cart before the horse. *Psychology of Popular Media*, 9(4), S. 533–540. doi.org/10.1037/ppm0000249.

Ferguson, C. J., Coulson, M., und Barnett, J. (2011). A meta-analysis of pathological gaming prevalence and comorbidity with mental health, academic, and social problems. *Journal of Psychiatric Research*, 45(12), S. 1573–1578. doi.org/10.1016/j.jpsychires.2011.09.005.

Filipe, M. G., Magalhães, S., Veloso, A. S., Costa, A. F., Ribeiro, L., Araújo, P., Castro, S. L., und Limpo, T. (2021). Exploring the effects of meditation techniques used by mindfulness-based programs on the cognitive, social-emotional, and academic skills of children: A systematic review. *Frontiers in Psychology*, 12, Artikel 660650.doi.org/10.3389/fpsyg.2021.660650.

Finlay, B. B., und Arrieta, M.-C. (2016). *Let them eat dirt: Saving your child from an over-sanitized world*. Algonquin Books. (Deutsch: *Dreck ist gesund! Warum zuviel Hygiene Ihrem Kind schadet*. Goldmann, 2018.)

Fiske, S. T. (2011). *Envy up, scorn down: How status divides us*. Russell Sage Foundation.

Flanders, J. L., Leo, V., Paquette, D., Pihl, R. O., und Séguin, J. R. (2009). Rough-and-tumble play and the regulation of aggression: An observational study of father–child play dyads. *Aggressive Behavior*, 35(4), S. 285–295. doi.org/10.1002/ab.20309.

Flynn, R. M., Shaman, N. J., und Redleaf, D. L. (2023). The unintended consequences of «lack of supervision» child neglect laws: How developmental science can inform policies about childhood independence and child protection. *Social Policy Report*, 36(1), S. 1–38. doi.org/10.1002/sop2.27.

Food and Drug Administration (19. März 2010). Regulations restricting the sale and distribution of cigarettes and smokeless tobacco to protect children and adolescents. *Federal Register*, 75(53), S. 13225–13232. www.govinfo.gov/content/pkg/FR-2010- 03-19/pdf/2010-6087.pdf.

Fowler, J. H., und Christakis, N. A. (2008). Dynamic spread of happiness in a large social network: Longitudinal analysis over 20 years in the Framingham Heart Study. *BMJ*, 337, Artikel a2338. doi.org/10.1136/bmj.a2338.

Fuhrmann, D., Knoll, L. J., und Blakemore, S. (2015). Adolescence as a sensitive period of brain development. *Trends in Cognitive Sciences*, 19(10), S. 558–566. doi.org/10.1016/j.tics.2015.07.008.

Furedi, F. (2001). *Paranoid parenting: Abandon your anxieties and be a good parent*. Allen Lane.

Fyfe-Johnson, A. L., Hazlehurst, M. F., Perrins, S. P., Bratman, G. N., Thomas, R., Garrett, K. A., Hafferty, K. R., Cullaz, T. M., Marcuse, E. K., und Tandon, P. S. (2021). Nature and children's health: A systematic review. *Pediatrics*, 148(4), Artikel e2020049155. doi.org/10.1542/peds.2020-049155.

Gabrielsen, L. E., Eskedal, L. T., Mesel, T., Aasen, G. O., Hirte, M., Kerlefsen, R. E., Palucha, V., und Fernee, C. R. (2019). The effectiveness of wilderness therapy as mental health treatment for adolescents in Norway: A mixed methods evaluation. *International Journal of Adolescence and Youth*, 24(3), S. 282–296. doi.org/10.1080/02673843.2018.1528166.

Garbarino, S., Lanteri, P., Bragazzi, N. L., Magnavita, N., und Scoditti, E. (2021). Role of sleep deprivation in immune-related disease risk and outcomes. *Communications Biology*, 4, 1304. doi.org/10.1038/s42003-021-02825-4.

Garrido, E. C., Issa, T., Esteban, P. G., und Delgado, S. C. (2021). A descriptive literature review of phubbing behaviors. *Heliyon*, 7(5), Artikel e07037. doi.org/10.1016/j.heliyon.2021.e07037.

Garriguet, D. (2021). *Portrait of youth in Canada: Data report–Chapter 1: Health of youth in Canada* (Catalogue No. 42-28-0001). Statistics Canada. www150.statcan.gc.ca/n1/en/pub/42-28-0001/2021001/article/00001-eng.pdf?st=ZQk8_2Sl.

Garrison, M. M., und Christakis, D. A. (2012). The impact of a healthy media use intervention on sleep in preschool children. *Pediatrics*, 130(3), S. 492–499. doi.org/10.1542/peds.2011-3153.

Gillis, H. L., Speelman, E., Linville, N., Bailey, E., Kalle, A., Oglesbee, N., Sandlin, J., Thompson, L., und Jensen, J. (2016). Meta-analysis of treatment outcomes measured by the Y-OQ and Y-OQ-SR comparing wilderness and non-wilderness treatment programs. *Child and Youth Care Forum*, 45(6), S. 851–863. doi.org/10.1007/s10566-016-9360-3.

Gemmell, E., Ramsden, R., Brussoni, M., und Brauer, M. (2023). Influence of neighborhood built environments on the outdoor free play of young children: A systematic, mixed-studies review and thematic synthesis. *Journal of Urban Health*, 100(1), S. 118–150. doi.org/10.1007/s11524-022-00696-6.

GlobalWebIndex (2018). *Social flagship report 2018*. www.gwi.com/hubfs/Downloads/Social-H2-2018-report.pdf.

GlobalWebIndex (2021). *Social media by generation*. 304927.fs1.hubspotusercontent-na1.net/hubfs/304927/Social%20media%20by%20generation%20-%20Global%20-%20Web_Friendly_6.pdf.

Goldstone, A., Javitz, H. S., Claudatos, S. A., Buysse, D. J., Hasler, B. P., de Zambotti, M., Clark, D. B., Franzen, P. L., Prouty, D. E., Colrain, I. M., und Baker, F. C. (2020). Sleep disturbance predicts depression symptoms in early adolescence: Initial findings from the adolescent brain cognitive development study. *Journal of Adolescent Health*, 66(5), S. 567–574. doi.org/10.1016/j.jadohealth.2019.12.005.

Gopnik, A. (2016). *The gardener and the carpenter: What the new science of child development tells us about the relationship between parents and children*. Farrar, Straus and Giroux.

Götz, F. M., Gosling, S. D., und Rentfrow, P. J. (2022). Small effects: The indispensable foundation for a cumulative psychological science. *Perspectives on Psychological Science*, 17(1), S. 205–215. doi.org/10.1177/1745691620984483.

Goyal, M., Singh, S., Sibinga, E. M. S., Gould, N. F., Rowland-Seymour, A., Sharma, R., Berger, Z., Sleicher, D., Maron, D. D., Shihab, H. M., Ranasinghe, P. D., Linn, S., Saha, S., Bass, E. B., und Haythornthwaite, J. A. (2014). Meditation programs for psychological stress and well-being. *JAMA Internal Medicine*, 174(3), S. 357–368. doi.org/10.1001/jamainternmed.2013.13018.

Granic, I., Lobel, A., und Engels, R. C. M. E. (2014). The benefits of playing video games. *American Psychologist*, 69(1), S. 66–78. doi.org/10.1037/a0034857.

Grant, J. E., Potenza, M. N., Weinstein, A., und Gorelick, D. A. (2010). Introduction to behavioral addictions. *The American Journal of Drug and Alcohol Abuse*, 36(5), 233–241. doi.org/10.3109/00952990.2010.491884.

Grassini, S. (2022). A systematic review and meta-analysis of nature walk as an intervention for anxiety and depression. *Journal of Clinical Medicine*, 11(6), S. 1731. doi.org/10.3390/jcm11061731.

Gray, J. A. (1982). *The neuropsychology of anxiety: An enquiry into the functions of the septo-hippocampal system.* Clarendon Press / Oxford University Press.

Gray, P. (2011). The decline of play and the rise of psychopathology in children and adolescents. *American Journal of Play*, 3(4), S. 443–463. www.psycnet.apa.org/record/2014-22137-001.

Gray, P. (2013). The value of a play-filled childhood in development of the hunter-gatherer individual. In D. Narvaez, J. Panksepp, A. N. Schore, und T. R. Gleason (Hrsg.), *Evolution, early experience and human development: From research to practice and policy* (S. 352–370). Oxford University Press.

Gray, P. (2018). Evolutionary functions of play: Practice, resilience, innovation, and cooperation. In P. K. Smith und J. L. Roopnarine (Hrsg.), *The Cambridge handbook of play: Developmental and disciplinary perspectives* (S. 84–102). Cambridge University Press.

Gray, P. (2023). The special value of age-mixed play I: How age mixing promotes learning. *Play Makes Us Human.* petergray.substack.com/p/10-the-special-value-of-age-mixed.

Gray, P., Lancy, D. F., und Bjorklund, D. F. (2023). Decline in independent activity as a cause of decline in children's mental wellbeing: Summary of the evidence. *Journal of Pediatrics*, 260(2), S. 113352. doi.org/10.1016/j.jpeds.2023.02.004.

Green, A., Cohen-Zion, M., Haim, A., und Dagan, Y. (2017). Evening light exposure to computer screens disrupts human sleep, biological rhythms, and attention abilties. *Chronobiology International*, 34(7), S. 855–865. doi.org/10.1080/07420528.2017.1324878.

Greitemeyer, T., und Mügge, D. O. (2014). Video games do affect social outcomes: A meta-analytic review of the effects of violent and prosocial video game play. *Personality and Social Psychology Bulletin*, 40(5), S. 578–589. doi.org/10.1177/0146167213520459.

Grigoriev, A. I., und Egorov, A. D. (1992). General mechanisms of the effect of weightlessness on the human body. *Advances in Space Biology and Medicine*, 2, S. 1–42. doi.org/10.1016/s1569-2574(08)60016-7.

Guisinger, S., und Blatt, S. J. (1994). Individuality and relatedness: Evolution of a fundamental dialectic. *American Psychologist*, 49(2), S. 104–111. doi.org/10.1037/0003-066X.49.2.104.

Guo, N., Tsun Luk, T., Wu, Y., Lai, A. Y., Li, Y., Cheung, D. Y. T., Wong, J. Y., Fong, D. Y. T., und Wang, M. P. (2022). Between- and within-person associations of mobile gaming time and total screen time with sleep problems in young adults: Daily assessment study. *Addictive Behaviors*, 134, S. 107408. doi.org/10.1016/j.addbeh.2022.107408.

Haapala, E. A., Väistö, J., Lintu, N., Westgate, K., Ekelund, U., Poikkeus, A.-M., Brage, S., und Lakka, T. A. (2017). Physical activity and sedentary time in relation to academic achievement in children. *Journal of Science and Medicine in Sport*, 20(6), S. 583–589. doi.org/10.1016/j.jsams.2016.11.003.

Haidt, J. (2012). *The righteous mind: Why good people are divided by politics and religion.* Pantheon.

Haidt, J. (23. Februar 2023). Social media is a major cause of the mental illness epidemic in teen girls. Here's the evidence. *After Babel.* www.afterbabel.com/p/social-media-mental-illness-epidemic.

Haidt, J. (9. März 2023). Why the mental health of liberal girls sank first and fastest.*After Babel.* jonathanhaidt.substack.com/p/mental-health-liberal-girls.

Haidt, J. (17. April 2023). Why some researchers think I'm wrong about social media and mental illness. *After Babel.* www.afterbabel.com/p/why-some-researchers-think-im-wrong.

Haidt, J., und George, E. (12. April 2023). Do the kids think they're alright? *After Babel.* www.afterbabel.com/p/do-the-kids-think-theyre-alright.

Haidt, J., Park, Y. J., und Bentov, Y. (laufend). Free play and mental health: A collaborative review. Unveröffentlichtes Manuskript, New York University. anxiousgeneration.com/reviews.

Haidt, J., und Rausch, Z. (laufend). Alternative hypotheses to the adolescent mental illness crisis: A collaborative review. Unveröffentlichtes Manuskript, New York University. anxiousgeneration.com/reviews.

Haidt, J., und Rausch, Z. (laufend). The coddling of the Canadian mind? A collaborative review. Unveröffentlichtes Manuskript, New York University. anxiousgeneration.com/reviews.

Haidt, J., und Rausch, Z. (laufend). The effects of phone-free schools: A collaborative review. Unveröffentlichtes Manuskript, New York University. anxiousgeneration.com/reviews.

Haidt, J., und Rausch, Z. (laufend). The impact of screens on infants, toddlers, and preschoolers: A collaborative review. Unveröffentlichtes Manuskript, New York University. anxiousgeneration.com/reviews.

Haidt, J., Rausch, Z., und Twenge, J. (laufend). Social media and mental health: A collaborative review. Unveröffentlichtes Manuskript, New York University. tinyurl.com/SocialMediaMentalHealthReview.

Haidt, J., und Twenge, J. (laufend). Adolescent mood disorders since 2010: A collaborative review. Unveröffentlichtes Manuskript, New York University. anxiousgenera tion.com/reviews.

Halldorsdottir, T., Thorisdottir, I. E., Meyers, C. C. A., Asgeirsdottir, B. B., Kristjansson, A. L., Valdimarsdottir, H. B., Allegrante, J. P., und Sigfusdottir, I. D. (2021). Adolescent well-being amid the COVID-19 pandemic: Are girls struggling more than boys? *JCPP Advances*, 1(2), Artikel e12027. doi.org/10.1002/jcv2.12027.

Haltigan, J. D., Pringsheim, T. M., und Rajkumar, G. (2023). Social media as an incubator of personality and behavioral psychopathology: Symptom and disorder authenticity or psychosomatic social contagion? *Comprehensive Psychiatry*, 121, Artikel 152362. doi.org/10.1016/j.comppsych.2022.152362.

Hamilton, J. P., Farmer, M., Fogelman, P., und Gotlib, I. H. (2015). Depressive rumination, the default-mode network, and the dark matter of clinical neuroscience. *Biological Psychiatry*, 78(4), S. 224–230. doi.org/10.1016/j.biopsych.2015.02.020.

Hamm, P. B., Billica, R. D., Johnson, G. S., Wear, M. L., und Pool, S. L (1. Februar 1998). Risk of cancer mortality among the Longitudinal Study of Astronaut Health (LSAH) participants. *Aviation, Space, and Environmental Medicine*, 69(2), S. 142–144. pubmed.ncbi.nlm.nih.gov/9491253/.

Hancock, J., Liu, S. X., Luo, M., und Mieczkowski, H. (2022). Psychological well-being and social media use: A meta-analysis of associations between social media use and depression, anxiety, loneliness, eudaimonic, hedonic, and social well-being. SSRN. dx.doi.org/10.2139/ssrn.4053961

Hari, J. (2022). *Stolen focus: Why you can't pay attention–and how to think deeply again.* Crown.

Harris, P. L. (1989). *Children and emotion: The development of psychological understanding.* Basil Blackwell.

Haslam, N. (2016). Concept creep: Psychology's expanding concepts of harm and pathology. *Psychological Inquiry*, 27(1), S. 1–17. doi.org/10.1080/1047840X.2016.1082418.

Hassett, J. M., Siebert, E. R., und Wallen, K. (2008). Sex differences in rhesus monkey toy preferences parallel those of children. *Hormones and Behavior*, 54(3), S. 359–364. doi.org/10.1016/j.yhbeh.2008.03.008.

Health Behaviour in School-Aged Children (HBSC) (2002–2018). *HBSC study* [Datensätze]. University of Bergen. www.uib.no/en/hbscdata/113290/open-access.

Hebb, D. O. (1949). *The organization of behavior: A neuropsychological theory.* Wiley.

Henrich, J. (2015). *The secret of our success: How culture is driving human evolution, domesticating our species, and making us smarter.* Princeton University Press.

Henrich, J., und Gil-White, F. J. (2001). The evolution of prestige: Freely conferred deference as a mechanism for enhancing the benefits of cultural transmission. *Evolution and Human Behavior*, 22(3), S. 165–196. doi.org/10.1016/s1090-5138(00)00071-4.

Higher Education Research Institute (HERI) (2023). *CIRP freshman survey trends: 1966 to 2008* [Datensätze]. heri.ucla.edu/data-archive/.

Hillman, M., Adams, J., und Whitelegg, J. (1990). *One false move: A study of children's independent mobility.* PSI.

Hisler, G., Twenge, J. M., und Krizan, Z. (2020). Associations between screen time and short sleep duration among adolescents varies by media type: Evidence from a cohort study. *Sleep Medicine*, 66, S. 92–102. doi.org/10.1016/j.sleep.2019.08.007.

Hofferth, S. L., und Sandberg, J. F. (2001). How American children spend their time. *Journal of Marriage and Family*, 63(2), S. 295–308. doi.org/10.1111/j.1741-3737.2001.00295.x.

Hoffmann, M. D., Barnes, J. D., Tremblay, M. S., und Guerrero, M. D. (2022). Associations between organized sport participation and mental health difficulties: Data from over 11,000 US children and adolescents. *PLoS ONE*, 17(6), Artikel e0268583. doi.org/10.1371/journal.pone.0268583.

Howard, P. K. (2014). *The rule of nobody: Saving America from dead laws and broken government.* W. W. Norton.

Hsu, N., Badura, K. L., Newman, D. A., und Speach, M. E. P. (2021). Gender, «masculinity,» and «femininity»: A meta-analytic review of gender differences in agency and communion. *Psychological Bulletin*, 147(10), S. 987–1011. doi.org/10.1037/bul0000343.

Hummer, D. L., und Lee, T. M. (2016). Daily timing of the adolescent sleep phase: Insights from a cross-species comparison. *Neuroscience and Biobehavioral Reviews*, 70, S. 171–181. doi.org/10.1016/j.neubiorev.2016.07.023.

Hunt, M. G., Marx, R., Lipson, C., und Young, J. (2018). No more FOMO: Limiting social media decreases loneliness and depression. *Journal of Social and Clinical Psychology*, 37(10), S. 751–768. doi.org/10.1521/jscp.2018.37.10.751.

Ishizuka, P. (2018). Social class, gender, and contemporary parenting standards in the United States: Evidence from a national survey experiment. *Social Forces*, 98(1), S. 31–58. doi.org/10.1093/sf/soy107.

James, W. (1890). *The principles of psychology*. Classics in the History of Psychology. psychclassics.yorku.ca/James/Principles/index.htm.

Jefferson, T. (3. August 1771*). From Thomas Jefferson to Robert Skipwith, with a list of books for a private library, 3 August 1771.* Founders Online, National Archives. www.founders.archives.gov/documents/Jefferson/01-01-02-0056.

Johnson, J. S., und Newport, E. L. (1989). Critical period effects in second language learning: the influence of maturational state on the acquisition of English as a second language. *Cognitive Psychology*, 21(1), S. 60–99. doi.org/10.1016/0010-0285(89)90003-0.

Joiner, R., Mizen, E., Pinnell, B., Siddique, L., Bradley, A., und Trevalyen, S. (2023). The effect of different types of TikTok dance challenge videos on young women's body satisfaction. *Computers in Human Behavior*, 147, Artikel 107856. doi.org/10.1016/j.chb.2023.107856.

Joshi, A., und Hinkley, T. (August 2021). *Too much time on screens? Screen time effects and guidelines for children and young people.* Australian Institute of Family Studies. aifs.gov.au/resources/short-articles/too-much-time-screens.

Kahlenberg, S. M., und Wrangham, R. W. (2010). Sex differences in chimpanzees' use of sticks as play objects resemble those of children. *Current Biology*, 20(24), R1067–R1068. doi.org/10.1016/j.cub.2010.11.024.

Kaltiala-Heino, R., Sumia, M., Työläjärvi, M., und Lindberg, N. (2015). Two years of gender identity service for minors: overrepresentation of natal girls with severe problems in adolescent development. *Child and Adolescent Psychiatry and Mental Health*, 9(1), S. 1–9. doi.org/10.1186/s13034-015-0042-y.

Kannan, V. D., und Veazie, P. J. (2023). US trends in social isolation, social engagement, and companionship–nationally and by age, sex, race/ethnicity, family income, and work hours, 2003–2020. *SSM–Population Health*, 21, Artikel 101331. doi.org/10.1016/j.ssmph.2022.101331.

Kaufmann, E. (30. Mai 2022). Born this way? The rise of LGBT as a social and political identity. Center for the Study of Partisanship and Ideology. www.cspicenter.com/p/born-this-way-the-rise-of-lgbt-as-a-social-and-political-identity.

Keeler, R. (2020). *Adventures in risky play. What is your yes?* Exchange Press.

Kelly, Y., Zilanawala, A., Booker, C., und Sacker, A. (2018). Social media use and adolescent mental health: Findings from the UK millennium cohort study. *eClinicalMedicine*, 6, S. 59–68. doi.org/10.1016/j.eclinm.2018.12.005.

Keltner, D. (2023). *Awe: The new science of everyday wonder and how it can transform your life*. Penguin Press.

Keltner, D., und Haidt, J. (2003). Approaching awe, a moral, spiritual, and aesthetic emotion. *Cognition and Emotion*, 17(2), S. 297–314. doi.org/10.1080/02699930302297.

Kemple, K. M., Oh, J., Kenney, E., und Smith-Bonahue, T. (2016). The power of outdoor play and play in natural environments. *Childhood Education*, 92(6), S. 446–454. doi.org/10.1080/00094056.2016.1251793.

Keng, S.-L., Smoski, M. J., und Robins, C. J. (2011). Effects of mindfulness on psychological health: A review of empirical studies. *Clinical Psychology Review*, 31(6), S. 1041–1056. doi.org/10.1016/j.cpr.2011.04.006.

Kennedy, R. S. (2021). Bullying trends in the United States: A meta-regression. *Trauma, Violence, and Abuse*, 22(4), S. 914–927. doi.org/10.1177/1524838019888555.

Khan, A., Reyad, M. A. H., Edwards, E., und Horwood, S. (2023). Associations between adolescent sleep difficulties and active versus passive screen time across 38 countries. *Journal of Affective Disorders*, 320, S. 298–304. doi.org/10.1016/j.jad.2022.09.137.

Kierkegaard, S. (2009). *Upbilding discourses in various spirits* (Übs. von H. V. Hong und E. H. Hong). Originalausgabe 1847. Princeton University Press. (Deutsch: *Erbauliche Reden in verschiedenem Geist [1847]*, Gütersloher Verlagshaus, 1983.)

Kim, I., Kim, R., Kim, H., Kim, D., Han, K., Lee, P. H., Mark, G., und Lee, U. (2019). Understanding smartphone usage in college classrooms: A long-term measurement study. *Computers and Education*, 141, 103611. doi.org/10.1016/j.compedu.2019.103611.

Kim, S. (2023). Doing things when others do: Temporal synchrony and subjective well-being. *Time and Society*. doi.org/10.1177/0961463X231184099.

Kim, S., Favotto, L., Halladay, J., Wang, L., Boyle, M. H., und Georgiades, K. (2020). Differential associations between passive and active forms of screen time and adolescent mood and anxiety disorders. *Social Psychiatry and Psychiatric Epidemiology*, 55(11), S. 1469–1478. doi.org/10.1007/s00127-020-01833-9.

King, D. L., und Delfabbro, P. H. (2019). Video game monetization (e.g. «loot boxes»): A blueprint for practical social responsibility measures. *International Journal of Mental Health and Addiction*, 17, S. 166–179. doi.org/10.1007/s11469-018-0009-3.

King, M. L., Jr. (2012). *A gift of love: Sermons from strength to love and other preachings* (Foreword by King, C. S., und Warnock, R. G.). Beacon Press. (Deutsch: *Kraft zum Lieben: Betrachtungen und Reden des Friedensnobelpreisträgers*. Neukirchen-Vluyn, 1997.)

Kirkorian, H. L., und Choi, K. (2017). Associations between toddlers' naturalistic media experience and observed learning from screens. *Infancy*, 22(2), S. 271–277. doi.org/10.1111/infa.12171.

Klar, M., und Kasser, T. (2009). Some benefits of being an activist: Measuring activism and its role in psychological well-being. *Political Psychology*, 30(5), S. 755–777. doi.org/10.1111/j.1467-9221.2009.00724.x.

Kleemans, M., Daalmans, S., Carbaat, I., und Anschütz, D. (2018). Picture perfect: The direct effect of manipulated Instagram photos on body image in adolescent girls. *Media Psychology*, 21(1), S. 93–110. doi.org/10.1080/15213269.2016.1257392.

Kovess-Masfety, V., Keyes, K., Hamilton, A., Hanson, G., Bitfoi, A., Golitz, D., Koç, C., Kuijpers, R., Lesinskiene, S., Mihova, Z., Otten, R., Fermanian, C., und Pez, O. (2016). Is time spent playing video games associated with mental health, cognitive, and social skills in young children? *Social Psychiatry and Psychiatric Epidemiology*, 51, S. 349–357. doi.org/10.1007/s00127-016-1179-6.

Kowert, R., und Oldmeadow, J. A. (2015). Playing for social comfort: Online video game play as a social accommodator for the insecurely attached. *Computers in Human Behavior*, 53, S. 556–566. doi.org/10.1016/j.chb.2014.05.004.

Kristensen, J. H., Pallesen, S., King, D. L., Hysing, M., und Erevik, E. K. (2021). Problematic gaming and sleep: A systematic review and meta-analysis. *Frontiers in Psychiatry*, 12. doi.org/10.3389/fpsyt.2021.675237.

Lacey, T. J. (2006). *The Blackfeet*. Chelsea House.

Lange, B. P., Wühr, P., und Schwarz, S. (2021). Of time gals and mega men: Empirical findings on gender differences in digital game genre preferences and the accuracy of respective gender stereotypes. *Frontiers in Psychology*, 12, Artikel 657430. doi.org/10.3389/fpsyg.2021.657430.

Lareau, A. (2003). *Unequal childhoods: Class, race, and family life*. University of California Press.

Latane, B., und Darley, J. M. (1968). Group inhibition of bystander intervention in emergencies. *Journal of Personality and Social Psychology*, 10(3), S. 215–221. doi.org/10.1037/h0026570.

Latkin, C., Dayton, L., Scherkoske, M., Countess, K., und Thrul, J. (2022). What predicts climate change activism? An examination of how depressive symptoms, climate change distress, and social norms are associated with climate change activism. *Journal of Climate Change and Health*, 8, Artikel 100146. doi.org/10.1016/j.joclim.2022.100146.

Lauricella, A. R., Cingel, D. P., Beaudoin-Ryan, L., Robb, M. B., Saphir, M., und Wartella, E. A. (2016). *The Common Sense census: Plugged-in parents of tweens and teens*. Common Sense Media.

Leary, M. R. (2005). Sociometer theory and the pursuit of relational value: Getting to the root of self-esteem. *European Review of Social Psychology*, 16, S. 75–111. doi.org/10.1080/10463280540000007.

LeDoux, J. (1996). *The emotional brain: The mysterious underpinnings of emotional life*. Simon & Schuster. (Deutsch: *Das Netz der Gefühle*. dtv, 2001.)

Lee, J., Tsunetsugu, Y., Takayama, N., Park, B.-J., Li, Q., Song, C., Komatsu, M., Ikei, H., Tyrväinen, L., Kagawa, T., und Miyazaki, Y. (2014). Influence of forest therapy on cardiovascular relaxation in young adults. *Evidence-Based Complementary and Alternative Medicine*, 2014, Artikel ID 834360. doi.org/10.1155/2014/834360.

Lembke, A. (2021). *Dopamine nation: Finding balance in the age of indulgence*. Dutton. (Deutsch: *Die Dopamin-Nation*. Narajana, 2022.)

Lemmens, J. S., Valkenburg, P. M., und Peter, J. (2009). Development and validation of a game addiction scale for adolescents. *Media Psychology*, 12(1), S. 77–95. doi.org/10.1080/15213260802669458.

Lenhart, A. (12. März 2012). Teens, smartphones & texting. Pew Research Center. www.pewresearch.org/internet/2012/03/19/cell-phone-ownership/.

Lenhart, A. (9. April 2015). Teen, social media, and technology overview 2015: Smartphones facilitate shifts in communication landscape for teens. Pew Research Center. www.pewresearch.org/internet/2015/04/09/teens-social-media-technology-2015/.

Lester, D. (1993). The effect of war on suicide rates. *European Archives of Psychiatry and Clinical Neuroscience*, 242(4), S. 248–249. doi.org/10.1007/bf02189971.

Li, R., Lian, Q., Su, Q., Li, L., Xie, M., und Hu, J. (2020). Trends and sex disparities in school bullying victimization among U. S. youth, 2011–2019. *BMC Public Health*, 20(1), Artikel 1583. doi.org/10.1186/s12889-020-09677-3.

Lieber, R. (2015). *The opposite of spoiled: Raising kids who are grounded, generous, and smart about money*. HarperCollins.

Littman, L. (2018). Rapid-onset gender dysphoria in adolescents and young adults: A study of parental reports. *PLoS ONE*, 13(8), e0202330. doi.org/10.1371/journal.pone.0202330.

Liu, H., Chen, X., Huang, M., Yu, X., Gan, Y., Wang, J., Chen, Q., Nie, Z., und Ge, H. (2023). Screen time and childhood attention deficit hyperactivity disorder: A meta-analysis. *Reviews on Environmental Health*. doi.org/10.1515/reveh-2022-0262.

Lopes, L. S., Valentini, J. P., Monteiro, T. H., Costacurta, M. C. de F., Soares, L. O. N., Telfar-Barnard, L., und Nunes, P. V. (2022). Problematic social media use and its relationship with depression or anxiety: A systematic review. *Cyberpsychology, Behavior, and Social Networking*, 25(11), S. 691–702. doi.org/10.1089/cyber.2021.0300.

Lowe, C. J., Safati, A., und Hall, P. A. (2017). The neurocognitive consequences of sleep restriction: A meta-analytic review. *Neuroscience and Biobehavioral Reviews*, 80, S. 586–604. doi.org/10.1016/j.neubiorev.2017.07.010.

Lucas, K., und Sherry, J. L. (2004). Sex differences in video game play: A communication-based explanation. *Communication Research*, 31(5), S. 499–523. doi.org/10.1177/0093650204267930.

Lukianoff, G., und Haidt, J. (2018). *The coddling of the American mind: How good intentions and bad ideas are setting up a generation for failure*. Penguin Books.

Luo, Y., Moosbrugger, M., Smith, D. M., France, T. J., Ma, J., und Xiao, J. (2022). Is increased video game participation associated with reduced sense of loneliness? A systematic review and meta-analysis. *Frontiers in Public Health*, 10. www.frontiersin.org/articles/10.3389/fpubh.2022.898338.

Maccoby, E. E., und Jacklin, C. N. (1974). *The psychology of sex differences*. Stanford University Press.

Madore, K. P., und Wagner, A. D. (2019). Multicosts of multitasking. *Cerebrum*, 2019 (March–April), cer-04-19. www.ncbi.nlm.nih.gov/pmc/articles/PMC7075496/.

Maezumi, T., und Cook, F. D. (2007). The eight awarenesses of the enlightened person: Dogen Zenji's Hachidaininggaku. In T. Maezumi und B. Glassman (Hrsg.), *The hazy moon of enlightenment*. Wisdom Publications.

Mandryk, R. L., Frommel, J., Armstrong, A., und Johnson, D. (2020). How passion for playing World of Warcraft predicts in-game social capital, loneliness, and well-being. *Frontiers in Psychology*, 11, Artikel 2165. doi.org/10.3389/fpsyg.2020.02165.

Männikkö, N., Ruotsalainen, H., Miettunen, J., Pontes, H. M., und Kääriäinen, M. (2020). Problematic gaming behaviour and health-related outcomes: A systematic review and meta-analysis. *Journal of Health Psychology*, 25(1), S. 67–81. doi.org/10.1177/1359105317740414.

Marano, H. E. (2008). *A nation of wimps: The high cost of invasive parenting*. Crown Archetype.

Marchiano, L. (2017). Outbreak: on transgender teens and psychic epidemics. *Psychological Perspectives*, 60(3), S. 345–366. doi.org/10.1080/00332925.2017.1350804.

Marcus Aurelius. (2002). *Meditations* (Übs. von G. Hays). Originalausgabe 161–180 n. Chr. Random House. (Deutsch: *Marcus Aurelius Meditationen*. Wortwelten, 2023.)

Markey, P. M., und Ferguson, C. J. (2017). *Moral combat: Why the war on violent video games is wrong*. BenBella Books.

Markstrom, C. A. (2008). *Empowerment of North American Indian girls: Ritual expressions at puberty*. University of Nebraska Press.

Maza, M. T., Fox, K. A., Kwon, S., Flannery, J. E., Lindquist, K. A., Prinstein, M. J., und Telzer, E. H. (2023). Association of habitual checking behaviors on social media with longitudinal functional brain development. *JAMA Pediatrics*, 177(2), S. 160–167. doi.org/10.1001/jamapediatrics.2022.4924.

McCabe, B. J. (2019). Visual imprinting in birds: Behavior, models, and neural mechanisms. *Frontiers in Physiology*, 10. doi.org/10.3389/fphys.2019.00658.

McLeod, B. D., Wood, J. J., und Weisz, J. R. (2006). Examining the association between parenting and childhood anxiety: A meta-analysis. *Clinical Psychology Review*, 27(2), S. 155–172. doi.org/10.1016/j.cpr.2006.09.002.

McNeill, W. H. (1995). *Keeping together in time: Dance and drill in human history*. Harvard University Press.

Mercado, M. C., Holland, K. M., Leemis, R. W., Stone, D. L., und Wang, J. (2017). Trends in emergency department visits for nonfatal self-inflicted injuries among youth aged 10 to 24 years in the United States, 2001–2015. *JAMA*, 318(19), S. 1931–1933. doi.org/10.1001/jama.2017.13317.

Milder, C. M., Elgart, S. R., Chappell, L., Charvat, J. M., Van Baalen, M., Huff, J. L., und Semones, E. J. (23. Januar 2017). Cancer risk in astronauts: A constellation of uncommon consequences. *NASA Technical Reports Server (NTRS)*. ntrs.nasa.gov/citations/20160014586.

Mindell, J. A., Sedmak, R., Boyle, J. T., Butler, R., und Williamson, A. A. (2016). Sleep well! A pilot study of an education campaign to improve sleep of socioeconomically disadvantaged children. *Journal of Clinical Sleep Medicine*, 12(12), S. 1593–1599. jcsm.aasm.org/doi/10.5664/jcsm.6338.

Ministry of Health, Labor, and Welfare (28. Juli 2003). 「ひきこもり」対応ガイドライン(最終版)の作成・通知について [Creation and notification of the final version of the «Hikikomori» response guidelines]. www.mhlw.go.jp/topics/2003/07/tp0728-1.html.

Minoura, Y. (1992). A sensitive period for the incorporation of a cultural meaning system: A study of Japanese children growing up in the United States. *Ethos*, 20(3), S. 304–339. doi.org/10.1525/eth.1992.20.3.02a00030.

Mitra, P., und Jain, A. (2023). Dissociative identity disorder. In *StatPearls [Internet]*. StatPearls. www.ncbi.nlm.nih.gov/books/NBK568768/.

Monroy, M., und Keltner, D. (2023). Awe as a pathway to mental and physical health. *Perspectives on Psychological Science*, 18(2), S. 309–320. doi.org/10.1177/17456916221094856.

Mullan, K. (2018). Technology and children's screen-based activities in the UK: The story of the millennium so far. *Child Indicators Research*, 11(6), S. 1781–1800. doi.org/10.1007/s12187-017-9509-0.

Mullan, K. (2019). A child's day: Trends in time use in the UK from 1975 to 2015. *British Journal of Sociology*, 70(3), S. 997–1024. doi.org/10.1111/1468-4446.12369.

Müller-Vahl, K. R., Pisarenko, A., Jakubovski, E., und Fremer, C. (2022). Stop that! It's not Tourette's but a new type of mass sociogenic illness. *Brain*, 145(2), S. 476–480. doi.org/10.1093/brain/awab316.

Mullola, S., Ravaja, N., Lipsanen, J., Alatupa, S., Hintsanen, M., Jokela, M., und Keltikangas-Järvinen, L. (2012). Gender differences in teachers' perceptions of students' temperament, educational competence, and teachability. *British Journal of Educational Psychology*, 82(2), S. 185–206. doi.org/10.1111/j.2044-8279.2010.02017.x.

Murray, R., und Ramstetter, C. (2013). The crucial role of recess in school. *Pediatrics*, 131(1), S. 183–188. doi.org/10.1542/peds.2012-2993.

Myers, L. J., LeWitt, R. B., Gallo, R. E., und Maselli, N. M. (2017). Baby FaceTime: Can toddlers learn from online video chat? *Developmental Science*, 20(4), Artikel e12430. doi.org/10.1111/desc.12430.

Nagata, J. M., Cortez, C. A., Dooley, E. E., Bibbins-Domingo, K., Baker, F. C., und Gabriel, K. P. (2022). Screen time and moderate-to-vigorous intensity physical activity among adolescents during the COVID-19 pandemic: Findings from the Adolescent Brain Cognitive Development Study. Journal of Adolescent Health, 70(4), S6. doi.org/10.1016/j.jadohealth.2022.01.014.

Nagata, J. M., Ganson, K. T., Iyer, P., Chu, J., Baker, F. C., Pettee Gabriel, K., Garber, A. K., Murray, S. B., und Bibbins-Domingo, K. (2022). Sociodemographic correlates of contemporary screen time use among 9- and 10-year-old children. *Journal of Pediatrics*, 240, 213–220.e2. doi.org/10.1016/j.jpeds.2021.08.077.

Nagata, J. M., Singh, G., Sajjad, O. M., Ganson, K. T., Testa, A., Jackson, D. B., Assari, S., Murray, S. B., Bibbins-Domingo, K., und Baker, F. C. (2022). Social epidemiology of early adolescent problematic screen use in the United States. *Pediatric Research*, 92(5), S. 1443–1449. doi.org/10.1038/s41390-022-02176-8.

Nagata, J. M., Lee, C. M., Yang, J., Al-Shoaibi, A. A. A., Ganson, K. T., Testa, A., und Jackson, D. B. (2023). Associations between sexual orientation and early adolescent screen use: Findings from the Adolescent Brain Cognitive Development (ABCD) Study. *Annals of Epidemiology*, 82, 54–58.e1. doi.org/10.1016/j.annepidem.2023.03.004.

National Addiction & HIV Data Archive Program. (n.d.-a). *Monitoring the future: A con-*

tinuing study of American youth [8th- and 10th-grade data sets]. www.icpsr.umich.edu/web/NAHDAP/series/35.

National Addiction and HIV Data Archive Program (n. d.). *Monitoring the future: A continuing study of American youth* [Datensätze von Zwölftklässlern] www.icpsr.umich.edu/web/NAHDAP/series/35/.

National Center for Education Statistics (n. d.). National Assessment of Educational Progress (NAEP) [Datensätze]. U. S. Department of Education. www.nationsreportcard.gov/ndecore/xplore/ltt.

Nauta, J., Martin-Diener, E., Martin, B. W., van Mechelen, W., und Verhagen, E. (2014). Injury risk during different physical activity behaviours in children: A systematic review with bias assessment. *Sports Medicine*, 45, S. 327–336. doi.org/10.1007/s40279-014-0289-0.

Nesi, J., Mann, S., und Robb, M. B. (2023). *Teens and mental health: How girls really feel about social media.* Common Sense. www.commonsensemedia.org/sites/default/files/research/report/how-girls-really-feel-about-social-media-researchreport_web_final_2.pdf.

New revised standard version Bible. (1989). National Council of the Churches of Christ in the U. S. A.

Nuwer, H. (1999). *Wrongs of passage: Fraternities, sororities, hazing, and binge drinking.* Indiana University Press.

O'Brien, J., und Smith, J. (2002). Childhood transformed? Risk perceptions and the decline of free play. *British Journal of Occupational Therapy*, 65(3), S. 123–128. doi.org/10.1177/030802260206500304.

Office for National Statistics. (24. Februar 2022). *Young people not in education, employment, or training (NEET), UK: February 2022.* www.ons.gov.uk/employmentandlabourmarket/peoplenotinwork/unemployment/bulletins/youngpeoplenotineducationemploymentortrainingneet/february2022.

Ogas, O., und Gaddam, S. (2011). *A billion wicked thoughts: What the world's largest experiment reveals about human desire.* Dutton.

Orben, A. (2020). Teenagers, screens, and social media: A narrative review of reviews and key studies. *Social Psychiatry and Psychiatric Epidemiology*, 55, S. 407–414. doi.org/10.1007/s00127-019-01825-4.

Orben, A., und Przybylski, A. K. (2019). The association between adolescent well-being and digital technology use. *Nature Human Behaviour*, 3, S. 173–182. doi.org/10.1038/s41562-018-0506-1.

Orben, A., Przybylski, A. K., Blakemore, S., und Kievit, R. A. (2022). Windows of developmental sensitivity to social media. *Nature Communications*, 13, Artikel 1649.doi.org/10.1038/s41467-022-29296-3.

Orces, C. H., und Orces, J. (2020) Trends in the U. S. childhood emergency department visits for fall-related fractures, 2001–2015. *Cureus*, 12(11), Artikel e11629.

Organization for Economic Cooperation and Development (OECD). *PISA survey* [Datensätze]. www.oecd.org/pisa/data/.

Owens, J., Au, R., Carskadon, M., Millman, R., Wolfson, A., Braverman, P. K., Adelman, W. P., Breuner, C. C., Levine, D. A., Marcell, A. V., Murray, P. J., und O'Brien, R. F. (2014).

Insufficient sleep in adolescents and young adults: An update on causes and consequences. *Pediatrics*, 134(3), e921–e932.dx.doi.org/10.1542/peds.2014-1696.

Pallavicini, F., Pepe, A., und Mantovani, F. (2022). The effects of playing video games on stress, anxiety, depression, loneliness, and gaming disorder during the early stages of the COVID-19 pandemic: PRISMA systematic review. *Cyberpsychology, Behavior, and Social Networking*, 25(6), S. 334–354. doi.org/10.1089/cyber.2021.0252.

Parker, K. (8. November 2021). Why the gap between men and women finishing college is growing. Pew Research Center. www.pewresearch.org/short-reads/2021/11/08/whats-behind-the-growing-gap-between-men-and-women-in-college-completion/.

Parker, K., und Igielnik, R. (14. Mai 2020). On the cusp of adulthood and facing an uncertain future: What we know about Gen Z so far. Pew Research Center. www.pewresearch.org/social-trends/2020/05/14/on-the-cusp-of-adulthood-and-facing-an-uncertain-future-what-we-know-about-gen-z-so-far-2/.

Parodi, K. B., Holt, M. K., Green, J. G., Porche, M. V., Koenig, B., und Xuan, Z. (2022). Time trends and disparities in anxiety among adolescents, 2012–2018. *Social Psychiatry and Psychiatric Epidemiology*, 57(1), S. 127–137. doi.org/10.1007/s00127-021-02122-9.

Partelow, L. (2019). *What to make of declining enrollment in teacher preparation programs*. Center for American Progress. www.americanprogress.org/wp-content/uploads/sites/2/2019/11/TeacherPrep-report1.pdf.

Paruthi, S., Brooks, L. J., D'Ambrosio, C., Hall, W. A., Kotagal, S., Lloyd, R. M., Malow, B. A., Maski, K., Nichols, C., Quan, S. F., Rosen, C. L., Troester, M. M., und Wise, M. S. (2016). Recommended amount of sleep for pediatric populations: A consensus statement of the American Academy of Sleep Medicine. *Journal of Clinical Sleep Medicine*, 12(6), S. 785–786. doi.org/10.5664/jcsm.5866.

Pascal, B. (1966). *Pensées*. Penguin Books. (Deutsch: *Gedanken*. Anaconda, 2023.)

Pedersen, J. (2022). *Recreational screen media use and its effect on physical activity, sleep, and mental health in families with children*. University of Southern Denmark. doi.org/10.21996/dn60-bh82.

Peracchia, S., und Curcio, G. (2018). Exposure to video games: Effects on sleep and on post-sleep cognitive abilities: A systematic review of experimental evidences. *Sleep Science*, 11(4), S. 302–314. dx.doi.org/10.5935/1984-0063.20180046.

Perez-Lloret, S., Videla, A. J., Richaudeau, A., Vigo, D., Rossi, M., Cardinali, D. P., und Perez-Chada, D. (2013). A multi-step pathway connecting short sleep duration to daytime somnolence, reduced attention, and poor academic performance: An exploratory cross-sectional study in teenagers. *Journal of Clinical Sleep Medicine*, 9(5), S. 469–473. doi.org/10.5664/jcsm.2668.

Perrault, A. A., Bayer, L., Peuvrier, M., Afyouni, A., Ghisletta, P., Brockmann, C., Spiridon, M., Vesely, S. H., Haller, D. M., Pichon, S., Perrig, S., Schwartz, S., und Sterpenich, V. (2019). Reducing the use of screen electronic devices in the evening is associated with improved sleep and daytime vigilance in adolescents. *Sleep*, 42(9), zsz125. doi.org/10.1093/sleep/zsz125.

Perrin, A., und Atske, S. (2021, March 26). About three-in-ten U.S. adults say they are «almost constantly» online. Pew Research Center. www.pewresearch.org/short-reads /2021/03/26/about-three-in-ten-u-s-adults-say-they-are-almost-constantly-online/.

Pew Research Center (17. Dezember 2015). *Parenting in America: Outlook, worries, aspirations are strongly linked to financial situation.* www.pewresearch.org/social-trends/wp-content/uploads/sites/3/2015/12/2015-12-17_parenting-in-america_FINAL.pdf.

Pew Research Center (Oktober 2019). *Majority of Americans say parents are doing too much for their young adult children.* www.pewresearch.org/social-trends/2019/10/23/majority-of-americans-say-parents-are-doing-too-much-for-their-young-adult-children/.

Pew Research Center (Juli 2020). *Parenting children in the age of screens.* www.pewresearch.org/internet/2020/07/28/parenting-children-in-the-age-of-screens/.

Pew Research Center (7. April 2021). *Internet/broadband fact sheet.* www.pewresearch.org/internet/fact-sheet/internet-broadband/.

Phan, M., Jardina, J. R., Hoyle, W. S., und Chaparro, B. S. (2012). Examining the role of gender in video game usage, preference, and behavior. *Proceedings of the Human Factors and Ergonomics Society Annual Meeting,* 56(1), S. 1496–1500. doi.org/10.1177/1071181312561297.

Phelan, T. W. (2010). *1-2-3 magic: Effective discipline for children 2–12.* Parentmagic.

Pinker, S. (2011). *The better angels of our nature: Why violence has declined.* Viking. (Deutsch: *Gewalt.* Fischer, 2013.)

Pizzol, D., Bertoldo, A., und Foresta, C. (2016). Adolescents and web porn: A new era of sexuality. *International Journal of Adolescent Medicine and Health,* 28(2), S. 169–173. doi.org/10.1515/ijamh-2015-0003.

Pluhar, E., McCracken, C., Griffith, K. L., Christino, M. A., Sugimoto, D., und Meehan, W. P., III. (2019). Team sport athletes may be less likely to suffer anxiety or depression than individual sport athletes. *Journal of Sports Science and Medicine,* 18(3), S. 490–496.

Ponti, M., Bélanger, S., Grimes, R., Heard, J., Johnson, M., Moreau, E., Norris, M., Shaw, A., Stanwick, R., Van Lankveld, J., und Williams, R. (2017). Screen time and young children: Promoting health and development in a digital world. *Paediatrics and Child Health,* 22(8), S. 461–468. doi.org/10.1093/pch/pxx123.

Poulton, R., und Menzies, R. G. (2002a). Non-associative fear acquisition: A review of the evidence from retrospective and longitudinal research. *Behaviour Research and Therapy,* 40(2), S. 127–149. doi.org/10.1016/s0005-7967(01)00045-6.

Poulton, R., und Menzies, R. G. (2002b). Fears born and bred: Toward a more inclusive theory of fear acquisition. *Behaviour Research and Therapy,* 40(2), S. 197–208. doi.org/10.1016/s0005-7967(01)00052-3.

Prescott, A. T., Sargent, J. D., und Hull, J. G. (2018). Metaanalysis of the relationship between violent video game play and physical aggression over time. *Proceedings of the National Academy of Sciences,* 115(40), S. 9882–9888. doi.org/10.1073/pnas.1611617114.

Price-Feeney, M., Green, A. E., und Dorison, S. (2020). Understanding the mental health of transgender and nonbinary youth. *Journal of Adolescent Health*, 66(6), S. 684–690. doi.org/10.1016/j.jadohealth.2019.11.314.

Primack, B. A., Shensa, A., Sidani, J. E., Escobar-Viera, C. G., und Fine, M. J. (2021). Temporal associations between social media use and depression. *American Journal of Preventive Medicine*, 60(2), S. 179–188. doi.org/10.1016/j.amepre.2020.09.014.

Przybylski, A. K. (2019). Digital screen time and pediatric sleep: Evidence from a preregistered cohort study. *Journal of Pediatrics*, 205, 218–223.e1. doi.org/10.1016/j.jpeds.2018.09.054.

Przybylski, A. K., und Weinstein, N. (2013). Can you connect with me now? How the presence of mobile communication technology influences face-to-face conversation quality. *Journal of Social and Personal Relationships*, 30(3), S. 237–246. doi.org/10.1177/0265407512453827.

Pulkki-Råback, L., Barnes, J. D., Elovainio, M., Hakulinen, C., Sourander, A., Tremblay, M. S., und Guerrero, M. D. (2022). Parental psychological problems were associated with higher screen time and the use of mature-rated media in children. *Acta Paediatrica*, 111(4), S. 825–833. doi.org/10.1111/apa.16253.

Putnam, R. D. (2000). *Bowling alone: The collapse and revival of American community*. Simon & Schuster.

Ramey, G., und Ramey, V. A. (2010). The rug rat race. Brookings Papers on *Economic Activity*, 41, S. 129–199. www.brookings.edu/wp-content/uploads/2010/03/2010a_bpea_ramey.pdf.

Rasmussen, M. G. B., Pedersen, J., Olesen, L. G., Brage, S., Klakk, H., Kristensen, P. L., Brønd, J. C., und Grøntved, A. (2020). Short-term efficacy of reducing screen media use on physical activity, sleep, and physiological stress in families with children aged 4–14: Study protocol for the SCREENS randomized controlled trial. *BMC Public Health*, 20, S. 380. doi.org/10.1186/s12889-020-8458-6.

Raudino, A., Fergusson, D. M., und Horwood, L. J. (2013). The quality of parent/child relationships in adolescence is associated with poor adult psychosocial adjustment. *Journal of Adolescence*, 36(2), S. 331–340. doi.org/10.1016/j.adolescence.2012.12.002.

Rausch, Z., Carlton, C., und Haidt, J. (laufend). Social media reforms: A collaborative review. Unveröffentlichtes Manuskript, docs.google.com/document/d/1ULUWW1roAR3b_EtC98eZUxYu69K_cpW5j0JsJUWXgHM/edit?usp=sharing.

Rausch, Z., und Haidt, J. (29. März 2023). The teen mental illness epidemic is international, part 1: The Anglosphere. *After Babel*. www.afterbabel.com/p/international-mental-illness-part-one.

Rausch, Z., und Haidt, J. (19. April 2023). The teen mental illness epidemic is international, part 2: The Nordic nations. *After Babel*. www.afterbabel.com/p/international-mental-illness-part-two.

Rausch, Z., und Haidt, J. (30. Oktober 2023). Suicide rates are up for gen Z across the anglosphere, especially for girls. *After Babel*. AfterBabel.com/p/anglo-teen-suicide.

Rausch, Z., und Haidt, J. (November 2023). Solving the social dilemma: Many paths to reform. *After Babel*. AfterBabel.com/p/solving-the-social-dilemma.

Reed, P. (2023). Impact of social media use on executive function. *Computers in Human Behavior*, 141, Artikel 107598. doi.org/10.1016/j.chb.2022.107598.

Reeves, R. (2022). *Of boys and men: Why the modern male is struggling, why it matters, and what to do about it.* Brookings Institution Press. (Deutsch: *Von Jungen und Männern.* Xenimoi, 2023.)

Reeves, R. (25. September 2022). Men can HEAL. *Of Boys and Men.* ofboysandmen.substack.com/p/men-can-heal.

Reeves, R. (13. März 2023). The underreported rise in male suicide. *Of Boys and Men.* ofboysandmen.substack.com/p/the-underreported-rise-in-male-suicide.

Reeves, R., Buckner, E., und Smith, E. (12. Januar 2021). The unreported gender gap in high school graduation rates. Brookings. www.brookings.edu/articles/the-unreported-gender-gap-in-high-school-graduation-rates/.

Reeves, R., und Smith, E. (7. Oktober 2020). Americans are more worried about their sons than their daughters. Brookings. www.brookings.edu/articles/americans-are-more-worried-about-their-sons-than-their-daughters/.

Reeves, R., und Smith, E. (8. Oktober 2021). The male college crisis is not just in enrollment, but completion. Brookings. www.brookings.edu/articles/the-male-college-crisis-is-not-just-in-enrollment-but-completion/.

Richerson, P. J., und Boyd, R. (2004). *Not by genes alone: How culture transformed human evolution.* University of Chicago Press.

Rideout, V. (2021). *The Common Sense census: Media use by tweens and teens in America, a Common Sense Media research study, 2015.* ICPSR. doi.org/10.3886/ICPSR38018.v1.

Rideout, V., Lauricella, A., und Wartella, E. (2011). *State of the science conference report: A roadmap for research on biological markers of the social environment.* Center on Social Disparities and Health, Institute for Policy Research, Northwestern University. cmhd.northwestern.edu/wp-content/uploads/2011/06/SOCconfReportSingleFinal-1.pdf.

Rideout, V., Peebles, A., Mann, S., und Robb, M. B. (2022). *Common Sense census: Media use by tweens and teens*, 2021. Common Sense. www.commonsensemedia.org/sites/default/files/research/report/8-18-census-integrated-report-final-web_0.pdf.

Rideout, V., und Robb, M. B. (2019). *The Common Sense census: Media use by tweens and teens, 2019.* Common Sense Media. www.commonsensemedia.org/sites/default/files/research/report/2019-census-8-to-18-full-report-updated.pdf.

Roebuck, V. J. (Übs.) (2010). *The Dhammapada.* Penguin UK.

Rojcewicz, S. (1971). War and suicide. *Suicide and Life Threatening Behavior,* 1(1), S. 46–54. onlinelibrary.wiley.com/doi/abs/10.1111/j.1943-278X.1971.tb00598.x.

Roseberry, S., Hirsh-Pasek, K., und Golinkoff, R. M. (2014). Skype me! Socially contingent interactions help toddlers learn language. *Child Development,* 85(3), S. 956–970. doi.org/10.1111/cdev.12166.

Rosenquist, J. N., Fowler, J. H., und Christakis, N. A. (2011). Social network determinants of depression. *Molecular Psychiatry,* 16, S. 273–281. doi.org/10.1038/mp.2010.13.

Roser, M., Ritchie, H., und Dadonaite, B. (2019). *Child and infant mortality.* Our World in Data. ourworldindata.org/child-mortality.

Rosin, H. (2012). *The end of men: And the rise of women.* Riverhead Books. (Deutsch: *Das Ende der Männer: und der Aufstieg der Frauen.* Piper, 2020.)

Royal Society for Public Health. (2017). *Status of mind: Social media and young people's mental health and wellbeing*. www.rsph.org.uk/static/uploaded/d125b27c-0b62-41c5-a2c0155a8887cd01.pdf.

Ruiz Pardo, A. C., und Minda, J. P. (2022). Reexamining the «brain drain» effect: A replication of Ward et al. (2017). *Acta Psychologica*, 230, S. 103717. doi.org/10.1016/j.actpsy.2022.103717.

Russoniello, C. V., Fish, M., und O'Brien, K. (2013). The efficacy of casual videogame play in reducing clinical depression: A randomized controlled study. *Games for Health Journal*, 2(6), S. 341–346. doi.org/10.1089/g4h.2013.0010

Sales, N. J. (2016). *American girls: Social media and the secret lives of teenagers*. Knopf.

Sampalo, M., Lázaro, E., und Luna, P.-M. (2023). Action video gaming and attention in young adults: A systematic review. *Journal of Attention Disorders*, 27(5), S. 530–538. doi.org/10.1177/10870547231153878.

Sandseter, E. B. H., und Kennair, L. E. O. (2011). Children's risky play from an evolutionary perspective: The anti-phobic effects of thrilling experiences. *Evolutionary Psychology*, 9(2), S. 257–284. doi.org/10.1177/147470491100900212

Sandseter, E. B. H., Kleppe, R., und Kennair, L. E. O. (2023). Risky play in children's emotion regulation, social functioning, and physical health: An evolutionary approach. *International Journal of Play*, 12(1), S. 127–139. doi.org/10.1080/21594937.2022.2152531.

Sandseter, E. B. H., Kleppe, R., und Sando, O. J. (2021). The prevalence of risky play in young children's indoor and outdoor free play. *Early Childhood Education Journal*, 49(2), S. 303–312. doi.org/10.1007/s10643-020-01074-0.

Santos, R. M. S., Mendes, C. G., Miranda, D. M., und Romano-Silva, M. A. (2022). The association between screen time and attention in children: A systematic review. *Developmental Neuropsychology*, 47(4), S. 175–192. doi.org/10.1080/87565641.2022.2064863.

Sapien Labs. (14. Mai 2023). Age of first smartphone/tablet and mental wellbeing outcomes. sapienlabs.org/wp-content/uploads/2023/05/Sapien-Labs-Age-of-First-Smartphone-and-Mental-Wellbeing-Outcomes.pdf.

Scarr, S. (1992). Developmental Theories for the 1990s: Development and Individual Differences. *Child Development*, 63, S. 1–19.

Schneider, S. K., O'Donnell, L., und Smith, E. (2015). Trends in cyberbullying and school bullying victimization in a regional census of high school students, 2006–2012. *Journal of School Health*, 85(9), S. 611–620. doi.org/10.1111/josh.12290

Sewall, C. J. R., Bear, T. M., Merranko, J., und Rosen, D. (2020). How psychosocial well-being and usage amount predict inaccuracies in retrospective estimates of digital technology use. *Mobile Media and Communication*, 8(3), S. 379–399. doi.org/10.1177/2050157920902830.

Shakya, H. B., und Christakis, N. A. (2017). Association of Facebook use with compromised well-being: A longitudinal study. *American Journal of Epidemiology*, 185(3), S. 203–211. doi.org/10.1093/aje/kww189.

Shaw, B., Bicket, M., Elliott, B., Fagan-Watson, B., Mocca, E., und Hillman, M. (2015). *Children's independent mobility: An international comparison and recommendations for action*. Policy Studies Institute. www.nuffieldfoundation.org/sites/default/files/files/7350_PSI_Report_CIM_final.pdf.

Sherman, G. D., Haidt, J., und Coan, J. (2009). Viewing cute images increases behavioral carefulness. *Emotion*, 9(2), S. 282–286. doi.org/10.1037/a0014904.

Singh, A., Uijtdewilligen, L., Twisk, J. W. R., van Mechelen, W., und Chinapaw, M. J. M. (2012). Physical activity and performance at school: A systematic review of the literature including a methodological quality assessment. *Archives of Pediatrics and Adolescent Medicine*, 166(1), S. 49–55. doi.org/10.1001/archpediatrics.2011.716.

Shoebridge, P., und Gowers, S. (2000). Parental high concern and adolescent-onset anorexia nervosa: A case-control study to investigate direction of causality. British Journal of Psychiatry, 176(2), S. 132–137. doi.org/10.1192/bjp.176.2.132.

Skenazy, L. (2009). *Free-range kids*. Jossey-Bass.

Skowronek, J., Seifert, A., und Lindberg, S. (2023). The mere presence of a smartphone reduces basal attentional performance. *Scientific Reports*, 13(1), S. 9363. doi.org/10.1038/s41598-023-36256-4.

Snodgrass, J. G., Lacy, M. G., und Cole, S. W. (2022). Internet gaming, embodied distress, and psychosocial well-being: A syndemic-syndaimonic continuum. *Social Science and Medicine*, 295, Artikel 112728. doi.org/10.1016/j.socscimed.2019.112728.

Statista Research Department (2. Juni 2023). Post-baccalaureate enrollment numbers U. S. 1976–2030, by gender. Statista. www.statista.com/statistics/236654/us-post-baccalaureate-enrollment-by-gender/.

Stein, D. (4. September 2023). Facebook expansion: Invisible impacts? *The Shores of Academia*. www.shoresofacademia.substack.com/p/facebook-expansion-invisible-impacts.

Steinberg, L. (2023). *Adolescence* (13. Aufl.). McGraw Hill.

Stevens, M. W. R., Dorstyn, D., Delfabbro, P. H., und King, D. L. (2021). Global prevalence of gaming disorder: A systematic review and meta-analysis. *Australian and New Zealand Journal of Psychiatry*, 55(6), S. 553–568. doi.org/10.1177/0004867420962851.

Su, R., Rounds, J., und Armstrong, P. I. (2009). Men and things, women and people: A meta-analysis of sex differences in interests. *Psychological Bulletin*, 135(6), S. 859–884. doi.org/10.1037/a0017364.

Su, W., Han, X., Yu, H., Wu, Y., und Potenza, M. N. (2020). Do men become addicted to internet gaming and women to social media? A meta-analysis examining gender-related differences in specific internet addiction. *Computers in Human Behavior*, 113, S. 106480. doi.org/10.1016/j.chb.2020.106480.

Substance Abuse and Mental Health Services Administration (4. Januar 2023). *2021 NSDUH detailed tables*. www.samhsa.gov/data/report/2021-nsduh-detailed-tables.

Sun, C., Bridges, A., Johnson, J. A., und Ezzell, M. B. (2016). Pornography and the male sexual script: An analysis of consumption and sexual relations. *Archives of Sexual Behavior*, 45(4), S. 983–994. doi.org/10.1007/s10508-014-0391-2.

Szuhany, K. L., und Simon, N. M. (2022). Anxiety disorders: A review. *JAMA*, 328(24), S. 2431–2445. doi.org/10.1001/jama.2022.22744.

Szymanski, D. M., und Stewart-Richardson, D. N. (2014). Psychological, relational, and sexual correlates of pornography use on young adult heterosexual men in romantic relationships. *Journal of Men's Studies*, 22(1), S. 64–82. doi.org/10.3149/jms.2201.64.

Taleb, N. N. (2012). *Antifragile: Things That Gain from Disorder*. Random House Publishing Group. (Deutsch: *Antifragilität*. Pantheon, 2018.)

Tamana, S. K., Ezeugwu, V., Chikuma, J., Lefebvre, D. L., Azad, M. B., Mcraes, T. J., Subbarao, P., Becker, A. B., Turvey, S. E., Sears, M. R., Dick, B. D., Carson, V., Rasmussen, C., CHILD Study Investigators, Pei, J., und Mandhane, P. J. (2019). Screen-time is associated with inattention problems in preschoolers: Results from the CHILD birth cohort study. *PLoS ONE*, 14(4), Artikel e0213995. doi.org/10.1371/journal.pone.0213995.

Tanil, C. T., und Yong, M. H. (2020). Mobile phones: The effect of its presence on learning and memory. *PLoS ONE*, 15(8), Artikel e0219233. doi.org/10.1371/journal.pone.0219233.

Tannen, D. (1990). *You just don't understand: Women and men in conversation*. Ballantine Books.

Tanner, J. M. (1990). *Fetus into man: Physical growth from conception to maturity*. Harvard University Press.

Tarokh, L., Saletin, J. M., und Carskadon, M. A. (2016). Sleep in adolescence: Physiology, cognition, and mental health. *Neuroscience and Biobehavioral Reviews*, 70, S. 182–188. doi.org/10.1016/j.neubiorev.2016.08.008.

Teo, A. R., und Gaw, A. C. (2010). Hikikomori, a Japanese culture-bound syndrome of social withdrawal? *Journal of Nervous and Mental Disease*, 198(6), S. 444–449. doi.org/10.1097/nmd.0b013e3181e086b1.

Thompson, L., Sarovic, D., Wilson, P., Sämfjord, A., und Gillberg, C. (2022). A PRISMA systematic review of adolescent gender dysphoria literature: 1) Epidemiology. *PLoS Global Public Health*, 2(3), Artikel e0000245. doi.org/10.1371/journal.pgph.0000245.

Thoreau, H. D. (1910). Walden (C. Johnsen, Illus.). Thomas Y. Crowell. (Deutsch: *Walden*. Nikol, 2016.)

Thorn & Benenson Strategy Group (Mai 2021). *Responding to online threats: Minors' perspectives on disclosing, reporting, and blocking*. info.thorn.org/hubfs/Research/Responding%20to%20Online%20Threats_2021-Full-Report.pdf.

Thorndike, E. L. (1898). Animal intelligence: An experimental study of the associative processes in animals. *Psychological Review: Monograph Supplements*, 2(4), S. i–109. doi.org/10.1037/h0092987.

Tierney, J., und Baumeister, R. F. (2019). *The power of bad: How the negativity effect rules us and how we can rule it*. Penguin Books.

Tomasello, M. (1994). The question of chimpanzee culture. In R. W. Wrangham, W. C. McGrew, F. B. M. de Waalund P. G. Heltne (Hrsg.), *Chimpanzee cultures* (S. 301–317). Harvard University Press.

Torre, M. (2018). Stopgappers? The occupational trajectories of men in female-dominated occupations. *Work and Occupations*, 45(3), S. 283–312. doi.org/10.1177/0730888418780433.

Turban, J. L., Dolotina, B., King, D., und Keuroghlian, A. S. (2022). Sex assigned at birth ratio among transgender and gender diverse adolescents in the United States. *Pediatrics*, 150(3). doi.org/10.1542/peds.2022-056567.

Turban, J. L., und Ehrensaft, D. (2018). Research review: Gender identity in youth: Treatment paradigms and controversies. *Journal of Child Psychology and Psychiatry*, 59(12), S. 1228–1243. doi.org/10.1111/jcpp.12833.

Turkle, S. (2015). *Reclaiming conversation: The power of talk in a digital age.* Penguin.

Twenge, J. M. (2017). *iGen: Why today's super-connected kids are growing up less rebellious, more tolerant, less happy–and completely unprepared for adulthood–and what that means for the rest of us.* Atria Books.

Twenge, J. M. (24. Oktober 2023). Here are 13 other explanations for the adolescent mental health crisis. None of them work. *After Babel.* AfterBabel.com/p/13-explanations-mental-health-crisis.

Twenge, J. M. (2023a). *Generations: The real differences between Gen Z, Millennials, Gen X, Boomers, and Silents–and what they mean for America's future.* Atria Books.

Twenge, J. M. (2023b). The mental health crisis has hit millennials. *After Babel.* www.afterbabel.com/p/the-mental-illness-crisis-millennials.

Twenge, J. M., Gentile, B., DeWall, C. N., Ma, D., Lacefield, K., und Schurtz, D. R. (2010). Birth cohort increases in psychopathology among young Americans, 1938–2007: A cross-temporal meta-analysis of the MMPI. *Clinical Psychology Review*, 30(2), S. 145–154. doi.org/10.1016/j.cpr.2009.10.005.

Twenge, J. M., Haidt, J., Blake, A. B., McAllister, C., Lemon, H., und Le Roy, A. (2021). Worldwide increases in adolescent loneliness. *Journal of Adolescence*, 93(1), S. 257–269. doi.org/10.1016/j.adolescence.2021.06.006.

Twenge, J. M., Haidt, J., Lozano, J., und Cummins, K. M. (2022). Specification curve analysis shows that social media use is linked to poor mental health, especially among girls. *Acta Psychologica*, 224, S. 103512. doi.org/10.1016/j.actpsy.2022.103512.

Twenge, J. M., Martin, G. N., und Campbell, W. K. (2018). Decreases in psychological well-being among American adolescents after 2012 and links to screen time during the rise of smartphone technology. *Emotion*, 18(6), S. 765–780. doi.org/10.1037/emo0000403.

Twenge, J. M., Martin, G. N., und Spitzberg, B. H. (2019). Trends in U. S. adolescents' media use, 1976–2016: The rise of digital media, the decline of TV, and the (near) demise of print. *Psychology of Popular Media Culture*, 8(4), S. 329–345. doi.org/10.1037/ppm0000203.

Twenge, J. M., Spitzberg, B. H., und Campbell, W. K. (2019). Less in-person social interaction with peers among U. S. adolescents in the 21st century and links to loneliness. *Journal of Social and Personal Relationships*, 36(6), S. 1892–1913. doi.org/10.1177/0265407519836170.

Twenge, J., Wang, W., Erickson, J., und Wilcox, B. (2022). Teens and tech: What difference does family structure make? *Institute for Family Studies/Wheatley Institute.* www.ifstudies.org/ifs-admin/resources/reports/teensandtech-final-1.pdf.

Twenge, J. M., Zhang, L., und Im, C. (2004). It's beyond my control: A cross-temporal meta-analysis of increasing externality in locus of control, 1960–2002. *Personality and Social Psychology Review*, 8(3), S. 308–319. doi.org/10.1207/s15327957pspr0803_5.

Uhls, Y. T., Ellison, N. B., und Subrahmanyam, K. (2017). Benefits and costs of social media in adolescence. *Pediatrics*, 140(Supplement 2), S67–S70. doi.org/10.1542/peds.2016-1758e.

U. S. Bureau of Labor Statistics. (n.d.). *Civilian unemployment rate.* www.bls.gov/charts/employment-situation/civilian-unemployment-rate.htm.

U. S. Department of Health and Human Services. (2023). *Social media and youth mental health: The U. S. surgeon general's advisory.* www.hhs.gov/surgeongeneral/priorities/youth-mental-health/social-media/index.html.

Vaillancourt-Morel, M.-P., Blais-Lecours, S., Labadie, C., Bergeron, S., Sabourin, S., und Godbout, N. (2017). Profiles of cyberpornography use and sexual well-being in adults. *Journal of Sexual Medicine*, 14(1), S. 78–85. doi.org/10.1016/j.jsxm.2016.10.016.

van Elk, M., Arciniegas Gomez, M. A., van der Zwaag, W., van Schie, H. T., und Sauter, D. (2019). The neural correlates of the awe experience: Reduced default mode network activity during feelings of awe. *Human Brain Mapping*, 40(12), S. 3561–3574. doi.org/10.1002/hbm.24616.

Vella-Brodrick, D. A., und Gilowska, K. (2022). Effects of nature (greenspace) on cognitive functioning in school children and adolescents: A systematic review. *Educational Psychology Review*, 34(3), S. 1217–1254. doi.org/10.1007/s10648-022-09658-5.

Verduyn, P., Lee, D. S., Park, J., Shablack, H., Orvell, A., Bayer, J., Ybarra, O., Jonides, J., und Kross, E. (2015). Passive Facebook usage undermines affective well-being: Experimental and longitudinal evidence. *Journal of Experimental Psychology: General*, 144(2), S. 480–488. doi.org/10.1037/xge0000057.

Vermeulen, K. (2021). *Generation disaster: Coming of age post-9/11.* Oxford University Press.

Viner, R., Davie, M., und Firth, A. (2019). The health impacts of screen time: A guide for clinicians and parents. *Royal College of Paediatrics and Child Health.* www.rcpch.ac.uk/sites/default/files/2018-12/rcpch_screen_time_guide_-_final.pdf.

Vogels, E. A. (22. Juni 2021). Digital divide persists even as Americans with lower incomes make gains in tech adoption. Pew Research Center. www.pewresearch.org/short-reads/2021/06/22/digital-divide-persists-even-as-americans-with-lower-incomes-make-gains-in-tech-adoption/.

Vogels, E. A. (15. Dezember 2022). Teens and cyberbullying 2022. Pew Research Center. www.pewresearch.org/internet/2022/12/15/teens-and-cyberbullying-2022/.

Vogels, E. A., und Gelles-Watnick, R. (24. April 2023). Teens and social media: Key findings from Pew Research Center surveys. Pew Research Center. www.pewresearch.org/short-reads/2023/04/24/teens-and-social-media-key-findings-from-pew-research-center-surveys/.

Vogels, E. A., Gelles-Watnick, R., und Massarat, N. (10. August 2022). Teens, social media, and technology 2022. Pew Research Center. www.pewresearch.org/internet/2022/08/10/teens-social-media-and-technology-2022/.

Wagner, S., Panagiotakopoulos, L., Nash, R., Bradlyn, A., Getahun, D., Lash, T. L., Roblin, D., Silverberg, M. J., Tangpricha, V., Vupputuri, S., und Goodman, M. (2021). Progression of gender dysphoria in children and adolescents: A longitudinal study. *Pediatrics*, 148(1), Artikel e2020027722. doi.org/10.1542/peds.2020-027722.

Walker, R. J., Hill, K., Burger, O. F., und Hurtado, A. (2006). Life in the slow lane revisited: Ontogenetic separation between chimpanzees and humans. *American Journal of Physical Anthropology*, 129(4), S. 577–583. doi.org/10.1002/ajpa.20306.

Waller, J. (2008). *A time to dance, a time to die: The extraordinary story of the dancing plague of 1518.* Icon Books.

Wang, L., Zhou, X., Song, X., Gan, X., Zhang, R., Liu, X., Xu, T., Jiao, G., Ferraro, S., Bore, M. C., Yu, F., Zhao, W., Montag, C., und Becker, B. (2023). Fear of missing out (FOMO) associates with reduced cortical thickness in core regions of the posterior default mode network and higher levels of problematic smartphone and social media use. *Addictive Behaviors*, 143, S. 107709. doi.org/10.1016/j.addbeh.2023.107709.

Ward, A. F., Duke, K., Gneezy, A., und Bos, M. W. (2017). Brain drain: The mere presence of one's own smartphone reduces available cognitive capacity. *Journal of the Association for Consumer Research*, 2(2), S. 140–154. doi.org/10.1086/691462.

Wass, S. V., Whitehorn, M., Marriott Haresign, I., Phillips, E., und Leong, V. (2020). Interpersonal neural entrainment during early social interaction. *Trends in Cognitive Sciences*, 24(4), S. 329–342. doi.org/10.1016/j.tics.2020.01.006.

Webb, C. (2016). *How to have a good day: Harness the power of behavioral science to transform your working life.* National Geographic Books.

Wessely, S. (1987). Mass hysteria: Two syndromes? *Psychological Medicine*, 17(1), S. 109–120. doi.org/10.1017/S0033291700013027.

Wheaton, A. G., Olsen, E. O., Miller, G. F., und Croft, J. B. (2016). Sleep duration and injury-related risk behaviors among high school students–United States, 2007–2013. *Morbidity and Mortality Weekly Report*, 65(13), S. 337–341. www.jstor.org/stable/24858002.

Wiedemann, K. (2015). Anxiety and anxiety disorders. In *International Encyclopedia of the Social and Behavioral Sciences*, S. 804–810. doi.org/10.1016/B978-0-08-097086-8.27006-2.

Willoughby, B. J., Carroll, J. S., Busby, D. M., und Brown, C. C. (2016). Differences in pornography use among couples: Associations with satisfaction, stability, and relationship processes. *Archives of Sexual Behavior*, 45(1), S. 145–158. doi.org/10.1007/s10508-015-0562-9.

Wilson, D. S. (2002). *Darwin's cathedral: Evolution, religion, and the nature of society.* University of Chicago Press.

Wilson, E. O. (1984). *Biophilia: The human bond with other species.* Harvard University Press.

Wilson, S. J., und Lipsey, M. W. (2000). Wilderness challenge programs for delinquent youth: A meta-analysis of outcome evaluations. *Evaluation and Program Planning*, 23(1), S. 1–12. doi.org/10.1016/S0149-7189(99)00040-3.

Wiltermuth, S. S., und Heath, C. (2009). Synchrony and cooperation. *Psychological Science*, 20(1), S. 1–5. doi.org/10.1111/j.1467-9280.2008.02253.x.

Wittek, C. T., Finserås, T. R., Pallesen, S., Mentzoni, R. A., Hanss, D., Griffiths, M. D., und Molde, H. (2016). Prevalence and predictors of video game addiction: A study based on a national representative sample of gamers. *International Journal of Mental Health and Addiction*, 14, S. 672–686. doi.org/10.1007/s11469-015-9592-8.

Wolfson, A. R., und Carskadon, M. A. (2003). Understanding adolescents' sleep patterns and school performance: A critical appraisal. *Sleep Medicine Reviews*, 7(6), S. 491–506. doi.org/10.1016/s1087-0792(03)90003-7.

Wright, P. J., Tokunaga, R. S., Kraus, A., und Klann, E. (2017). Pornography consumption and satisfaction: A meta-analysis. *Human Communication Research*, 43(3), S. 315–343. doi.org/10.1111/hcre.12108.

Young, D. R., McKenzie, T. L., Eng, S., Talarowski, M., Han, B., Williamson, S., Galfond, E., und Cohen, D. A. (2023). Playground location and patterns of use. *Journal of Urban Health*, 100(3), S. 504–512. doi.org/10.1007/s11524-023-00729-8.

Young, K. (2009). Understanding online gaming addiction and treatment issues for adolescents. *American Journal of Family Therapy*, 37(5), S. 355–372. doi.org/10.1080/01926180902942191.

Zahn-Waxler, C., Shirtcliff, E. A., und Marceau, K. (2008). Disorders of childhood and adolescence: Gender and psychopathology. *Annual Review of Clinical Psychology*, 4(1), S. 275–303. doi.org/10.1146/annurev.clinpsy.3.022806.091358.

Zastrow, M. (2017). Is video game addiction really an addiction? *Proceedings of the National Academy of Sciences*, 114(17), S. 4268–4272. doi.org/10.1073/pnas.1705077114.

Zeanah, C. H., Gunnar, M. R., McCall, R. B., Kreppner, J. M., und Fox, N. A. (2011). Sensitive periods. *Monographs of the Society for Research in Child Development*, 76(4), S. 147–162. doi.org/10.1111/j.1540-5834.2011.00631.x.

Zendle, D., und Cairns, P. (2018). Video game loot boxes are linked to problem gambling: Results of a large-scale survey. *PLoS ONE*, 13(11), Artikel e0206767. doi.org/10.1371/journal.pone.0206767.

Zucker, K. J. (2019). Adolescents with gender dysphoria: Reflections on some contemporary clinical and research issues. *Archives of Sexual Behavior*, 48, S. 1983–1992. DOI: 10.1007/s10508-019-01518-8.

Zucker, K. J. (2017). Epidemiology of gender dysphoria and transgender identity. *Sexual Health*, 14(5), S. 404–411. doi.org/10.1071/sh17067.